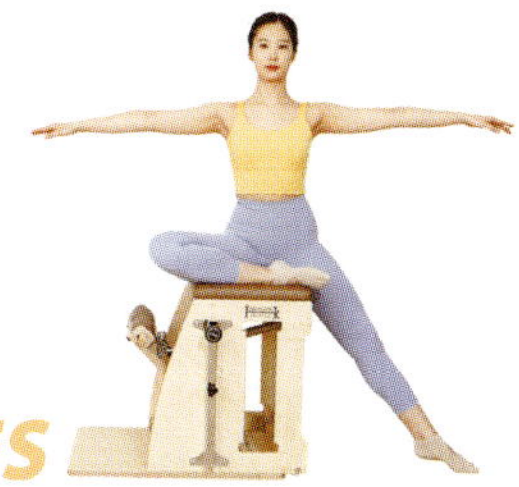

APPARATUS PILATES

기구 필라테스 II

기구 필라테스 II

Apparatus pilates II

2021년 10월 20일 1판 1쇄 인쇄
2021년 10월 25일 1판 1쇄 발행

지은이 | 김창민 · 김도은 · 최명관 · 박현주

펴낸이 | 김진환
펴낸곳 | 학지사메디컬 HAKJISA MEDICAL
04031 서울특별시 마포구 양화로 15길 20 마인드월드빌딩
대표전화_ 02-330-5188 팩스_ 02-326-0338
등 록 | 2010년 2월 8일 제313-2010-36호
메 일 | hakjisamd@hakjisamd.co.kr
홈페이지 | http://www.hakjisamd.co.kr

ISBN 978-89-6069-947-2 93510

가 격 | 45,000원

기구 필라테스 II

APPARATUS PILATES

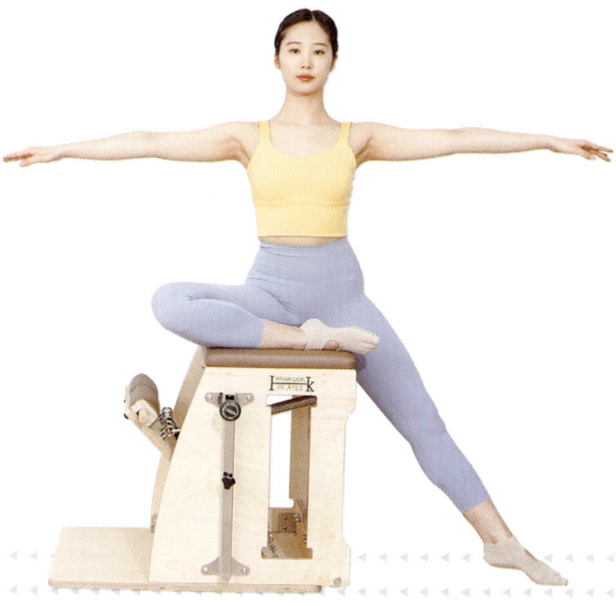

학지사메디컬
HAKJISA MEDICAL

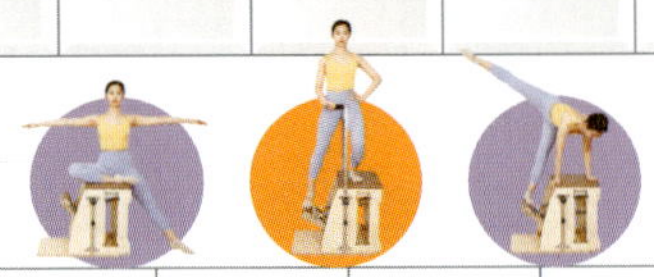

저자소개

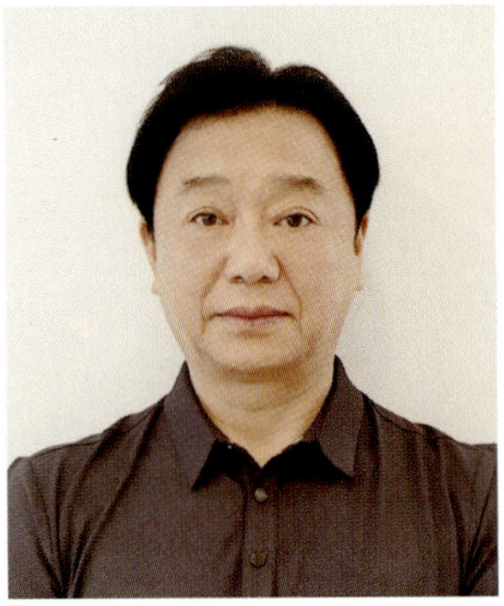

대표저자

김창민 국제코어필라테스협회 회장
대구보건대학교, 대구가톨릭대학교(물리치료학과) 외래교수
필라테스 국제강사(영국, 호주)

김도은 국제코어필라테스협회 교육강사(instructor)
PMA-NCPT(세계필라테스연맹 국제인증강사)

최명관 국제코어필라테스협회 교육강사(instructor)
포항탑정형외과 재활의학과의원 물리치료실 팀장

박현주 닥터 아라 필라테스랩 원장
청주대학교 물리치료과 겸임교수

머리말

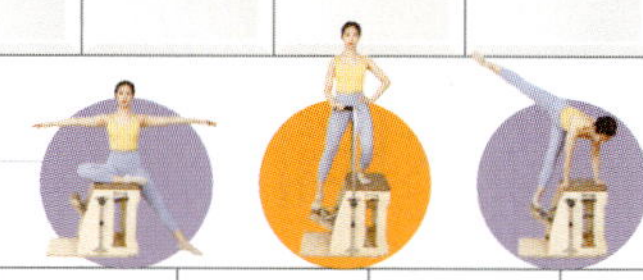

2003년 물리치료사로 병원에 근무하던 중 우연히 필라테스를 알게 되었다. 그 후 병원 물리치료실에서 필라테스 동작과 호흡법을 적용한 재활운동 프로그램을 활용해 많은 환자들에게 재활치료를 하면서 자부심을 얻게 되었고, 필라테스 동작을 통한 재활 운동을 연구하게 되었다.

필라테스를 조금 더 깊이 있고 체계적으로 배우기 위하여 영국에 있는 바디컨트롤필라테스협회와 산학협력을 체결하여 서로 교류하고, PMA(세계필라테스연맹)의 컨퍼런스에 참여하는 등 필라테스 연구에 집중하게 되었다.

2004년에 국제코어필라테스협회를 창립하여 현재 전국 각 지도에 20여 개의 지부와 지회가 있다. 2014년에는 물리치료학과에 재활필라테스를 소개하면서 과목을 개설하여 현재에도 계속해서 지도해오고 있으며, 2018년에 물리치료학과 대학원과정 메디컬 스포츠전공에 재활필라테스 전공과목을 개설하여 지도하고 있다. 그리고 지금까지의 경험을 바탕으로 제대로 된 필라테스 지도자를 양성하고 필라테스를 널리 알리고자 책을 집필하게 되었다.

우리가 자신이 가진 에너지를 온전히 사용하기 위해서는 몸의 움직임이 원활해야 한다. 그런데 잘못된 생활습관, 부상이나 통증으로 인해 골격과 근육에 긴장과 스트레스를 주게 되면 신체의 비효율적인 움직임이 나타나게 된다. 일상생활 속에서 바른 자세를 유지하려면 신체의 관절들이 정렬되어 있고 근육이 기능적으로 균형을 이루어야 한다. 기구 필라테스는 신체의 정렬을 바로 잡고 근력을 기능적으로 강화시켜 신체의 불균형을 개선시키는 좋은 운동방법이다. 특히, 필라테스 기구를 통해 근력, 유연성, 균형감각을 활용하여 운동을 할 수 있기 때문에 부상의 위험이 적고 바른 자세를 유지하는 데 도움이 된다.

이 책의 목적은 기구 필라테스 동작을 통해 자세를 올바르게 취할 수 있게 하는 것으로, 해부학 지식을 기반으로 필라테스 운동 동작을 연계하여 설명한다. 단순하게 동작만 수행하는 것이 아니라 본인 몸의 상태를 알고 운동효과를 이해할 수 있도록 만들어 효과적인 동작을 취하는데 큰 도움이 될 것이다.

이 책은 2부로 구성되어 있다. 1부에서는 콤비 체어 필라테스 동작, 2부에서는 캐딜락 필라테스 동작에 대해 상세히 다루고 있다. 저자들은 운동 동작의 시작 자세와 운동방법, 주의사항뿐만 아니라, 인체해부학을 기초로 하여 대상근육인 주동근과 길항근도 서술하였다. 안전하고 효과적인 운동방법을 개발하고 보급하여 필라테스를 배우는 사람들이 필라테스의 정확한 원리를 이해하고 동작을 습득할 수 있도록 노력하고 있다.

이 책이 필라테스에 관심이 있는 일반인과 강사, 임상선생님들이 기구 필라테스를 배우거나 가르칠 때, 관심을 가져야 하는 범위를 제시하는 지침서 역할을 할 수 있기를 기대한다. 또한 정확한 이해를 바탕으로 동작을 응용하거나 변형을 적용할 수 있고 보다 디테일한 이해와 티칭이 가능하도록 도움을 주었으면 한다.

이 책이 출판되기까지 함께 연구하며 많은 시간을 같이 했던 최명관 팀장, 박현주 교수, 김도은 원장에게 감사드리며, 마지막으로 이 책을 완성하는데 협조를 아끼지 않은 학지사메디컬 모든 관계자분들께 깊은 감사를 드린다.

I-CORE PILATES
아이코어필라테스

차례

PART I 체어 필라테스

PART II 캐딜락 필라테스

차례

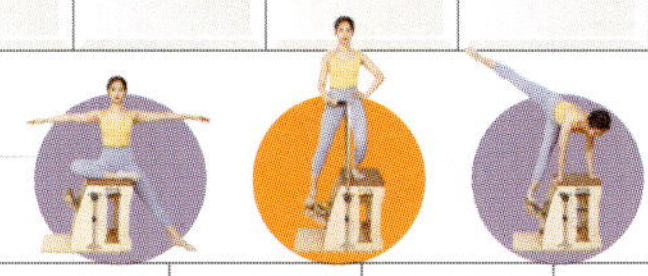

주의사항

필라테스 장비를 부적절하게 사용할 경우, 신체에 심각한 손상(혹은 부상)을 입게 될 수도 있다. 위험을 줄이기 위해서는 자격을 가진 필라테스 강사의 지도를 받고 필라테스 장비를 사용해야 한다.

- 필라테스 운동을 할 목적으로만 장비를 사용해야 한다.
- 신체의 조건과 능력 수준에 알맞게 조절하여 장비를 사용해야 한다.
- 운동 중 가슴에 통증이 있거나 현기증을 느끼고, 호흡곤란을 겪거나 근골격에 불편함을 느끼면 운동을 멈추어야 한다.
- 장비의 모든 움직이는 부분에 몸, 옷, 머리가 걸리지 않게 해야 한다.
- 아이들이 어른의 지도 감독 없이 장비를 사용하거나 장비 근처에 가는 것을 허락해서는 안 된다.

PART
I

체어 필라테스

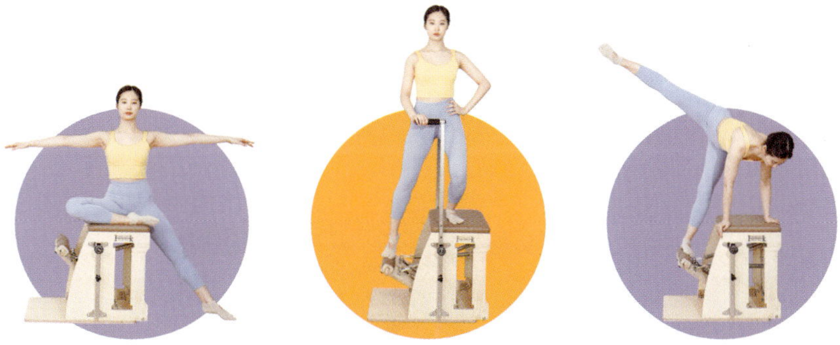

콤비 체어 Combi chair

조셉 필라테스는 좌식 생활로 인해 자세가 올바르지 못하고 운동이 부족한 사람들을 위해 거실에서 상체운동을 할 수 있도록 자신의 안락의자를 모델로 한 기구를 고안했다. 지금은 많은 부분이 개선되어, 상체운동뿐만 아니라 코어와 다리 근육 등 모든 전신 운동이 가능하다.

콤비 체어는 손잡이, 페달, 스프링 등을 조정할 수 있어 쉽고 다양하게 활용할 수 있다. 특히, 엉덩이와 무릎 부상 또는 균형에 문제가 있는 환자의 재활 및 예비 보강을 위해 가장 많이 사용한다. 앉은 자세뿐만 아니라 체중부하를 조절할 수 있는 상태로 서서 운동을 진행시키는 데 적합하다.

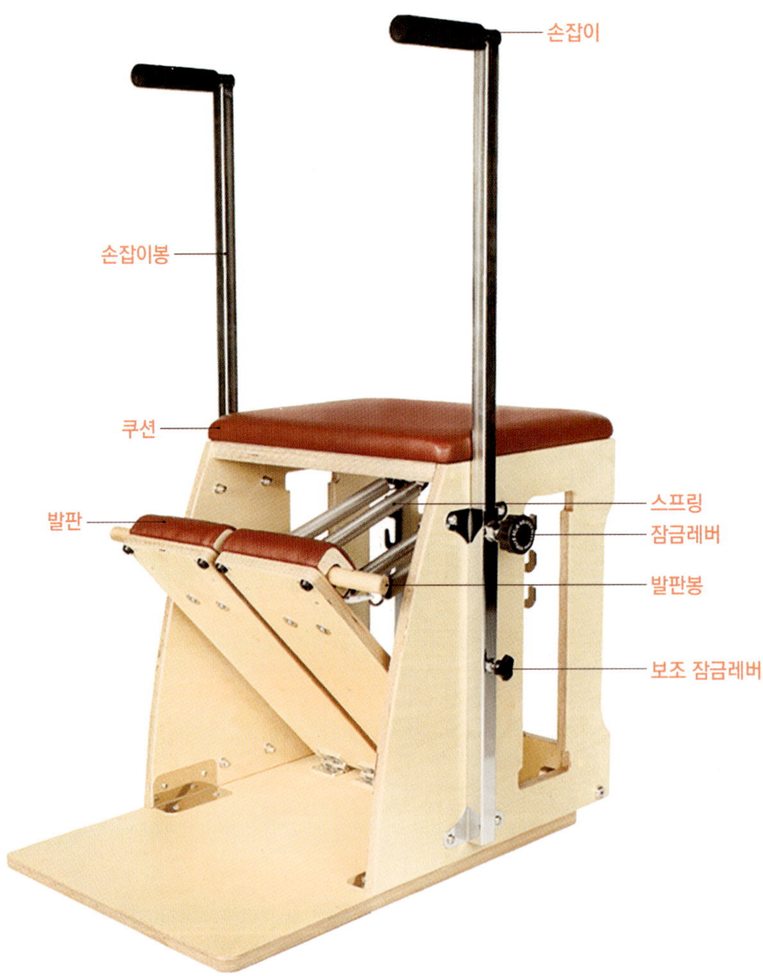

CHAPTER 1

LEG WORK

01 더블 레그 펌프 풋 워크 Double leg pumps foot work

02 싱글 레그 펌프 풋 워크 Single leg pumps foot work

03 앵클 엑설사이즈(텐돈 스트레치) Ankle exercise (tendon stretch)

04 햄스트링 스트레치 앤드 롤 다운 Hamstring stretch and roll down

05 스완 온 체어 Swan on chair

06 원 암 푸쉬 프론 One arm push prone

07 사이드 암 싯 Side arm sit

08 닐링 원 암 푸쉬 Kneeling one arm push

09 트라이셉스 프레스 다운 Triceps press down

10 사이드 스트레치 닐링 Side stretch kneeling

11 스완 프롬 플로어 Swan from floor

12 햄스트링 펌프 힙스 다운 Hamstring pumps hips down

13 사이드 레그 프레스 Side leg press

14 스탠딩 레그 펌프 Standing leg pump

15 브릿지 힙스 업 Bridge hips up

16 스탠딩 런지 업 Standing lunge up

17 스탠딩 사이드 런지 업 Standing side lunge up

18 프로그 힙스 업 Frog hips up

19 사이드 풀 업 Side pull up

01 더블 레그 펌프 풋 워크 Double leg pumps foot work

시작 자세

- 체어 위에 앉아 양쪽 발을 페달에 올려놓는다.
- 양쪽 손은 골반 옆 또는 체어 옆에 자연스럽게 놓는다.

운동 방법

- 들숨: 숨을 들이마시며 자세를 준비한다.
- 날숨: 신체의 안정이 유지될 때까지 발로 페달을 밟으면서 엉덩관절과 무릎을 폄한다.
- 들숨: 페달이 돌아오게 조절하면서 무릎과 엉덩관절을 굽힘한다.

10회 반복한다.

대상 근육

Heel

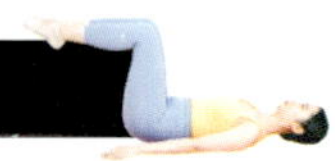

- 동작분석: 엉덩관절 폄/굽힘, 무릎관절 폄/굽힘, 발목관절 굽힘/폄
- 주동근

  엉덩관절 폄: 큰모음근, 큰볼기근, 중간볼기근, 넙다리두갈래근, 반막모양근, 반힘줄모양근

  무릎관절 폄: 넙다리곧은근, 가쪽넓은근, 중간넓은근, 안쪽넓은근

  발목관절 굽힘: 앞정강근, 긴발가락폄근, 긴엄지폄근, 셋째종아리근
- 길항근

  엉덩관절 굽힘: 허리근, 엉덩근, 넙다리빗근, 넙다리근막긴장근, 넙다리곧은근, 두덩근, 짧은모음근, 긴모음근, 큰모음근, 중간볼기근

  무릎관절 굽힘: 넙다리빗근, 두덩정강근, 넙다리두갈래근, 반막모양근, 반힘줄모양근, 오금근, 장딴지근

  발목관절 폄: 장딴지근, 가자미근, 장딴지빗근, 긴종아리근, 짧은종아리근, 뒤정강근, 긴발가락굽힘근, 긴엄지굽힘근

Toes

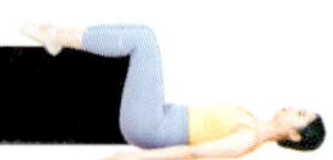

- 동작분석: 엉덩관절 폄/굽힘, 무릎관절 폄/굽힘, 발목관절 폄/굽힘
- 주동근

  엉덩관절 폄: 큰모음근, 큰볼기근, 중간볼기근, 넙다리두갈래근, 반막모양근, 반힘줄모양근

  무릎관절 폄: 넙다리곧은근, 가쪽넓은근, 중간넓은근, 안쪽넓은근

  발목관절 폄: 장딴지근, 가자미근, 장딴지빗근, 긴종아리근, 짧은종아리근, 뒤정강근, 긴발가락굽힘근, 긴엄지굽힘근
- 길항근

  엉덩관절 굽힘: 허리근, 엉덩근, 넙다리빗근, 넙다리근막긴장근, 넙다리곧은근, 두덩근, 짧은모음근, 긴모음근, 큰모음근, 중간볼기근

  무릎관절 굽힘: 넙다리빗근, 두덩정강근, 넙다리두갈래근, 반막모양근, 반힘줄모양근, 오금근, 장딴지근

  발목관절 굽힘: 앞정강근, 긴발가락폄근, 긴엄지폄근, 셋째종아리근

Turnout

- **동작분석:** 엉덩관절 바깥돌림/안쪽돌림, 발목관절 굽힘/폄
- **주동근**

엉덩관절 바깥돌림: 허리근, 엉덩근, 넙다리빗근, 짧은모음근, 큰볼기근, 중간볼기근, 궁둥구멍근, 위쌍둥이근, 아래쌍둥이근, 속폐쇄근, 넙다리네모근, 넙다리두갈래근

발목관절 굽힘: 앞정강근, 긴발가락폄근, 긴엄지폄근, 셋째종아리근

- **길항근**

엉덩관절 안쪽돌림: 넙다리근막긴장근, 중간볼기근, 작은볼기근, 반막모양근, 반힘줄모양근

발목관절 폄: 장딴지근, 가자미근, 장딴지빗근, 긴종아리근, 짧은종아리근, 뒤정강근, 긴발가락굽힘근, 긴엄지굽힘근

Parallel

- **동작분석:** 엉덩관절 폄/굽힘, 무릎관절 폄/굽힘, 발목관절 굽힘/폄
- **주동근**

엉덩관절 폄: 큰모음근, 큰볼기근, 중간볼기근, 넙다리두갈래근, 반막모양근, 반힘줄모양근

무릎관절 폄: 넙다리곧은근, 가쪽넓은근, 중간넓은근, 안쪽넓은근

발목관절 굽힘: 앞정강근, 긴발가락폄근, 긴엄지폄근, 셋째종아리근

- **길항근**

엉덩관절 굽힘: 허리근, 엉덩근, 넙다리빗근, 넙다리근막긴장근, 넙다리곧은근, 두덩근, 짧은모음근, 긴모음근, 큰모음근, 중간볼기근

무릎관절 굽힘: 넙다리빗근, 두덩정강근, 넙다리두갈래근, 반막모양근, 반힘줄모양근, 오금근, 장딴지근

발목관절 폄: 장딴지근, 가자미근, 장딴지빗근, 긴종아리근, 짧은종아리근, 뒤정강근, 긴발가락굽힘근, 긴엄지굽힘근

주의사항

- 발목관절의 움직임을 방지한다.
- 두 다리 모두 동등하게 운동한다.
- 다리의 정렬을 유지한다.

1

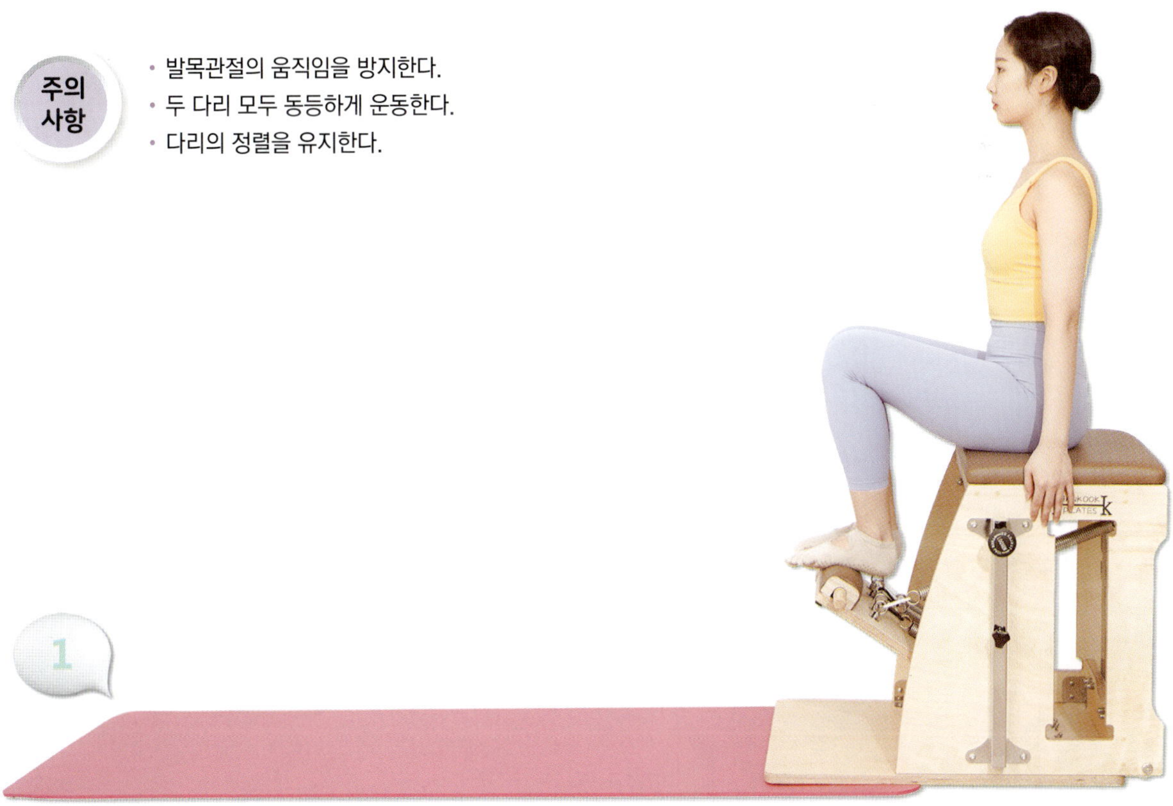

2

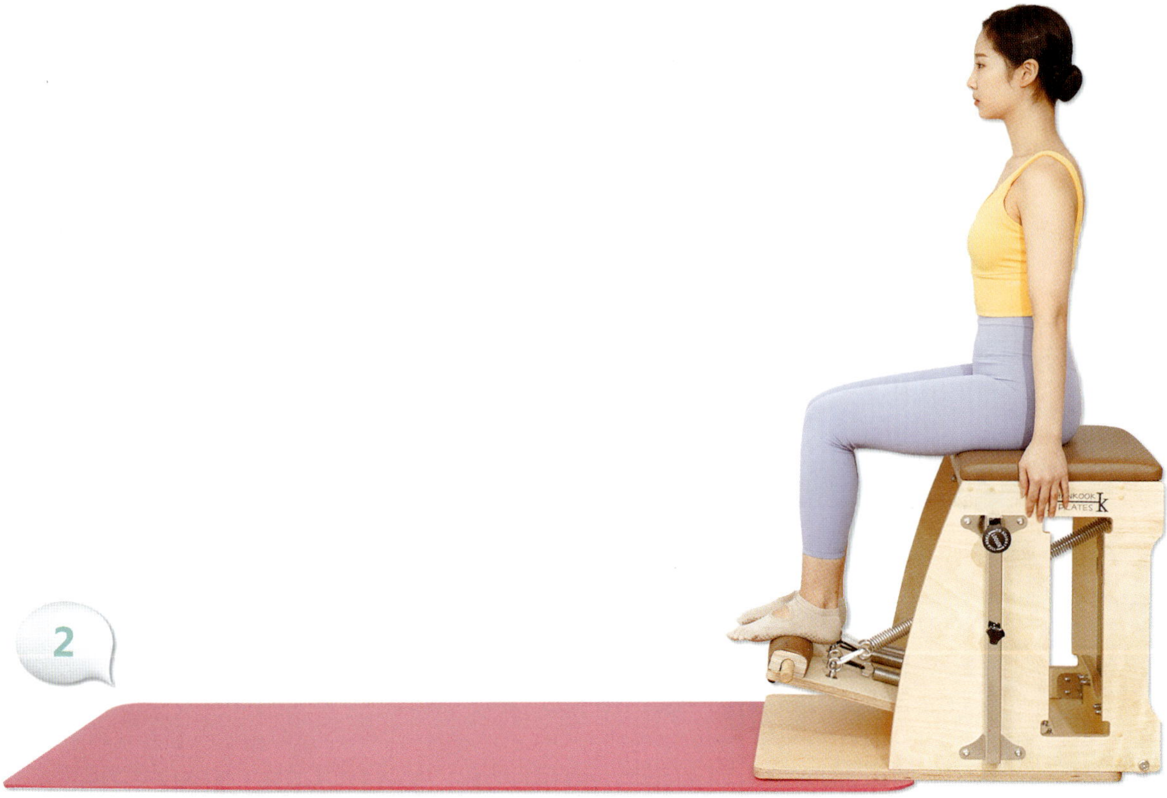

3

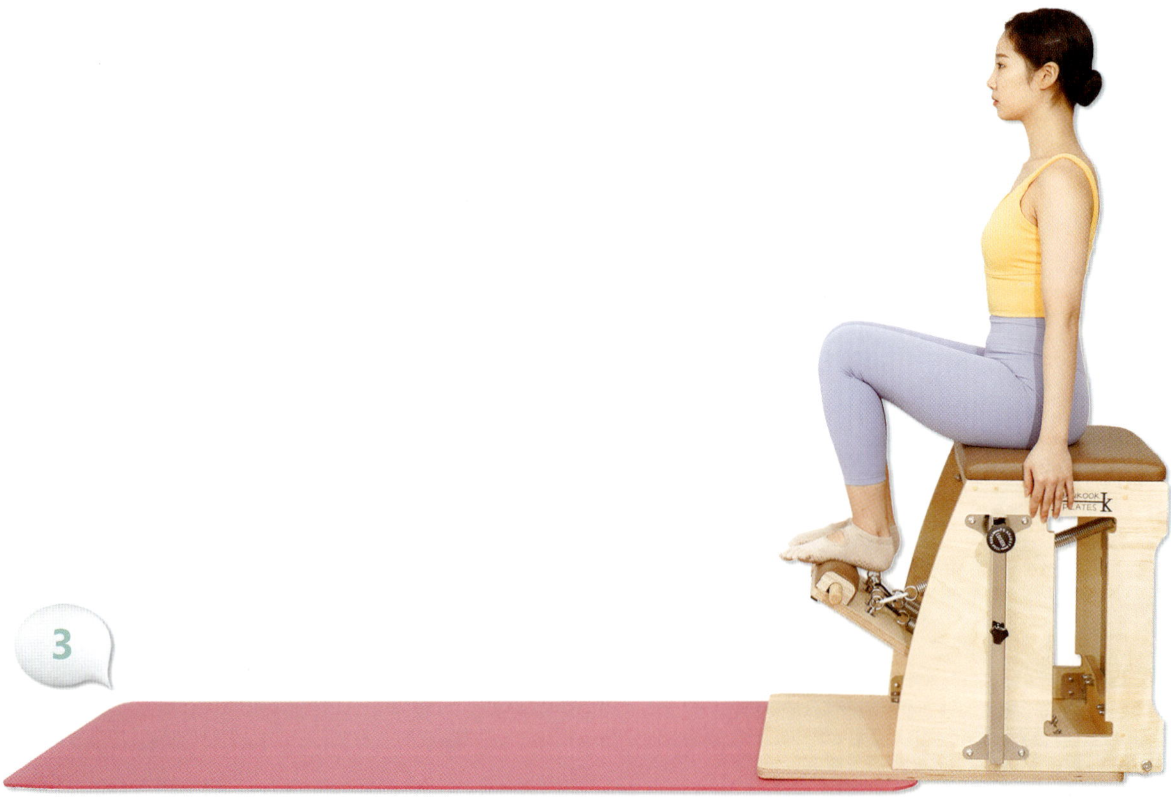

Heel

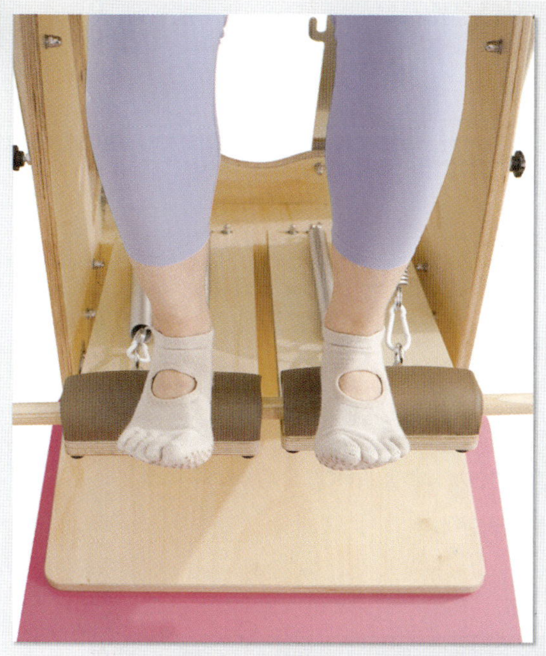

Turnout

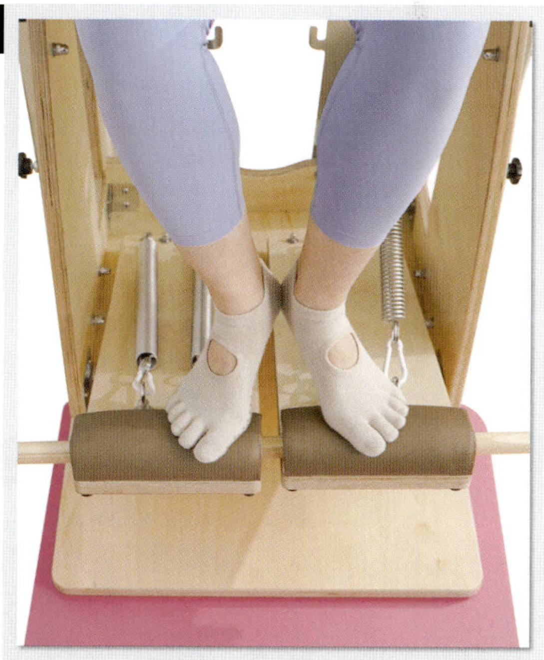

Parallel

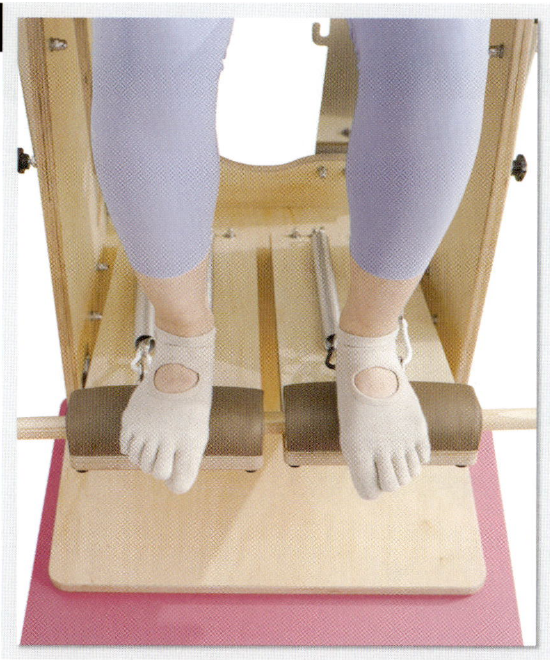

02 싱글 레그 펌프 풋 워크 Single leg pumps foot work

시작 자세

- 체어에 한쪽 다리의 무릎을 펴고 발바닥굽힘한 자세로 앉는다.

운동 방법

- 들숨: 숨을 들이마시며 자세를 준비한다.
- 날숨: 신체의 안정이 유지될 때까지 한쪽 발은 밑으로 누르면서 무릎을 편다.
- 들숨: 페달이 돌아오게 조절하면서 무릎과 엉덩관절을 굽힌다.

10회 반복한다.

대상 근육

Toes

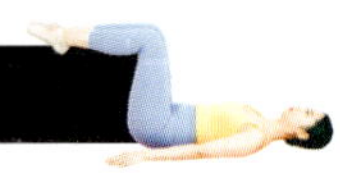

- 동작분석: 엉덩관절 폄/굽힘, 무릎관절 폄/굽힘, 발목관절 폄/굽힘
- 주동근

  엉덩관절 폄: 큰모음근, 큰볼기근, 중간볼기근, 넙다리두갈래근, 반막모양근, 반힘줄모양근

  무릎관절 폄: 넙다리곧은근, 가쪽넓은근, 중간넓은근, 안쪽넓은근

  발목관절 폄: 장딴지근, 가자미근, 장딴지빗근, 긴종아리근, 짧은종아리근, 뒤정강근, 긴발가락굽힘근, 긴엄지굽힘근
- 길항근

  엉덩관절 굽힘: 허리근, 엉덩근, 넙다리빗근, 넙다리근막긴장근, 넙다리곧은근, 두덩근, 짧은모음근, 긴모음근, 큰모음근, 중간볼기근

  무릎관절 굽힘: 넙다리빗근, 두덩정강근, 넙다리두갈래근, 반막모양근, 반힘줄모양근, 오금근, 장딴지근

  발목관절 굽힘: 앞정강근, 긴발가락폄근, 긴엄지폄근, 셋째종아리근

Heel

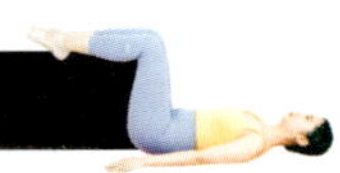

- 동작분석: 엉덩관절 폄/굽힘, 무릎관절 폄/굽힘, 발목관절 굽힘/폄
- 주동근

  엉덩관절 폄: 큰모음근, 큰볼기근, 중간볼기근, 넙다리두갈래근, 반막모양근, 반힘줄모양근

  무릎관절 폄: 넙다리곧은근, 가쪽넓은근, 중간넓은근, 안쪽넓은근

  발목관절 굽힘: 앞정강근, 긴발가락폄근, 긴엄지폄근, 셋째종아리근
- 길항근

  엉덩관절 굽힘: 허리근, 엉덩근, 넙다리빗근, 넙다리근막긴장근, 넙다리곧은근, 두덩근, 짧은모음근, 긴모음근, 큰모음근, 중간볼기근

  무릎관절 굽힘: 넙다리빗근, 두덩정강근, 넙다리두갈래근, 반막모양근, 반힘줄모양근, 오금근, 장딴지근

  발목관절 폄: 장딴지근, 가자미근, 장딴지빗근, 긴종아리근, 짧은종아리근, 뒤정강근, 긴발가락굽힘근, 긴엄지굽힘근

주의 사항

- 앉은 자세에서 골반과 척추의 안정성을 유지한다.

Toes 1

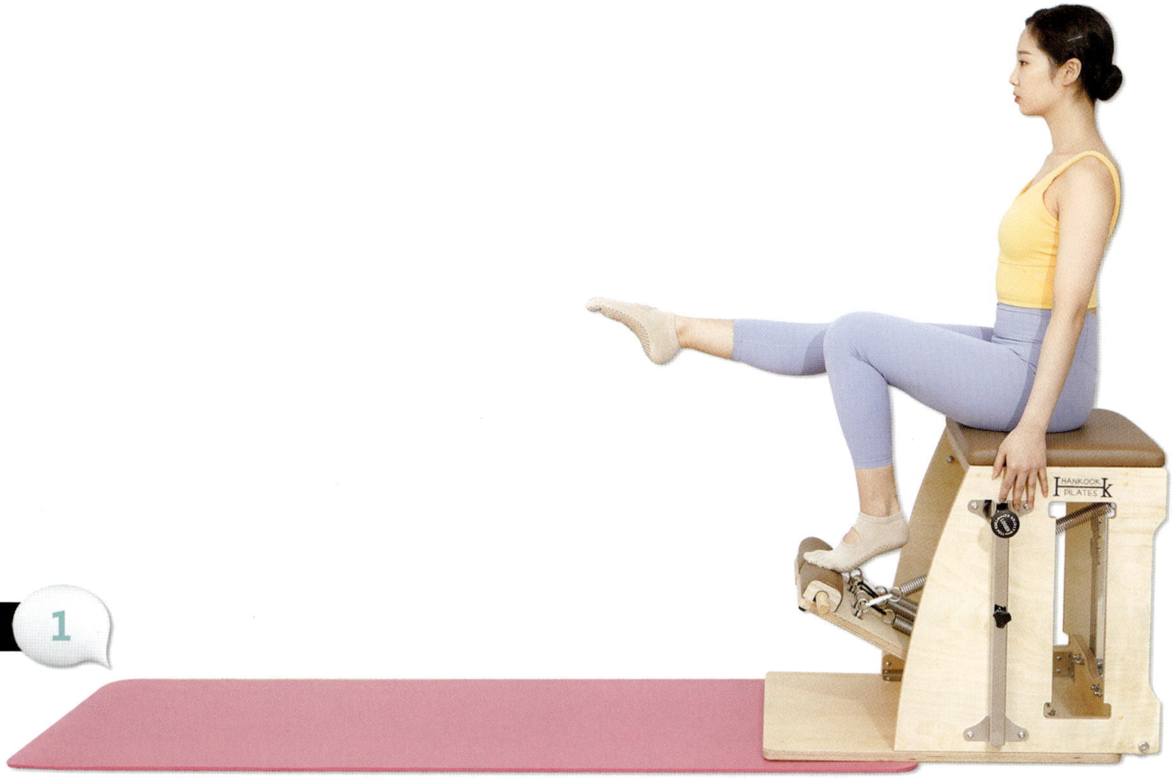

Toes 2

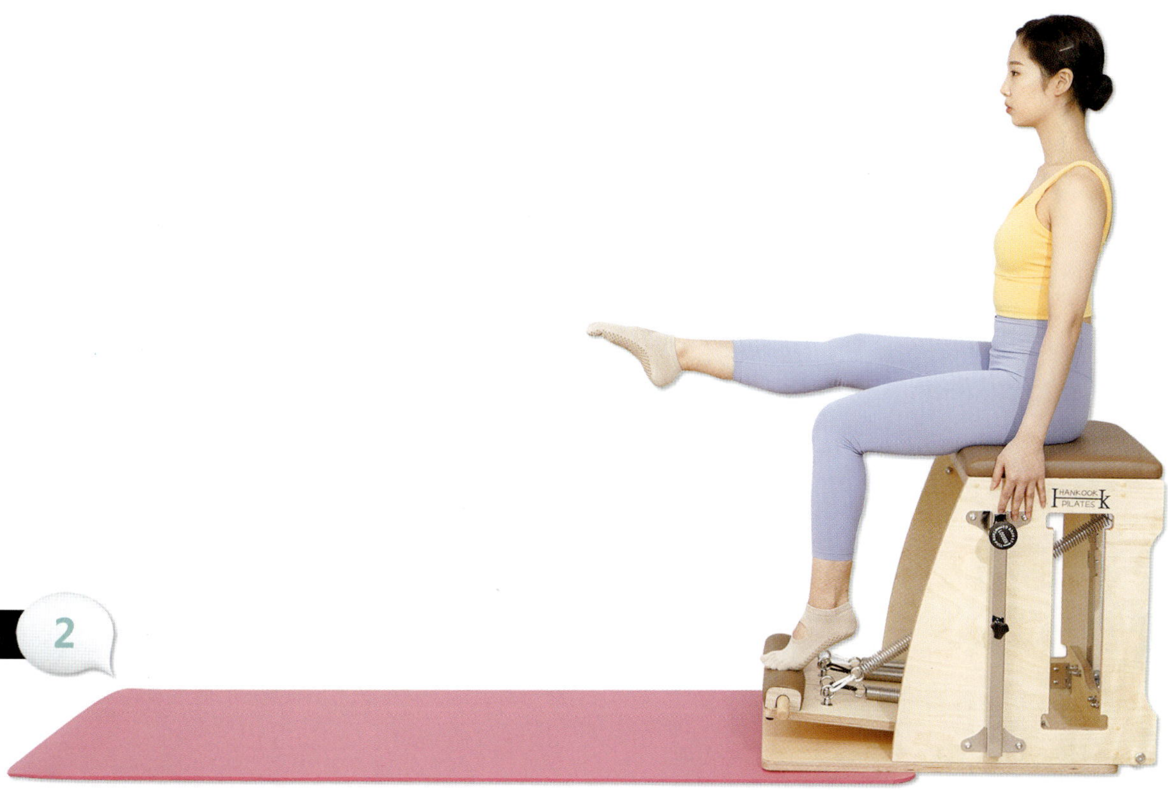

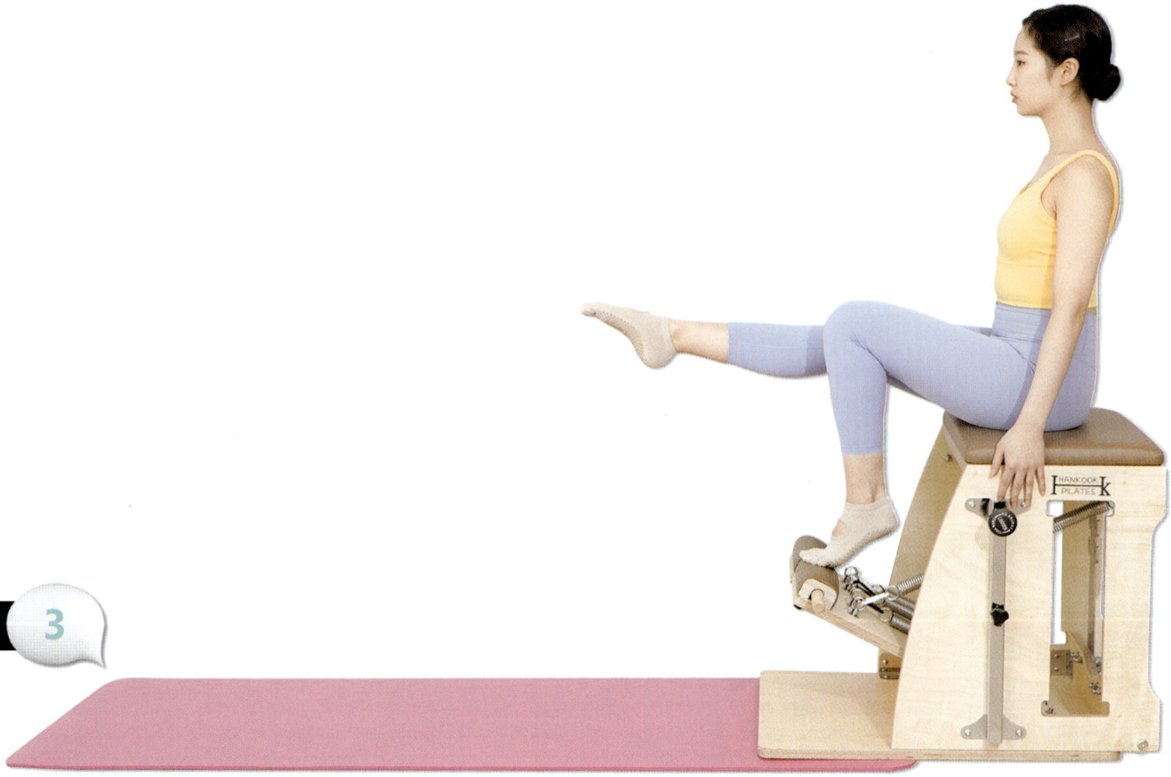

Toes 3

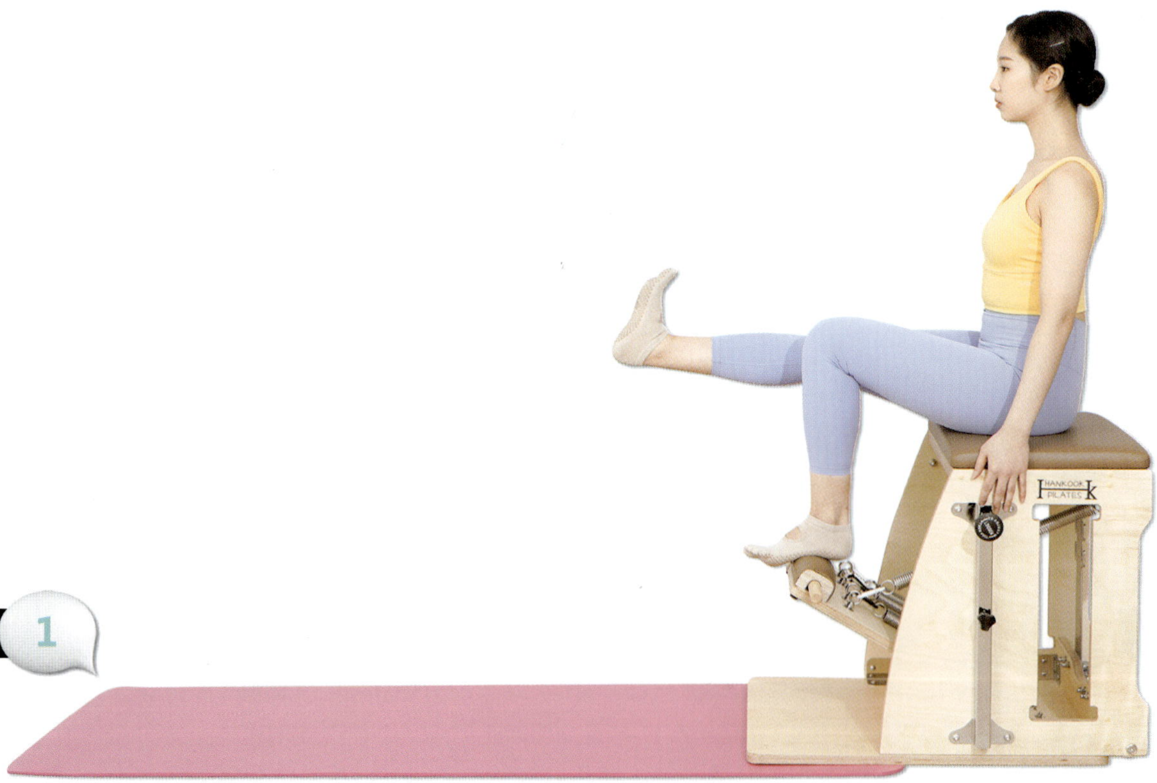

Heel 1

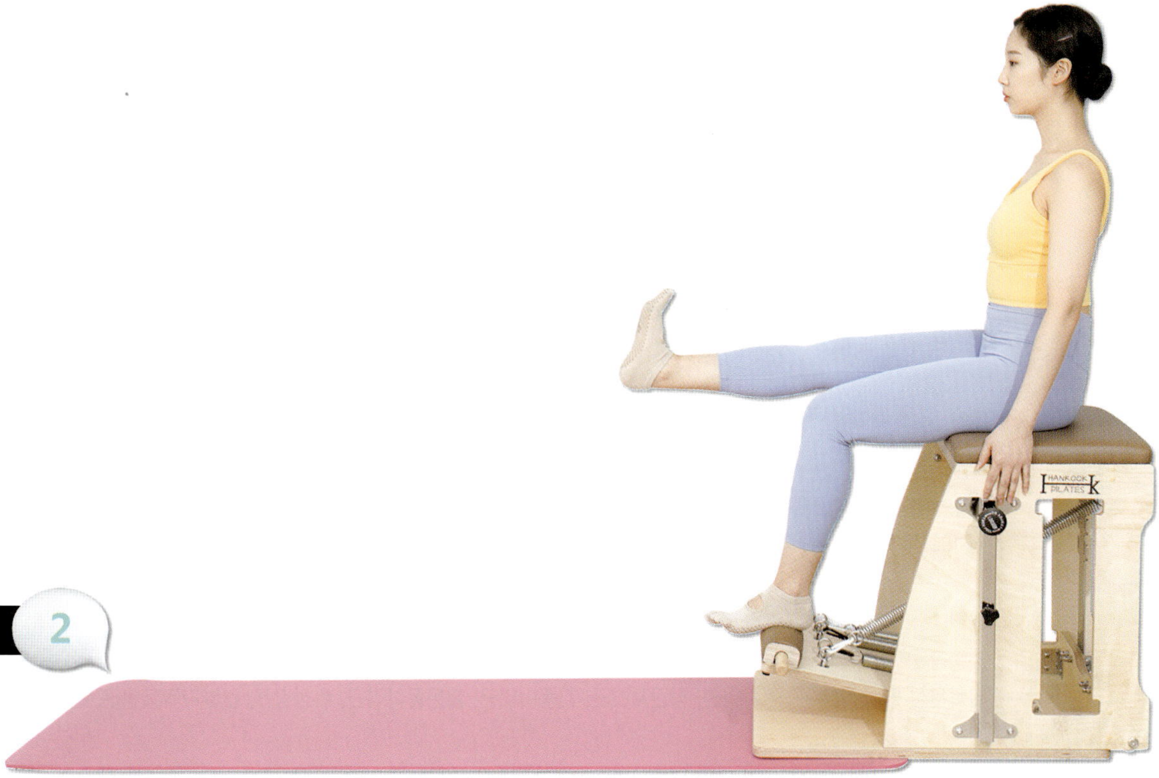

Heel 2

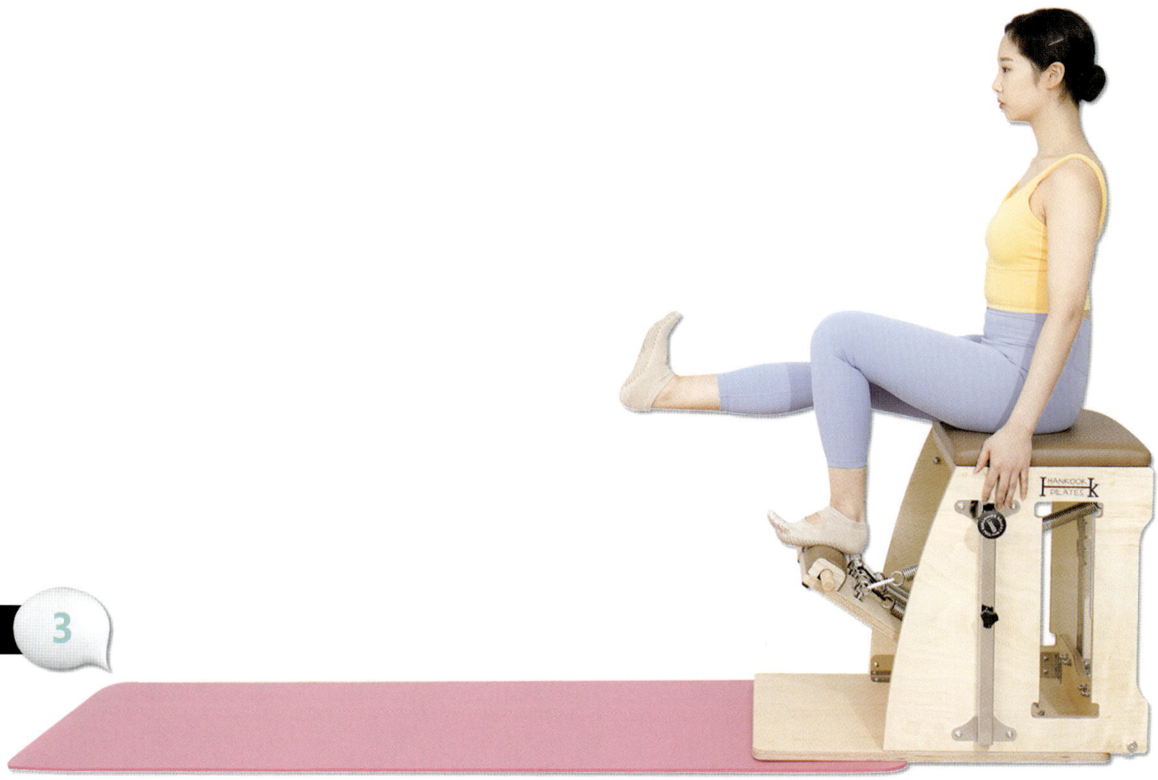

Heel 3

03 앵클 엑설사이즈(텐돈 스트레치)
Ankle exercise (tendon stretch)

시작 자세

• 한쪽 다리의 무릎을 체어 모서리에 대고 발가락은 페달에 댄다. 반대쪽 다리는 정렬된 자세를 하고, 양손은 체어 옆 가장자리에 놓는다.

운동 방법

• 들숨: 숨을 들이마시며 자세를 준비한다.
• 날숨: 신체의 안정이 유지될 때까지 페달을 밟은 발목은 발바닥굽힘하면서 밑으로 내린다.
• 들숨: 페달이 돌아오게 조절하면서 발목을 발등굽힘한다.

각각 10회씩 반복한다.

대상 근육

• 동작분석: 발목관절 폄/굽힘
• 주동근
  발목관절 폄: 장딴지근, 가자미근, 장딴지빗근, 긴종아리근, 짧은종아리근, 뒤정강근, 긴발가락굽힘근, 긴엄지굽힘근
• 길항근
  발목관절 굽힘: 앞정강근, 긴발가락폄근, 긴엄지폄근, 셋째종아리근

주의 사항

• 골반과 척추의 안정을 유지하면서 운동한다.

1

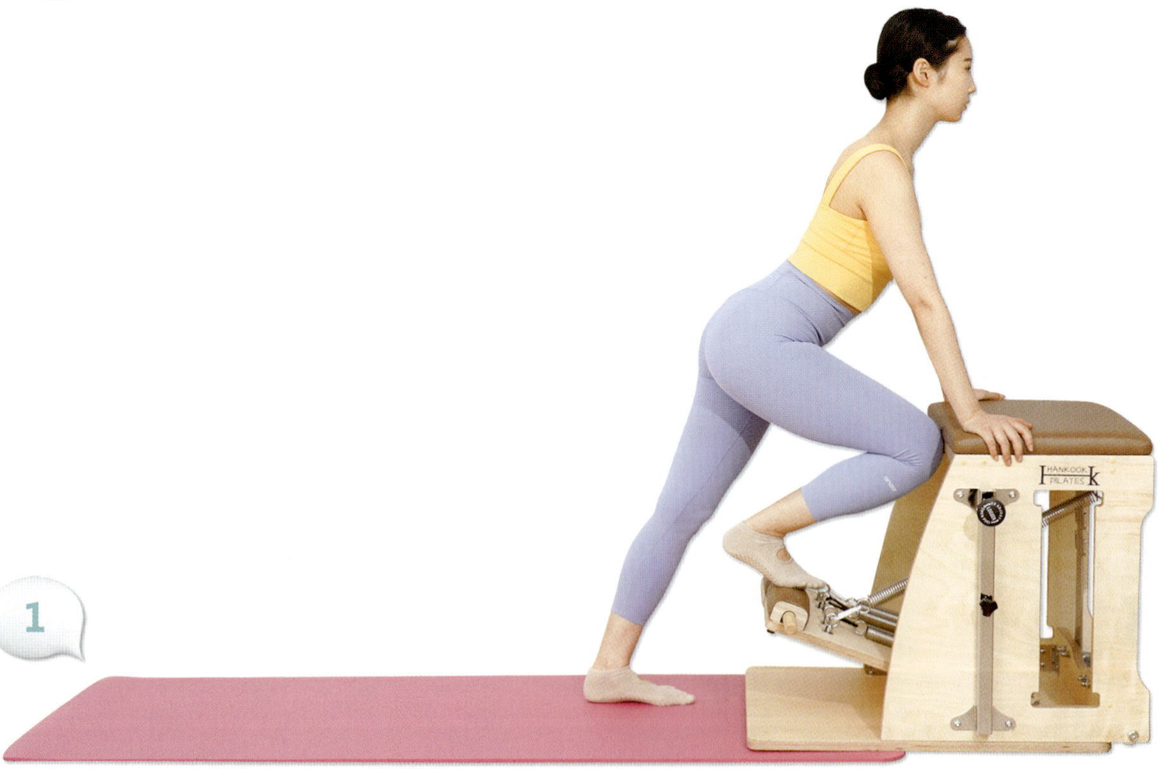

2

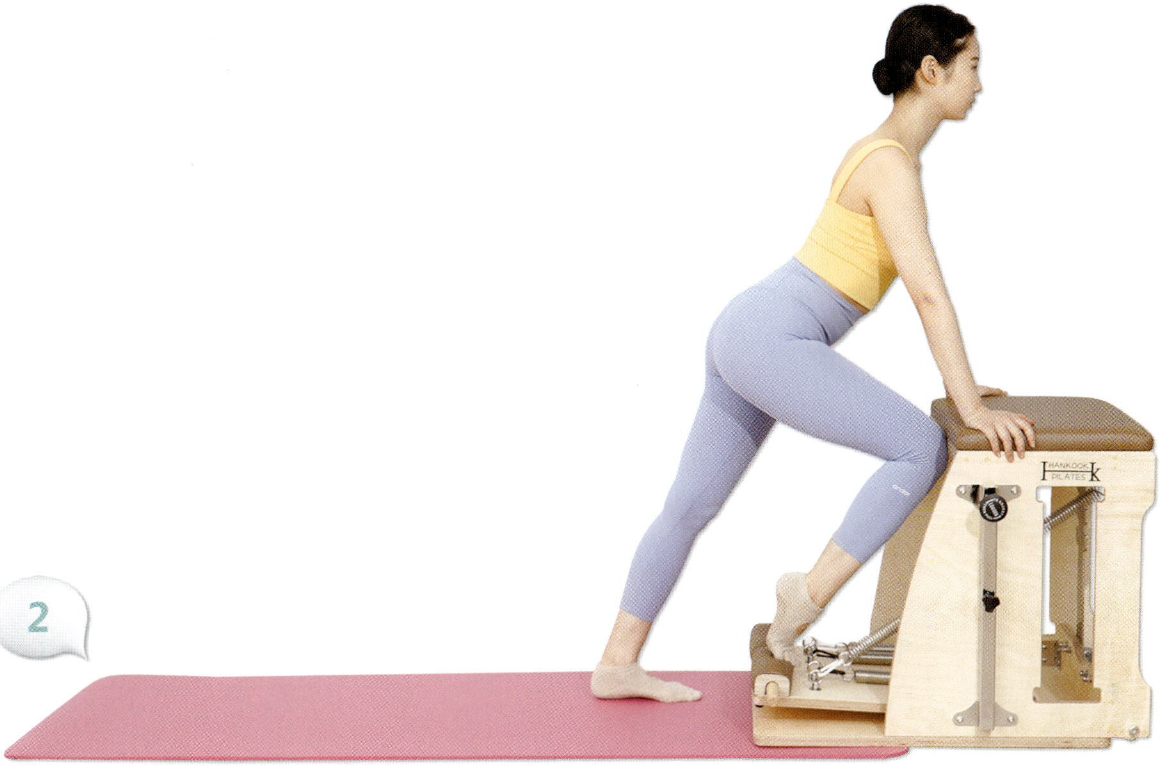

3

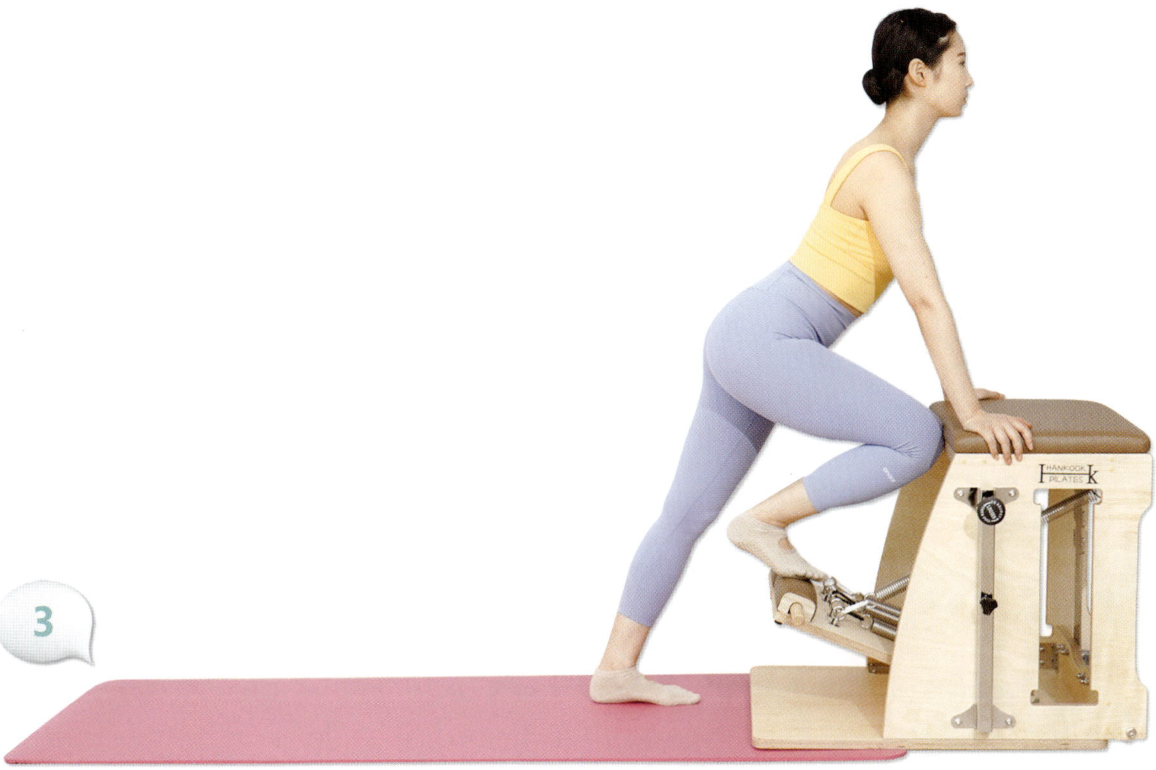

참고 1

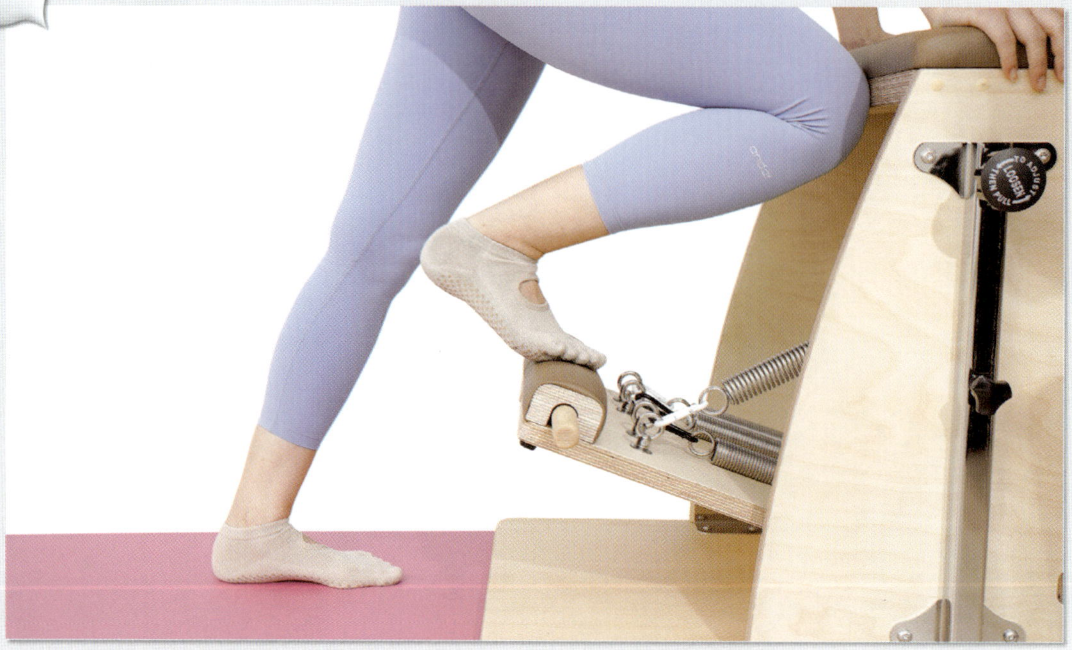

참고 2

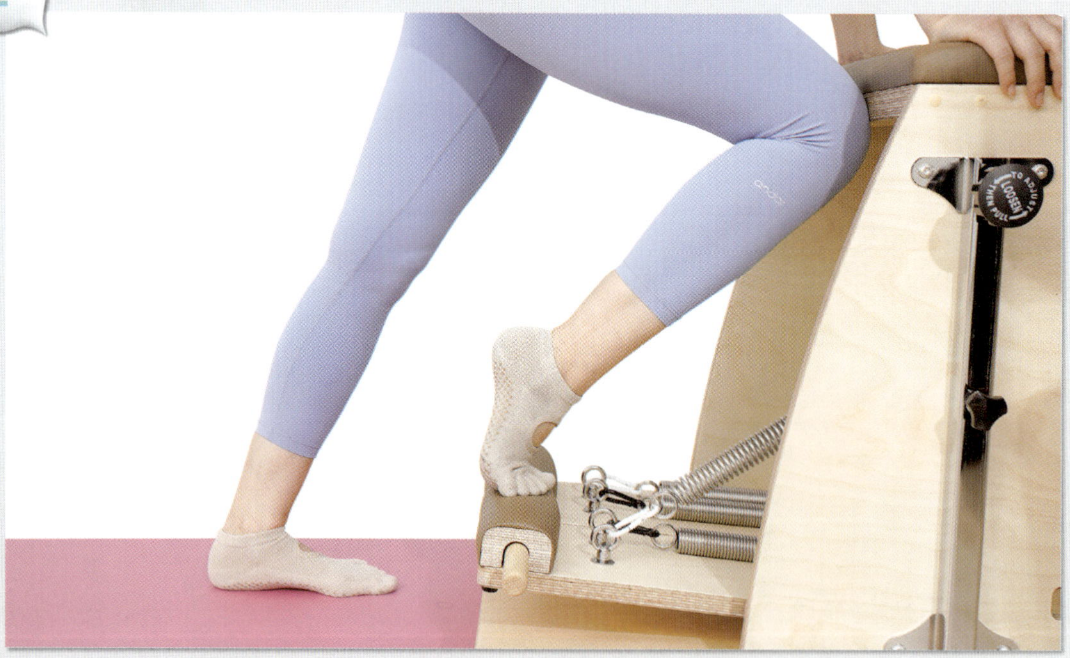

04 햄스트링 스트레치 앤드 롤 다운
Hamstring stretch and roll down

시작 자세

- 선 자세를 취한다.

운동 방법

- 들숨: 숨을 들이마시며 자세를 준비한다.
- 날숨: 롤 다운(척추분절)하면서 내려가서 손으로 페달을 잡고 넙다리뒤근이 스트레칭되는 범위까지 내려간다.
- 들숨: 페달이 돌아오게 조절하면서 롤 업해서 시작위치로 돌아온다.

5회 반복한다.

대상 근육

- 동작분석: 몸통 굽힘/폄
- 주동근
  몸통 굽힘: 배곧은근, 배바깥빗근, 배속빗근
- 길항근
  몸통 폄: 엉덩갈비근, 가장긴근, 가시근, 허리네모근, 반가시근, 돌림근, 뭇갈래근, 가시사이근

주의 사항

- 척추분절과 넙다리뒤근 스트레치에 중점을 둔다.

1

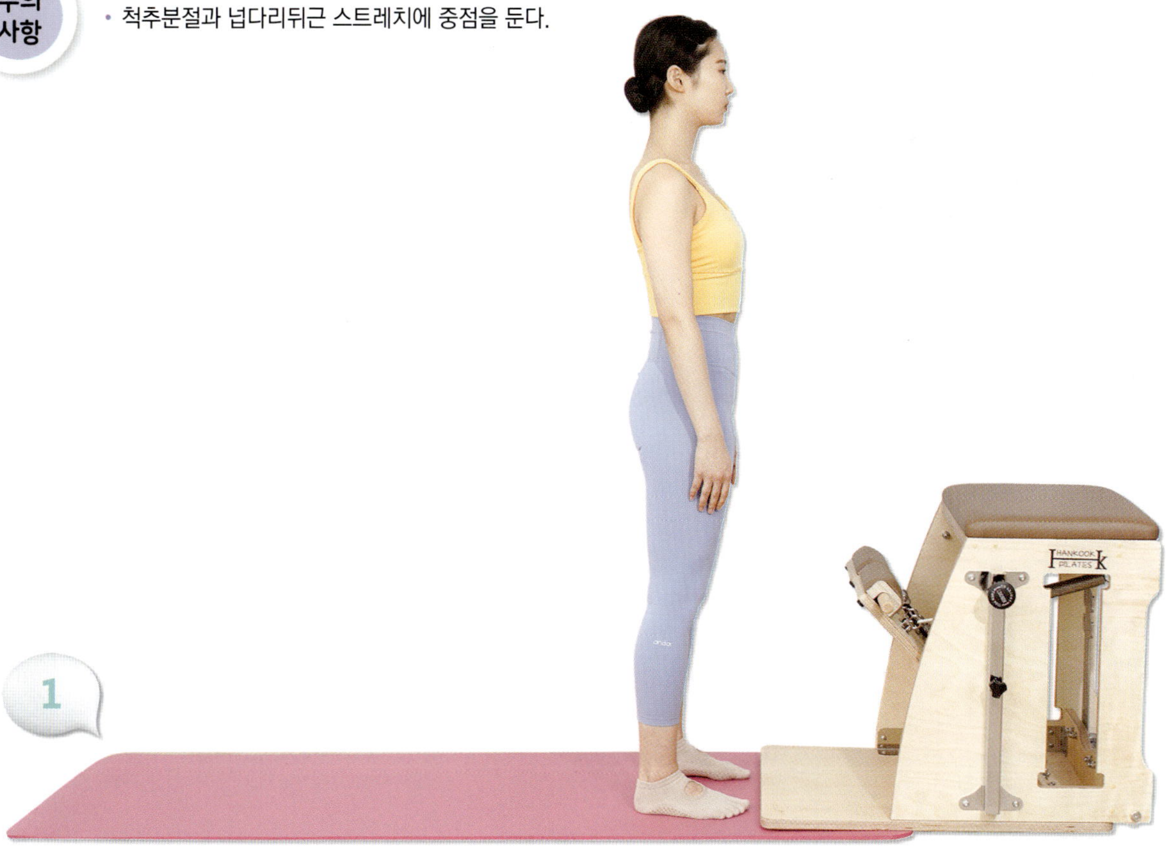

2

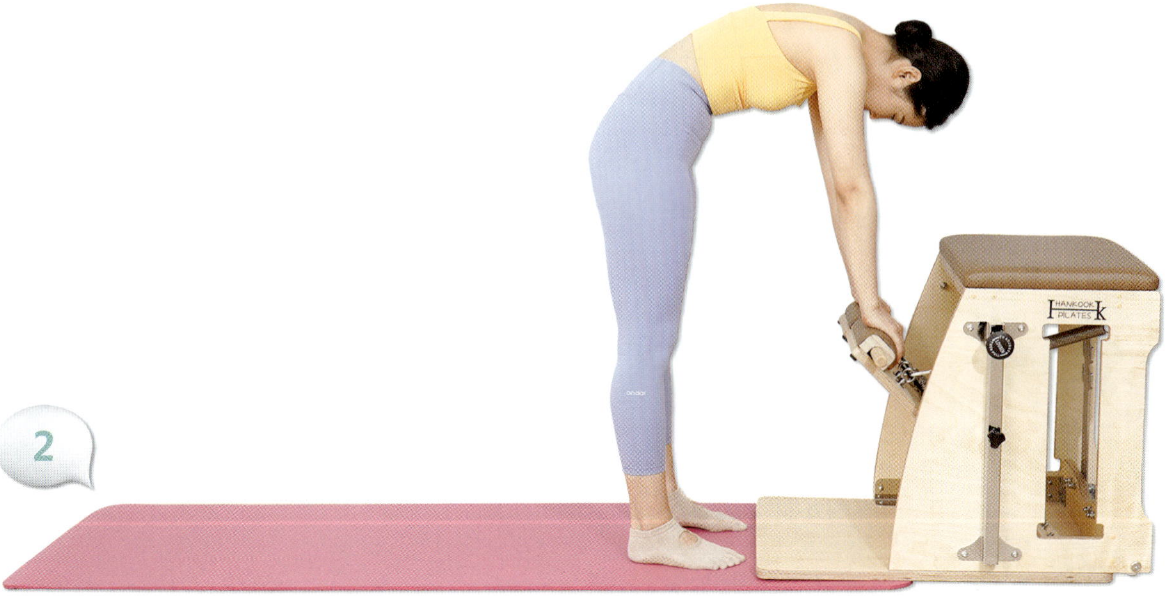

3

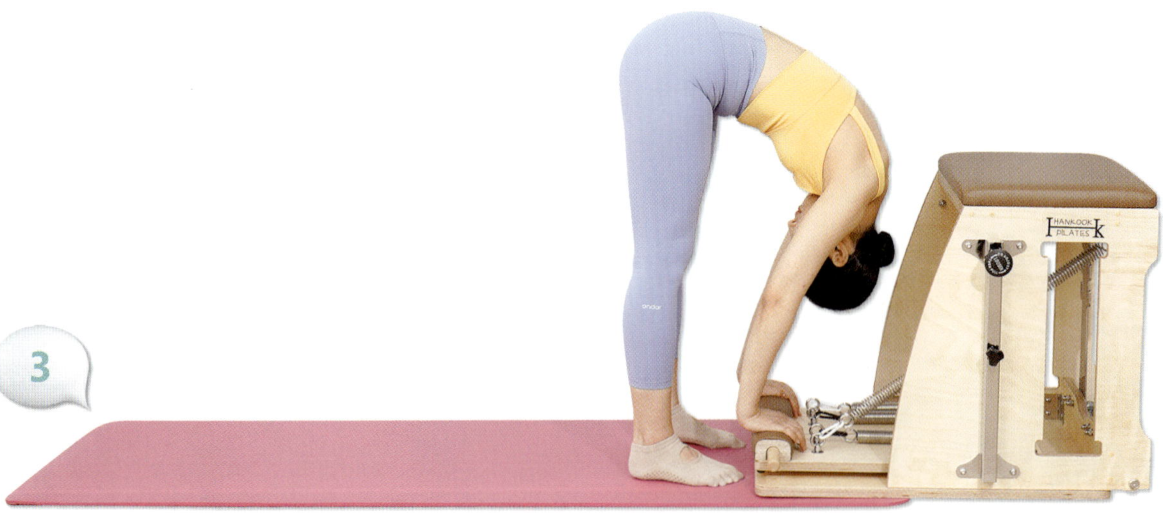

4

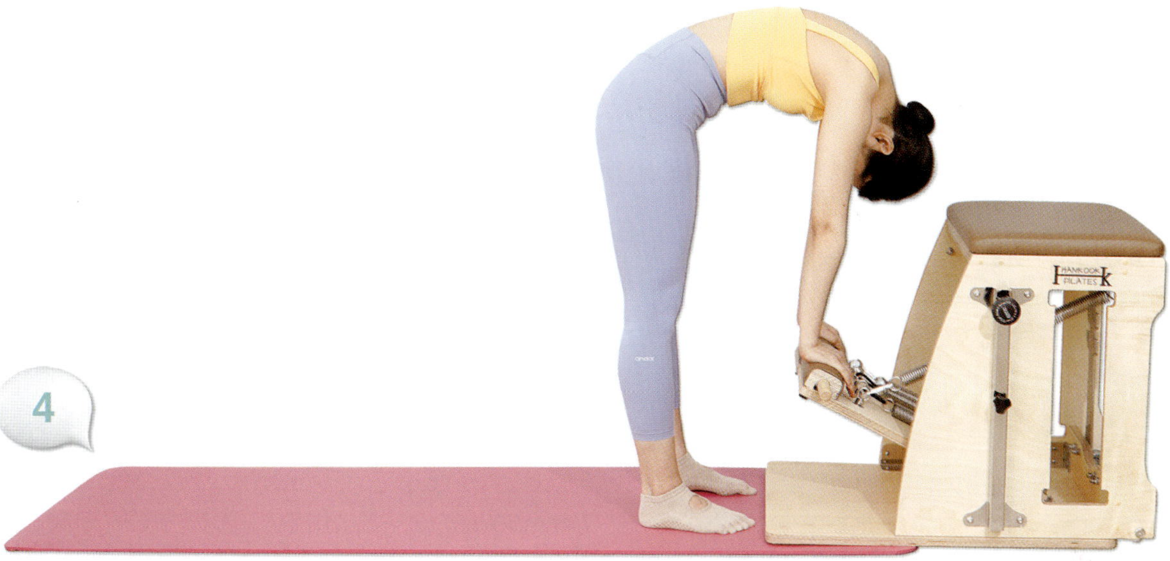

5

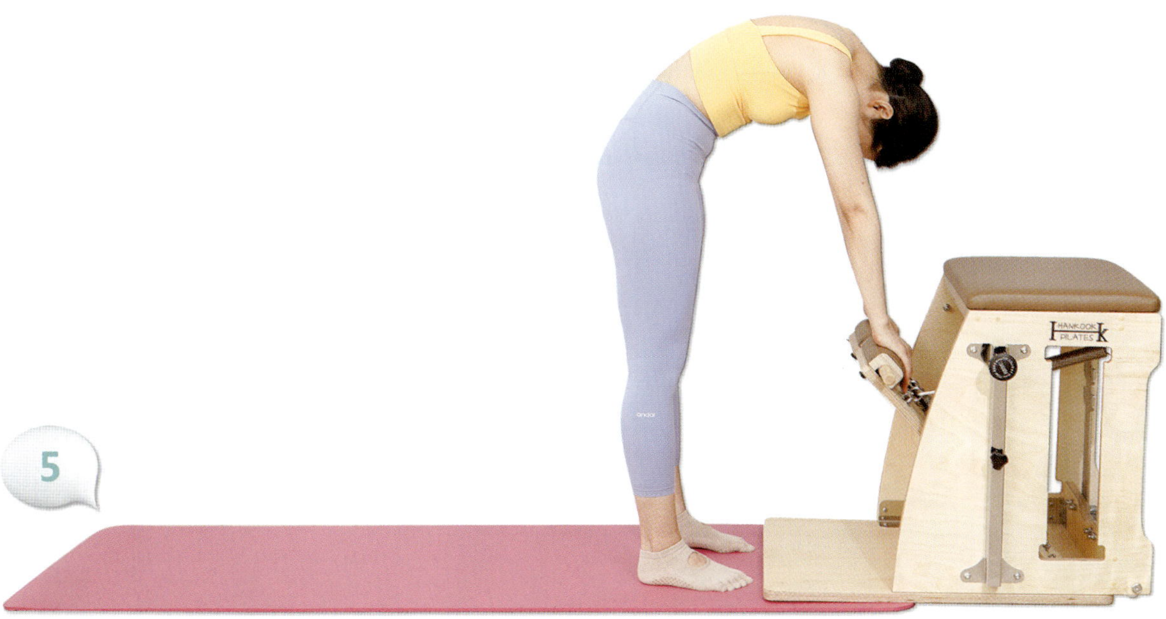

6

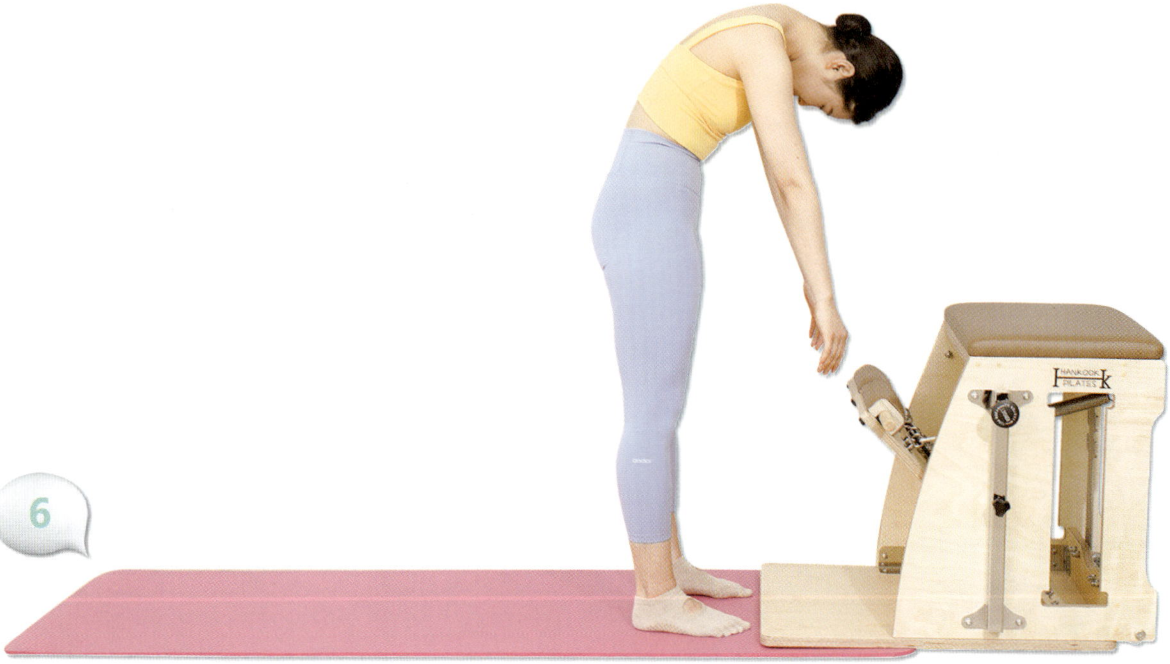

7

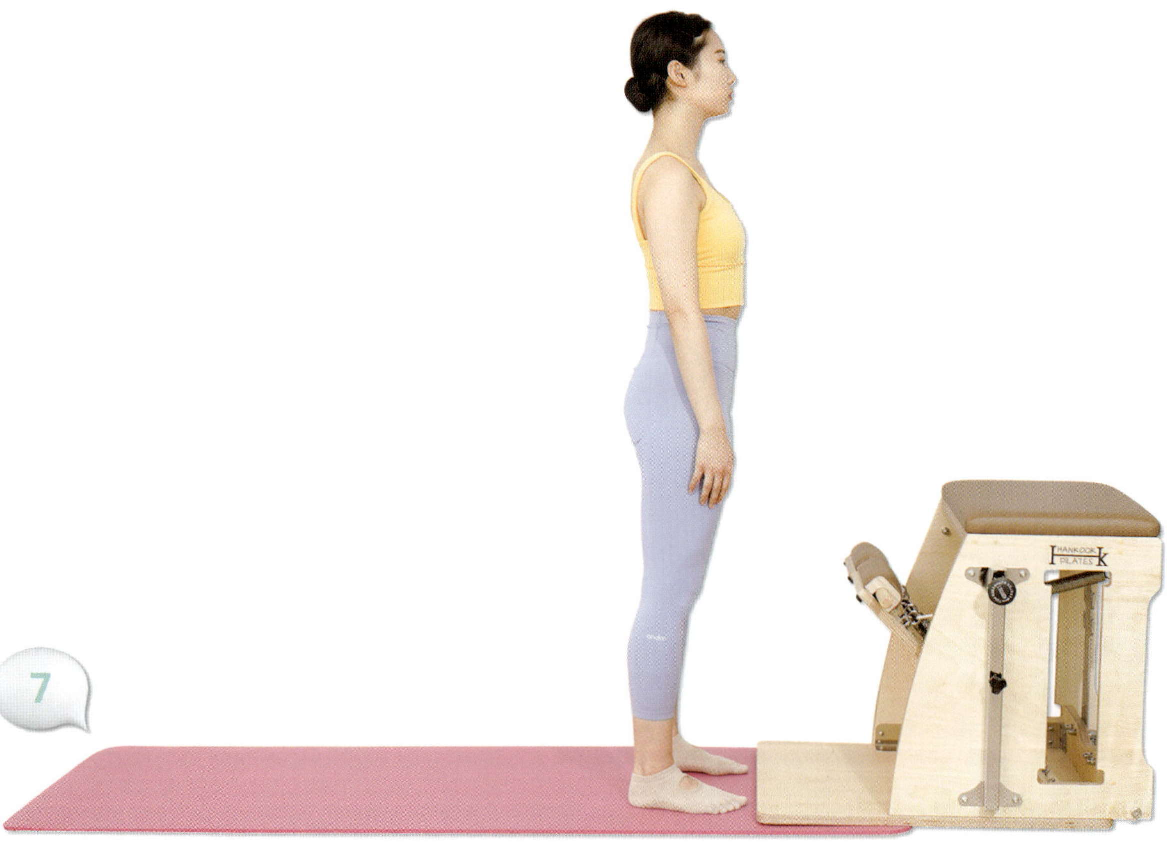

05 스완 온 체어 Swan on chair

시작 자세

- 체어에 엎드린 자세를 취한다.

운동 방법

- 들숨: 숨을 들이마시며 자세를 준비한다.
- 날숨: 코어를 이용해서 상체를 들어 올리며 팔꿈치를 편다. 시선은 정면을 유지한다.
- 들숨: 페달을 누르면서 시작위치로 돌아온다.

5회 반복한다.

대상 근육

- 동작분석: 몸통 굽힘/폄
- 주동근
  몸통 폄: 엉덩갈비근, 가장긴근, 가시근, 허리네모근, 반가시근, 돌림근, 뭇갈래근, 가시사이근
- 길항근
  몸통 굽힘: 배곧은근, 배바깥빗근, 배속빗근

주의 사항

- 팔꿈치를 과다폄하지 않는다.
- 척추를 하나씩 분절하여 펴하며, 특히 등뼈의 폄을 강조한다.

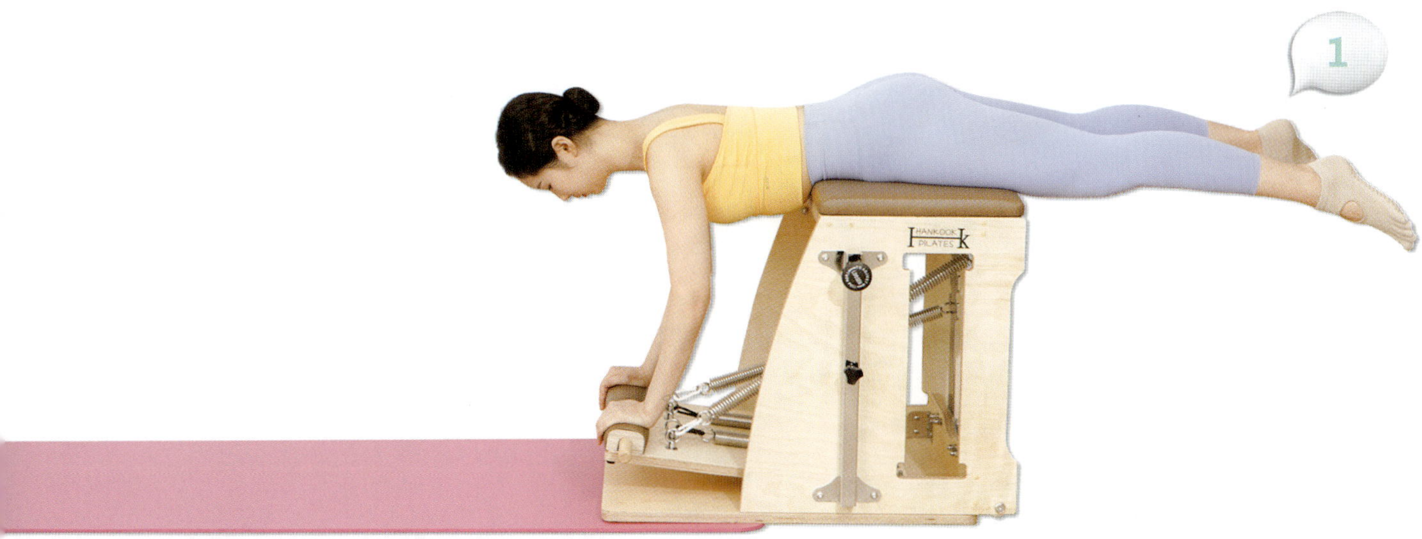

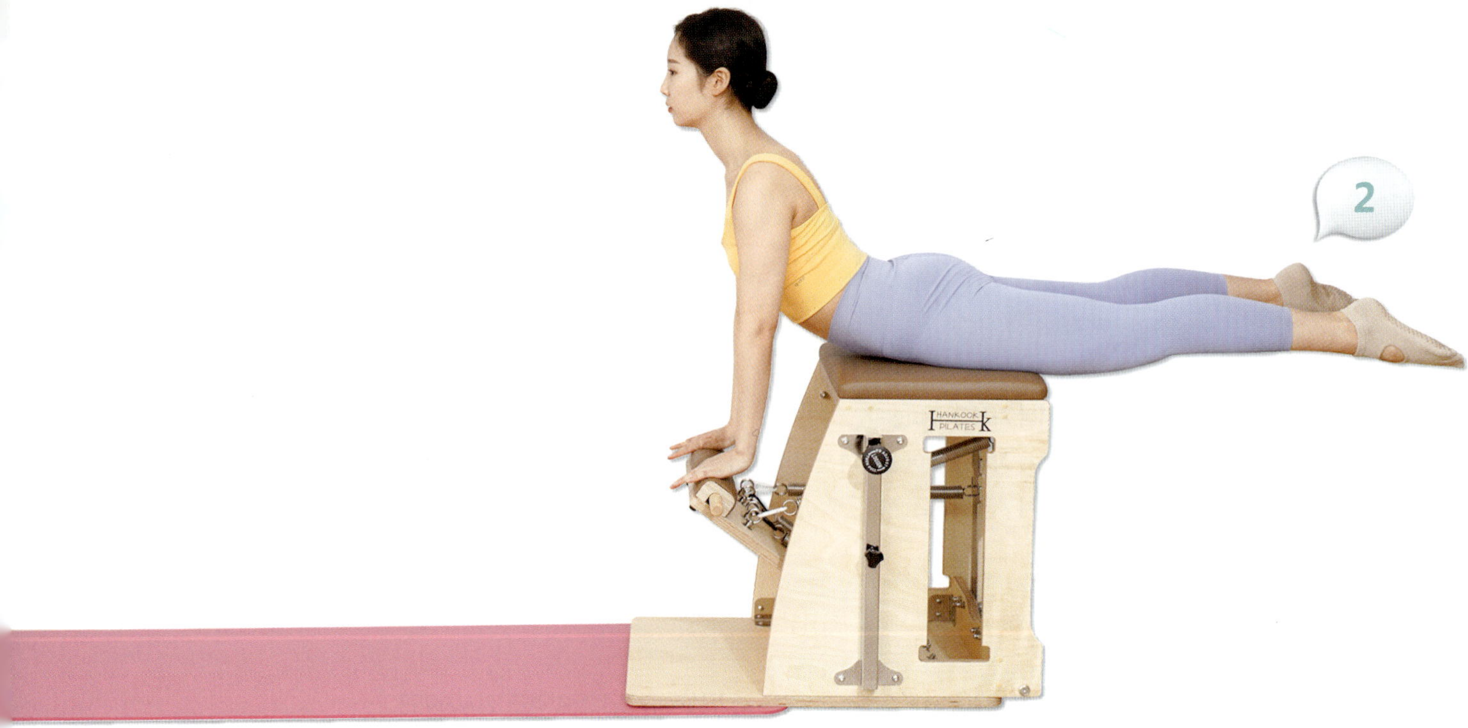
2

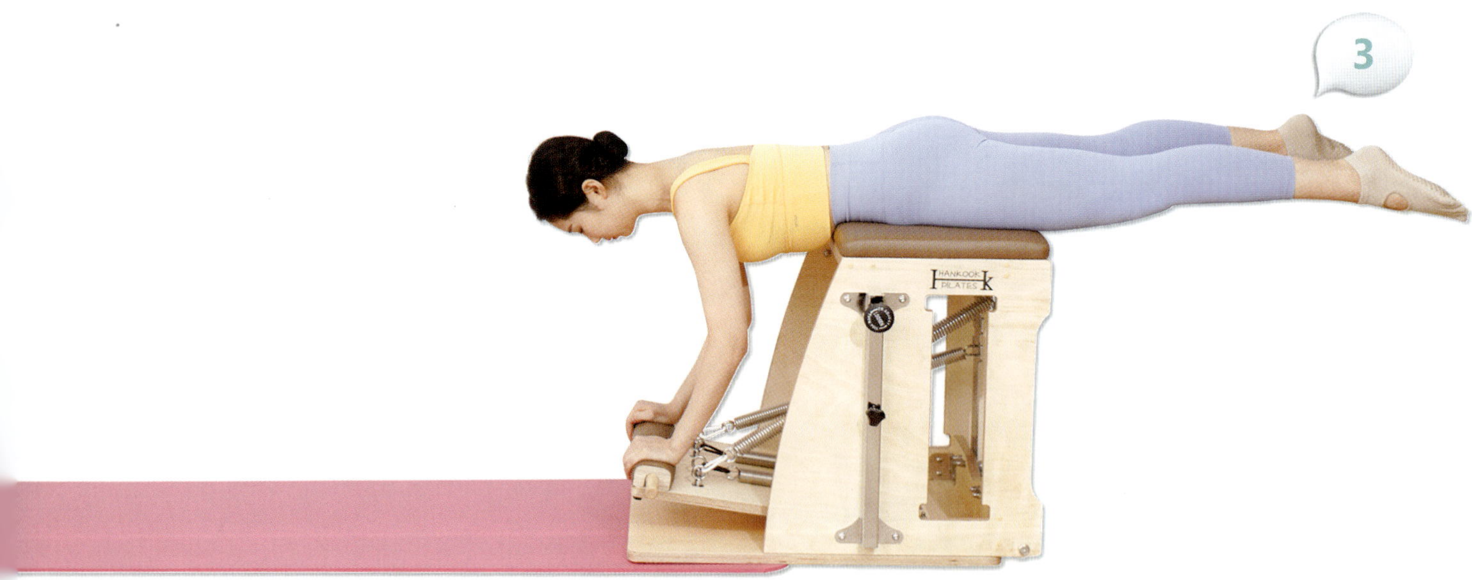
3

06 원 암 푸쉬 프론 One arm push prone

시작 자세

- 체어에 엎드린 자세를 취한다.
- 한쪽 손은 아마에 대고, 한쪽 팔은 페달에 댄다.

운동 방법

- 들숨: 숨을 들이마시며 자세를 준비한다.
- 날숨: 팔꿈치를 구부리고 페달이 들어 올려지도록 한다.
- 들숨: 페달을 누르기 위해 팔꿈치를 편다.

한쪽마다 5~10번씩 반복한다.

대상 근육

- 동작분석: 어깨관절 폄/굽힘, 팔목관절 굽힘/폄
- 주동근
  어깨관절 폄: 어깨세모근, 넓은등근, 큰원근, 큰가슴근, 위팔세갈래근
  팔목관절 굽힘: 위팔두갈래근, 위팔근, 위팔노근, 노쪽손목굽힘근, 긴손바닥근, 자쪽손목굽힘근, 원엎침근, 긴노쪽손목폄근, 짧은노쪽손목폄근
- 길항근
  어깨관절 굽힘: 어깨세모근, 큰가슴근, 부리위팔근, 위팔두갈래근
  팔목관절 폄: 위팔세갈래근, 팔꿈치근, 손뒤침근, 자쪽손목폄근, 손가락폄근, 새끼폄근

주의 사항

- 페달이 눌러져 있을 때 몸통이 돌림하지 않도록 한다.
- 골반을 안정시키기 위해 엉덩이폄근의 사용을 유지한다.

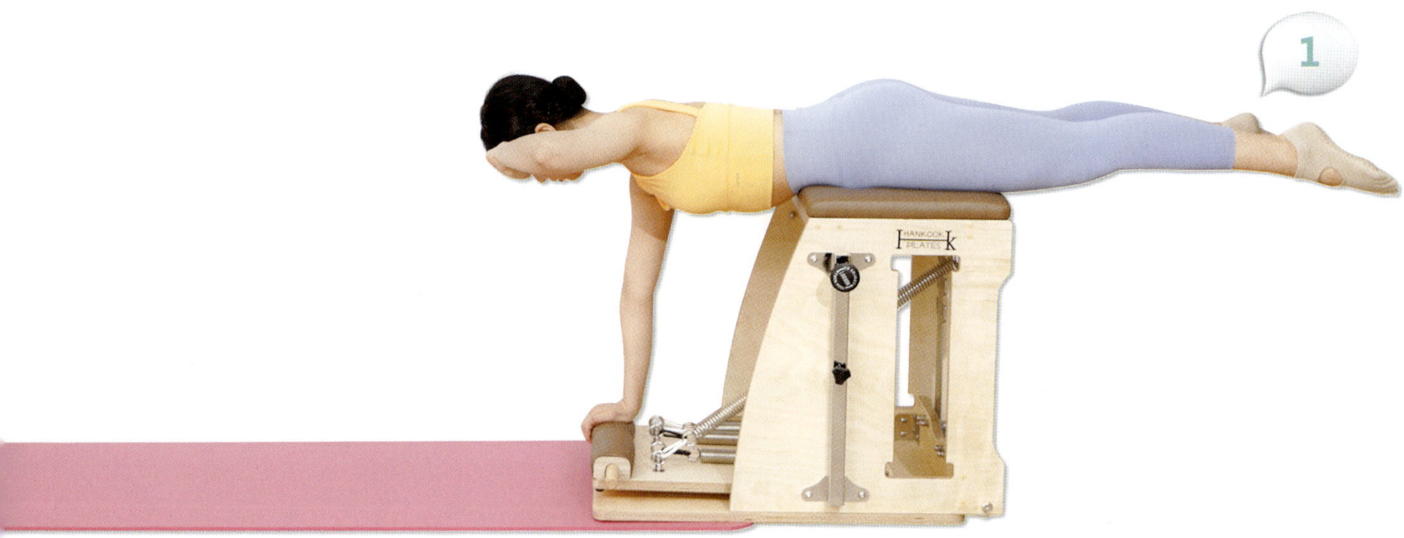

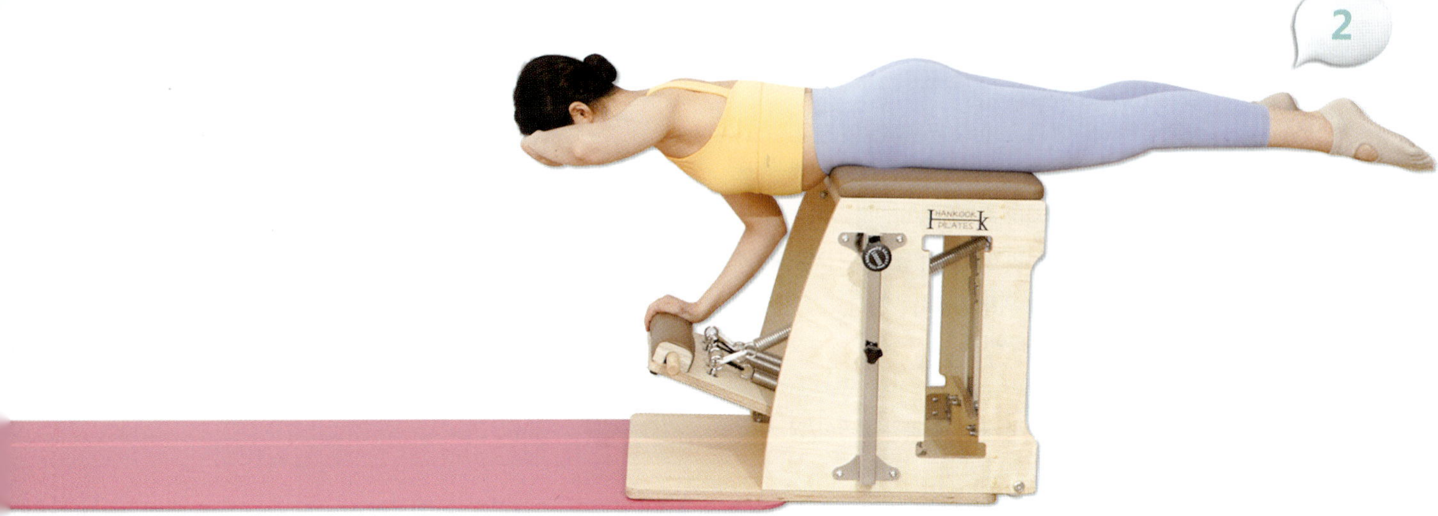
2

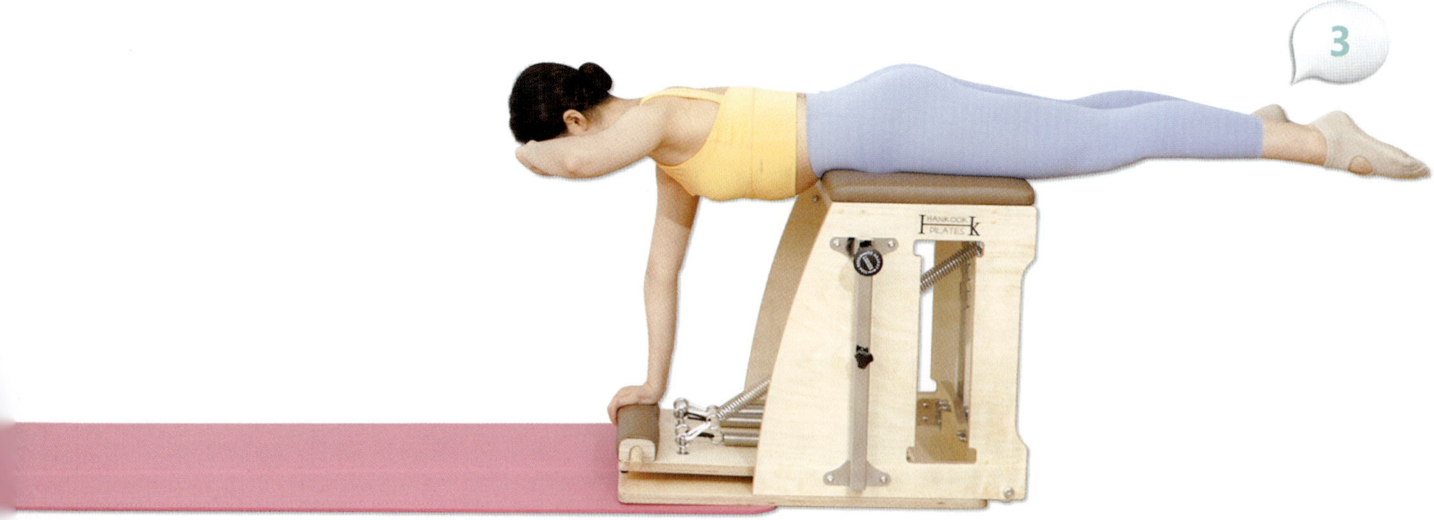
3

07 사이드 암 싯 Side arm sit

시작 자세

- 양쪽 다리의 무릎을 펴하고, 발등굽힘하여 양팔을 벌리고 체어 위에 앉는다.

운동 방법

- 들숨: 숨을 들이마시며 자세를 준비한다.
- 날숨: 페달을 누르면서 한쪽 팔을 올려서 측면굽힘한다.
- 들숨: 시작위치로 돌아온다.

양쪽 5회씩 반복한다.

변형

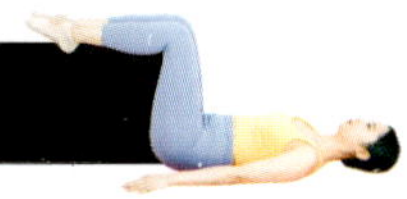

- 들숨: 한쪽 다리의 무릎은 굽히고, 반대쪽 다리의 무릎은 펴하여 발바닥을 바닥에 대고 양팔을 벌려 체어 위에 앉는다.
- 날숨: 페달을 누르면서 한쪽 팔을 올려서 측면굽힘한다.
- 들숨: 시작위치로 돌아온다.

대상 근육

- 동작분석: 어깨관절 벌림/모음, 몸통 측면 굽힘
- 주동근

  어깨관절 벌림 : 큰가슴근, 넓은등근, 큰원근, 작은원근, 부리위팔근, 위팔두갈래근

  몸통 오른쪽 측면 굽힘: 오른쪽 배곧은근, 오른쪽 배바깥빗근, 오른쪽 배속빗근, 오른쪽 엉덩갈비근, 오른쪽 가장긴근, 오른쪽 허리네모근, 오른쪽 가로돌기사이근
- 길항근

  어깨관절 모음: 어깨세모근, 가시위근, 큰가슴근

  몸통 왼쪽 측면 굽힘: 왼쪽 배곧은근, 왼쪽 배바깥빗근, 왼쪽 배속빗근, 왼쪽 엉덩갈비근, 왼쪽 가장긴근, 왼쪽 허리네모근, 왼쪽 가로돌기사이근

주의 사항

- 골반의 안정성을 유지한다.

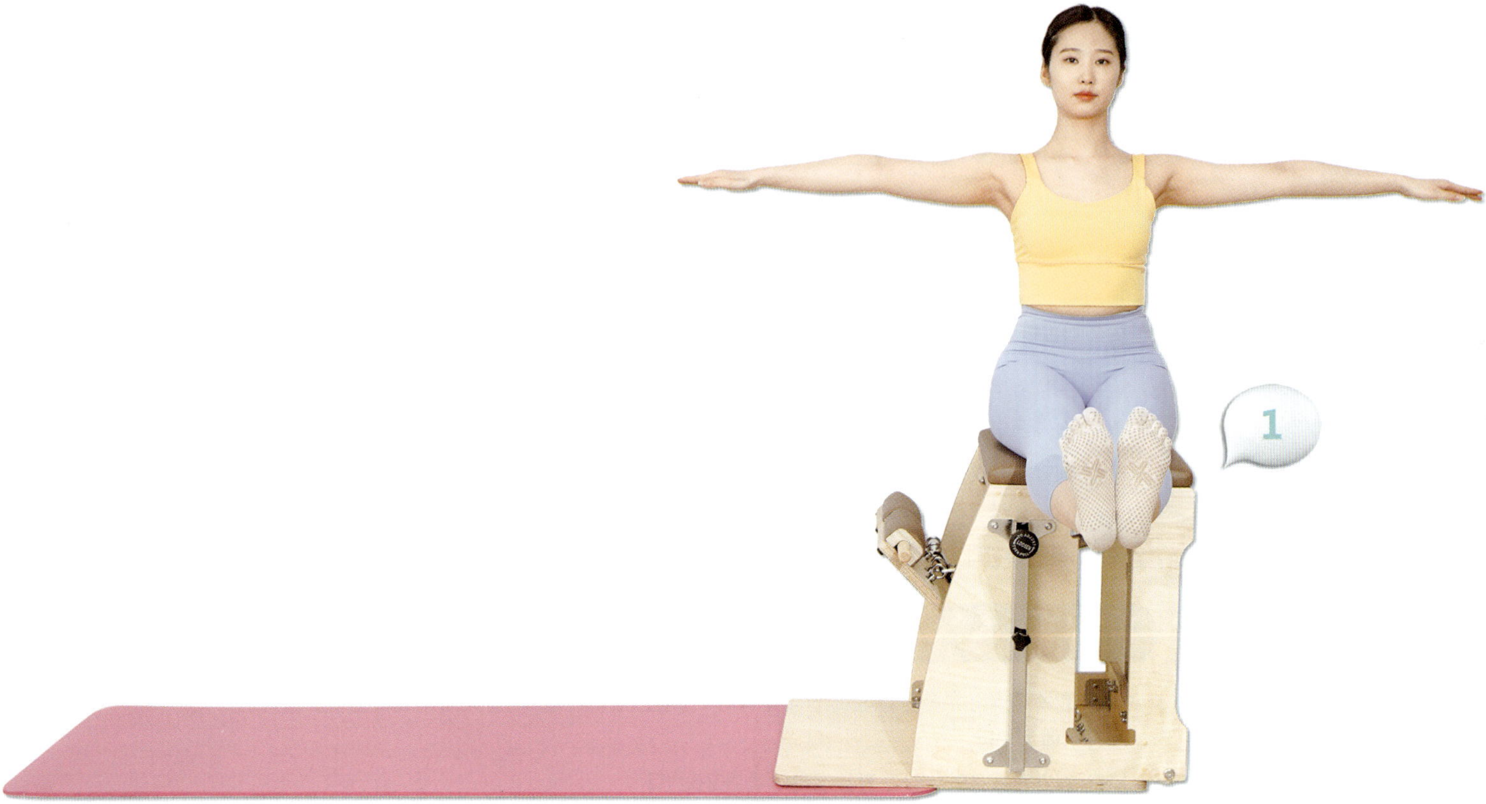
1

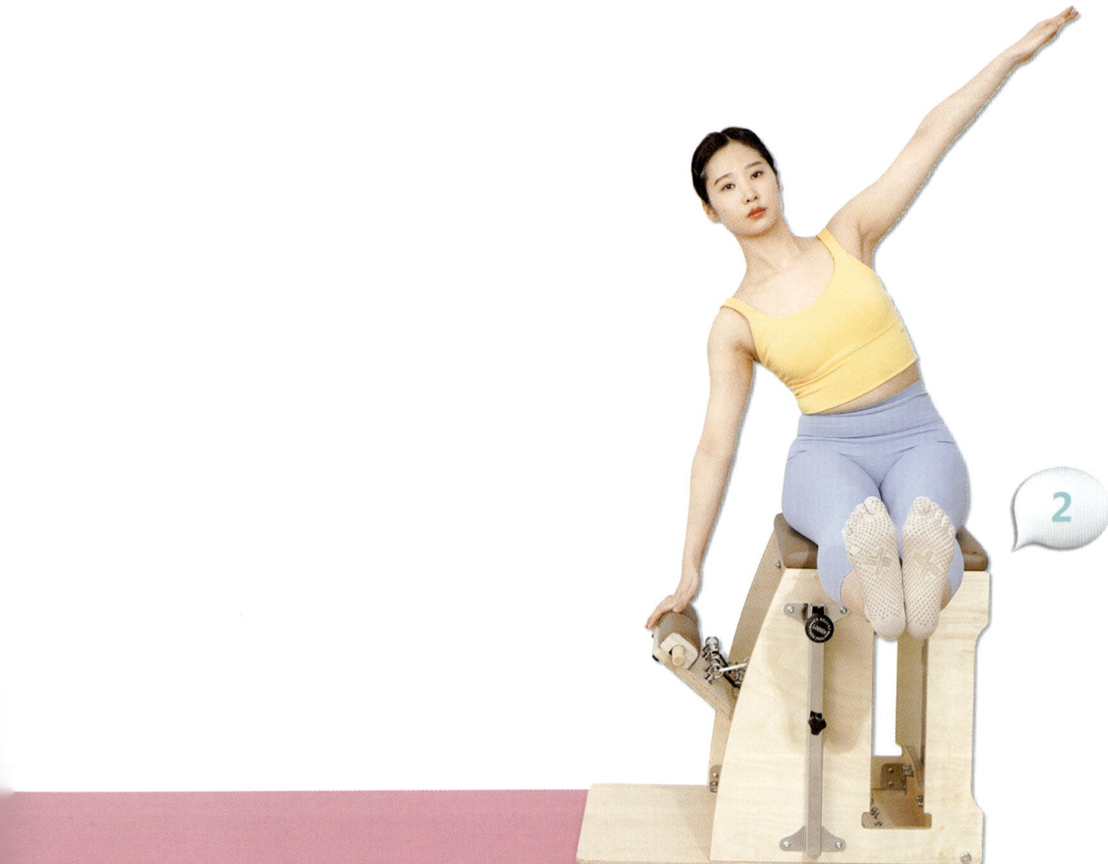
2

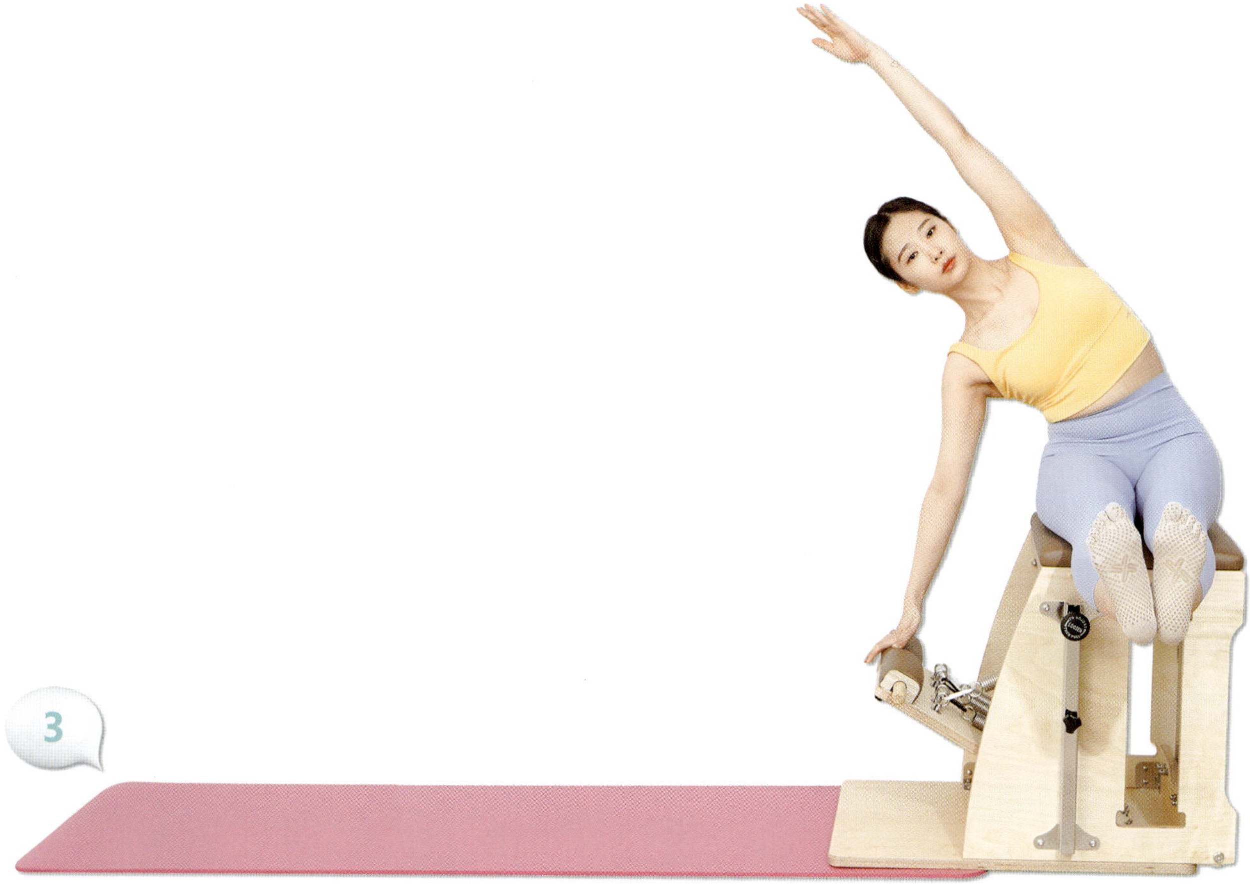

3

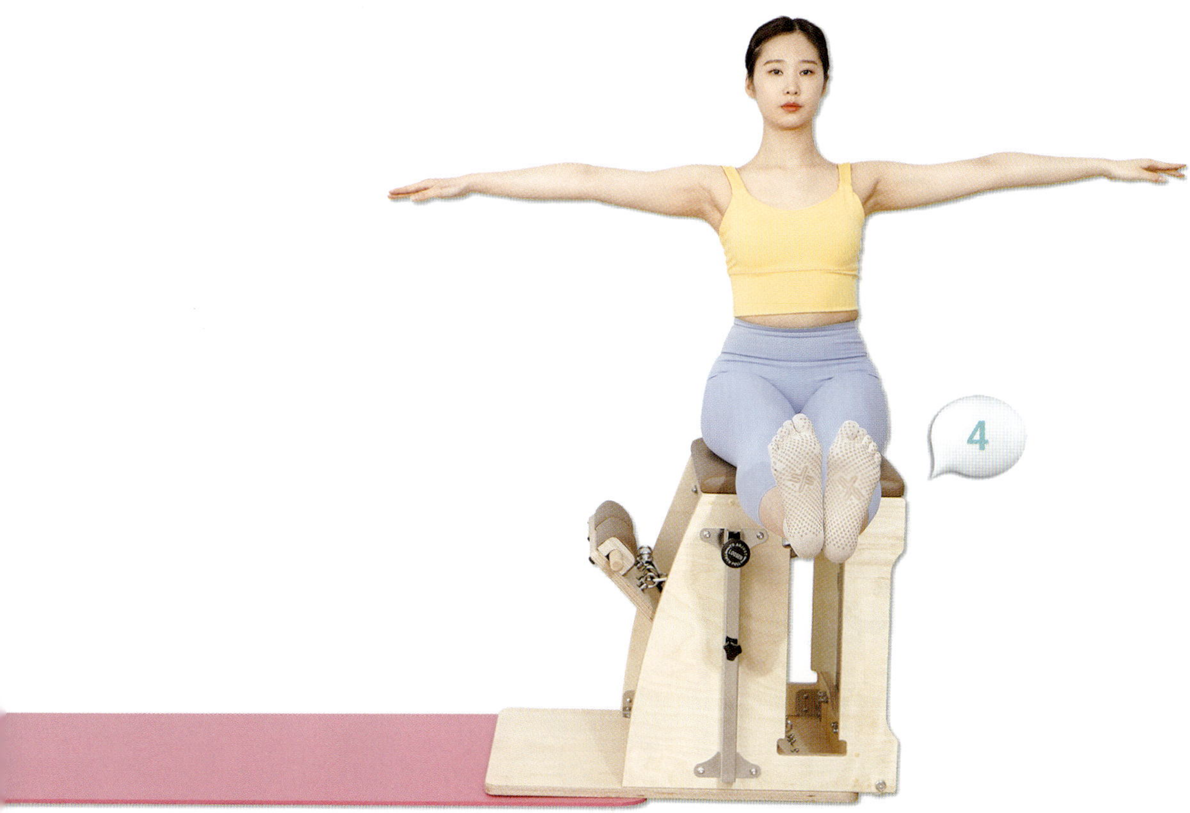

4

변형 1

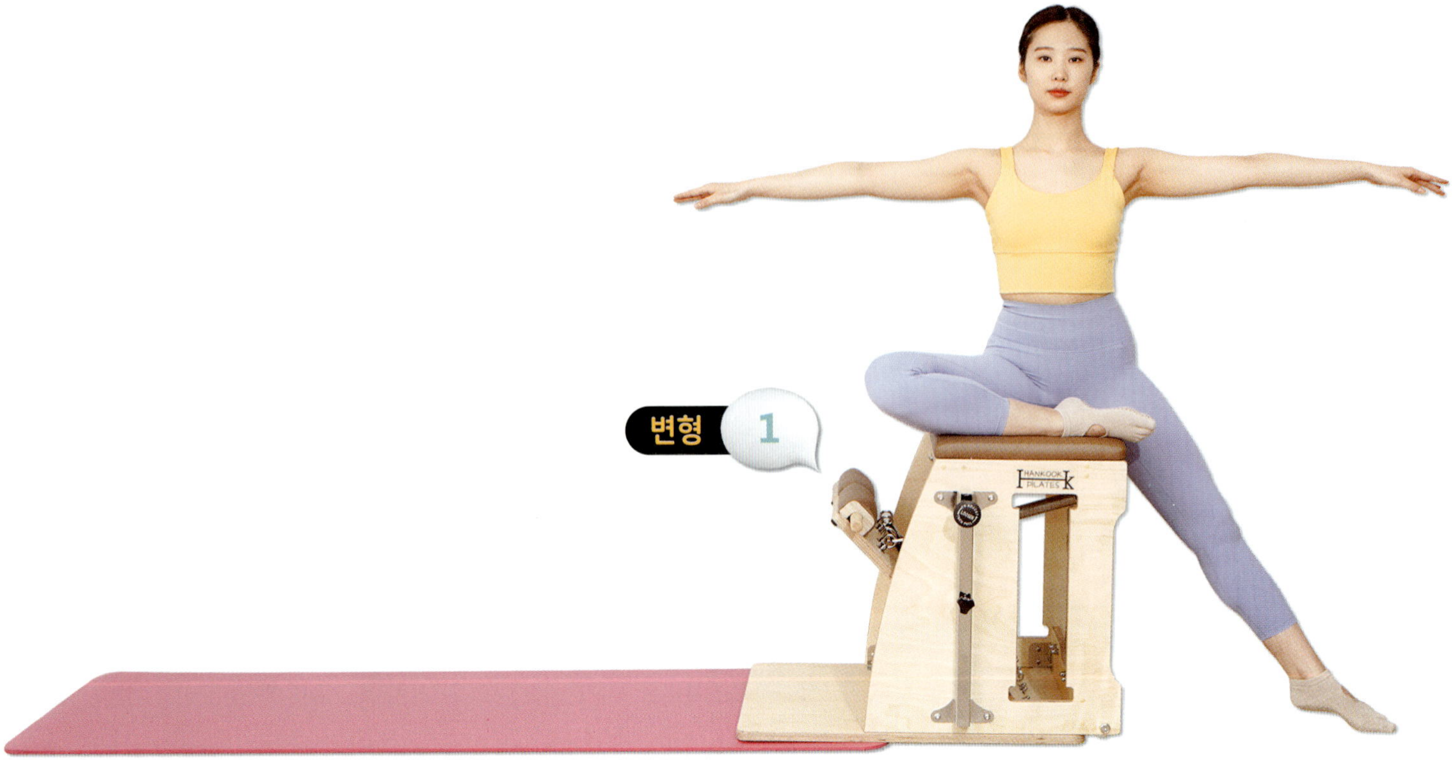

변형 2

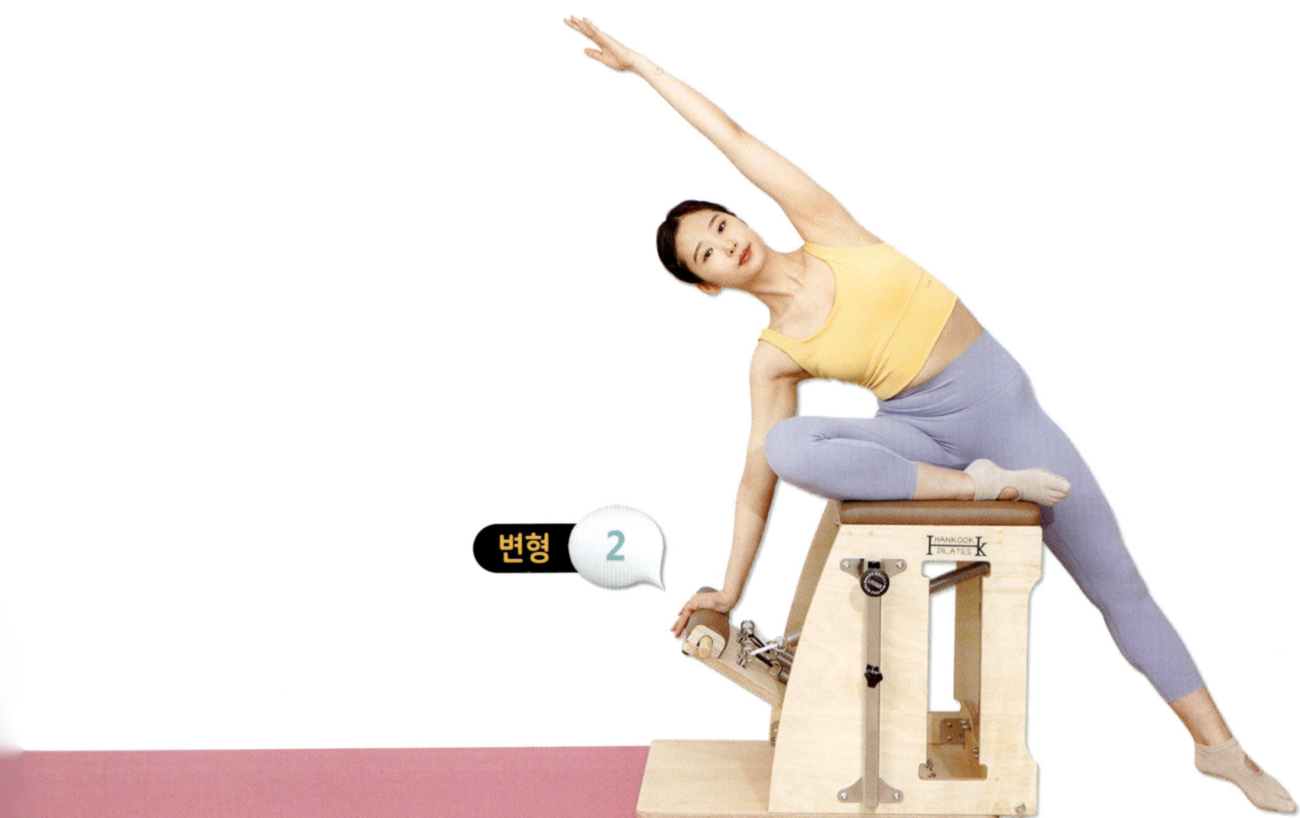

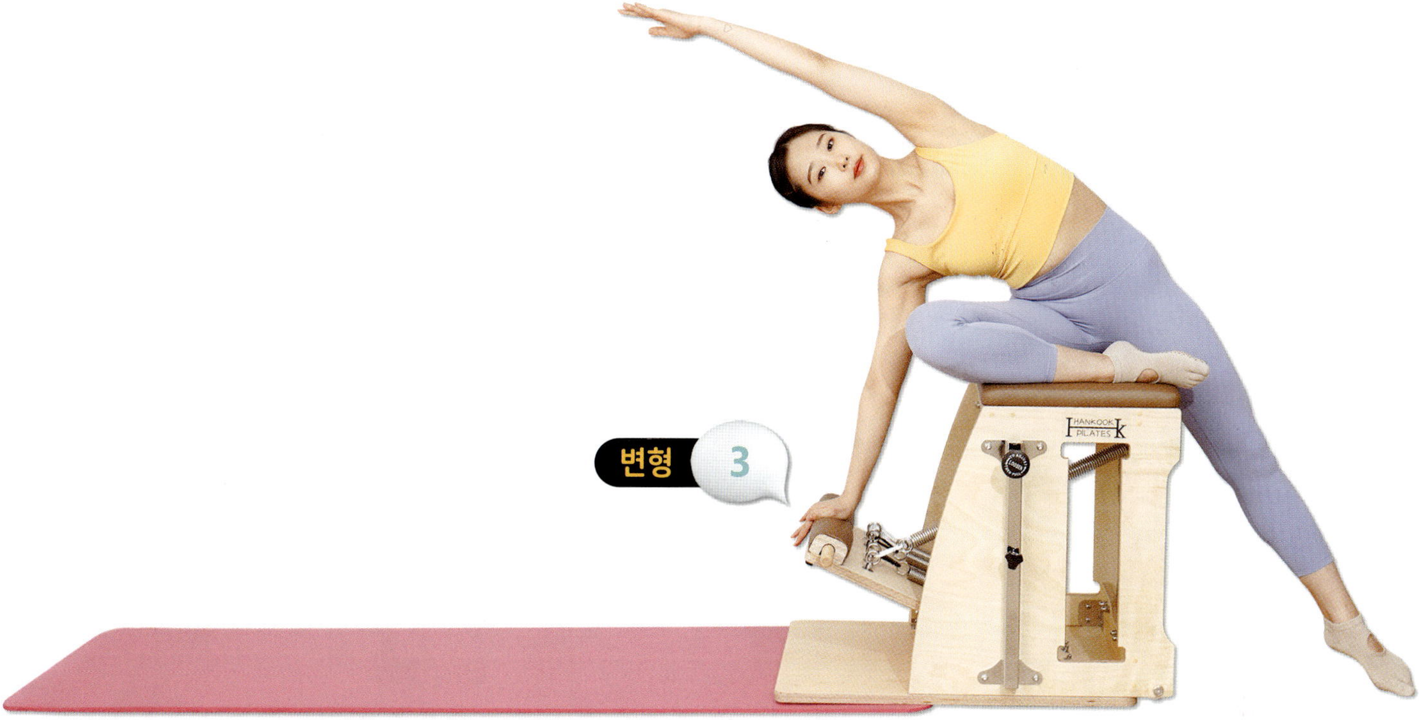
변형 3

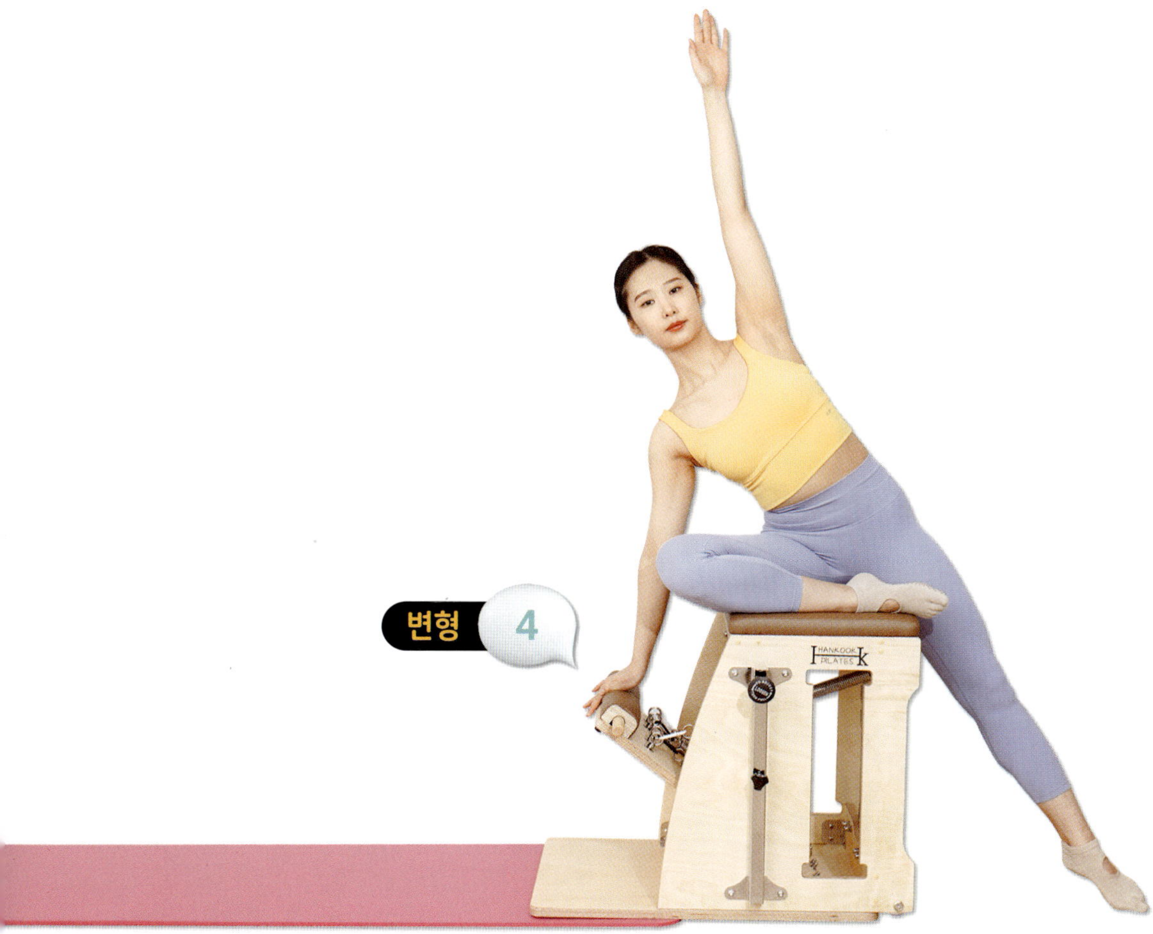
변형 4

변형 5

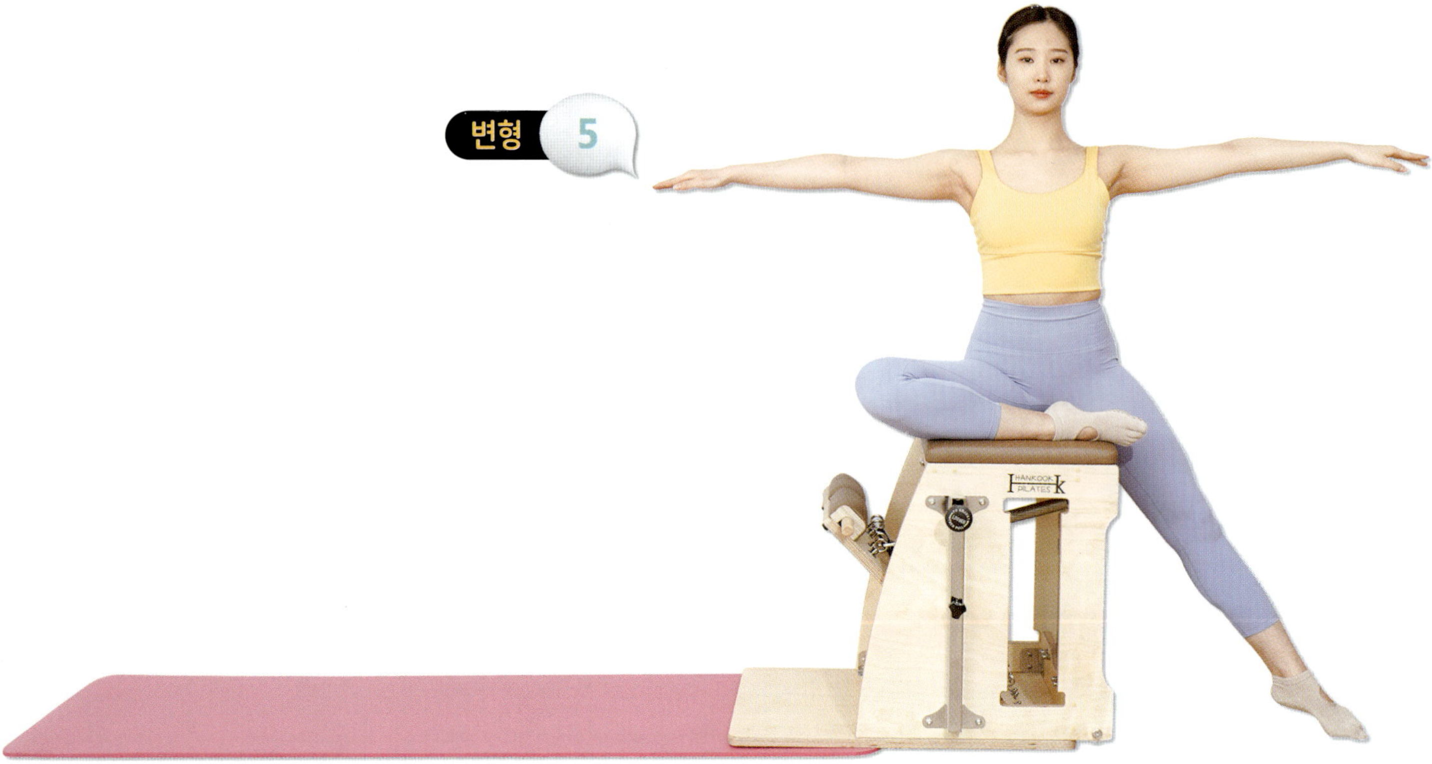

08 닐링 원 암 푸쉬 Kneeling one arm push

시작 자세

- 네발기기 자세를 취한다.
- 한쪽 손으로 페달을 잡는다.

운동 방법

- 들숨: 숨을 들이마시며 자세를 준비한다.
- 날숨: 페달을 누르면서 팔꿈치를 폄한다(팔굽혀펴기를 하듯이).
- 들숨: 페달을 누른 팔에 힘을 빼고 팔꿈치를 굽힘하여 시작 자세로 돌아온다.

양쪽 5회씩 반복한다.

대상 근육

- 동작분석: 어깨관절 폄/굽힘, 어깨관절 수평벌림/수평모음, 어깨관절 바깥돌림/안쪽돌림
- 주동근
  어깨관절 폄: 어깨세모근, 넓은등근, 큰원근, 큰가슴근, 위팔세갈래근
  어깨관절 수평벌림: 어깨세모근, 가시아래근, 넓은등근, 작은원근
  어깨관절 바깥돌림: 어깨세모근, 가시아래근, 작은원근
- 길항근
  어깨관절 굽힘: 어깨세모근, 큰가슴근, 부리위팔근, 위팔두갈래근
  어깨관절 수평모음: 큰가슴근, 어깨세모근
  어깨관절 안쪽돌림: 어깨세모근, 큰가슴근, 넓은등근, 큰원근, 어깨밑근

주의 사항

- 골반과 척추의 안정성을 유지하면서 운동한다.

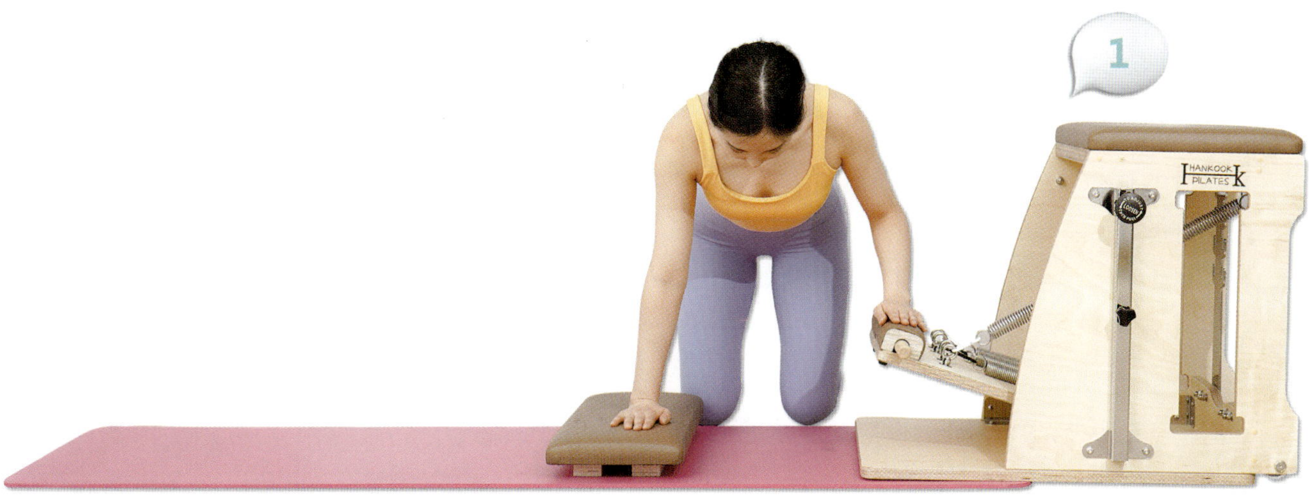

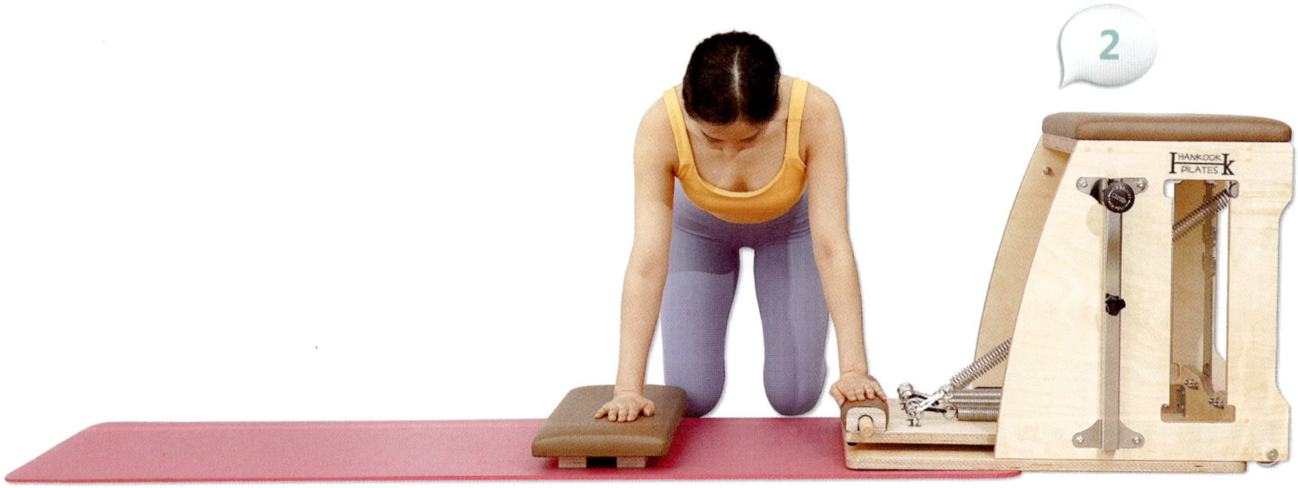
2
HANKOOK PILATES

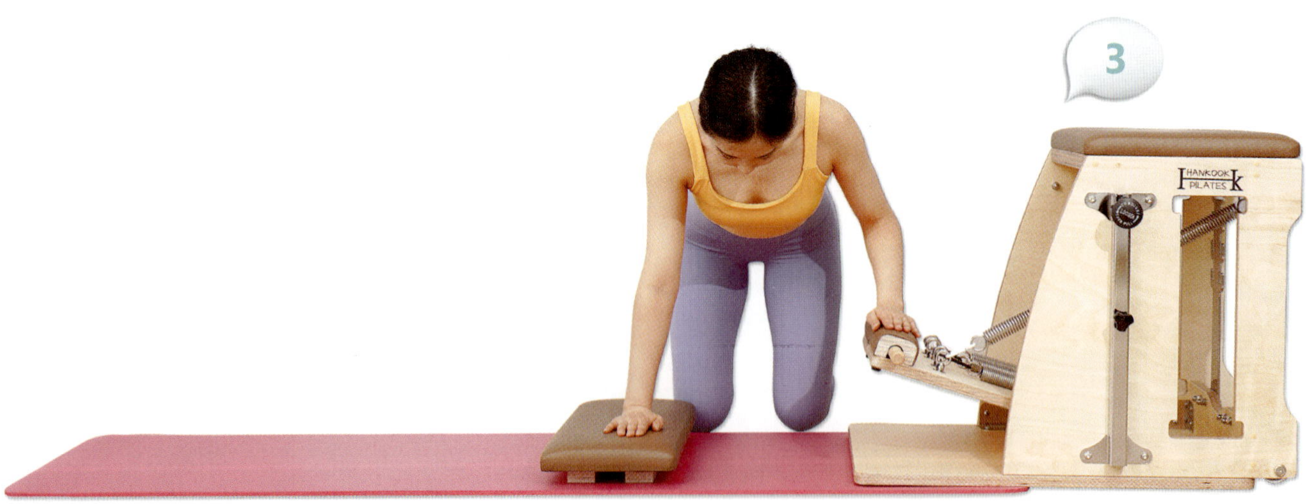
3
HANKOOK PILATES

09 트라이셉스 프레스 다운 Triceps press down

시작 자세

- 체어를 등지고 앉아 양팔을 뒤로해서 팔꿈치를 굽혀 페달을 잡는다.

운동 방법

- 들숨: 숨을 들이마시며 자세를 준비한다.
- 날숨: 페달을 누른다(위팔세갈래근 강화).
- 들숨: 시작위치로 돌아온다.

5~10회 반복한다.

대상 근육

- 동작분석: 어깨관절 굽힘/폄, 팔목관절 폄/굽힘
- 주동근
  어깨관절 굽힘: 어깨세모근, 큰가슴근, 부리위팔근, 위팔두갈래근
  팔목관절 폄: 위팔세갈래근, 팔꿈치근, 손뒤침근, 자쪽손목폄근, 손가락폄근, 새끼폄근
- 길항근
  어깨관절 폄: 어깨세모근, 넓은등근, 큰원근, 큰가슴근, 위팔세갈래근
  팔목관절 굽힘: 위팔두갈래근, 위팔근, 위팔노근, 노쪽손목굽힘근, 긴손바닥근, 자쪽손목굽힘근, 원엎침근, 긴노쪽손목폄근, 짧은노쪽손목폄근

주의 사항

- 골반과 척추의 안정성을 유지한다.
- 팔꿈치의 간격을 유지한다.
- 가슴우리를 최대한 확장시킨다.

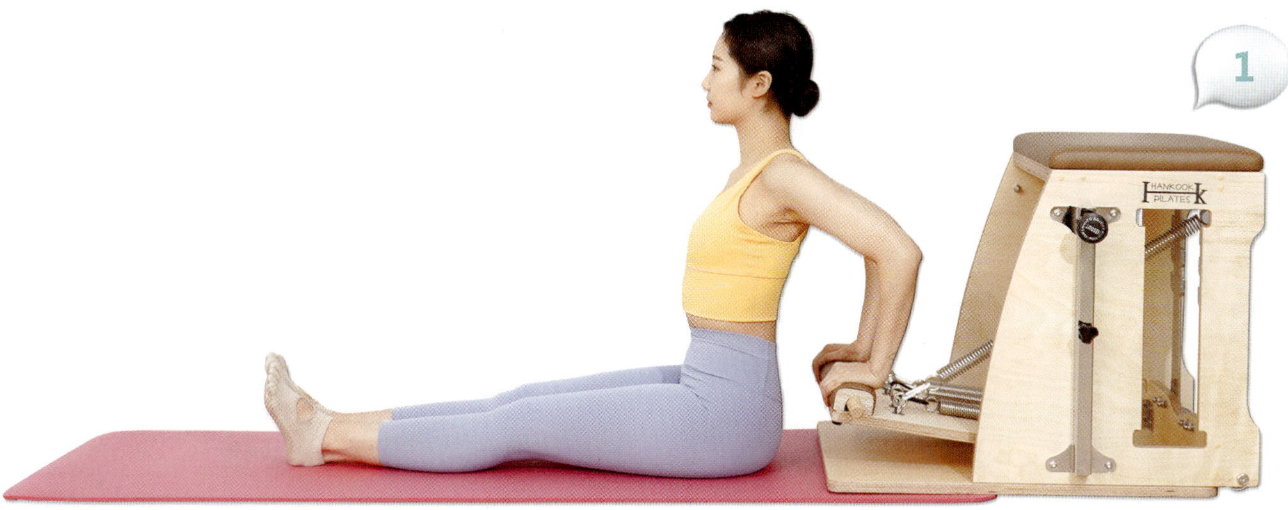

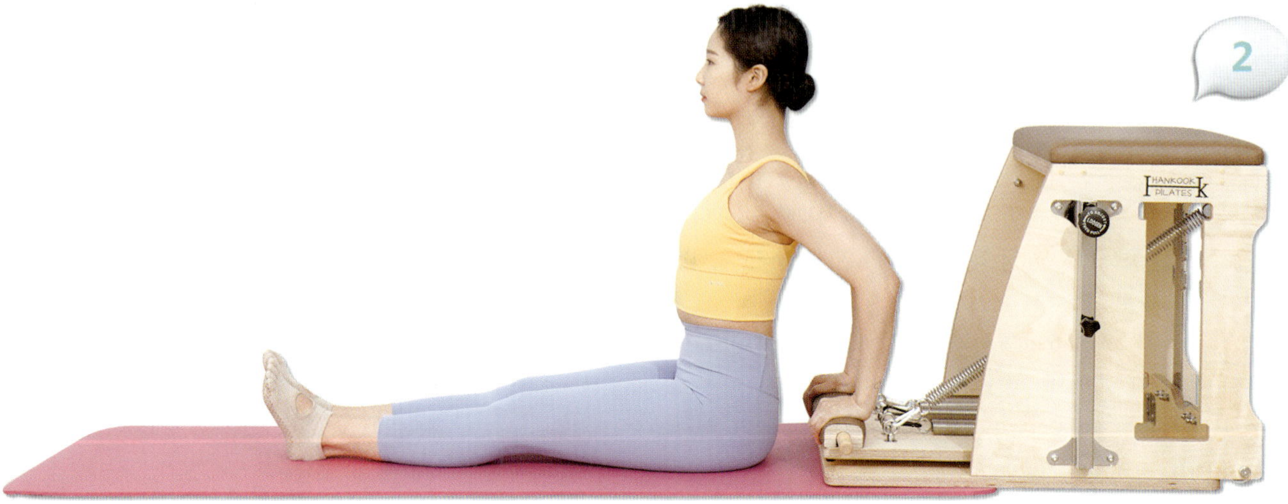
2

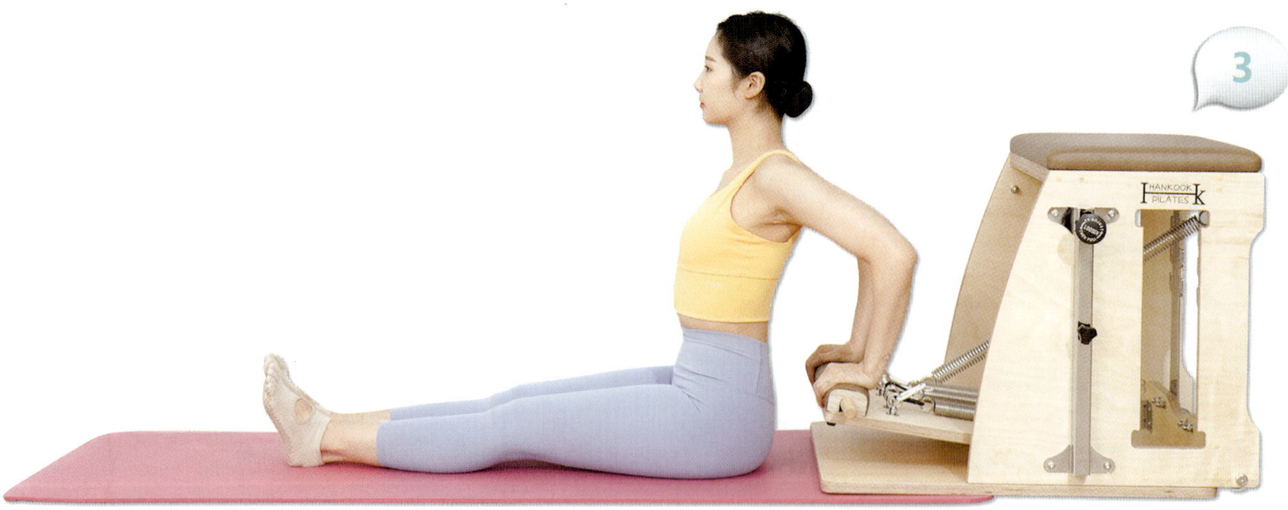
3

10 사이드 스트레치 닐링 Side stretch kneeling

시작 자세

- 양팔을 벌려 무릎 꿇어 앉은 자세를 취한다.

운동 방법

- 들숨: 어깨뼈를 안정시키고 바깥쪽 팔을 머리 위로 뻗는다.
- 날숨: 머리 위쪽부터 시작해서 페달을 향해 척추를 측면으로 굽힌다. 페달을 누르고 한쪽 팔을 머리 위로 유지한다.
- 들숨: 아래쪽 척추부터 시작하여 몸통을 중립으로 돌려놓고 페달의 돌아옴을 조절한다.
  한쪽 팔은 머리 위에 그대로 둔다.
- 날숨: 시작위치로 돌아온다.

5회 반복한다.

대상 근육

- 동작분석: 몸통 측면 굽힘
- 주동근
  몸통 오른쪽 측면 굽힘: 오른쪽 배곧은근, 오른쪽 배바깥빗근, 오른쪽 배속빗근, 오른쪽 엉덩갈비근, 오른쪽 가장긴근,
  오른쪽 허리네모근, 오른쪽 가로돌기사이근
- 길항근
  몸통 왼쪽 측면 굽힘: 왼쪽 배곧은근, 왼쪽 배바깥빗근, 왼쪽 배속빗근, 왼쪽 엉덩갈비근, 왼쪽 가장긴근,
  왼쪽 허리네모근, 왼쪽 가로돌기사이근

주의 사항

- 골반, 가슴우리, 머리를 측면으로 유지하고, 돌림하지 않도록 한다.

1

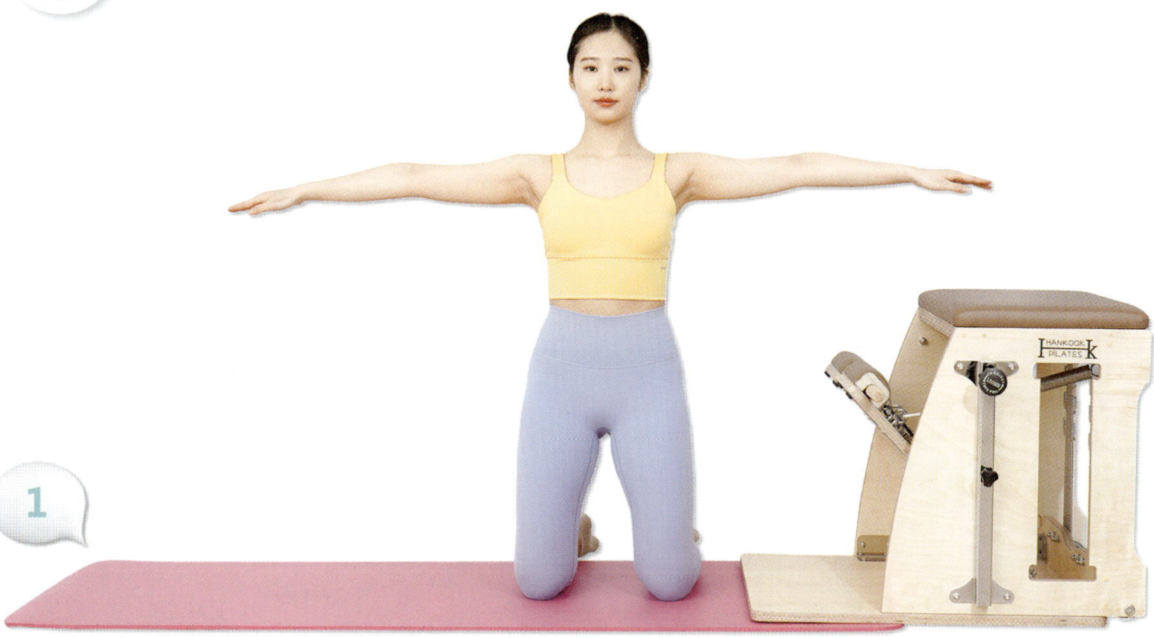

2

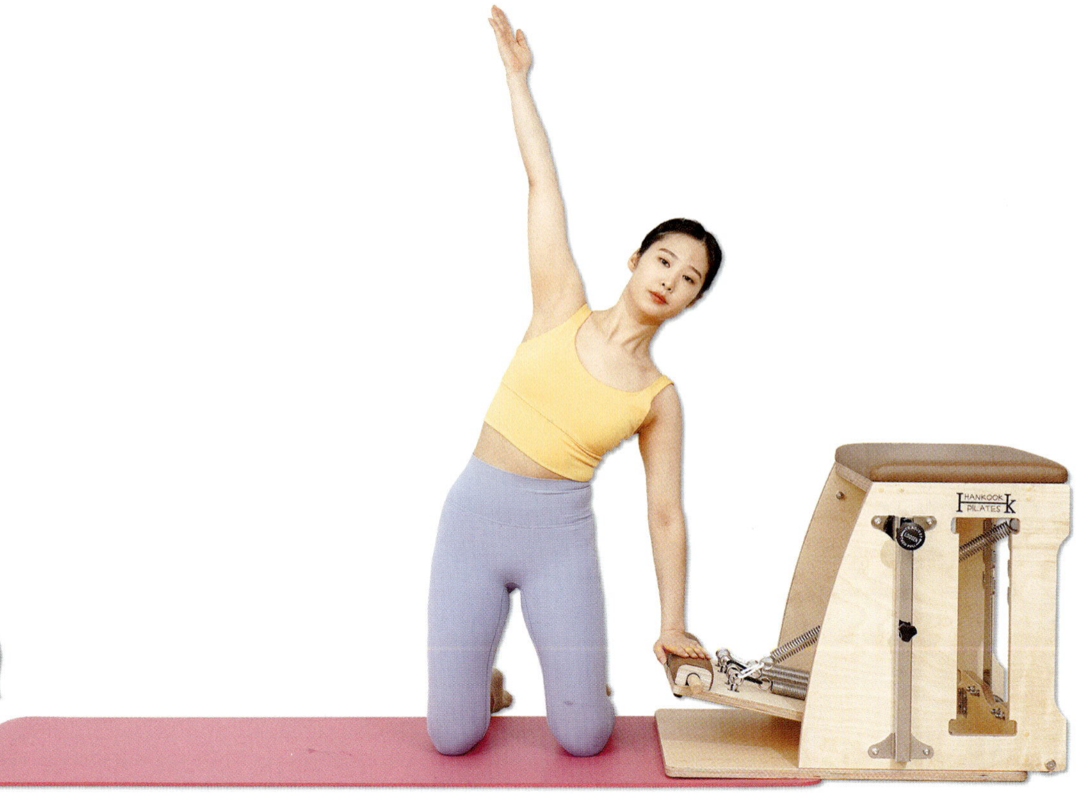

3

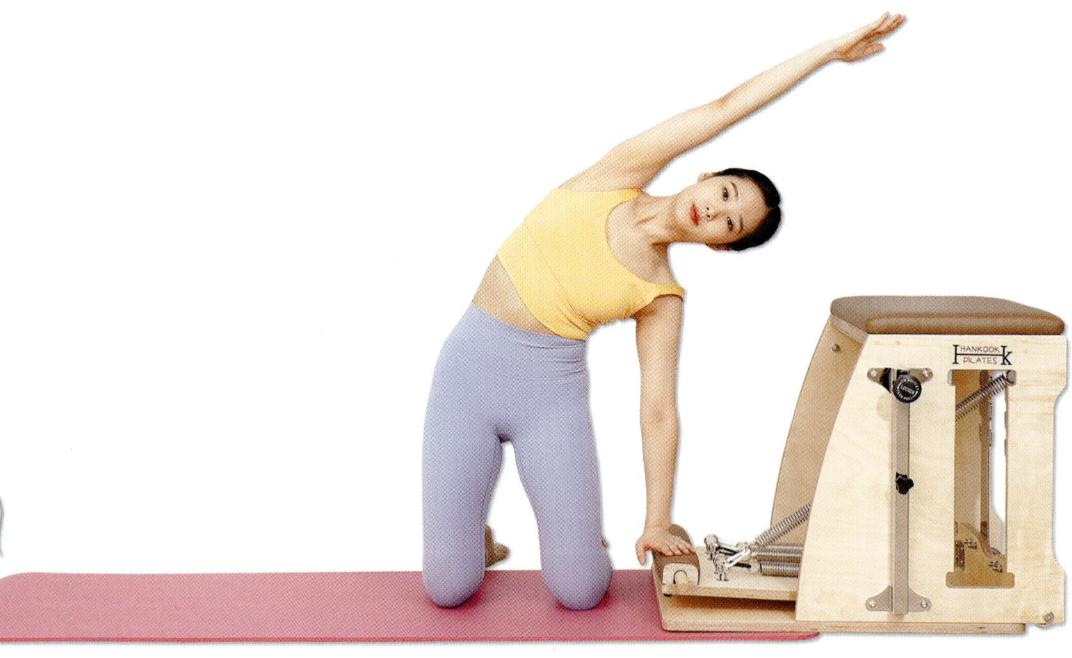

4

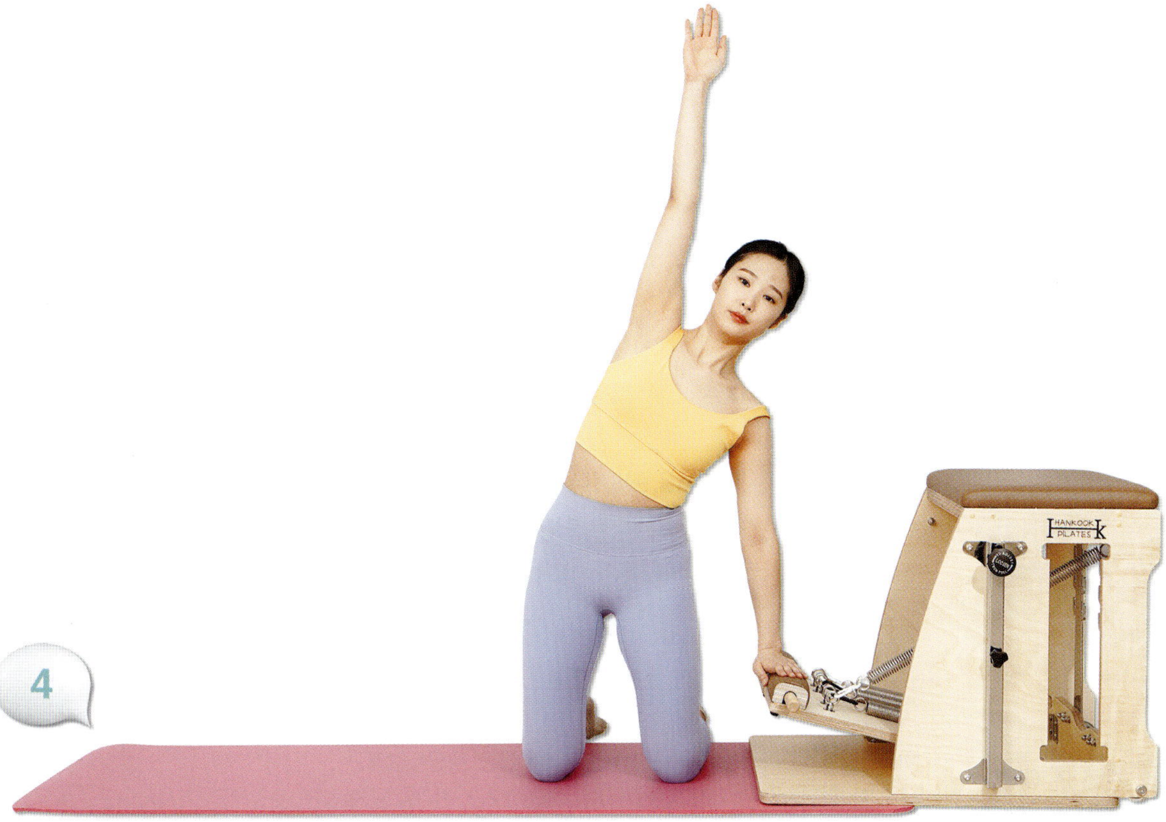

5

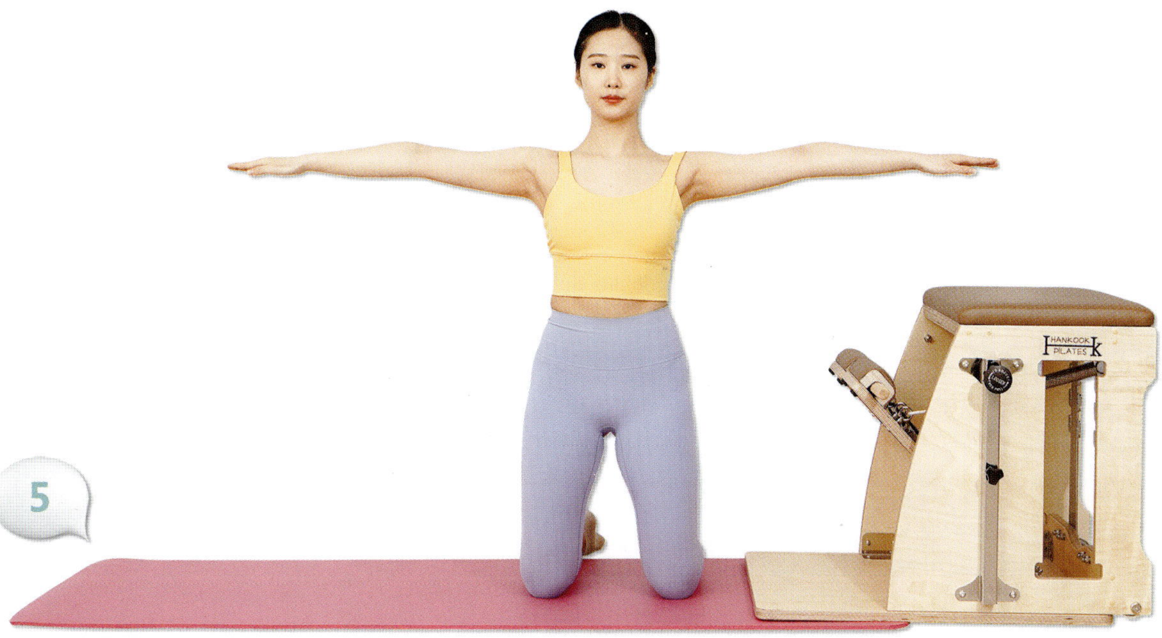

11 스완 프롬 플로어 Swan from floor

시작 자세

- 양손으로 페달을 잡고 엎드린 자세를 취한다.

운동 방법

- 들숨: 숨을 들이마시며 자세를 준비한다.
- 날숨: 페달을 누르면서 척추를 하나씩 분절하여 상체를 들어 올린다. 시선은 정면을 유지한다.
- 들숨: 척추를 하나씩 분절하여 시작위치로 돌아온다.

5회 반복한다.

대상 근육

- 동작분석: 어깨관절 굽힘/폄, 몸통 폄/굽힘
- 주동근
  어깨관절 굽힘: 어깨세모근, 큰가슴근, 부리위팔근, 위팔두갈래근
  몸통 폄: 엉덩갈비근, 가장긴근, 가시근, 허리네모근, 반가시근, 돌림근, 뭇갈래근, 가시사이근
- 길항근
  어깨관절 폄: 어깨세모근, 넓은등근, 큰원근, 큰가슴근, 위팔세갈래근
  몸통 굽힘: 배곧은근, 배바깥빗근, 배속빗근

주의 사항

- 골반의 안정성을 유지한다.
- 다리에 힘을 주어 다리를 살짝 띄운다.

1

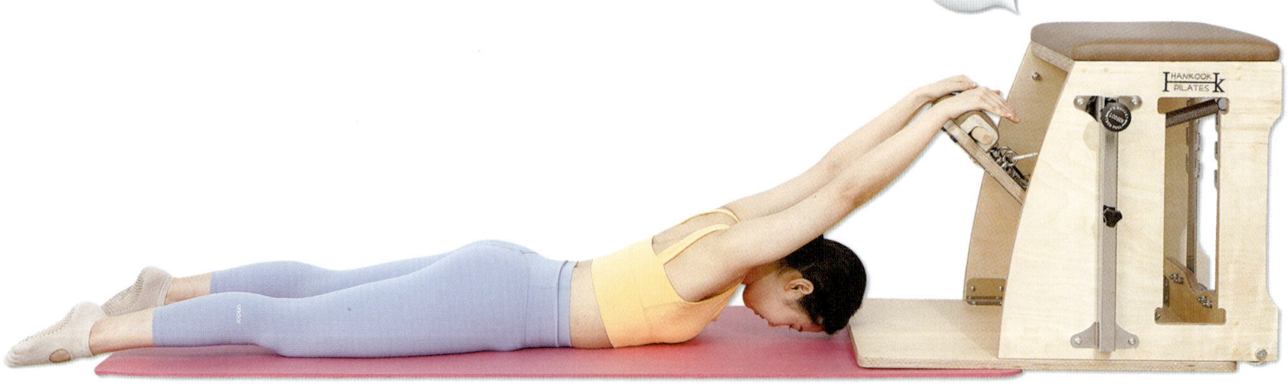

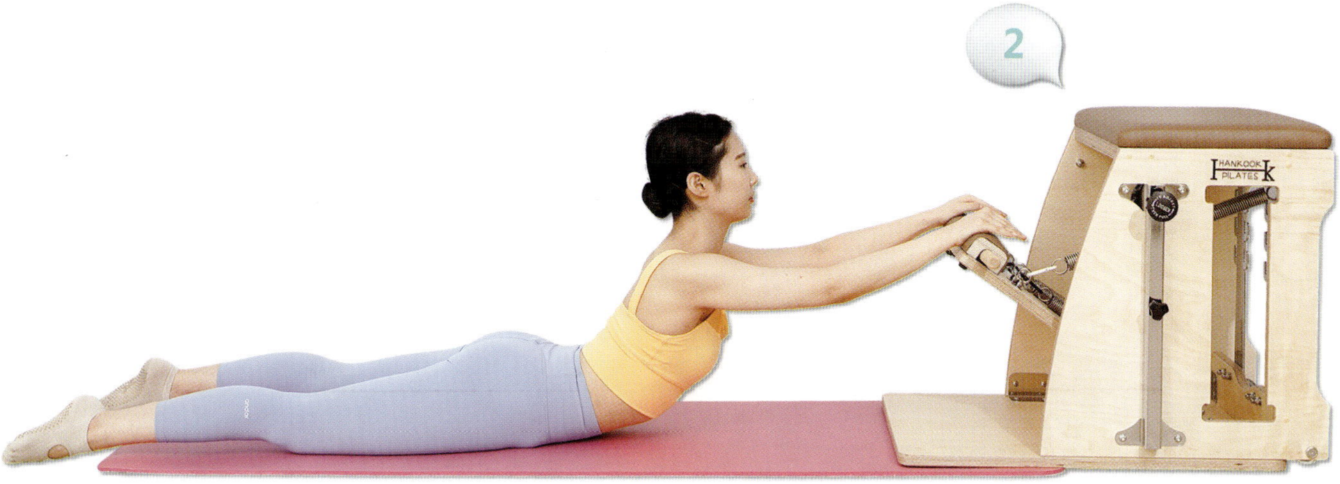
2
HANKOOK PILATES

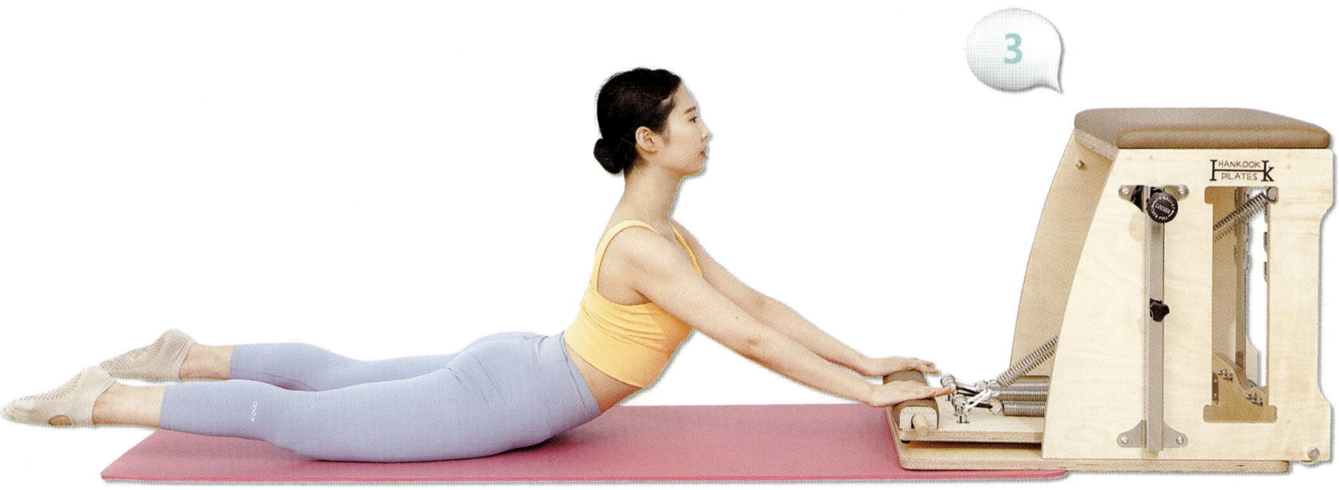
3
HANKOOK PILATES

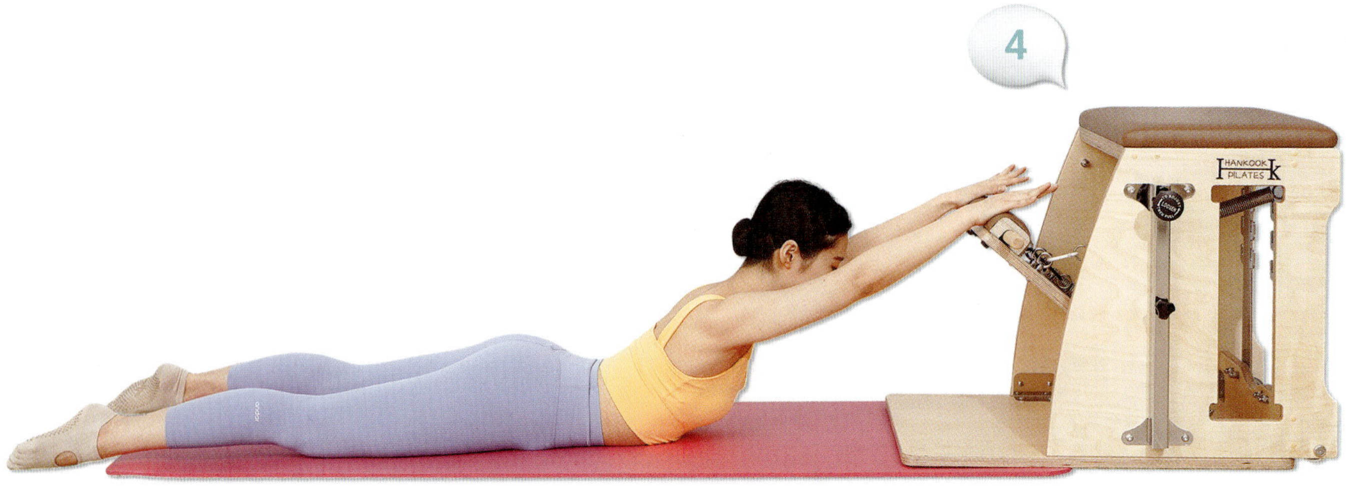
4

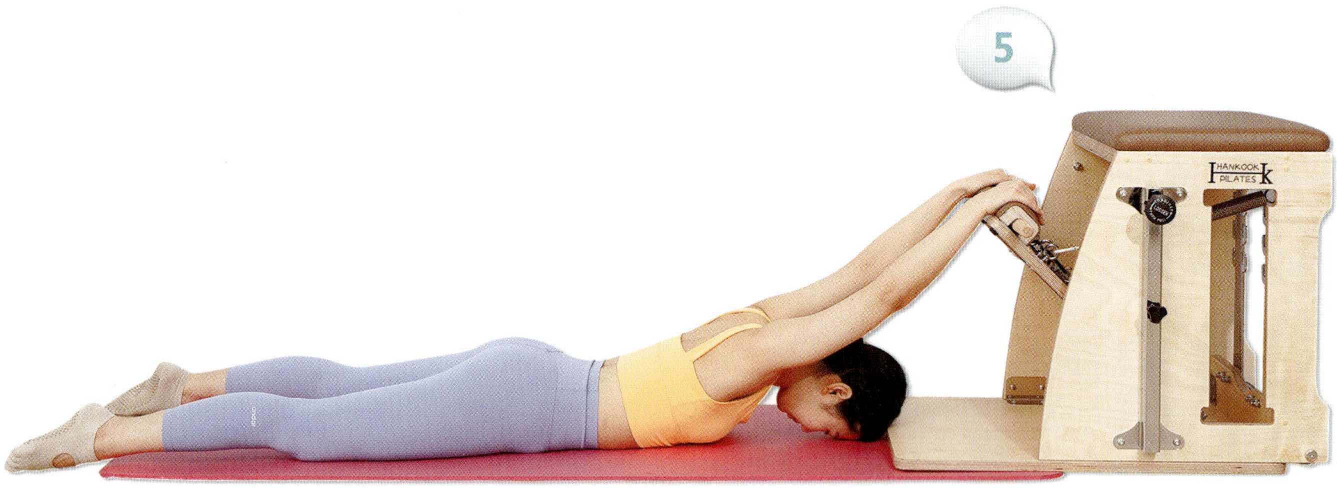
5

12 햄스트링 펌프 힙스 다운
Hamstring pumps hips down

시작 자세

- 바로 누운 자세에서 엉덩관절과 무릎을 굽혀 발바닥을 페달에 올려놓는다.

운동 방법

- 들숨: 숨을 들이마시며 자세를 준비한다.
- 날숨: 페달에 놓인 발로 페달을 누른다. 넙다리뒤근에 집중해서 운동한다.
- 들숨: 시작위치로 돌아온다.

5~10회 반복한다.

대상 근육

- 동작분석: 무릎관절 굽힘/폄
- 주동근
  무릎관절 굽힘: 넙다리빗근, 두덩정강근, 넙다리두갈래근, 반막모양근, 반힘줄모양근, 오금근, 장딴지근
- 길항근
  무릎관절 폄: 넙다리곧은근, 가쪽넓은근, 중간넓은근, 안쪽넓은근

주의 사항

- 골반의 안정성을 유지한다.

1

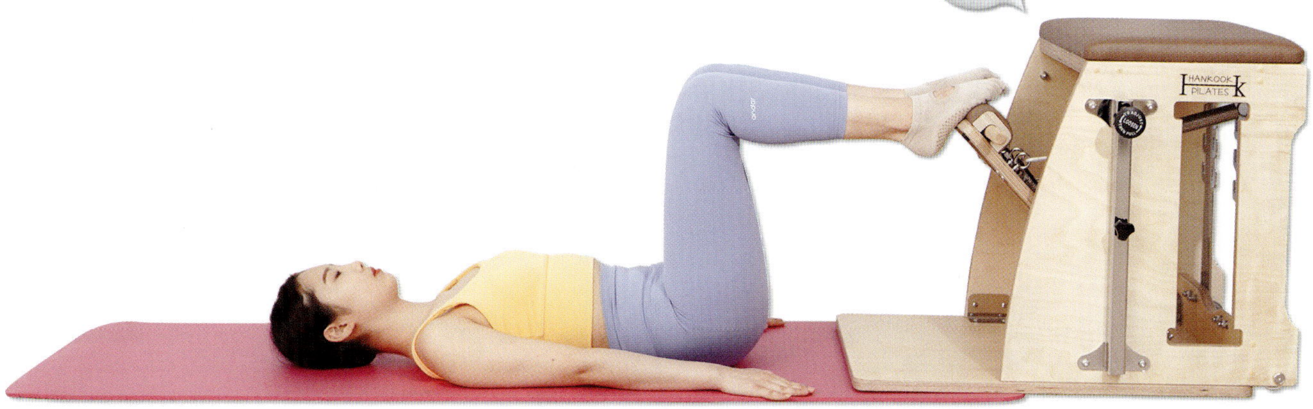

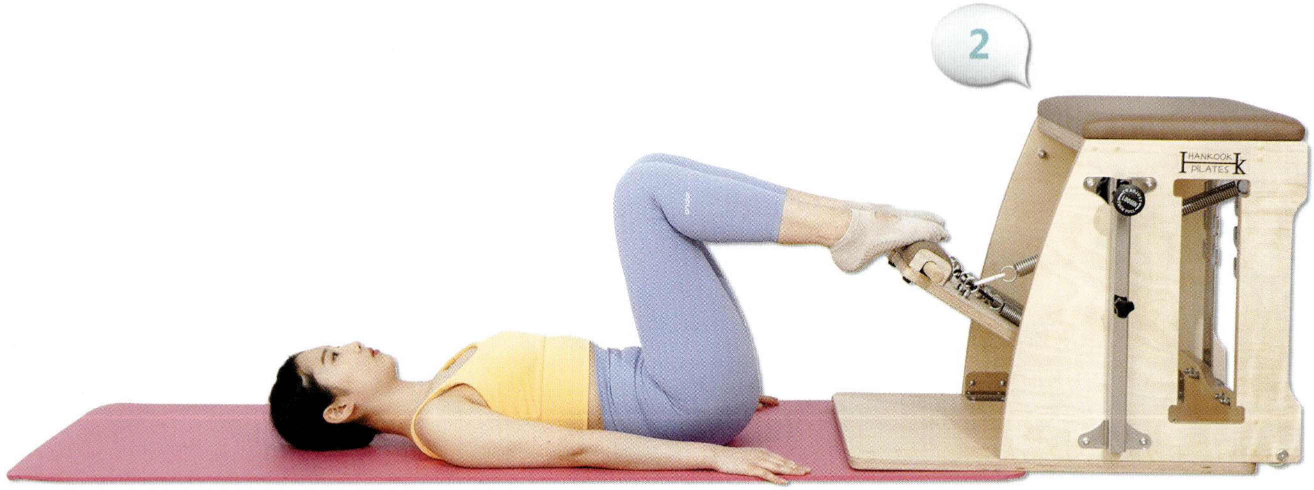
2
HANKOOK
PILATES

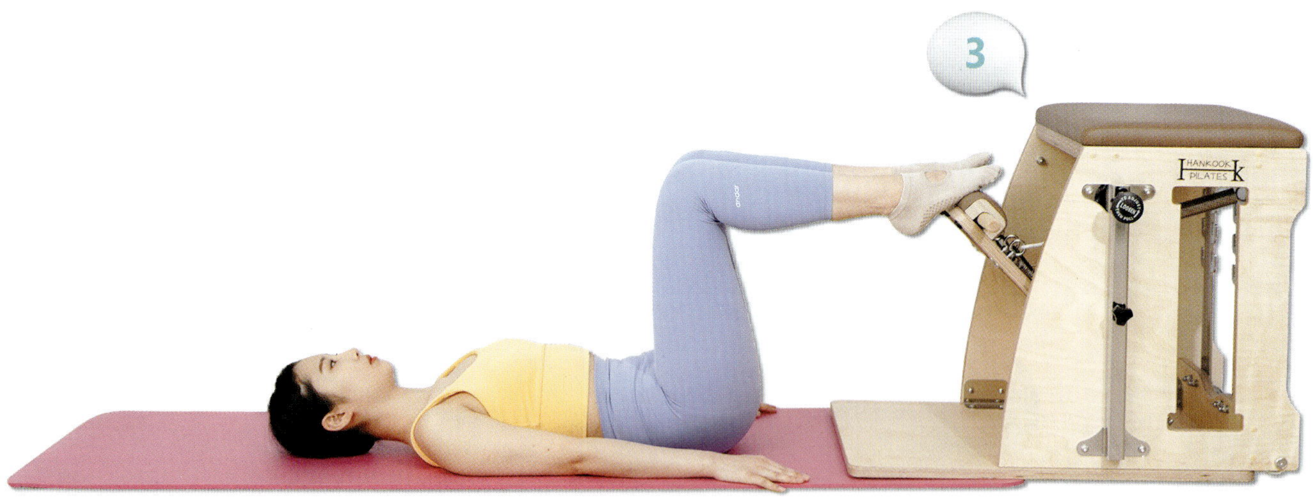
3
HANKOOK
PILATES

13 사이드 레그 프레스 Side leg press

시작 자세

- 옆으로 누운 자세에서 위쪽 다리의 무릎을 펴고 발바닥굽힘하여 페달 위에 놓는다.
- 한쪽 손은 가슴 앞에 두어 몸통을 지지하고, 반대쪽 팔은 편다.

운동 방법

- 들숨: 숨을 들이마시며 자세를 준비한다.
- 날숨: 모음근에 집중하여 페달을 누른다.
- 들숨: 시작위치로 돌아온다.

양쪽 10회씩 반복한다.

대상 근육

- 동작분석: 엉덩관절 모음/벌림
- 주동근

  엉덩관절 모음: 두덩근, 짧은모음근, 긴모음근, 두덩정강근, 큰모음근, 큰볼기근, 위쌍둥이근, 아래쌍둥이근, 속폐쇄근, 바깥폐쇄근, 넙다리네모근
- 길항근

  엉덩관절 벌림: 넙다리빗근, 넙다리근막긴장근, 궁둥구멍근, 큰볼기근, 중간볼기근, 작은볼기근

주의 사항

- 골반의 안정성을 유지한다.
- 모음근을 사용한다.

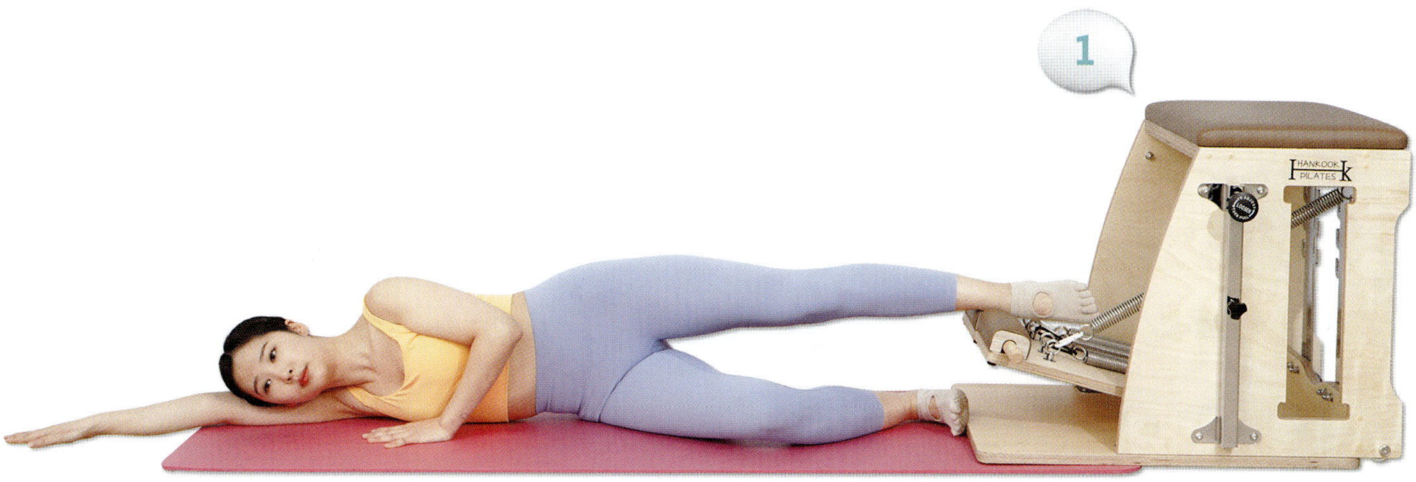

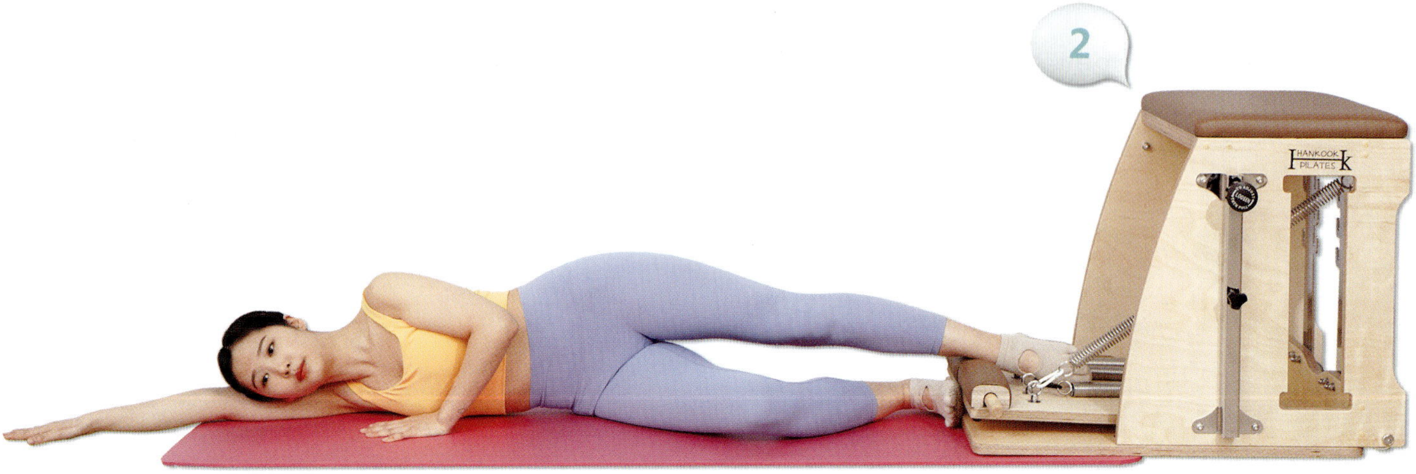
2
HANKOOK PILATES

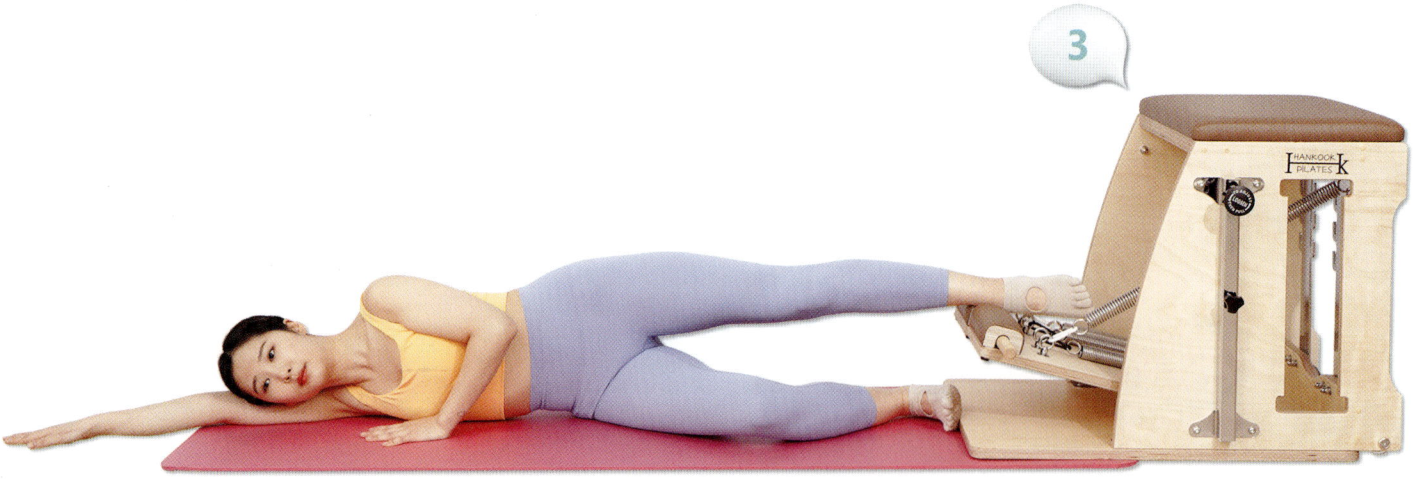
3
HANKOOK PILATES

14 스탠딩 레그 펌프 Standing leg pump

Front

시작 자세

- 선 자세(기본 원칙)를 취한다.
- 골반과 척추는 중립을 유지한다.
- 양팔을 펴고 한쪽 다리의 무릎을 굽혀 발바닥을 페달에 올린다.

운동 방법

- 들숨: 숨을 들이마시며 자세를 준비한다.
- 날숨: 한쪽 다리의 무릎을 펴하여 페달을 누른다.

양쪽 5회씩 반복한다.

Side

시작 자세

- 옆으로 선 자세를 취한다.
- 양팔을 펴고 한쪽 다리의 무릎을 굽혀 발바닥을 페달에 올린다.

운동 방법

- 들숨: 숨을 들이마시며 자세를 준비한다.
- 날숨: 한쪽 다리의 무릎을 펴하여 페달을 누른다.

양쪽 5회씩 반복한다.

대상 근육

- 동작분석: 엉덩관절 폄/굽힘
- 주동근

엉덩관절 폄: 큰모음근, 큰볼기근, 중간볼기근, 넙다리두갈래근, 반막모양근, 반힘줄모양근

- 길항근

엉덩관절 굽힘: 허리근, 엉덩근, 넙다리빗근, 넙다리근막긴장근, 넙다리곧은근, 두덩근, 짧은모음근, 긴모음근, 큰모음근, 중간볼기근

주의 사항

- 페달을 누를 때, 페달 쪽으로 무게를 옮기지 않도록 한다.

Front 1

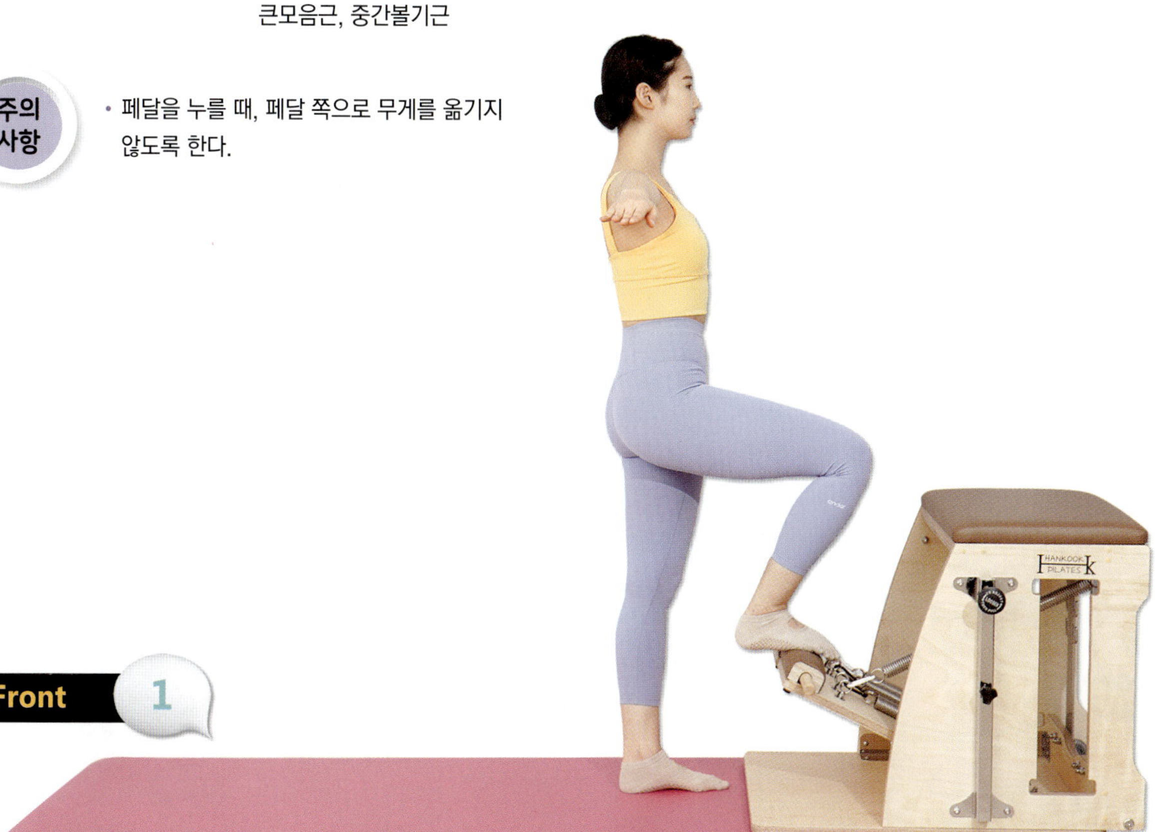

Front 2

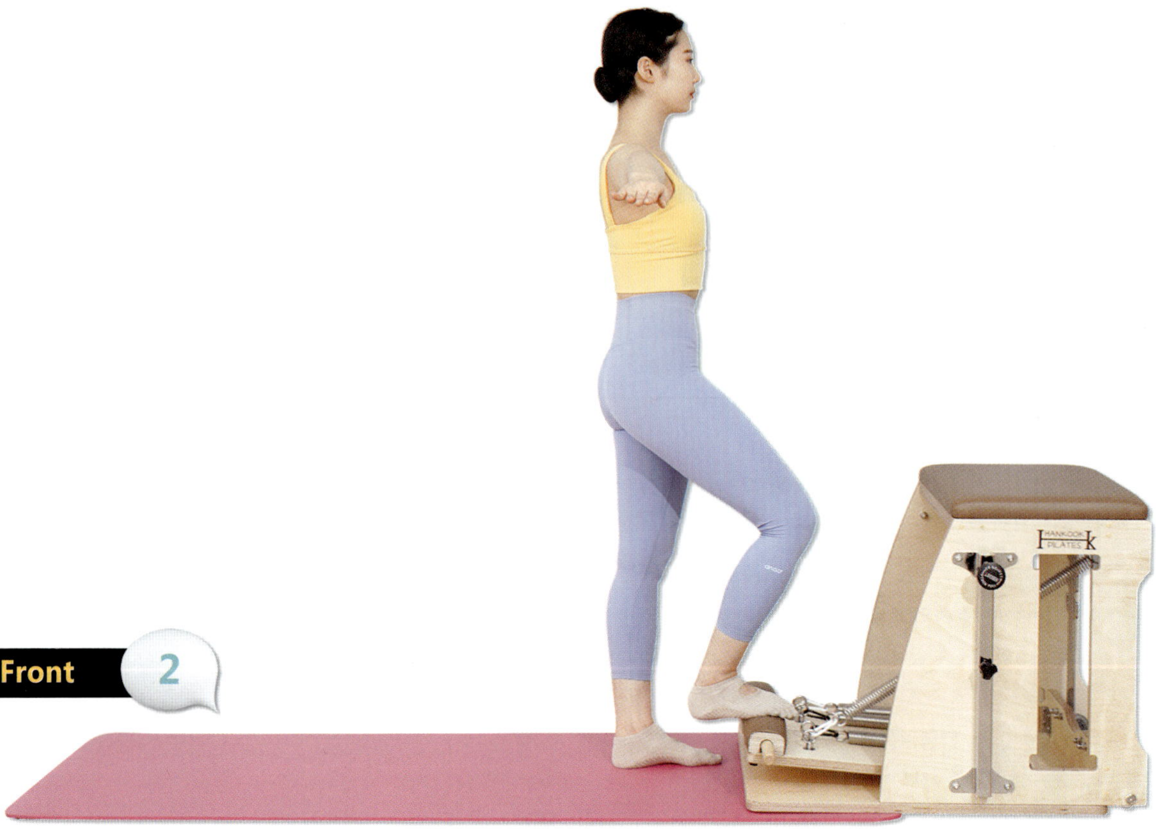

Front 3

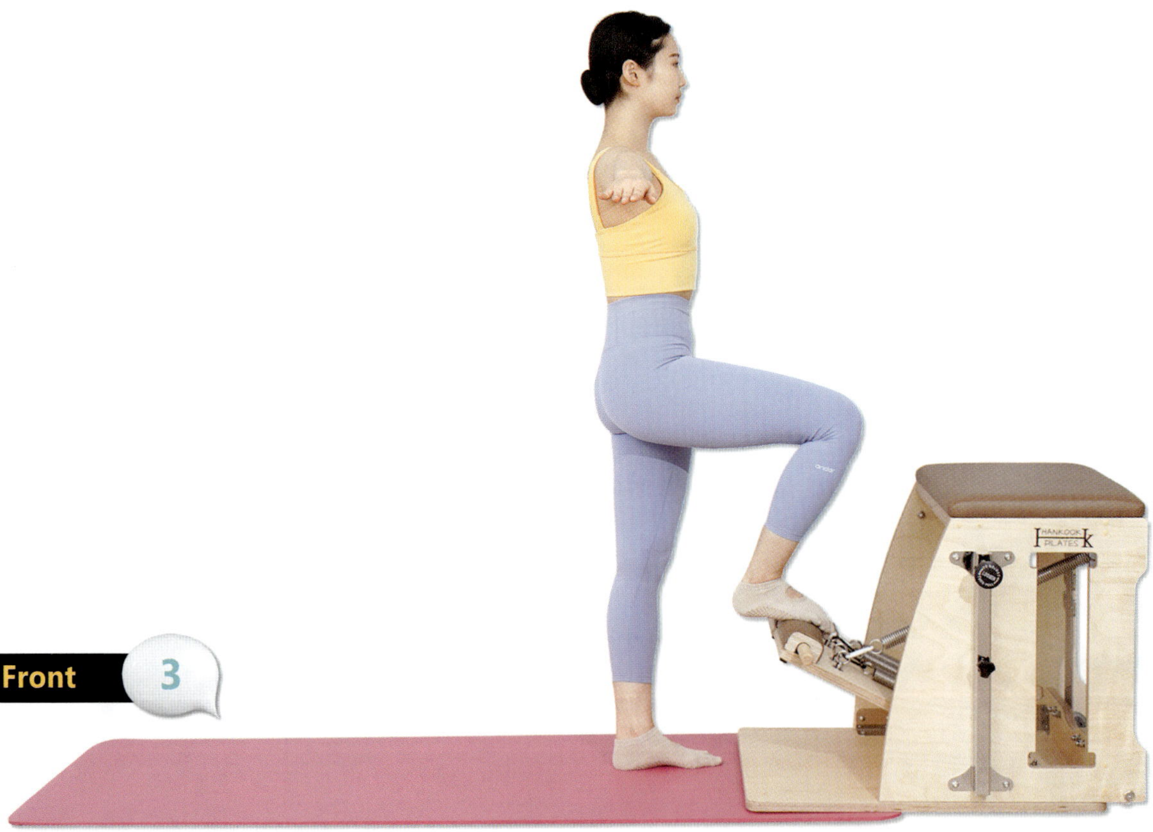

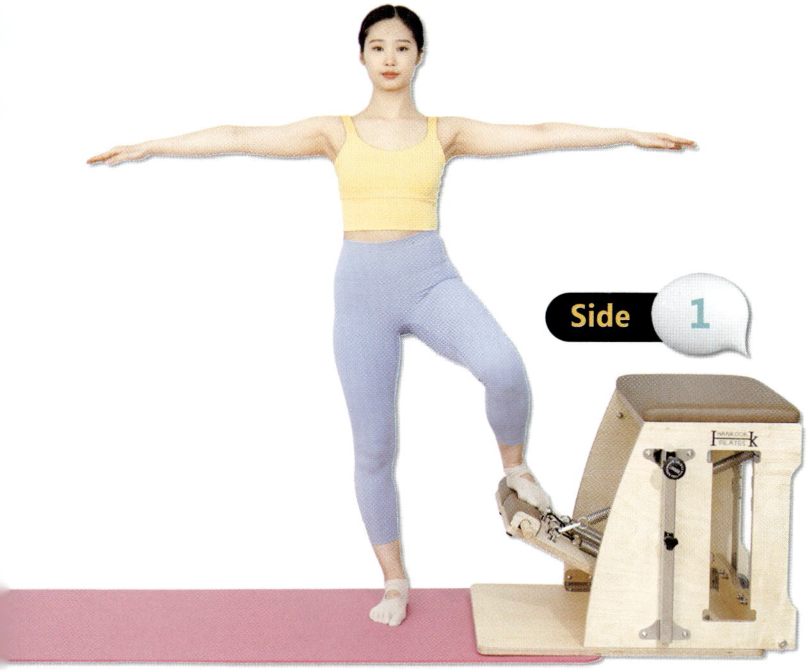
Side 1

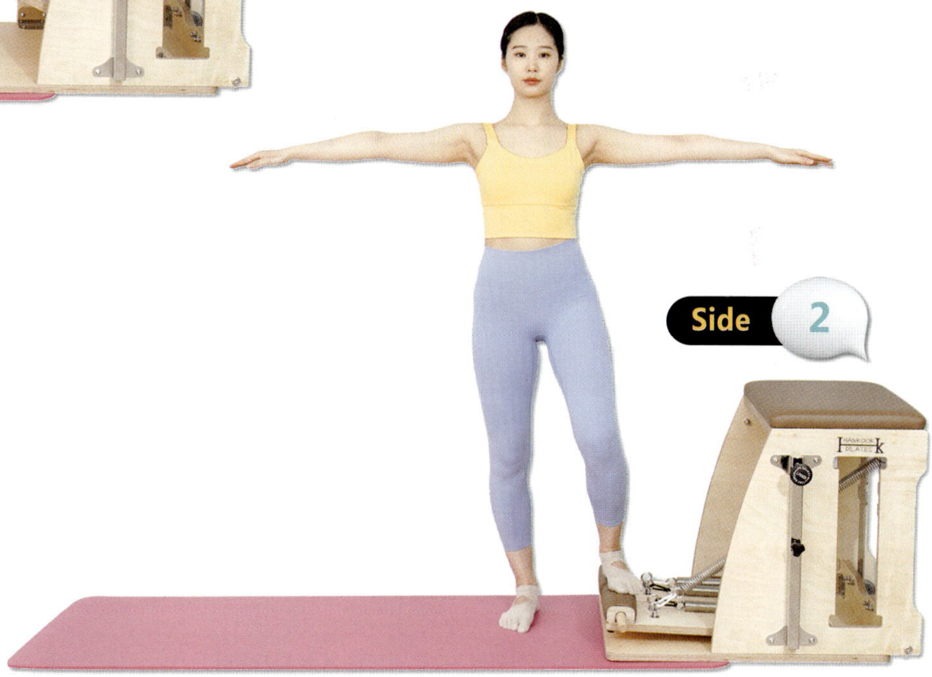
Side 2

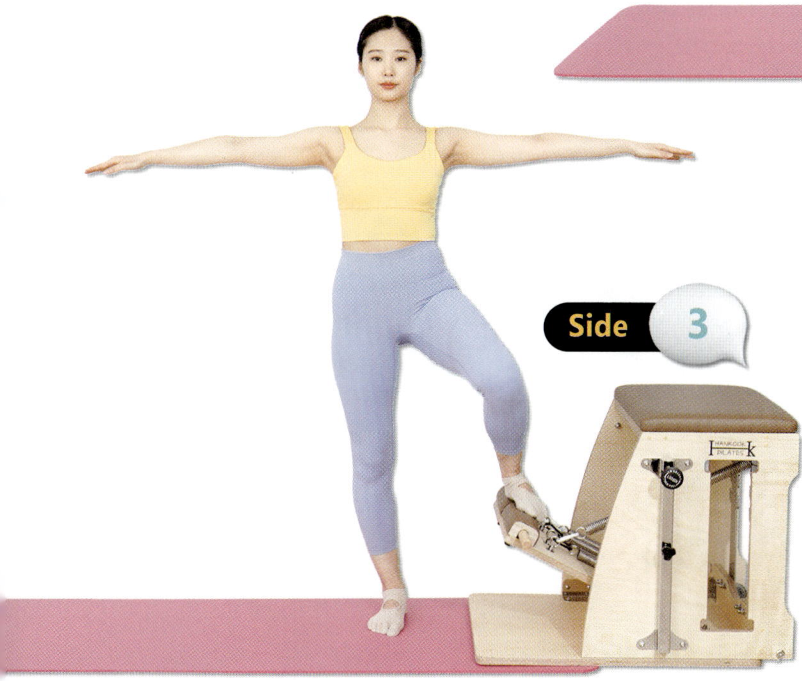
Side 3

15 브릿지 힙스 업 Bridge hips up

시작 자세

- 바로 누운 자세(기본 원칙)에서 엉덩관절과 무릎을 굽혀 발바닥을 페달에 올려놓는다.

운동 방법

- 들숨: 숨을 들이마시며 자세를 준비한다.
- 날숨: 페달을 누르지 않고, 척추를 꼬리뼈부터 등뼈 상단까지 뼈 하나하나씩 연속적으로 매트로부터 들어 올린다.
- 들숨: 3을 셀 동안, 엉덩이를 든 채 자세를 유지한다.
- 날숨: 무릎을 굽혀 숨쉬기와 함께 페달을 누른다.
- 들숨: 무릎을 약간 펴서 페달이 들어 올려지도록 한다.

3회 반복한다.

- 날숨: 척추를 등뼈부터 바닥으로 연속적으로 분절하여 시작 자세로 돌아온다.

대상 근육

- 동작분석: 몸통 폄/굽힘, 엉덩관절 폄/굽힘
- 주동근
  몸통 폄: 엉덩갈비근, 가장긴근, 가시근, 허리네모근, 반가시근, 돌림근, 뭇갈래근, 가시사이근
  엉덩관절 폄: 큰모음근, 큰볼기근, 중간볼기근, 넙다리두갈래근, 반막모양근, 반힘줄모양근
- 길항근
  몸통 굽힘: 배곧은근, 배바깥빗근, 배속빗근
  엉덩관절 굽힘: 허리근, 엉덩근, 넙다리빗근, 넙다리근막긴장근, 넙다리곧은근, 두덩근, 짧은모음근, 긴모음근, 큰모음근, 중간볼기근

주의 사항

- 큰볼기근과 넙다리뒤근으로 골반을 계속 지지한다.
- 다리의 정렬을 유지한다.
- 발의 바깥쪽으로 무게가 옮겨가지 않도록 주의한다.

1

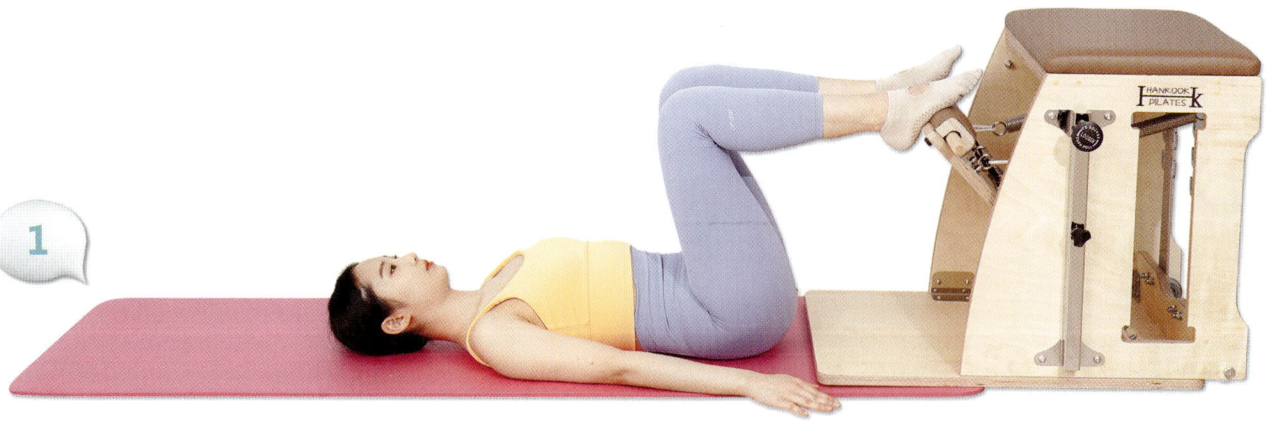

2

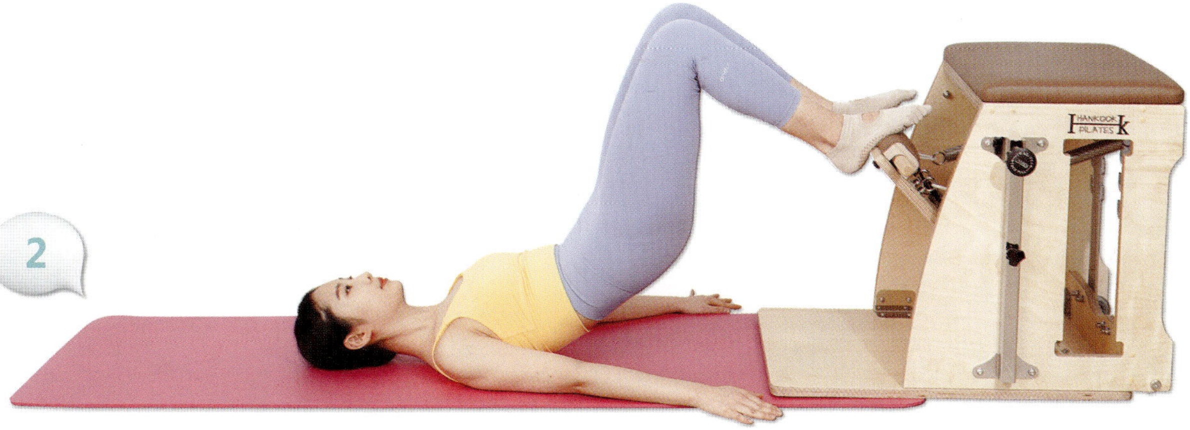

3

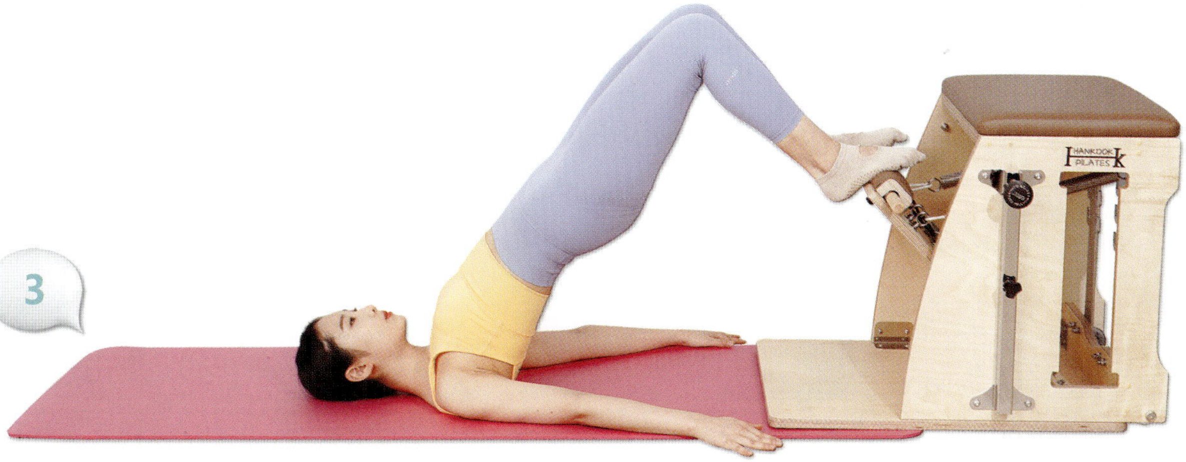

4

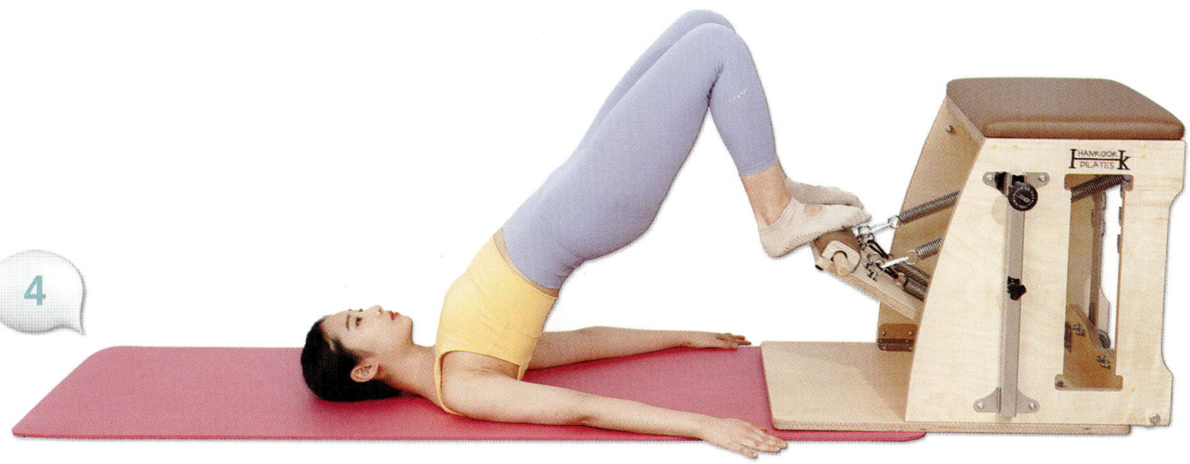

5

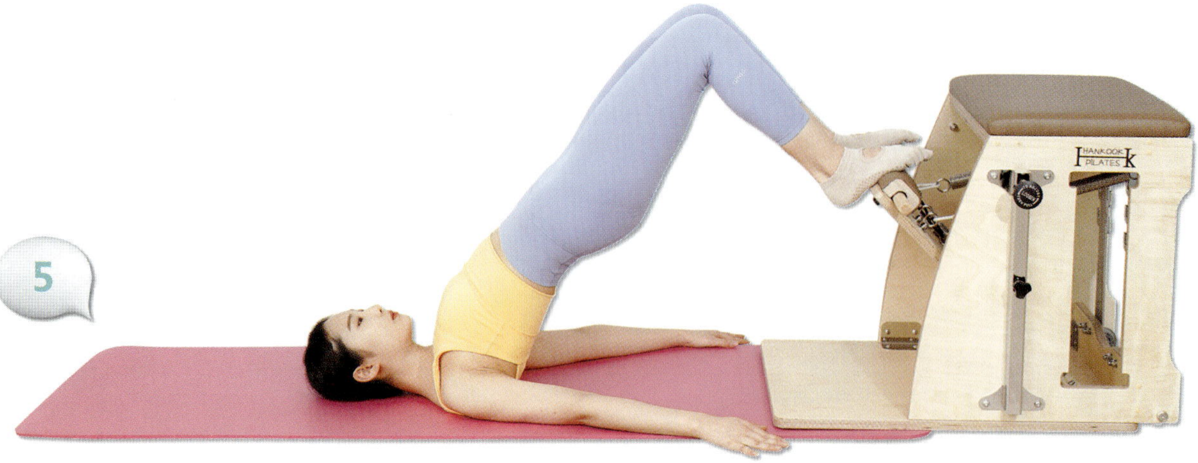

6

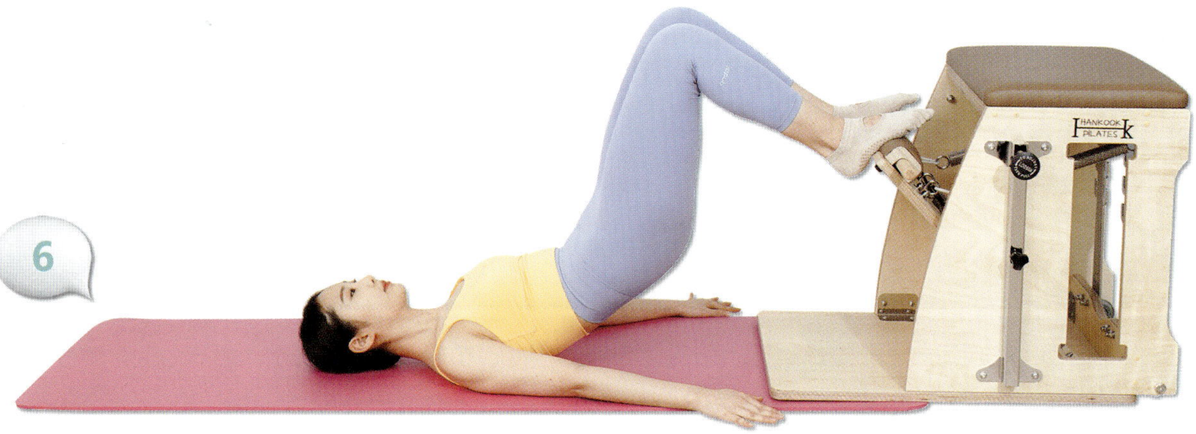

7

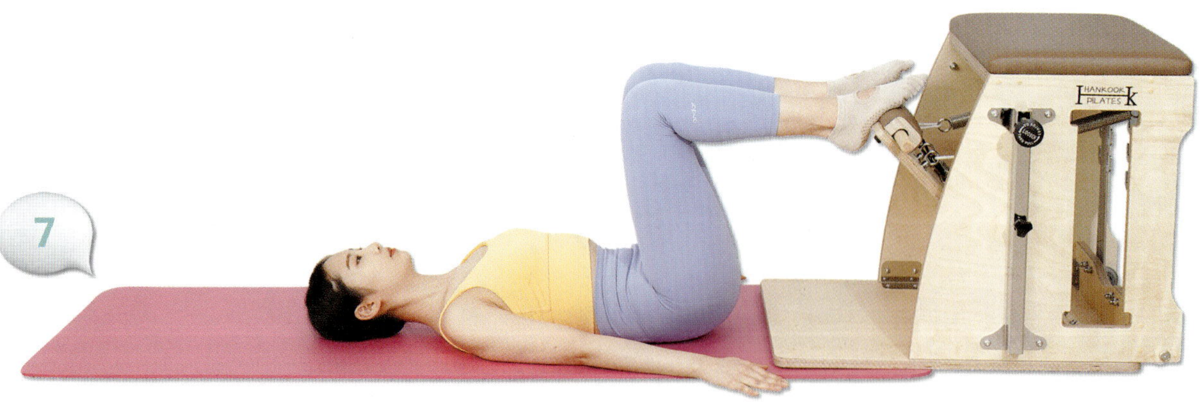

16 스탠딩 런지 업 Standing lunge up

시작 자세

- 한쪽 다리는 페달에 올려놓고, 반대쪽 다리는 체어에 올려놓은 자세로 선다.
- 양손은 핸들을 잡는다.

운동 방법

- 들숨: 페달 다리의 발목을 발등 쪽으로 굽히고, 몸통을 똑바로 유지한다.
- 날숨: 페달 다리의 발목을 발바닥 쪽으로 굽히고 체어 다리의 무릎을 펴기 시작하여 몸을 들어 올리고 페달이 들어 올려지도록 한다.
- 들숨: 계속해서 무릎을 펴고, 몸무게를 완전히 체어 다리로 옮긴다. 뒤쪽 발이 페달로부터 떨어지도록 하고, 발목을 발바닥 쪽으로 굽힌 채 유지한다.
- 날숨: 체어 다리의 무릎을 굽히고, 뒤쪽 발을 페달로 뻗는다. 페달을 조절하며 내려 시작 자세로 돌아온다.

양쪽 5회씩 반복한다.

대상 근육

- 동작분석: 엉덩관절 폄/굽힘, 무릎관절 폄/굽힘, 발목관절 폄/굽힘
- 주동근

  엉덩관절 폄: 큰모음근, 큰볼기근, 중간볼기근, 넙다리두갈래근, 반막모양근, 반힘줄모양근
  무릎관절 폄: 넙다리곧은근, 가쪽넓은근, 중간넓은근, 안쪽넓은근
  발목관절 폄: 장딴지근, 가자미근, 장딴지빗근, 긴종아리근, 짧은종아리근, 뒤정강근, 긴발가락굽힘근, 긴엄지굽힘근
- 길항근

  엉덩관절 굽힘: 허리근, 엉덩근, 넙다리빗근, 넙다리근막긴장근, 넙다리곧은근, 두덩근, 짧은모음근, 긴모음근, 큰모음근, 중간볼기근
  무릎관절 굽힘: 넙다리빗근, 두덩정강근, 넙다리두갈래근, 반막모양근, 반힘줄모양근, 오금근, 장딴지근
  발목관절 굽힘: 앞정강근, 긴발가락폄근, 긴엄지폄근, 셋째종아리근

주의 사항

- 무릎뼈를 적절히 조절하여, 무릎이 체어 발의 발끝을 넘지 않도록 한다.
- 골반을 중립으로 유지한다.

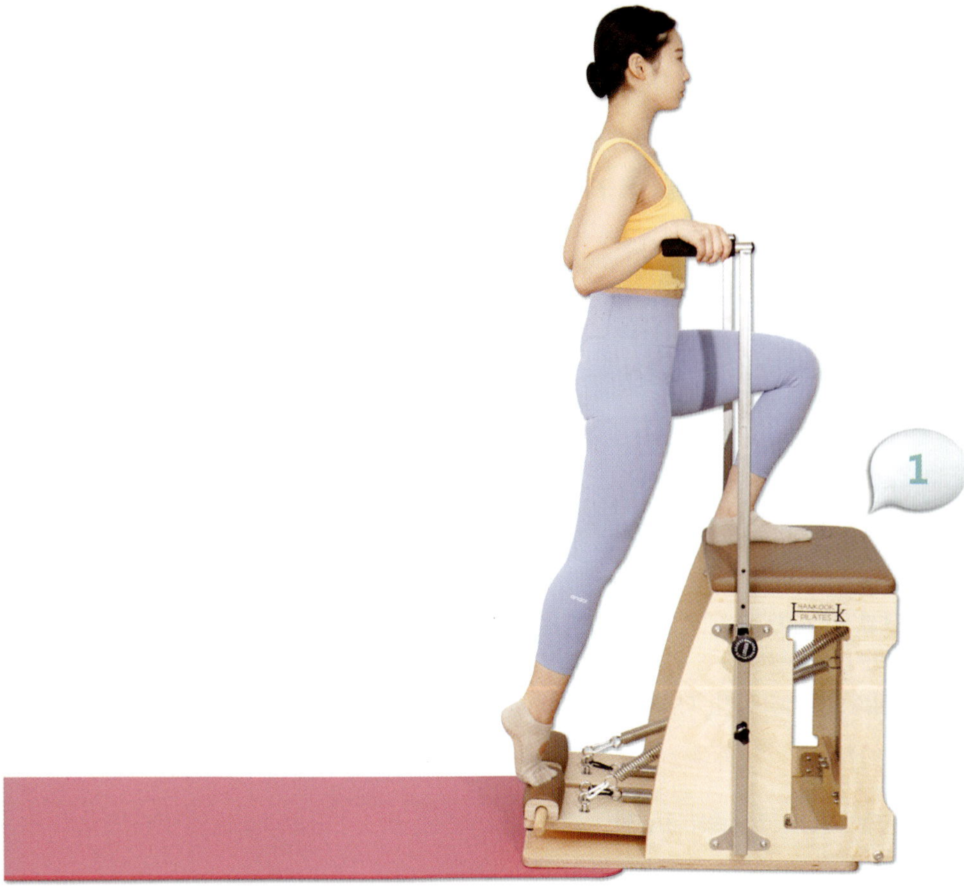
1

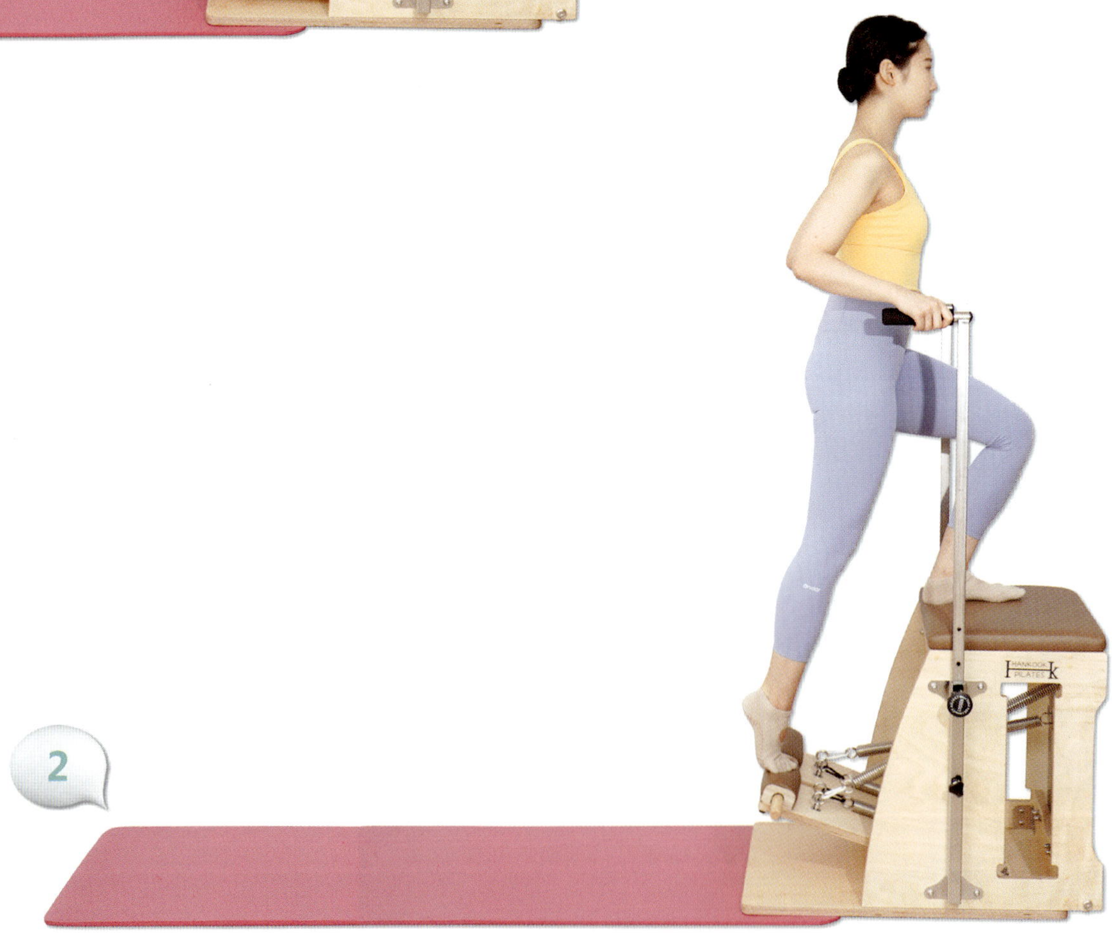
2

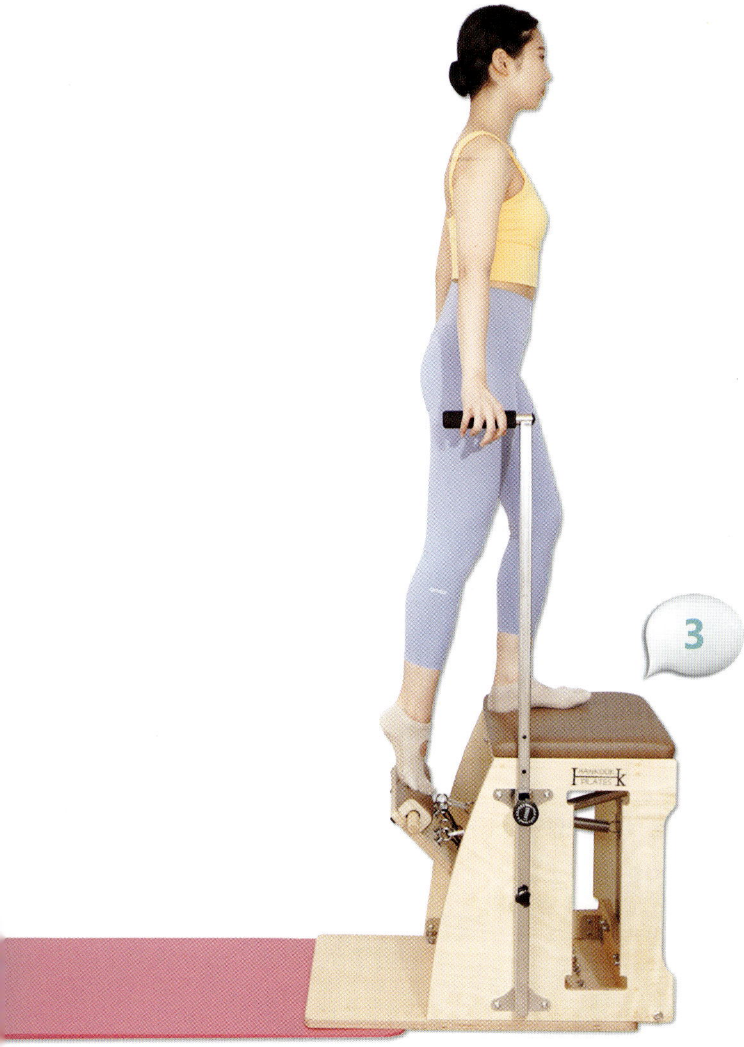
3

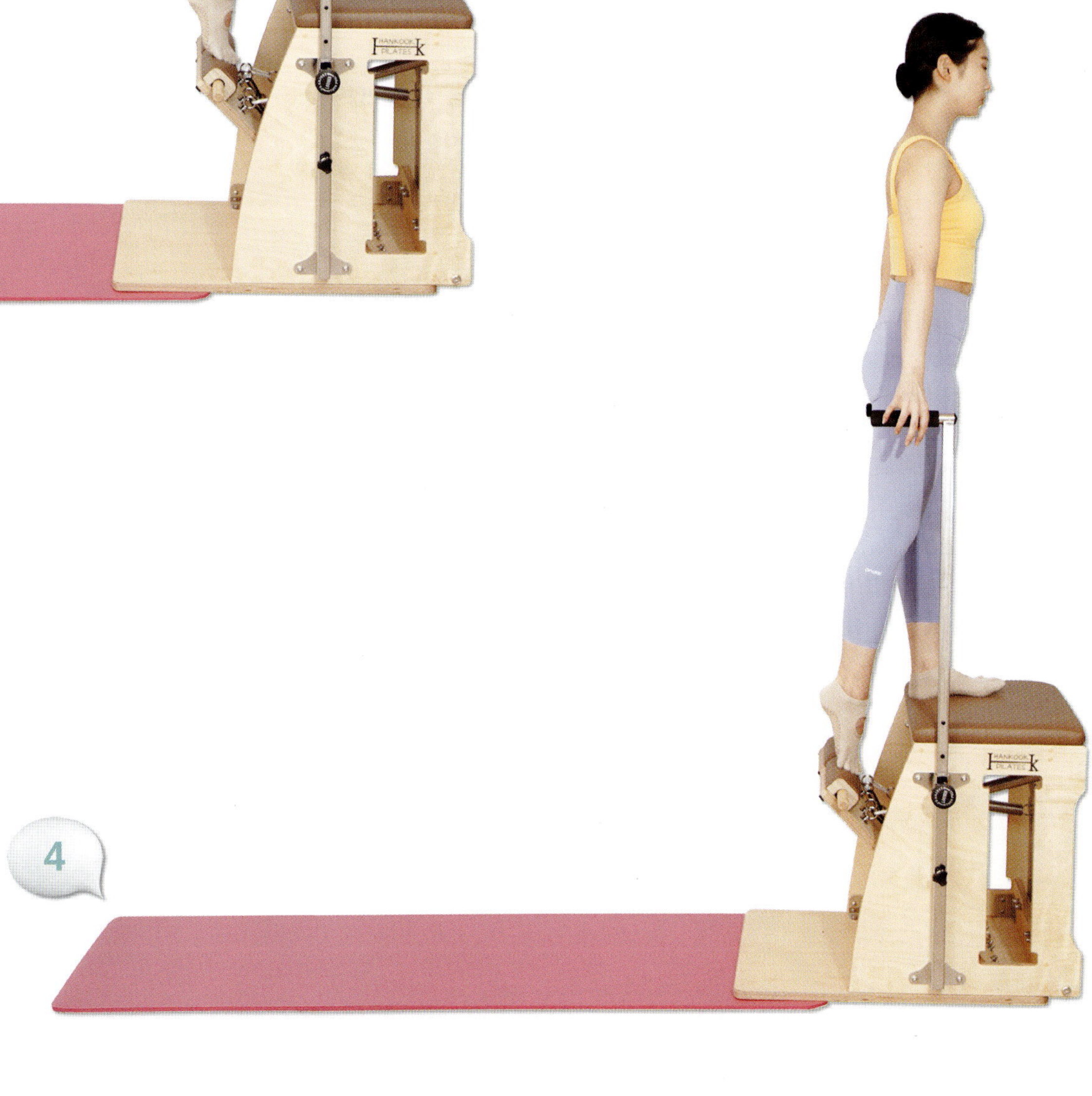
4

17 스탠딩 사이드 런지 업 Standing side lunge up

시작 자세

- 한쪽 다리는 페달에 올려놓고, 반대쪽 다리는 체어에 올려놓은 자세로 선다.
- 한 손은 핸들을 잡는다.

운동 방법

- 들숨: 페달 다리의 발목을 발등 쪽으로 굽히고, 몸통을 옆으로 유지한다.
- 날숨: 페달 다리의 발목을 발바닥 쪽으로 굽히고 체어 다리의 무릎을 구부리기 시작하여 내려가도록 한다.
- 들숨: 계속해서 무릎을 구부리며, 몸무게를 완전히 페달 다리로 옮긴다. 체어 다리의 발목을 굽힌 채 유지한다.
- 날숨: 체어 다리의 무릎을 펴면서, 페달을 조절하며 올라와 시작 자세로 돌아온다.

양쪽 5회씩 반복한다.

대상 근육

- 동작분석: 엉덩관절 폄/굽힘, 무릎관절 폄/굽힘, 발목관절 폄/굽힘
- 주동근
  엉덩관절 폄: 큰모음근, 큰볼기근, 중간볼기근, 넙다리두갈래근, 반막모양근, 반힘줄모양근
  무릎관절 폄: 넙다리곧은근, 가쪽넓은근, 중간넓은근, 안쪽넓은근
  발목관절 폄: 장딴지근, 가자미근, 장딴지빗근, 긴종아리근, 짧은종아리근, 뒤정강근, 긴발가락굽힘근, 긴엄지굽힘근
- 길항근
  엉덩관절 굽힘: 허리근, 엉덩근, 넙다리빗근, 넙다리근막긴장근, 넙다리곧은근, 두덩근, 짧은모음근, 긴모음근, 큰모음근, 중간볼기근
  무릎관절 굽힘: 넙다리빗근, 두덩정강근, 넙다리두갈래근, 반막모양근, 반힘줄모양근, 오금근, 장딴지근
  발목관절 굽힘: 앞정강근, 긴발가락폄근, 긴엄지폄근, 셋째종아리근

주의 사항

- 무릎뼈를 적절히 조절하여, 무릎이 체어 발의 발끝을 넘지 않도록 한다.
- 골반을 중립으로 유지한다.

1

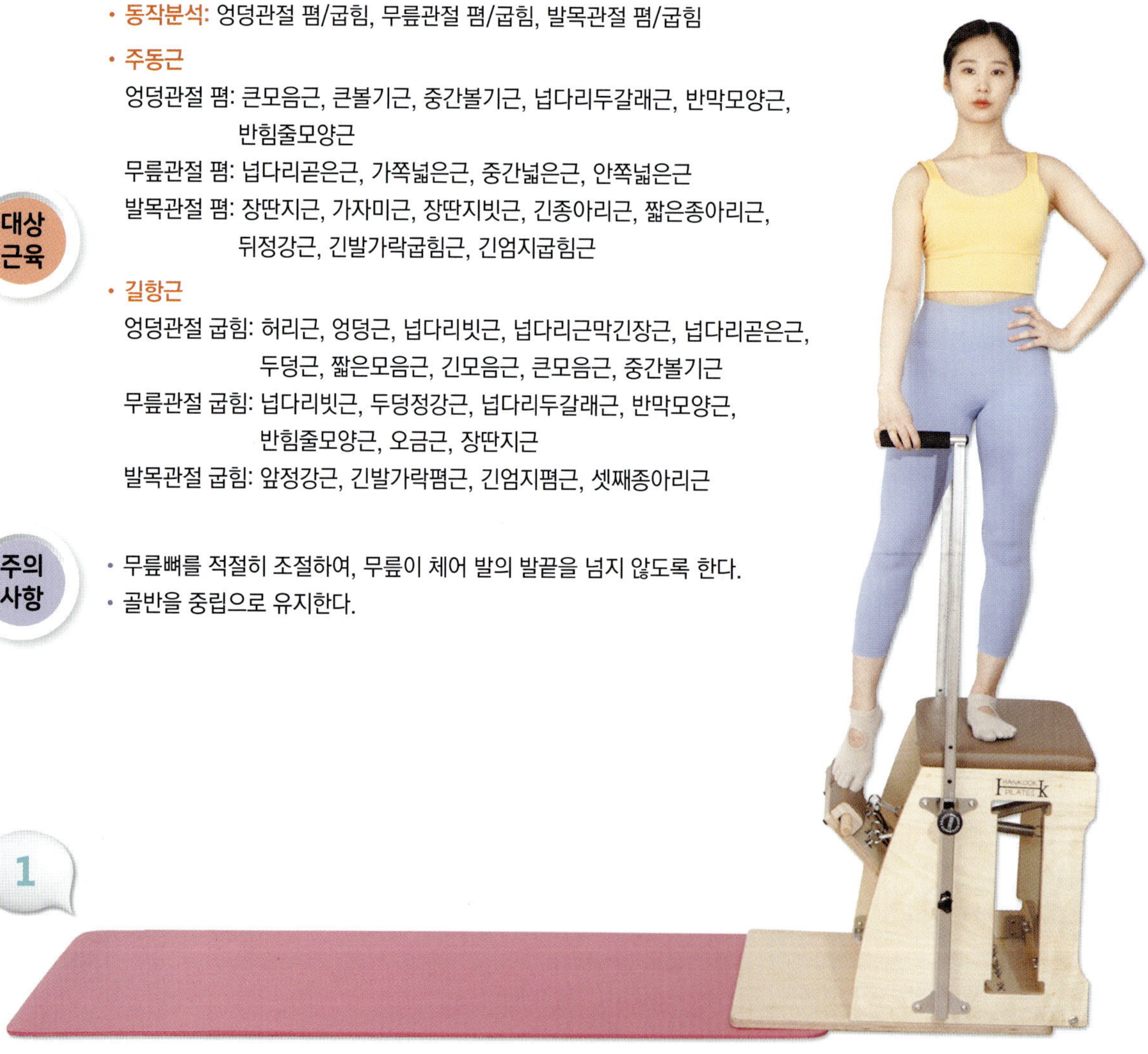

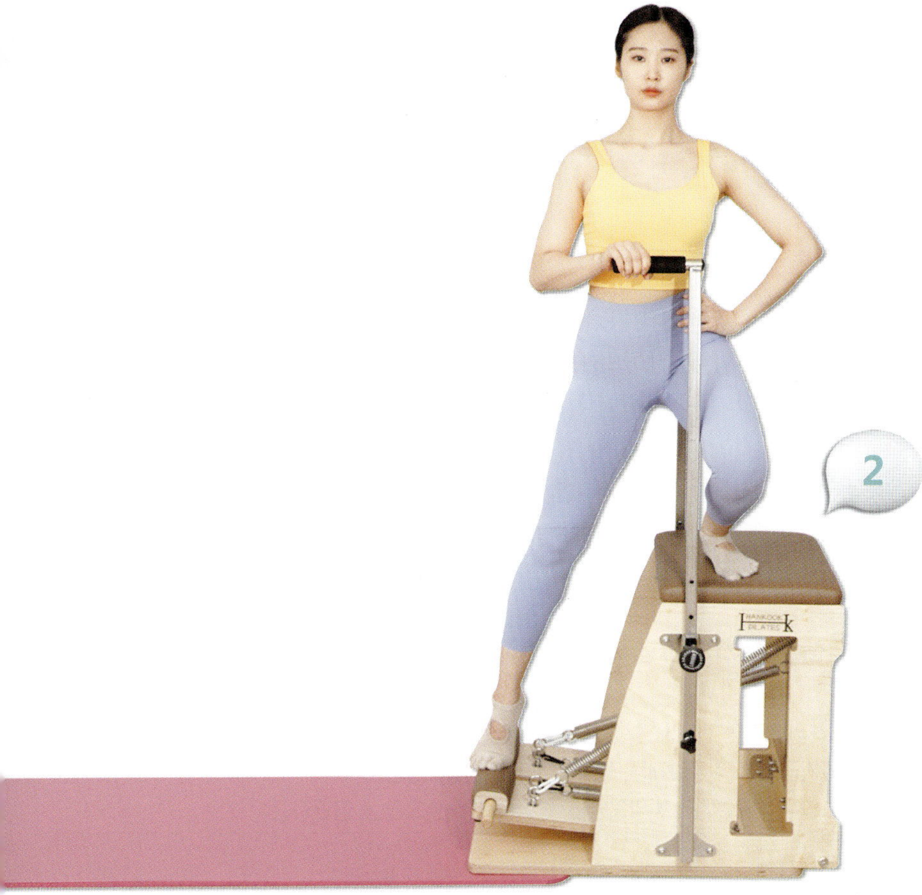
2

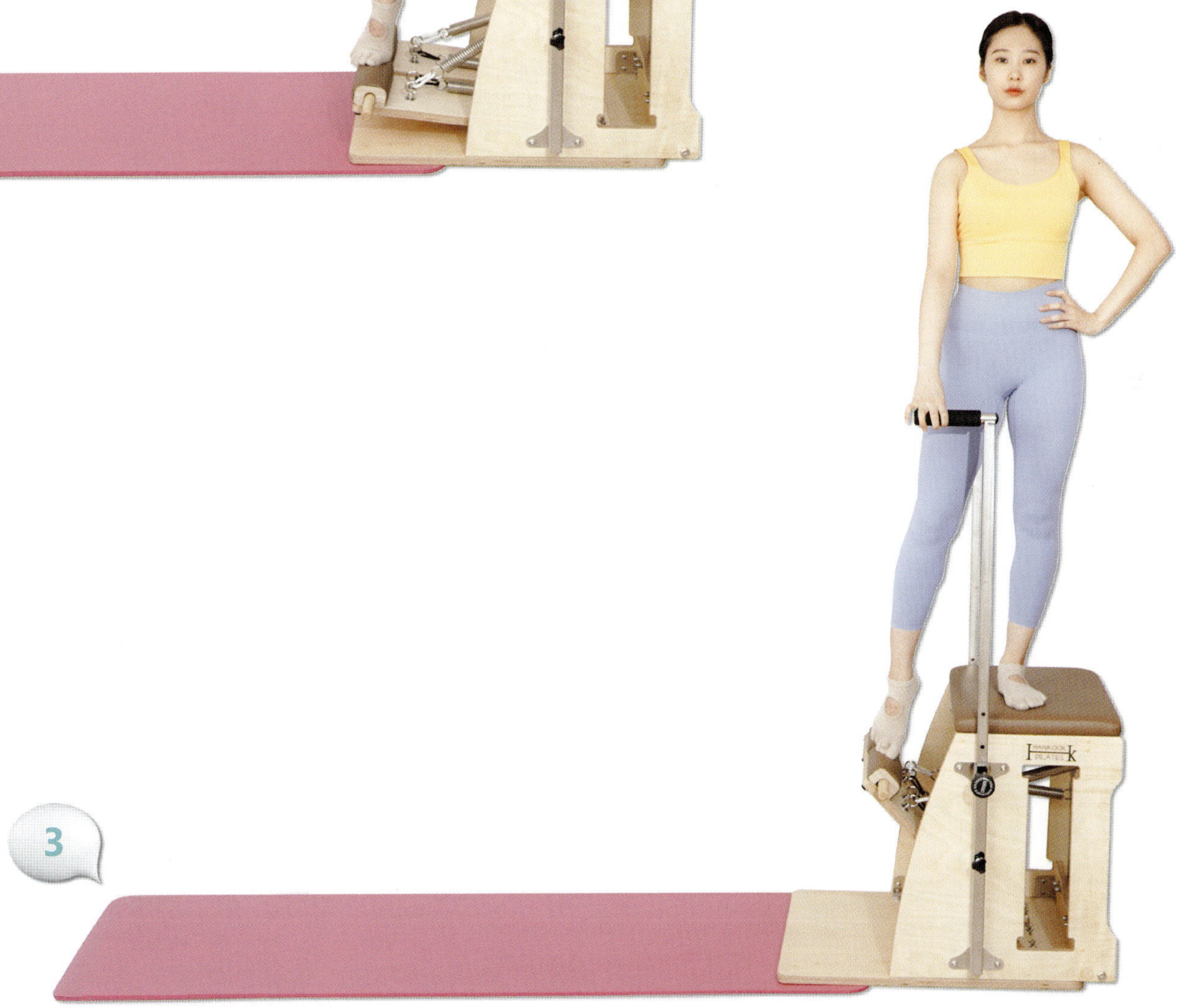
3

18 프로그 힙스 업 Frog hips up

시작 자세

- 체어에 앉아 양발을 턴아웃 자세로 페달에 올리고, 양손은 체어의 가장자리를 잡는다.

운동 방법

- 들숨: 숨을 들이마시며 자세를 준비한다.
- 날숨: 골반의 높이를 유지하고, 몸통과 팔을 안정시키며, 무릎을 펴 페달을 누른다.
- 들숨: 골반의 높이를 유지하고, 몸통과 팔을 안정시키며, 무릎을 굽혀 페달이 들어 올려지도록 한다.

5~10회 반복한다.

대상 근육

- 동작분석: 몸통 폄/굽힘, 엉덩관절 폄/굽힘, 무릎관절 굽힘/폄
- 주동근
  몸통 폄: 엉덩갈비근, 가장긴근, 가시근, 허리네모근, 반가시근, 돌림근, 뭇갈래근, 가시사이근
  엉덩관절 폄: 큰모음근, 큰볼기근, 중간볼기근, 넙다리두갈래근, 반막모양근, 반힘줄모양근
  무릎관절 굽힘: 넙다리빗근, 두덩정강근, 넙다리두갈래근, 반막모양근, 반힘줄모양근, 오금근, 장딴지근
- 길항근
  몸통 굽힘: 배곧은근, 배바깥빗근, 배속빗근
  엉덩관절 굽힘: 허리근, 엉덩근, 넙다리빗근, 넙다리근막긴장근, 넙다리곧은근, 두덩근, 짧은모음근, 긴모음근, 큰모음근, 중간볼기근
  무릎관절 폄: 넙다리곧은근, 가쪽넓은근, 중간넓은근, 안쪽넓은근

주의 사항

- 몸통, 어깨뼈, 어깨의 안정성을 유지한다.
- 엉덩이폄근을 사용하여 골반을 높게 유지한다.
- 골반과 척추의 중립을 유지한다.

1

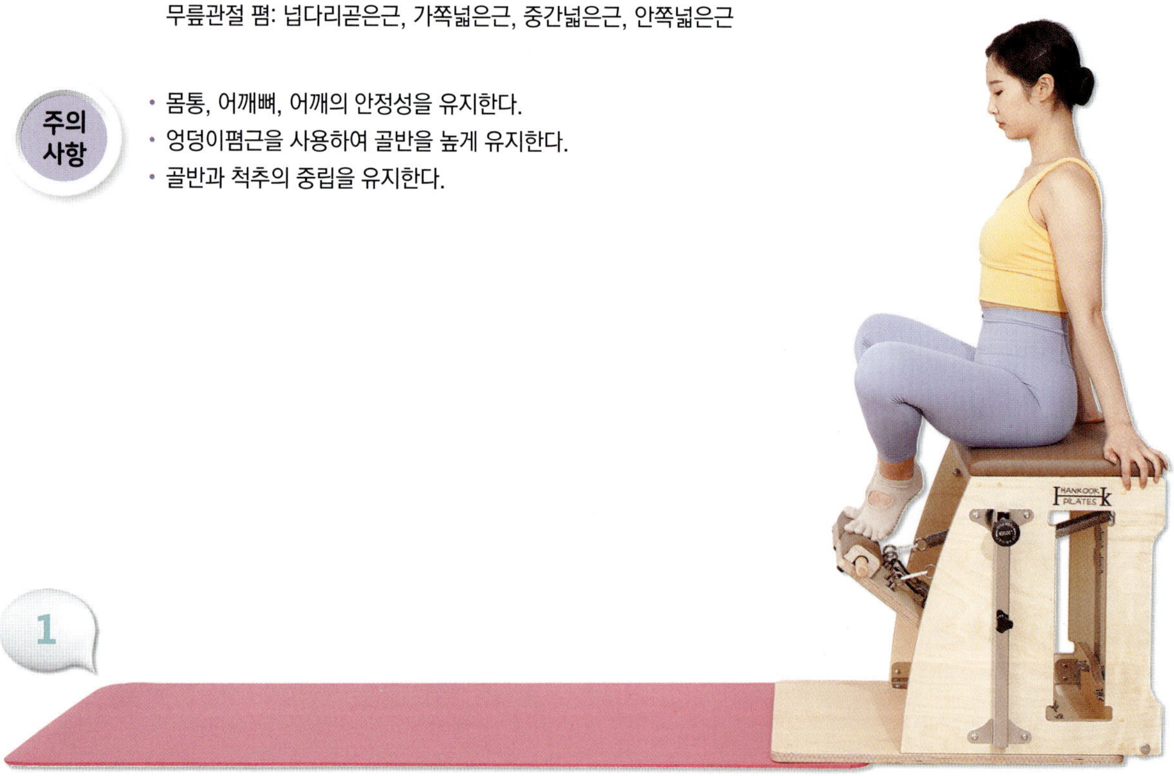

2

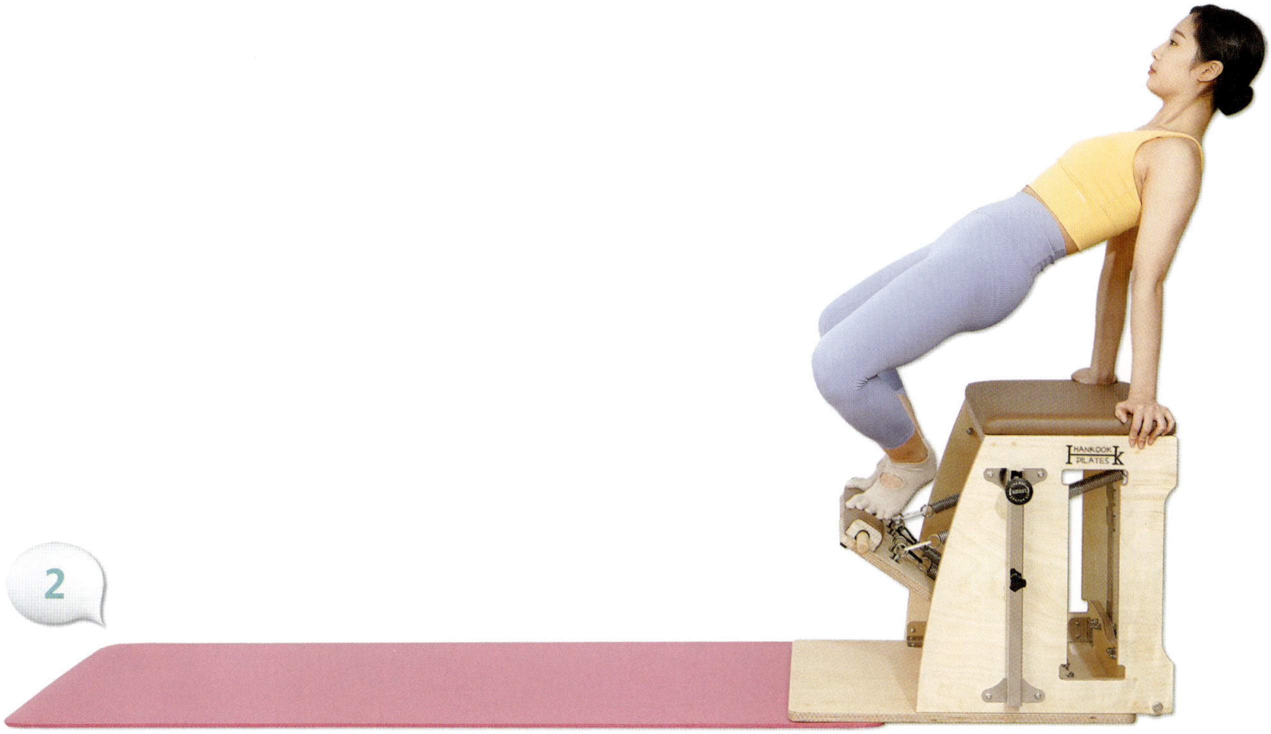

3

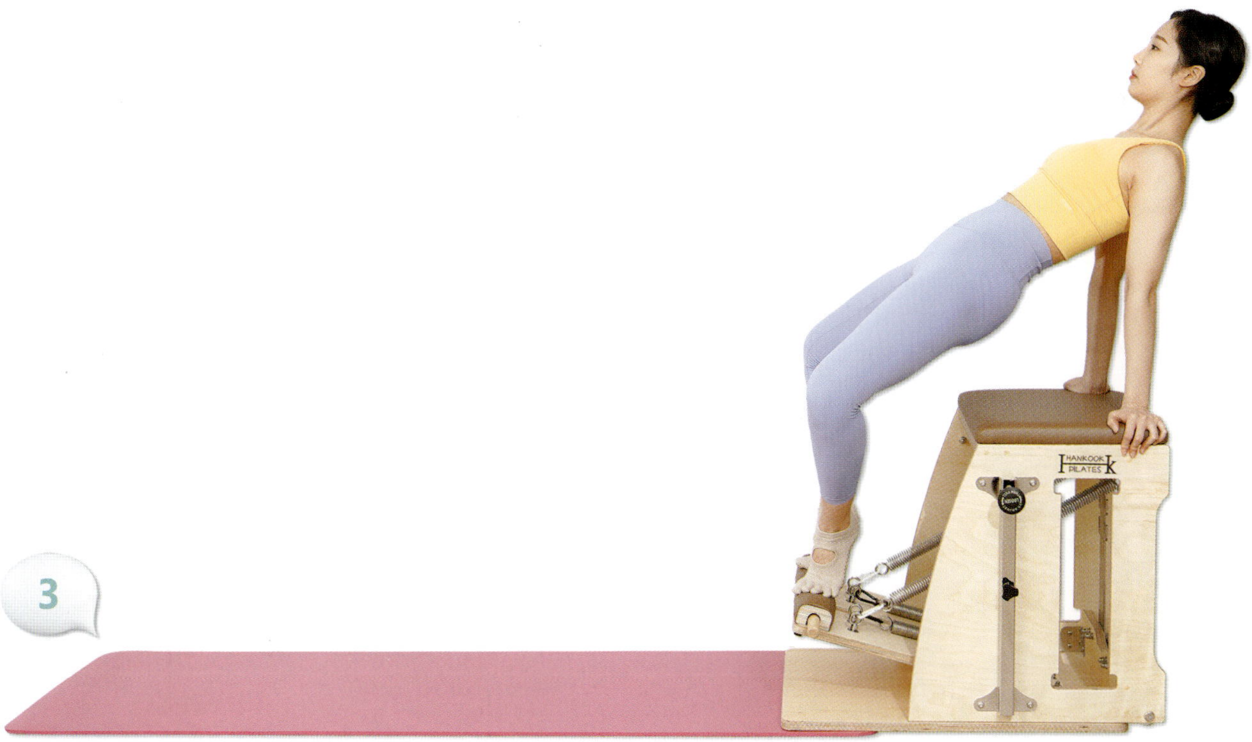

4

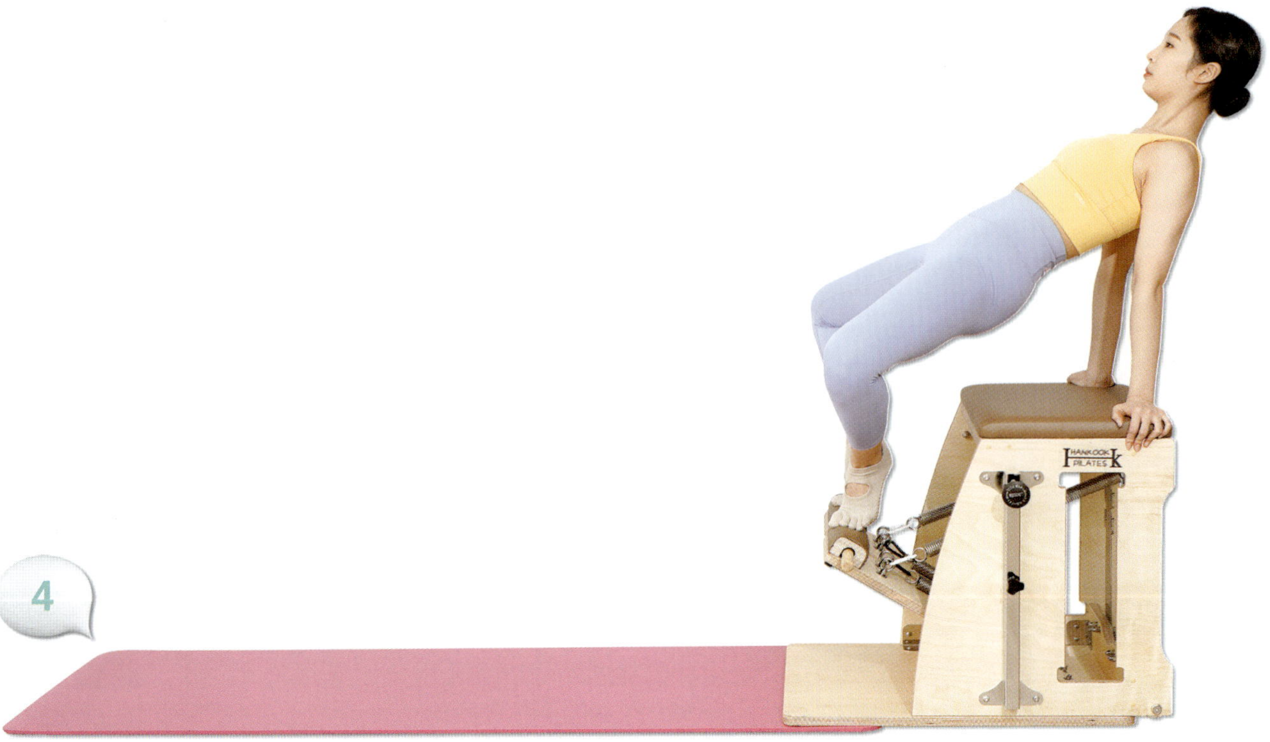

5

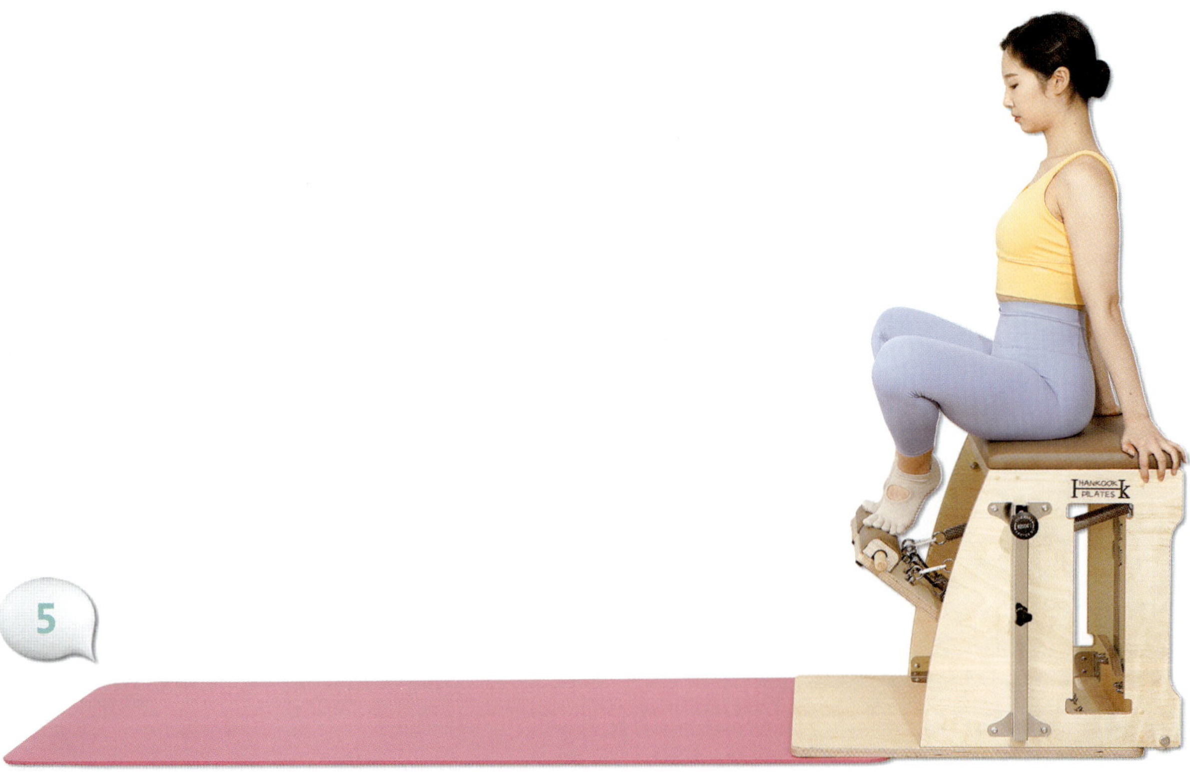

19 사이드 풀 업 Side pull up

시작 자세

- 옆으로 선 자세를 취한다.
- 한쪽 발로 페달을 누르고, 한쪽 다리는 측면으로 들어 올린다.
- 양손으로 체어의 앞과 뒤 코너를 잡는다.

운동 방법

- 들숨: 숨을 들이마시며 자세를 준비한다.
- 날숨: 몸통과 팔의 안정을 유지하고 다리를 들어 올린 채 유지한다. 몸무게를 팔 쪽으로 더욱 가져오고, 골반을 들어 올리며 페달이 들어 올려지도록 한다.
- 들숨: 골반을 낮추고, 페달을 조절하여 바닥에 닿지 않게 하고, 다리를 들어 올린 채 유지한다.

8~10회 반복한다.

- 날숨: 시작 자세로 돌아온다.

대상 근육

- 동작분석: 몸통 굽힘/폄, 엉덩관절 폄/굽힘, 무릎관절 폄/굽힘, 엉덩관절 벌림/모음
- 주동근

  몸통 굽힘: 배곧은근, 배바깥빗근, 배속빗근
  엉덩관절 폄: 큰모음근, 큰볼기근, 중간볼기근, 넙다리두갈래근, 반막모양근, 반힘줄모양근
  무릎관절 폄: 넙다리곧은근, 가쪽넓은근, 중간넓은근, 안쪽넓은근
  엉덩관절 벌림: 넙다리빗근, 넙다리근막긴장근, 궁둥구멍근, 큰볼기근, 중간볼기근, 작은볼기근
- 길항근

  몸통 폄: 엉덩갈비근, 가장긴근, 가시근, 허리네모근, 반가시근, 돌림근, 뭇갈래근, 가시사이근
  엉덩관절 굽힘: 허리근, 엉덩근, 넙다리빗근, 넙다리근막긴장근, 넙다리곧은근, 두덩근, 짧은모음근, 긴모음근, 큰모음근, 중간볼기근
  무릎관절 굽힘: 넙다리빗근, 두덩정강근, 넙다리두갈래근, 반막모양근, 반힘줄모양근, 오금근, 장딴지근
  엉덩관절 모음: 두덩근, 짧은모음근, 긴모음근, 두덩정강근, 큰모음근, 큰볼기근, 위쌍둥이근, 아래쌍둥이근, 속폐쇄근, 바깥폐쇄근, 넙다리네모근

주의 사항

- 코어근육의 사용을 강조한다.

1

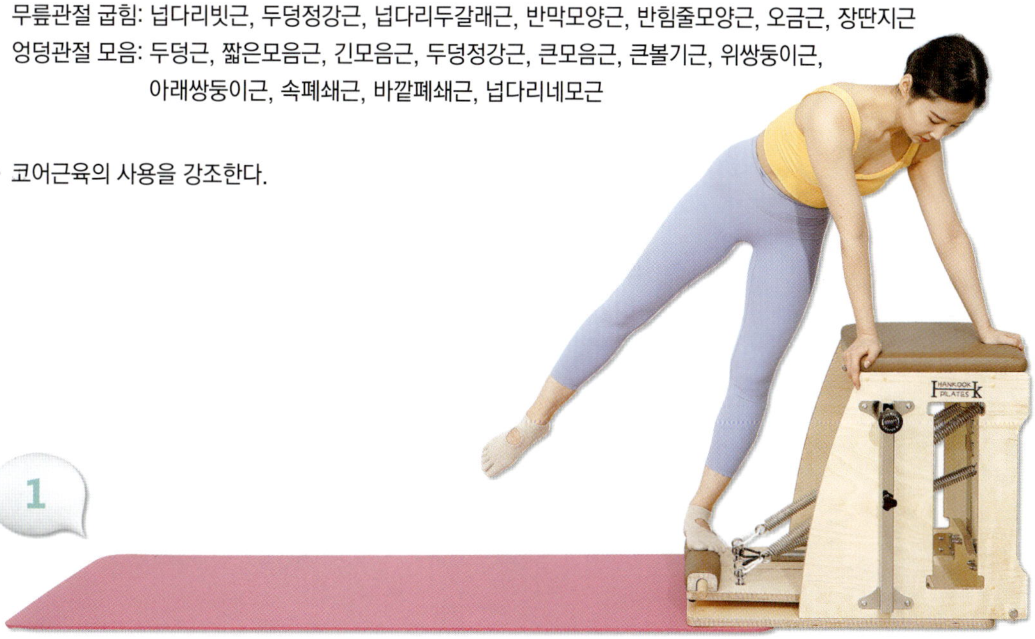

2

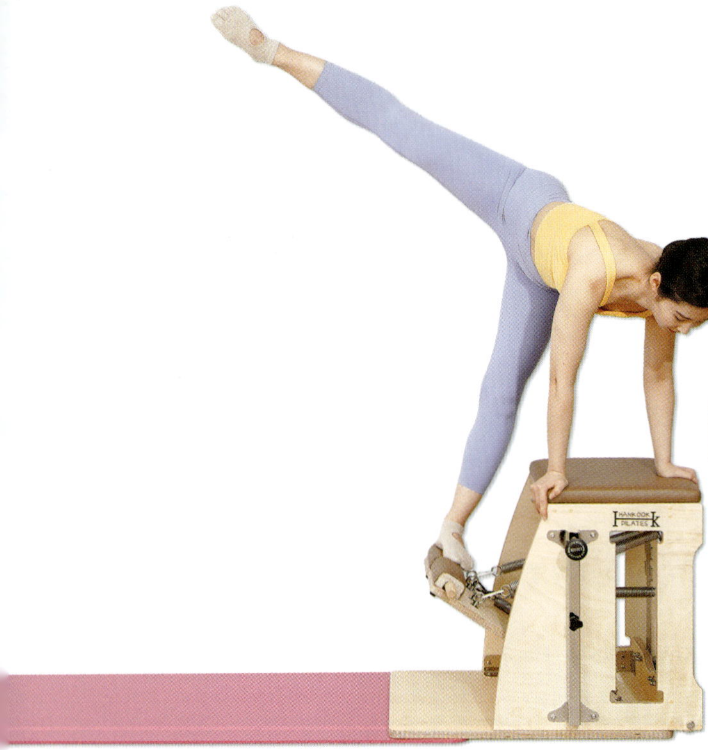

3

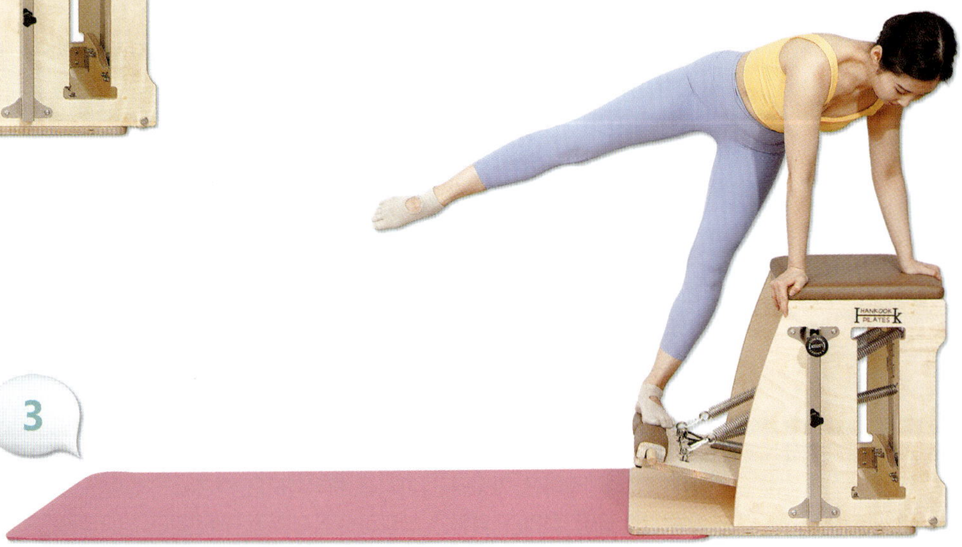

4

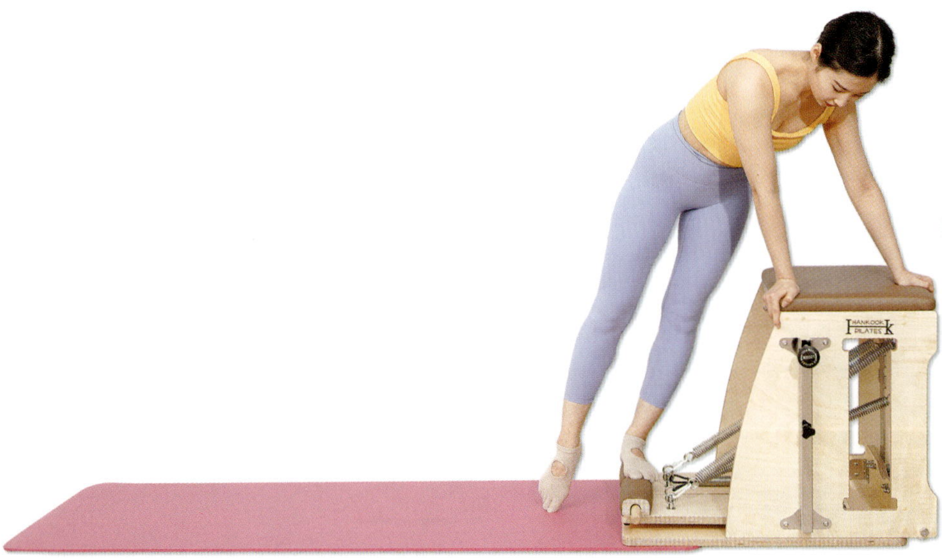

CHAPTER 2

ARM WORK

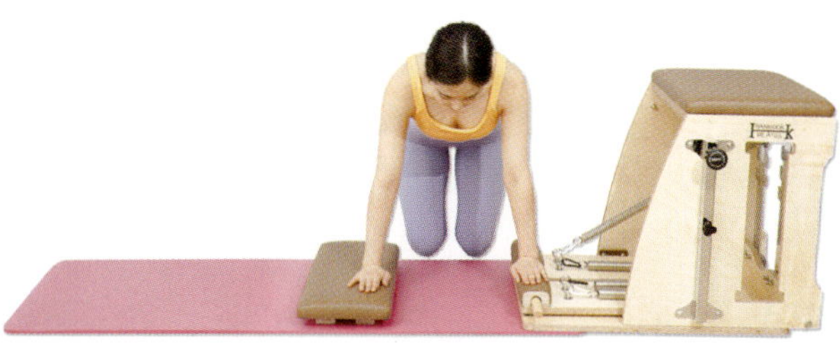

01 원 암 푸쉬 업 One arm push up

시작 자세

- 네발기기 자세를 취한다.
- 골반과 척추는 중립으로 유지하고, 한쪽 손은 페달 위에 놓고 양손이 수평이 되도록 한다.
- 어깨뼈를 평평하게 안정화시킨다.

운동 방법

- 들숨: 한쪽 무릎을 편다.
- 날숨: 반대쪽 무릎을 펴서 플랭크 자세를 취한다.
- 들숨: 몸통과 어깨뼈를 안정되게 유지한다. 페달 팔의 팔꿈치를 굽히며, 약간 바깥쪽으로 각도를 맞추고, 페달이 들어 올려지도록 한다.
- 날숨: 몸통과 어깨뼈를 안정되게 유지하고, 팔꿈치를 펴 페달을 누른다.

양쪽 5~10회씩 반복한다.

대상 근육

- 동작분석: 팔목관절 폄/굽힘, 어깨관절 모음/벌림
- 주동근

  팔목관절 폄: 위팔세갈래근, 팔꿈치근, 손뒤침근, 자쪽손목폄근, 손가락폄근, 새끼폄근

  어깨관절 모음: 어깨세모근, 가시위근, 큰가슴근
- 길항근

  팔목관절 굽힘: 위팔두갈래근, 위팔근, 위팔노근, 노쪽손목굽힘근, 긴손바닥근, 자쪽손목굽힘근, 원엎침근, 긴노쪽손목폄근, 짧은노쪽손목폄근

  어깨관절 벌림: 큰가슴근, 넓은등근, 큰원근, 작은원근, 부리위팔근, 위팔두갈래근

주의 사항

- 골반과 척추의 중립을 유지한다.

1

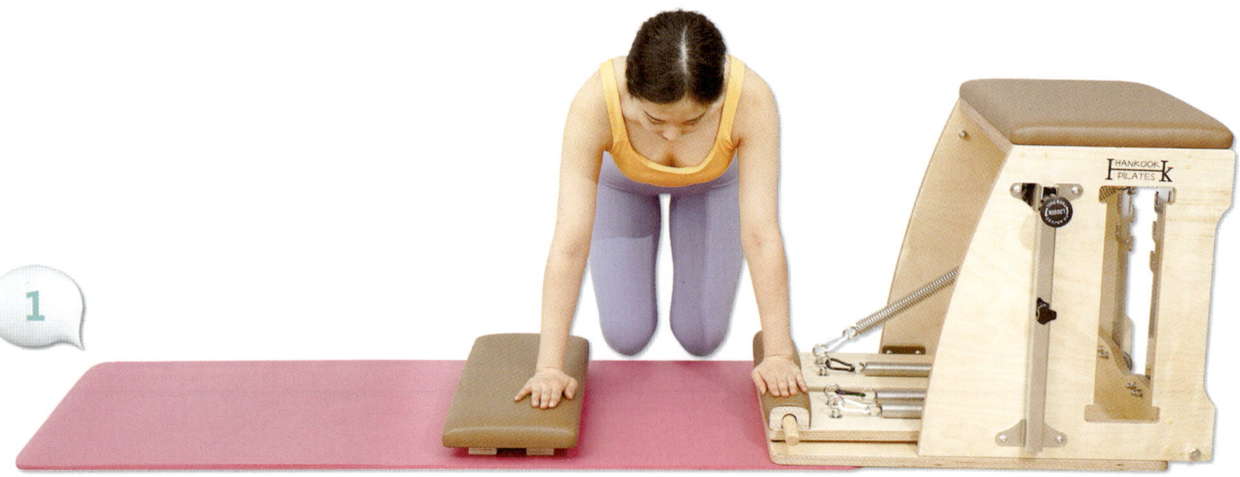

2

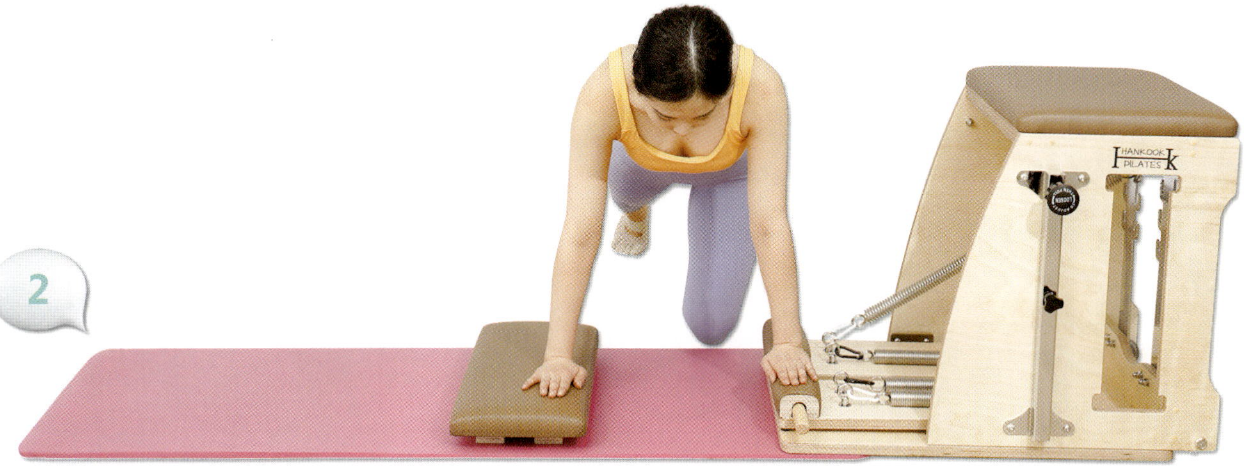

3

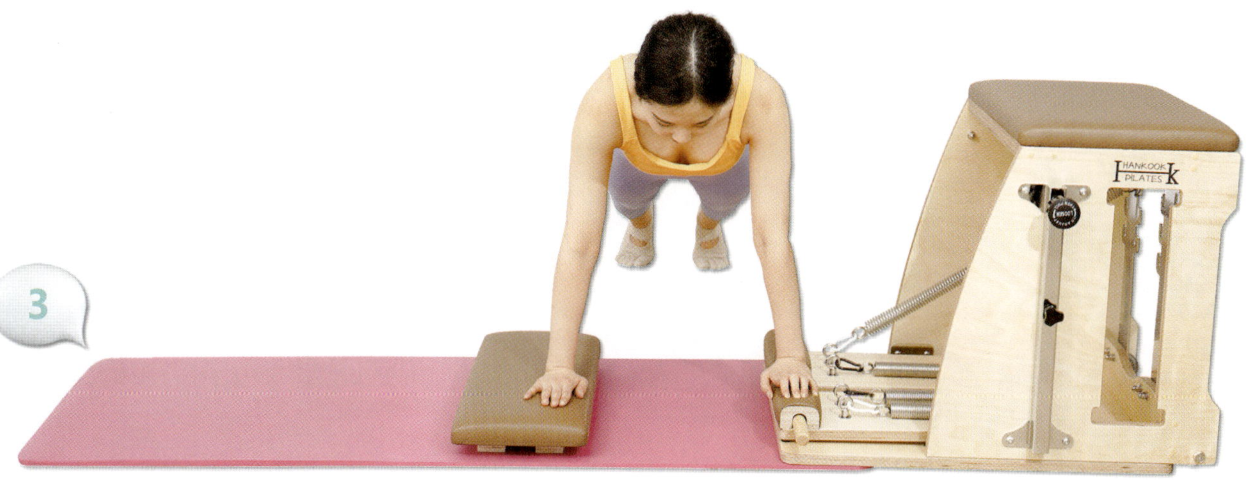

4

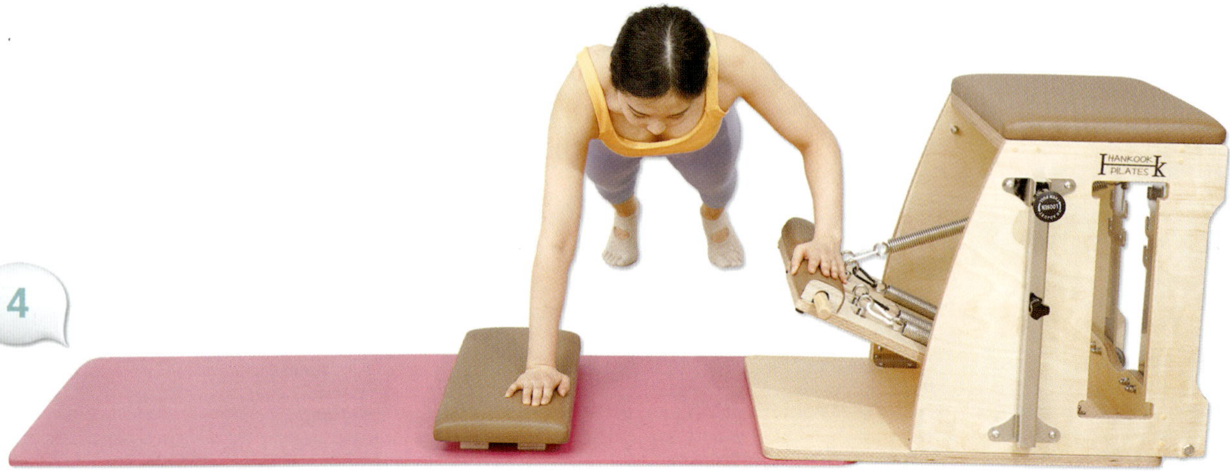

5

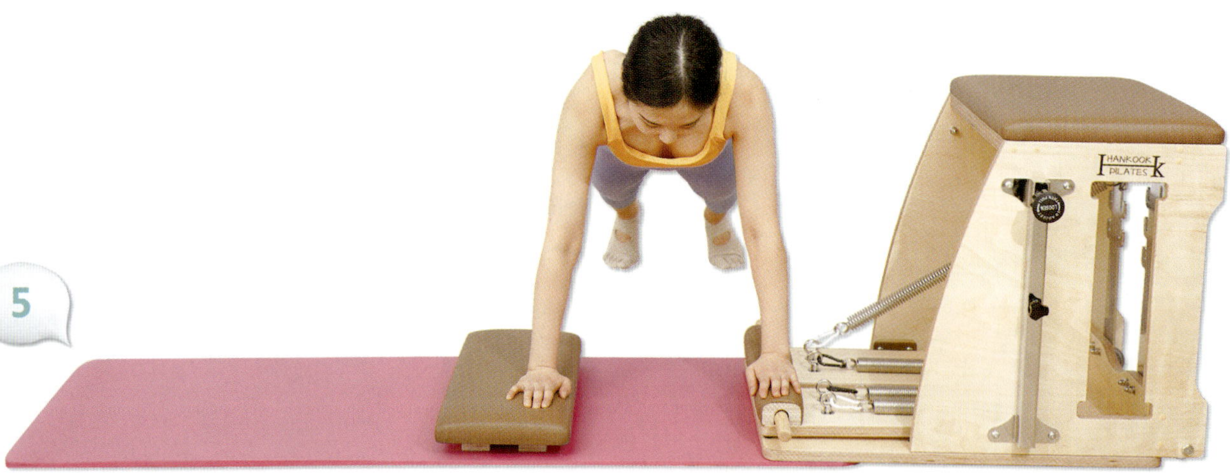

02 스파인 스트레치 암 프레스

Spine stretch arm press

시작 자세

- 체어 앞에 다리를 벌리고 앉아 양손은 페달 위에 놓는다.

운동 방법

- 들숨: 숨을 들이마시며 자세를 준비한다.
- 날숨: 양팔을 몸통으로부터 같은 높이로 유지하고 척추를 머리부터 꼬리뼈까지 연속적으로 뼈 하나하나씩 굽히며, 페달을 누른다.
- 들숨: 척추를 꼬리뼈부터 머리까지 연속적으로 하나하나씩 분절하며, 수직적인 앉은 자세로 돌아오고 페달이 들어 올려지도록 한다.

5~8회 반복한다.

대상 근육

- 동작분석: 몸통 굽힘/폄, 어깨관절 폄/굽힘, 팔목관절 굽힘/폄
- 주동근
  몸통 굽힘: 배곧은근, 배바깥빗근, 배속빗근
  어깨관절 폄: 어깨세모근, 넓은등근, 큰원근, 큰가슴근, 위팔세갈래근
  팔목관절 굽힘: 위팔두갈래근, 위팔근, 위팔노근, 노쪽손목굽힘근, 긴손바닥근, 자쪽손목굽힘근, 원엎침근, 긴노쪽손목폄근, 짧은노쪽손목폄근
- 길항근
  몸통 폄: 엉덩갈비근, 가장긴근, 가시근, 허리네모근, 반가시근, 돌림근, 뭇갈래근, 가시사이근
  어깨관절 굽힘: 어깨세모근, 큰가슴근, 부리위팔근, 위팔두갈래근
  팔목관절 폄: 위팔세갈래근, 팔꿈치근, 손뒤침근, 자쪽손목폄근, 새끼폄근

주의 사항

- 말아 올라가고 내려갈 때 척추를 연속적으로 분절한다.
- 팔을 사용하는 것이 아니라, 척추를 굽히기 위해 배근육을 수축하며 페달을 누른다.

1

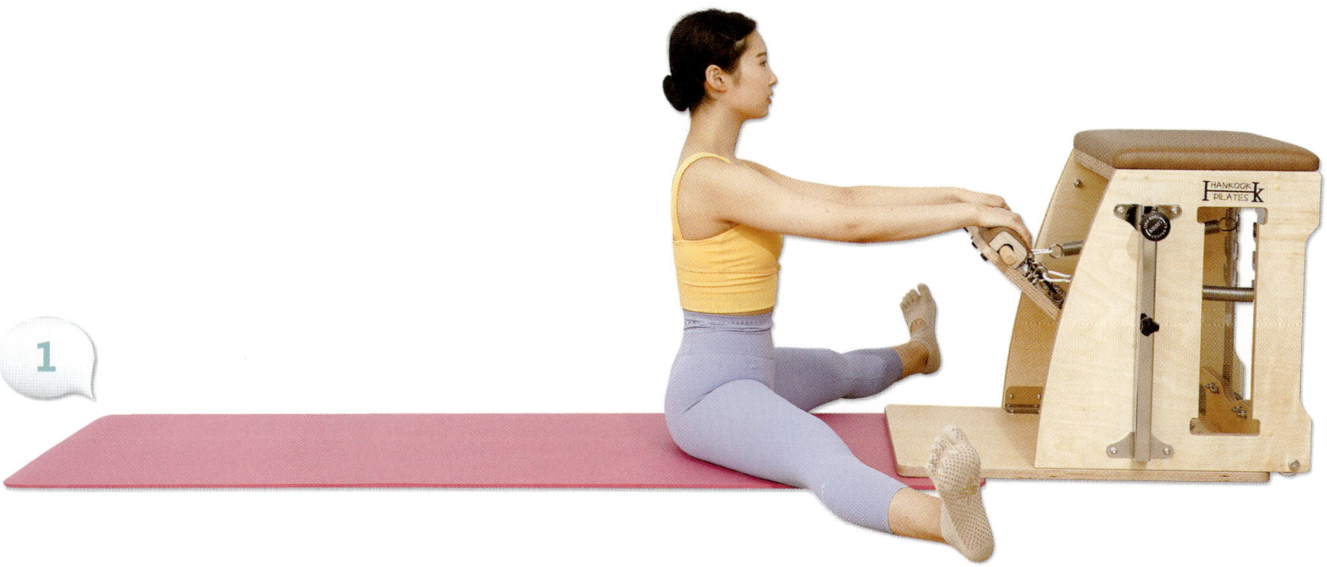

2

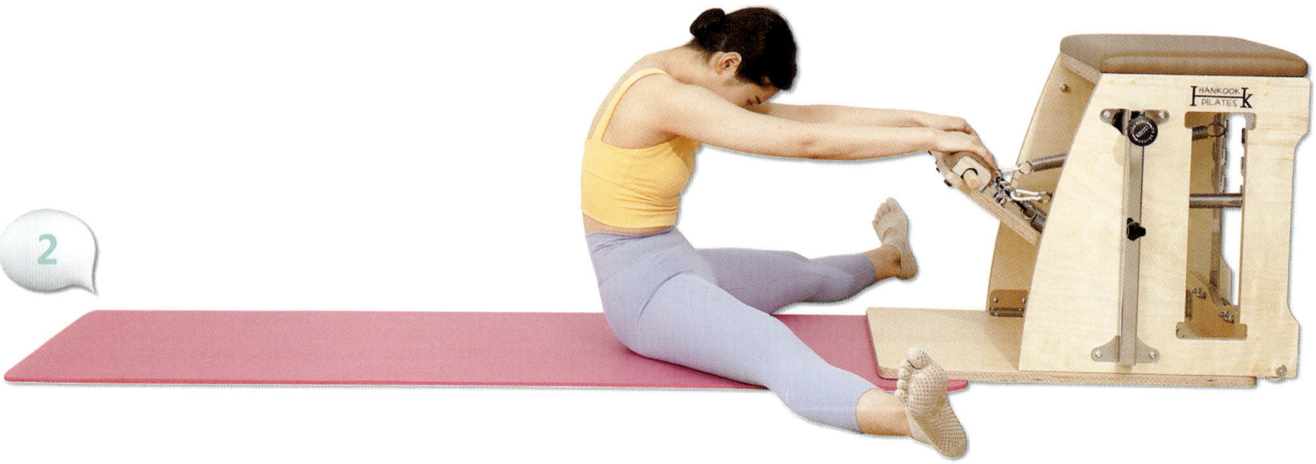

3

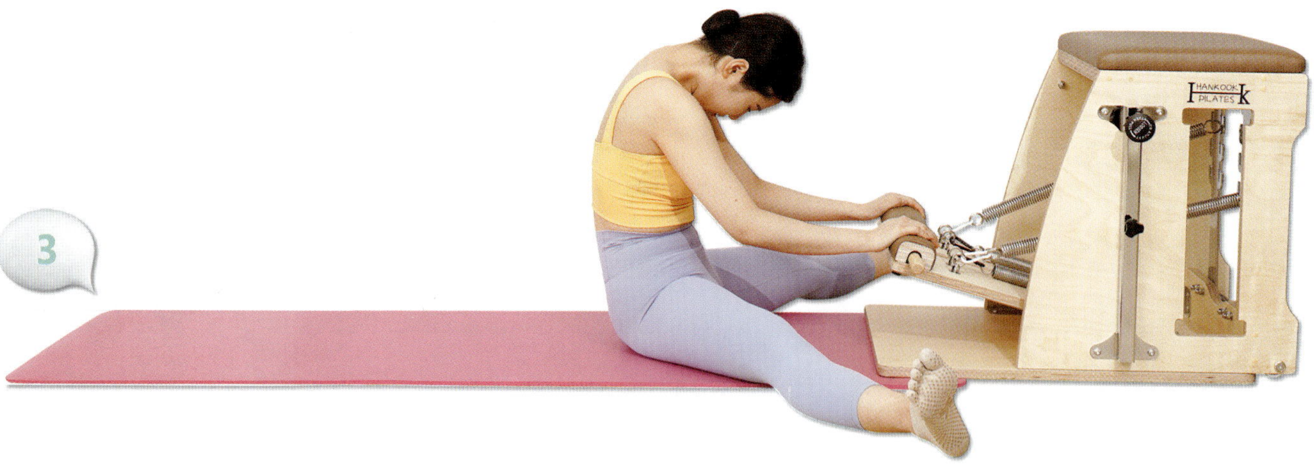

4

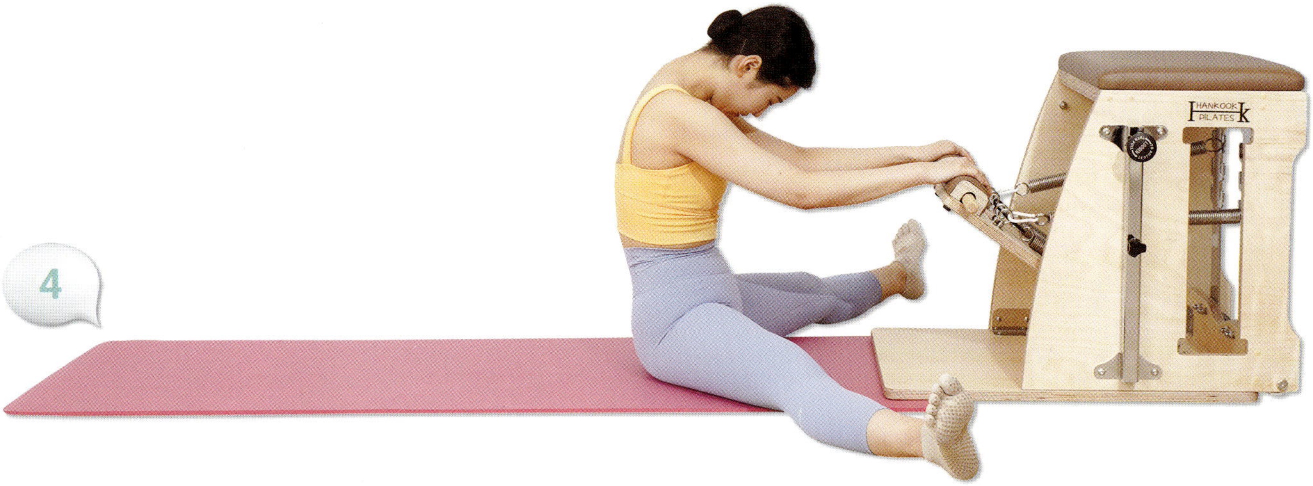

5

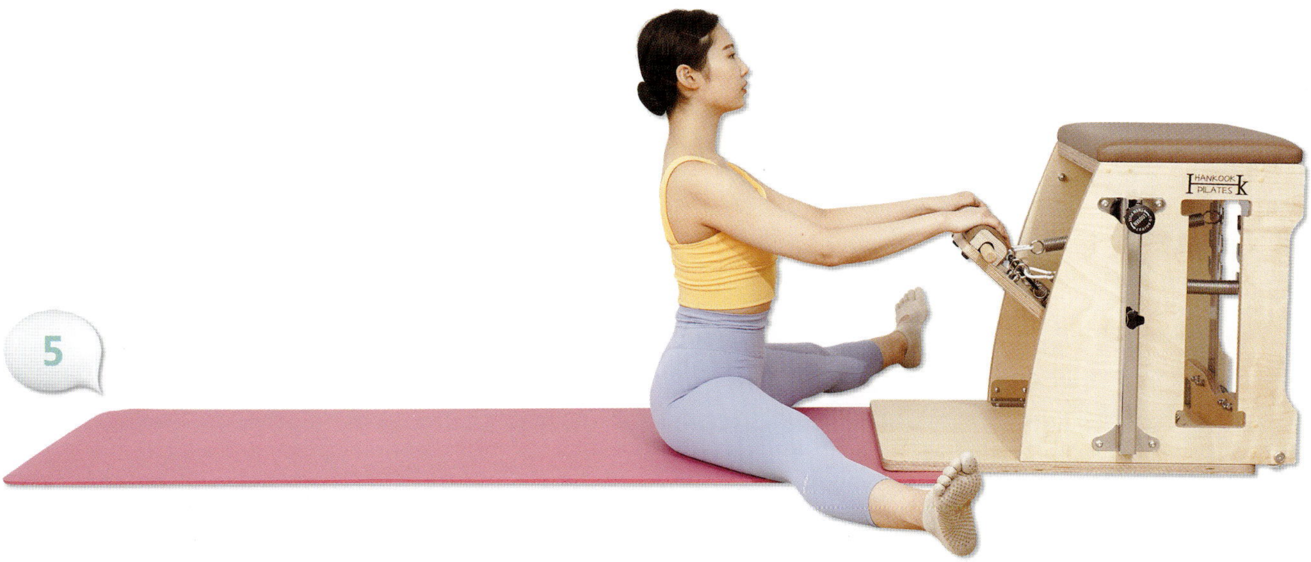

CHAPTER 3

TORSO FLEXION

01 시팅 롤 다운 업 Sitting roll down up

02 롤 다운 업 티저 Roll down up teaser

03 캣 닐링 Cat kneeling

04 오버 더 체어 Over the chair

05 롤 오버 Roll over

06 잭 나이프 Jack knife

07 백 업 티저 Back up teaser

08 풀 업 Pull up

09 러닝 Running

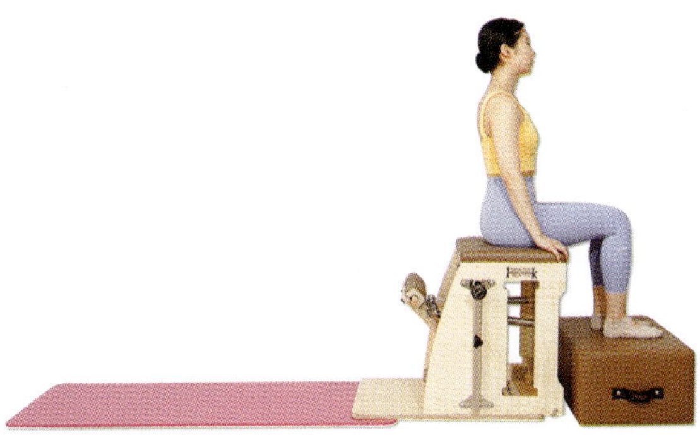

01 시팅 롤 다운 업 Sitting roll down up

시작 자세

- 체어 뒤쪽을 향하여 앉아 양발을 박스 위에 올린다.

운동 방법

- 들숨: 숨을 들이마시며 자세를 준비한다.
- 날숨: 발을 박스 위에 올려 안정되게 유지하고, 꼬리뼈부터 척추를 하나씩 분절하여 내려간다. 동시에, 팔을 곧게 펴 유지하고 손을 뒤로 뻗어서 페달을 누르고, 손가락은 안쪽을 향한다. 엉치뼈 부분이 체어에 닿도록 충분히 뒤로 말고, 배근육을 평평하게 유지한다.
- 들숨: 다리를 들어 올리고 몸을 수평으로 유지한다.
- 날숨: 다리를 박스 위에 내려놓고 페달을 들어 올리기 시작한다. 턱을 당겨 목뼈부터 연속적으로 척추를 분절하여 시작 자세로 되돌아온다.

5~10회 반복한다.

대상 근육

- 동작분석: 몸통 굽힘/폄
- 주동근
  몸통 굽힘: 배곧은근, 배바깥빗근, 배속빗근
- 길항근
  몸통 폄: 엉덩갈비근, 가장긴근, 가시근, 허리네모근, 반가시근,
  돌림근, 뭇갈래근, 가시사이근

주의 사항

- 척추분절을 유지한다.
- 골반과 척추의 중립을 유지한다.
- 누웠을 때 균형을 유지해야 하므로 체어에 앉는 위치선정이 중요하다.

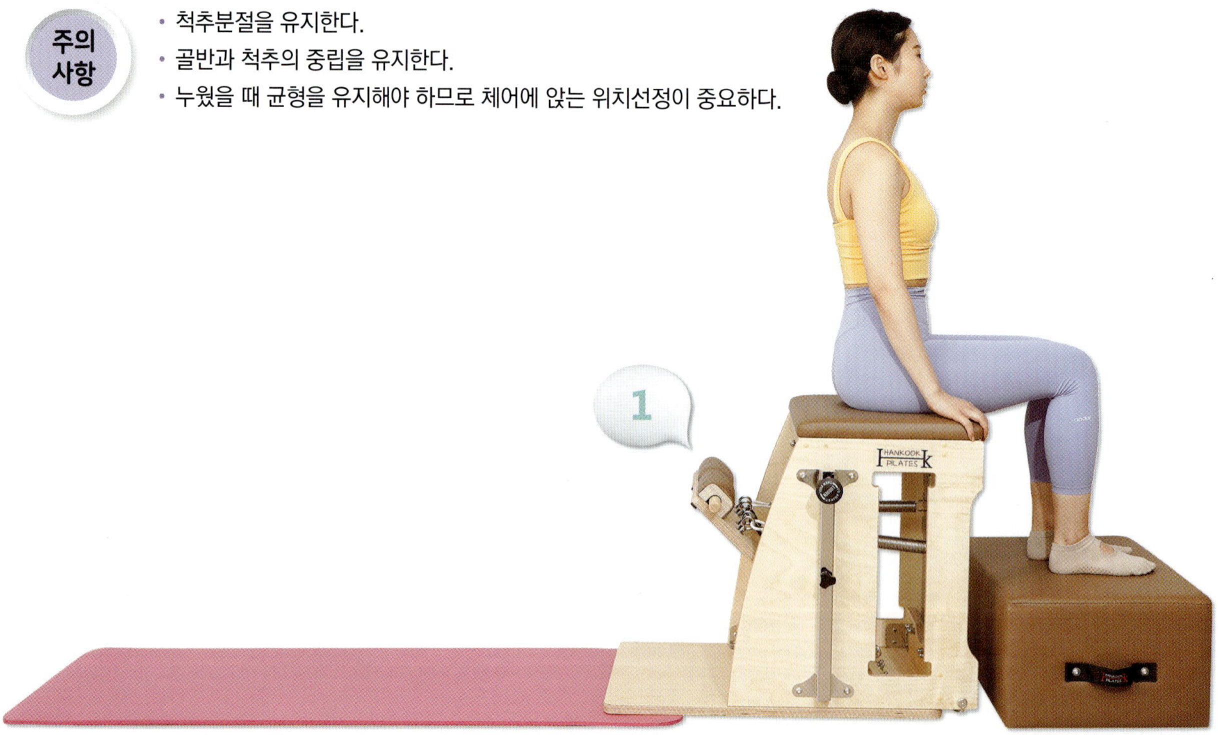

2

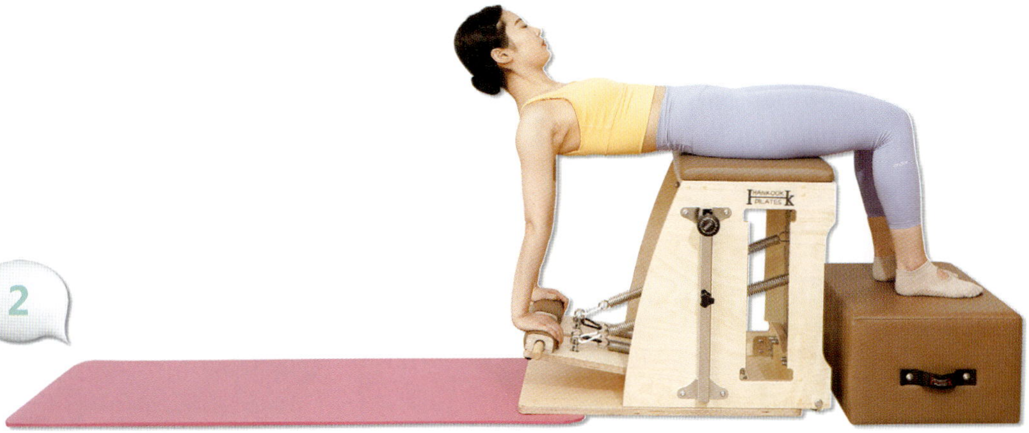

3

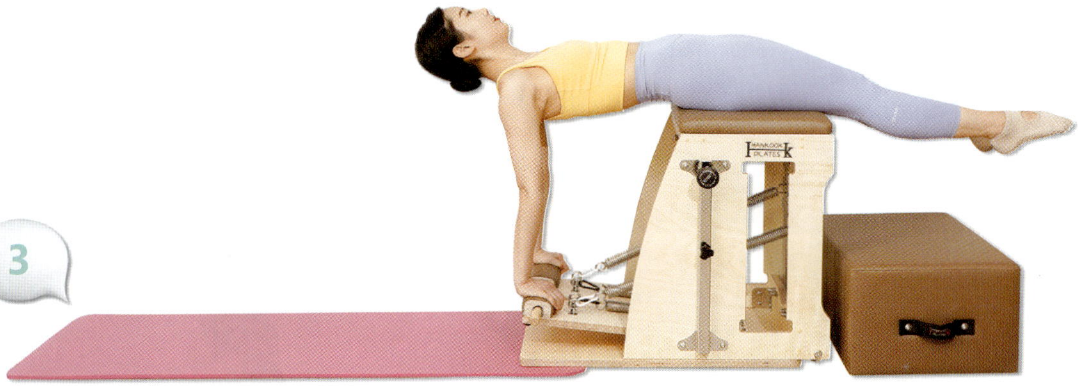

4

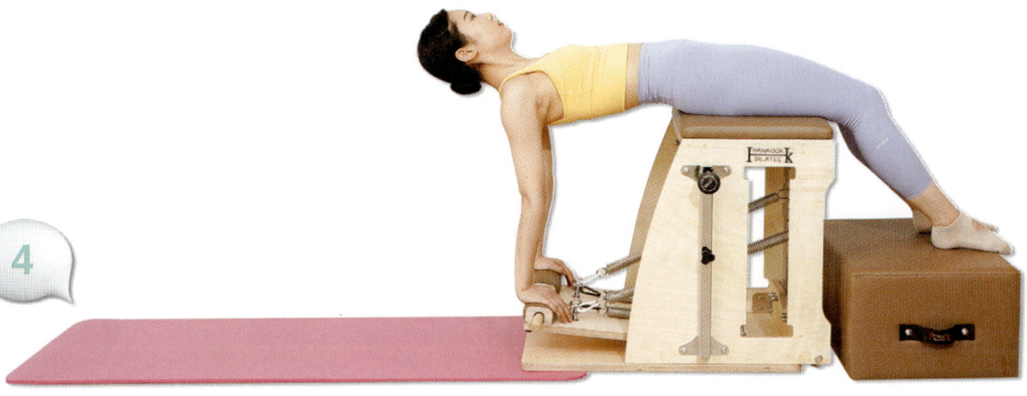

5

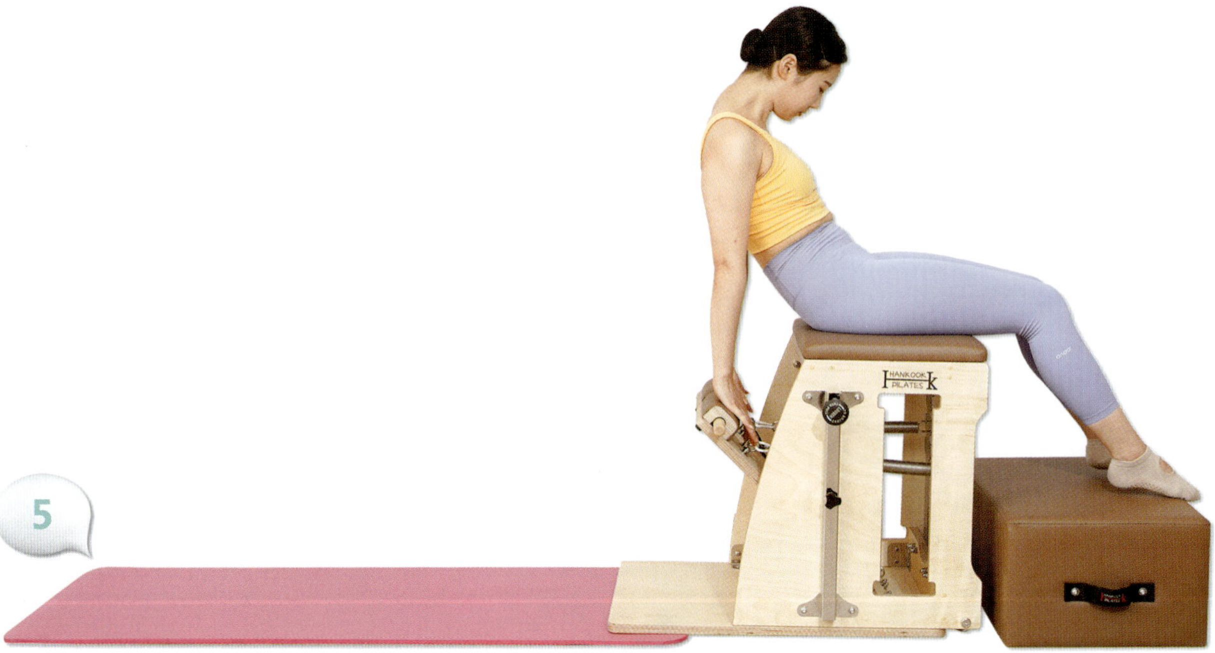

6

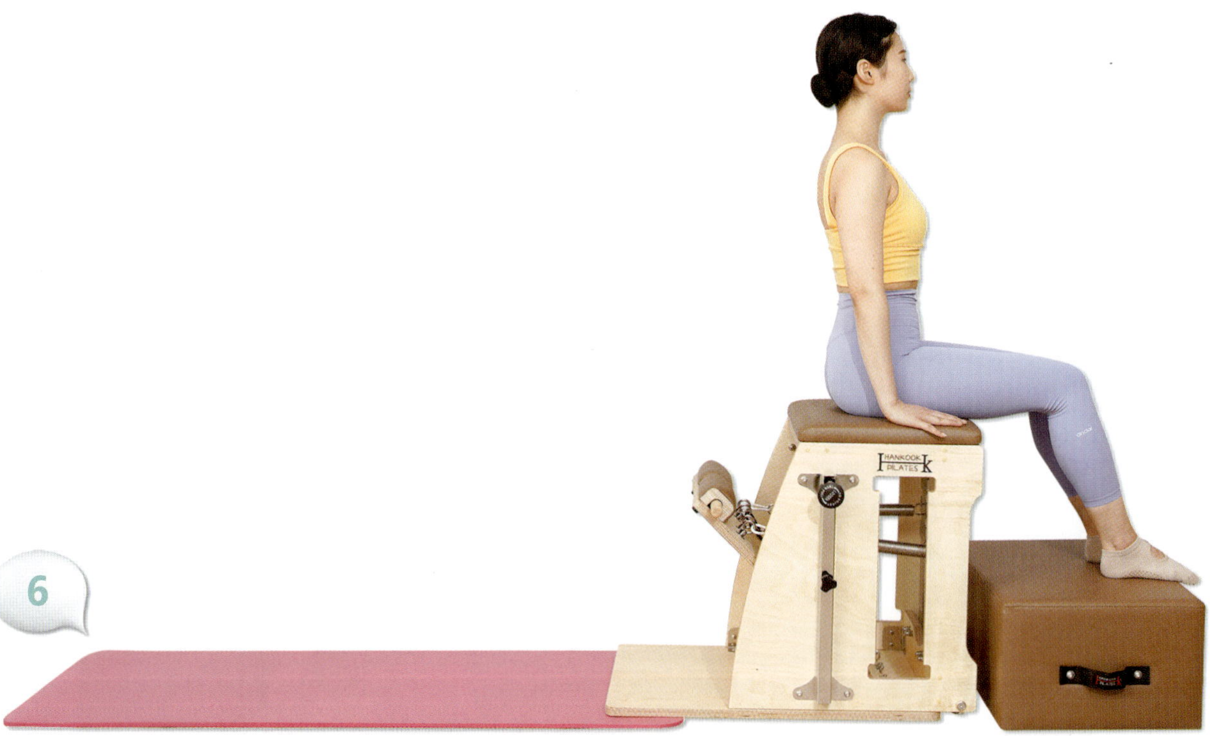

02 롤 다운 업 티저 Roll down up teaser

시작 자세

- 앉은 자세에서 두 발을 체어에 올리고 양손은 페달을 잡고 C-곡선을 유지한다.

운동 방법

- 들숨: 숨을 들이마시며 자세를 준비한다.
- 날숨: 페달을 누르면서 양팔을 몸통으로부터 균일한 높이로 유지하며 티저 자세를 만든다.
- 들숨: 꼬리뼈부터 척추를 하나씩 분절하여 시작 자세로 되돌아오며, 페달을 풀어준다.

3~5회 반복한다.

대상 근육

- 동작분석: 몸통 굽힘/폄
- 주동근
  몸통 굽힘: 배곧은근, 배바깥빗근, 배속빗근
- 길항근
  몸통 폄: 엉덩갈비근, 가장긴근, 가시근, 허리네모근, 반가시근, 돌림근, 뭇갈래근, 가시사이근

주의 사항

- 페달을 팔로 밀어서 누르지 않도록 한다.

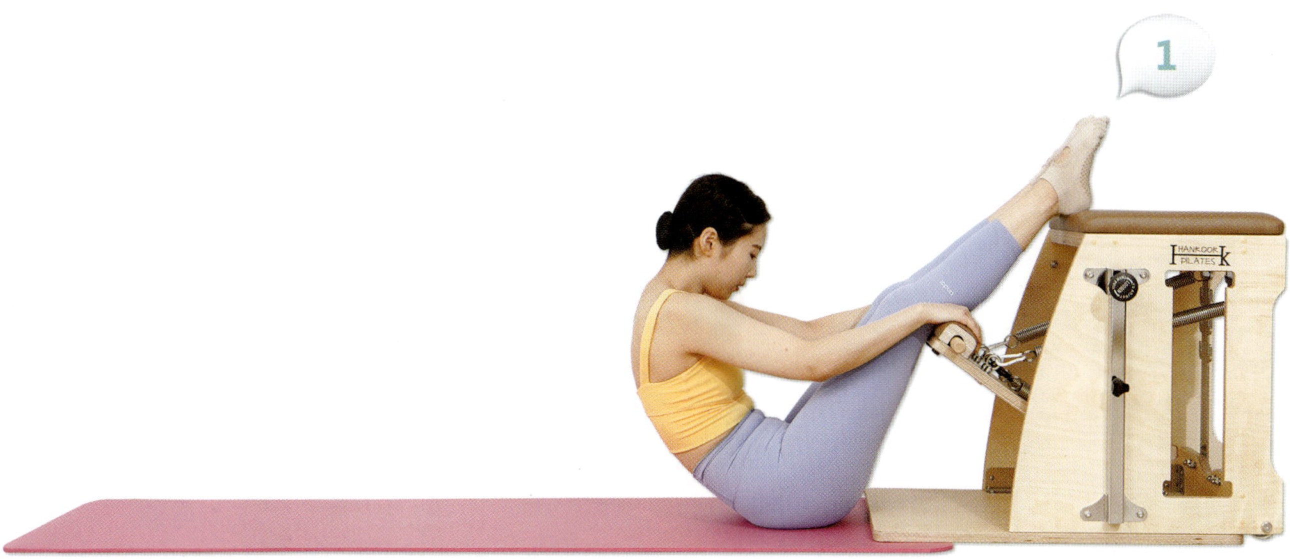

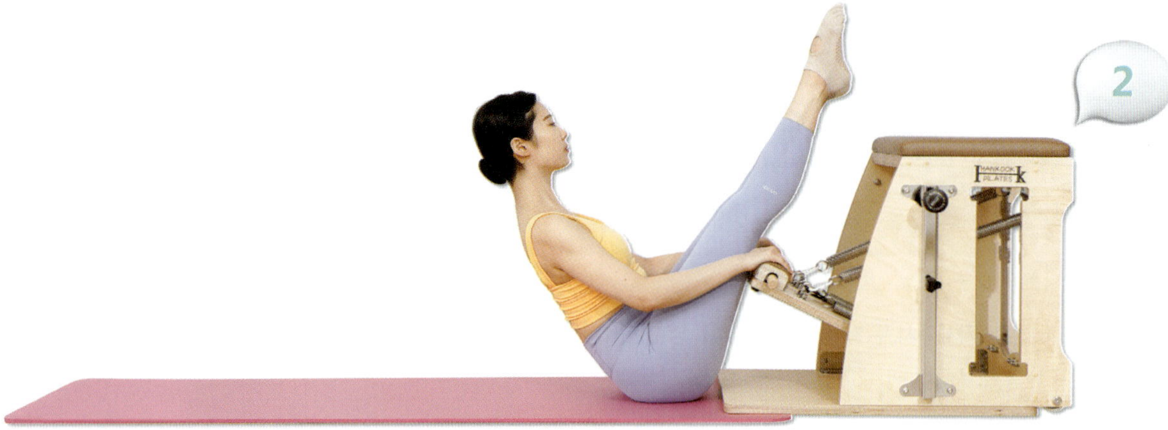
2

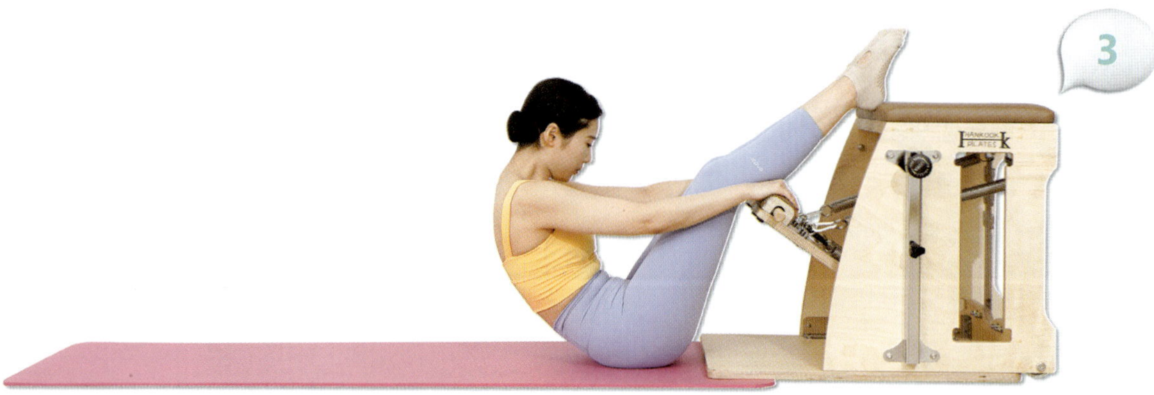
3

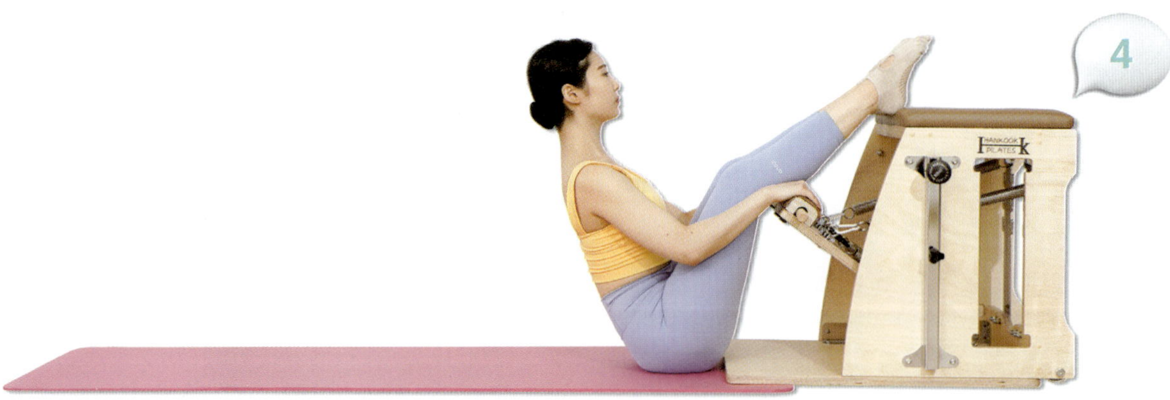
4

03 캣 닐링 Cat kneeling

시작 자세

- 체어 위에 무릎 꿇어 앉은 자세를 취한다.

운동 방법

- 들숨: 숨을 들이마시며 자세를 준비한다.
- 날숨: 머리부터 척추를 연속적으로 분절하여 페달 쪽으로 말아 내려간다. 동시에, 팔을 앞으로 뻗고 조절이 유지되는 한 최대한 깊게 페달을 누른다.
- 들숨: 페달을 누른 채 유지하고 꼬리뼈부터 시작해서 척추를 늘여 중립으로 돌아온다.
- 날숨: 꼬리뼈부터 시작해서 척추를 굽히고, 페달을 풀고, 척추의 굽힘과 배근육의 수축을 유지한다.
- 들숨: 손을 페달로부터 떼고 계속해서 말아 올라가며, 척추와 엉덩이를 중립으로 되돌린다.

6회 반복한다.

대상 근육

- 동작분석: 몸통 굽힘/폄, 엉덩관절 굽힘/폄
- 주동근

  몸통 굽힘: 배곧은근, 배바깥빗근, 배속빗근

  엉덩관절 굽힘: 허리근, 엉덩근, 넙다리빗근, 넙다리근막긴장근, 넙다리곧은근, 두덩근, 짧은모음근, 긴모음근, 큰모음근, 중간볼기근
- 길항근

  몸통 폄: 엉덩갈비근, 가장긴근, 가시근, 허리네모근, 반가시근, 돌림근, 뭇갈래근, 가시사이근

  엉덩관절 폄: 큰모음근, 큰볼기근, 중간볼기근, 넙다리두갈래근, 반막모양근, 반힘줄모양근

주의 사항

- 바닥에서 중립으로 돌아올 때, 꼬리뼈부터 굽히기 시작하지만 몸통 상단이 반응하도록 한다.

1

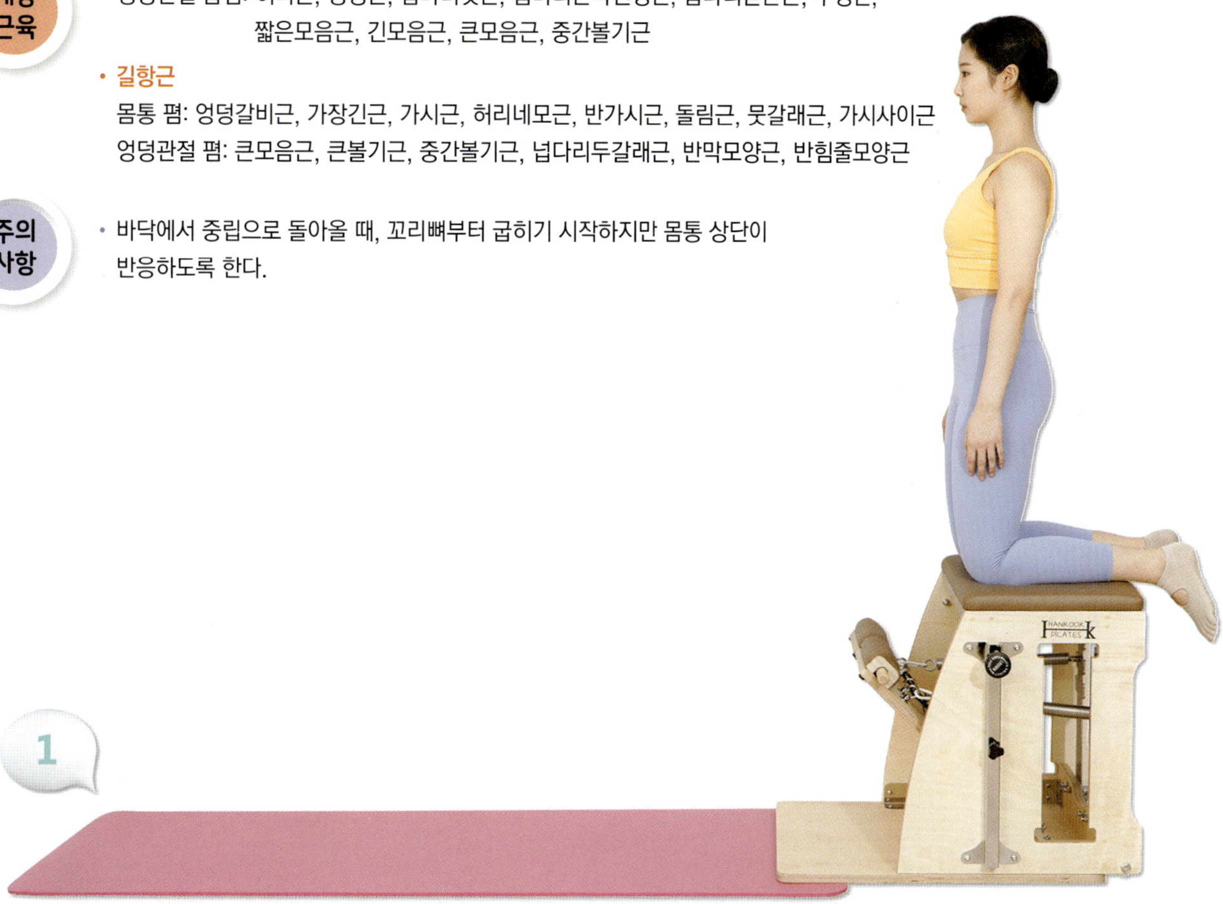

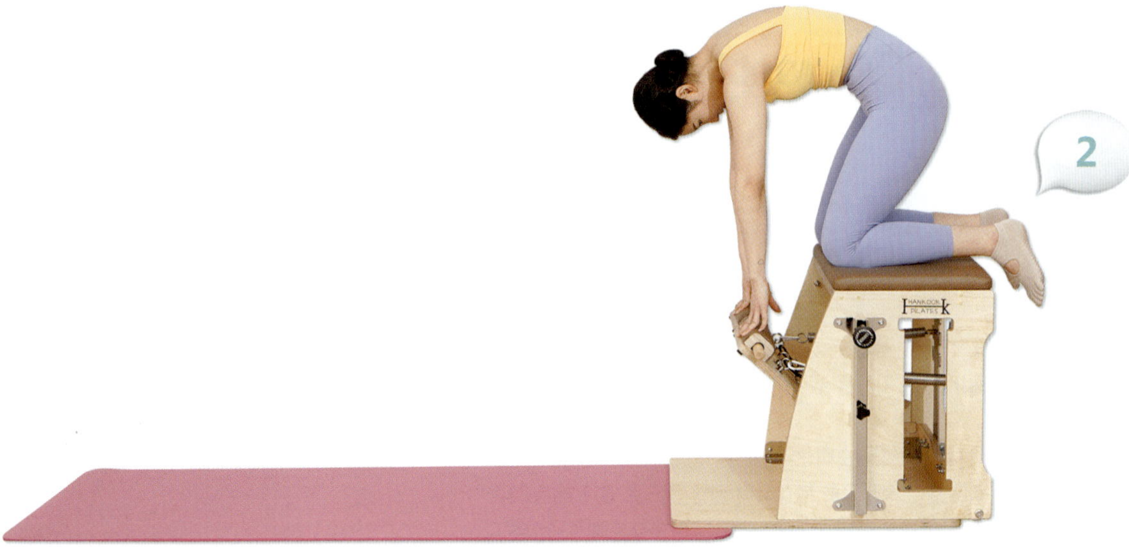
2

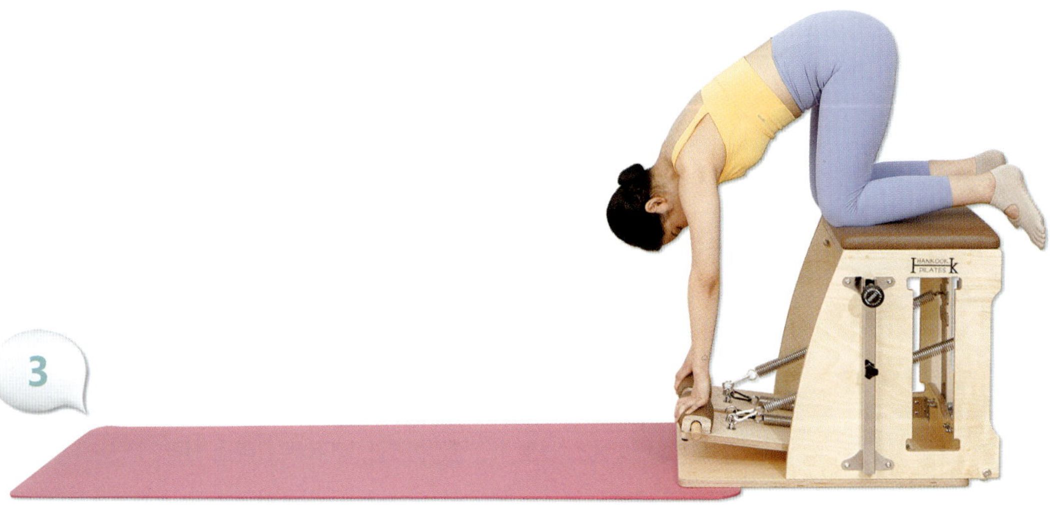
3

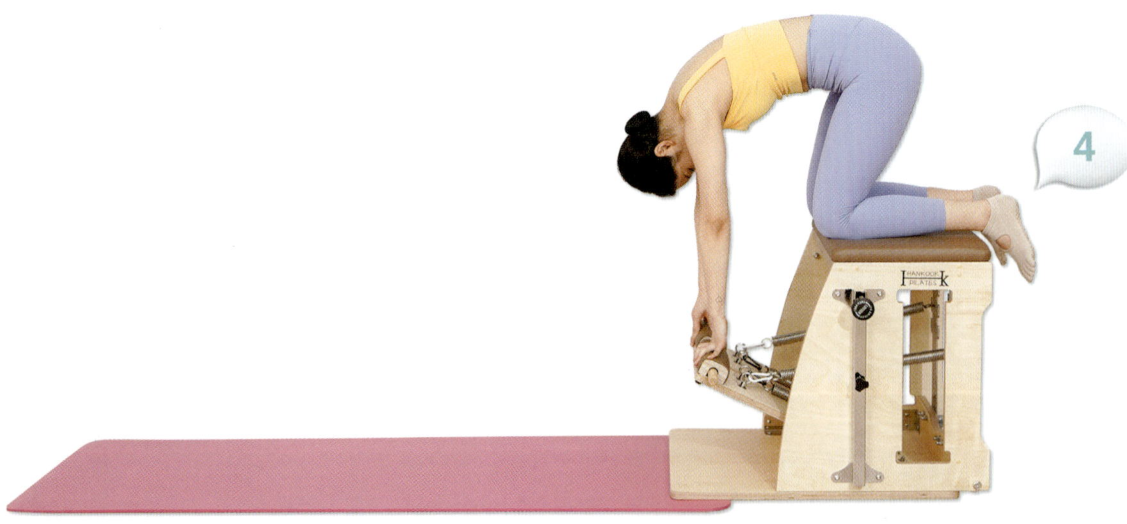
4

5

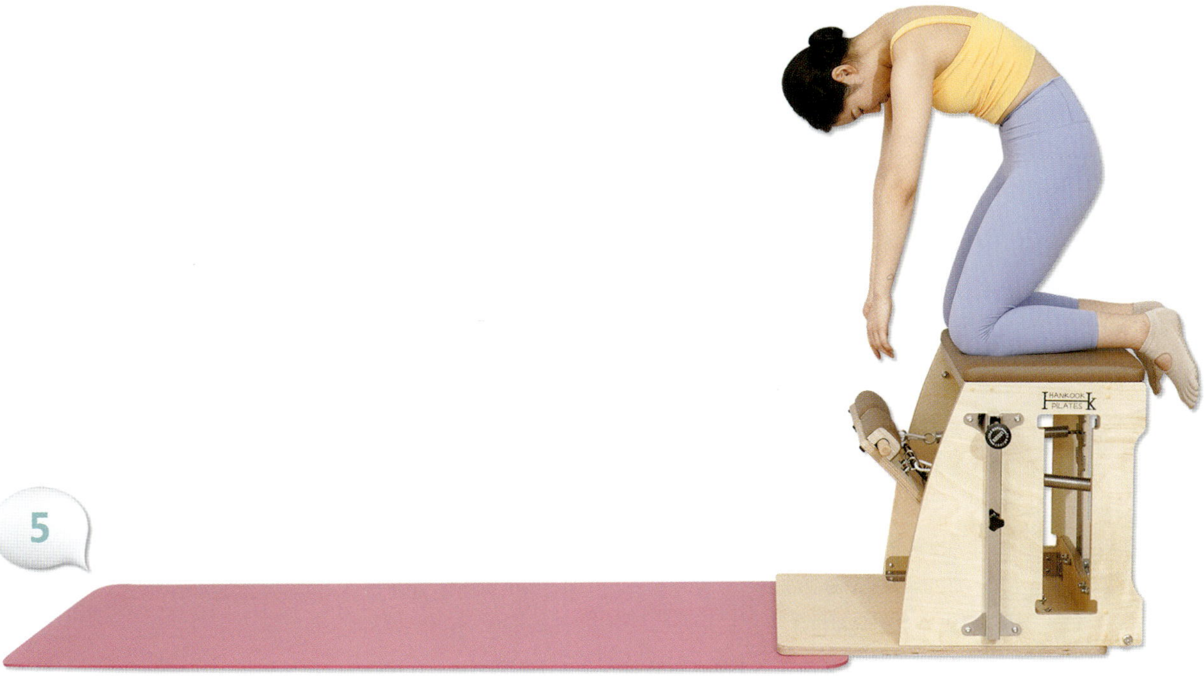

6

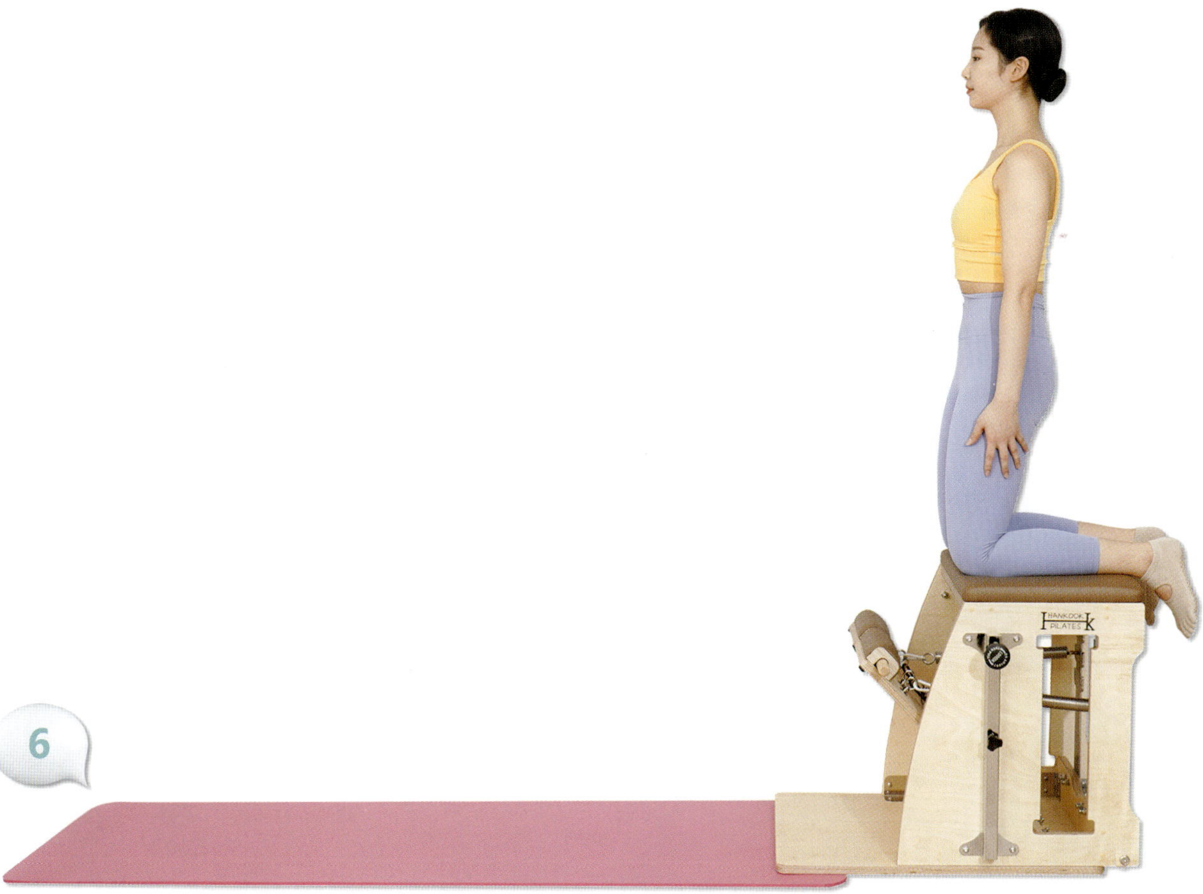

04 오버 더 체어 Over the chair

시작 자세

- 선 자세를 취한다.

운동 방법

- 들숨: 숨을 들이마시며 자세를 준비한다.
- 날숨: 척추를 머리로부터 시작해서 연속적으로 굽히고, 체어 쪽으로 말아 내려간다. 동시에, 손을 앞으로 뻗고 페달을 누른다.
- 들숨: 페달을 누른 채 자세를 유지한다.
- 날숨: 꼬리뼈부터 시작해서 척추를 말아 올라가기 시작하며 페달을 들어 올리고 척추의 굽힘과 배근육의 수축을 유지한다.
- 들숨: 손을 페달로부터 떼고 계속해서 말아 올라가며, 시작위치로 돌아온다.

6회 반복한다.

대상 근육

- 동작분석: 몸통 굽힘/폄, 엉덩관절 굽힘/폄
- 주동근
  몸통 굽힘: 배곧은근, 배바깥빗근, 배속빗근
  엉덩관절 굽힘: 허리근, 엉덩근, 넙다리빗근, 넙다리근막긴장근, 넙다리곧은근, 두덩근, 짧은모음근, 긴모음근, 큰모음근, 중간볼기근
- 길항근
  몸통 폄: 엉덩갈비근, 가장긴근, 가시근, 허리네모근, 반가시근, 돌림근, 뭇갈래근, 가시사이근
  엉덩관절 폄: 큰모음근, 큰볼기근, 중간볼기근, 넙다리두갈래근, 반막모양근, 반힘줄모양근

주의 사항

- 몸이 체어에 닿지 않게 운동한다.

1

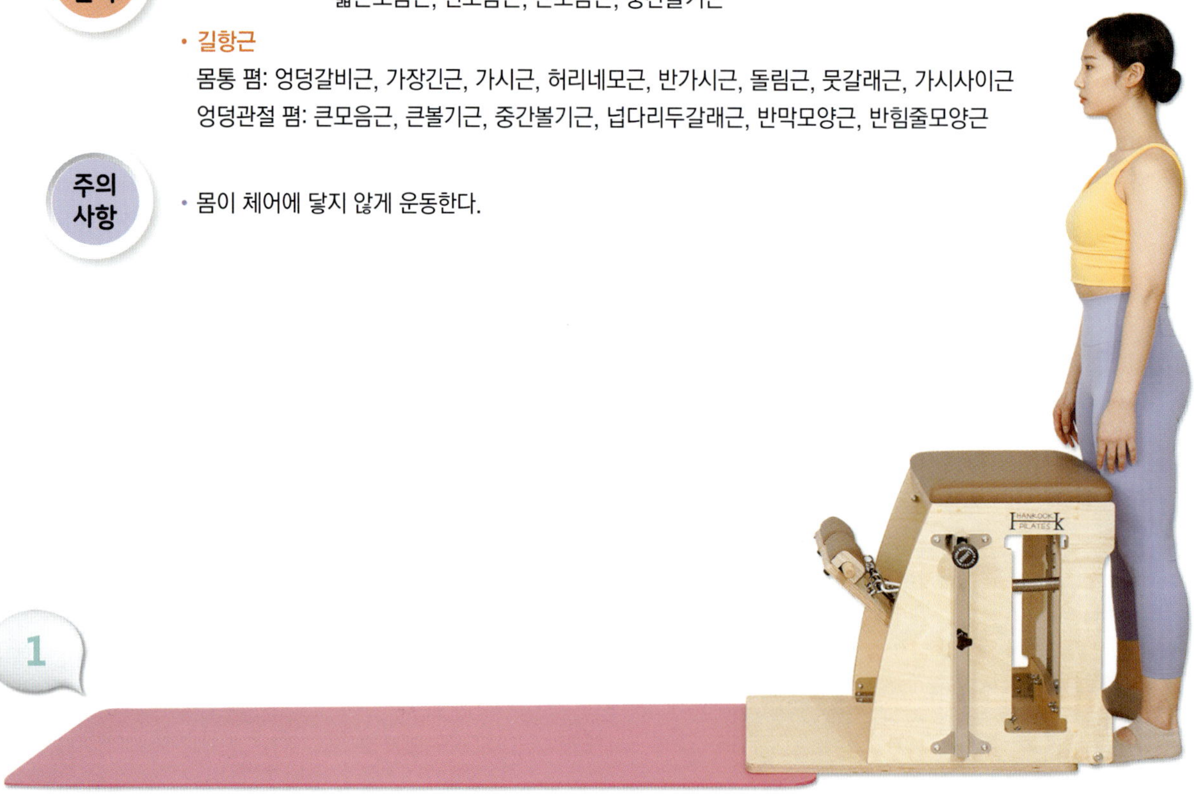

2

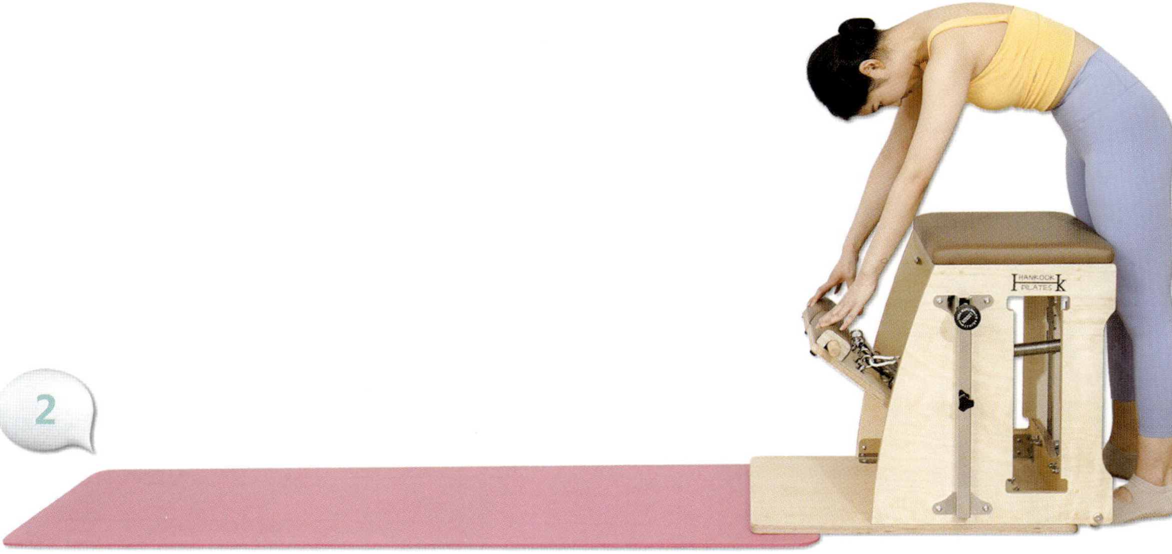

3

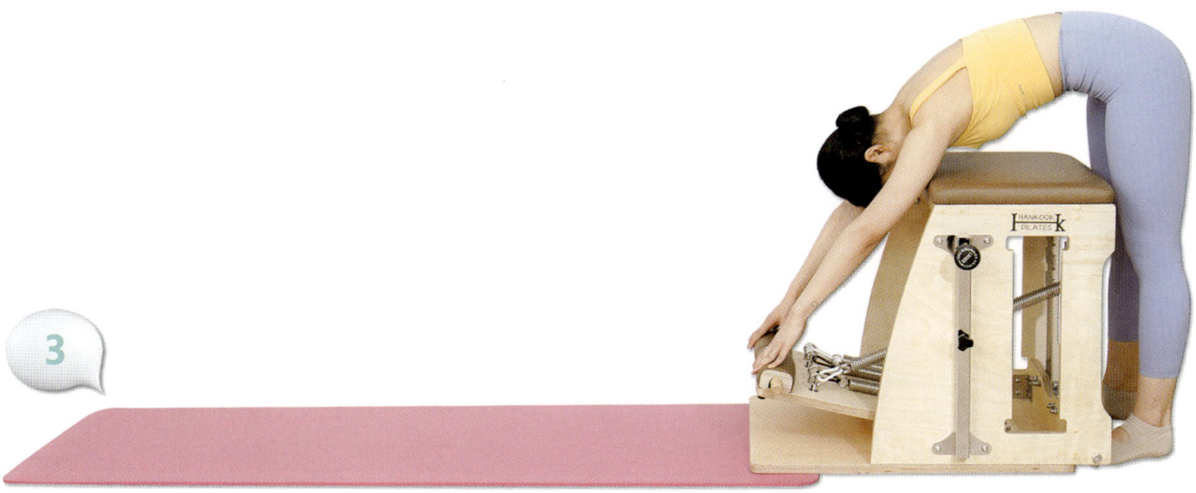

4

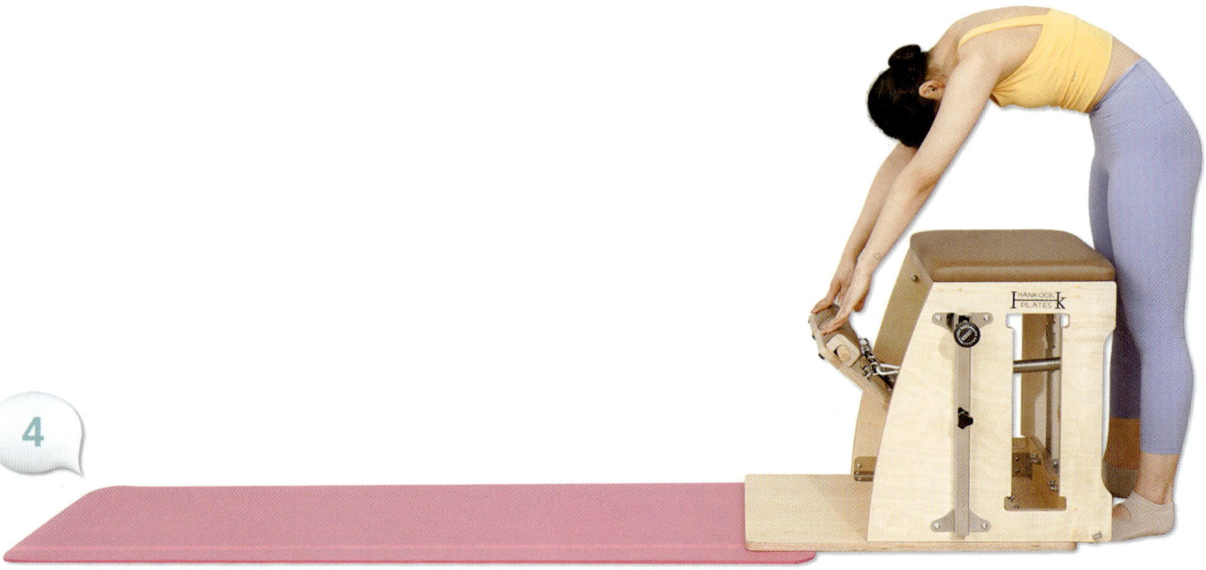

5

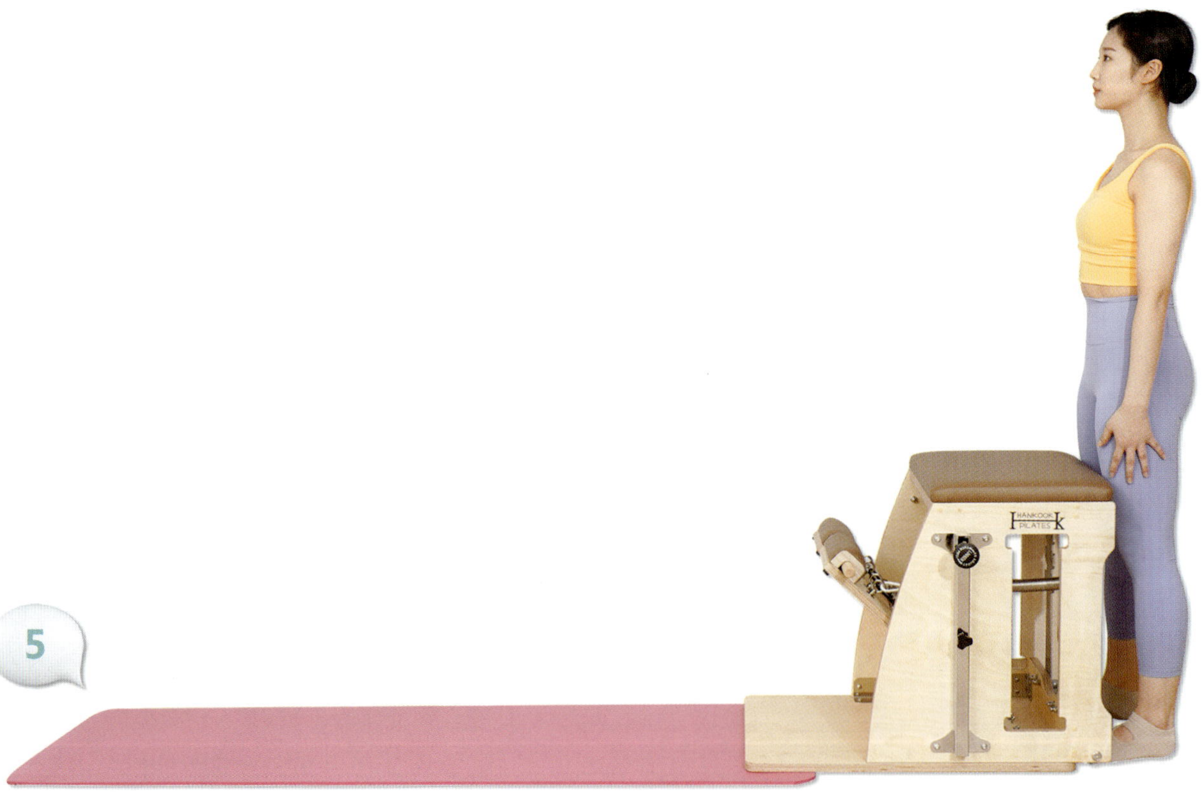

05 롤 오버 Roll over

시작 자세

• 페달을 잡고 바로 누운 자세를 취한다.

운동 방법

• 들숨: 숨을 들이마시며 자세를 준비한다.
• 날숨: 엉덩이를 굽혀 다리를 몸통 쪽으로 45° 정도 들어 올린다.
페달에 압력을 가하고, 척추를 꼬리뼈부터 등뼈 상단까지 연속적으로 바닥으로부터 떨어뜨려 굽힌다.
다리를 머리 위로 바닥과 평행하게 뻗고, 발을 체어 꼭대기에 놓는다.
• 들숨: 다리를 어깨너비보다 약간 넓게 벌림시킨다.
• 날숨: 어깨뼈의 안정을 유지하고, 등뼈 상단부터 꼬리뼈까지 연속적으로 롤 다운하여 바닥으로 내려온다.
엉치 부분이 내려간 이후에 다리를 사선으로 뻗는다. 다음 반복으로 넘어가기 위해 다리를 모음시킨다.

6~8회 반복한다.

대상 근육

• 동작분석: 몸통 굽힘/폄
• 주동근
몸통 굽힘: 배곧은근, 배바깥빗근, 배속빗근
• 길항근
몸통 폄: 엉덩갈비근, 가장긴근, 가시근, 허리네모근, 반가시근, 돌림근, 뭇갈래근, 가시사이근

주의 사항

• 척추의 분절을 강조한다.

1

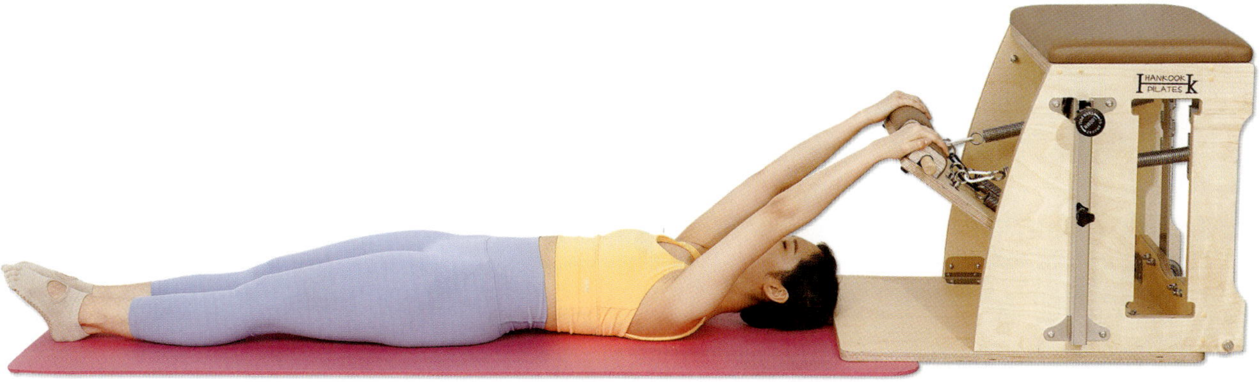

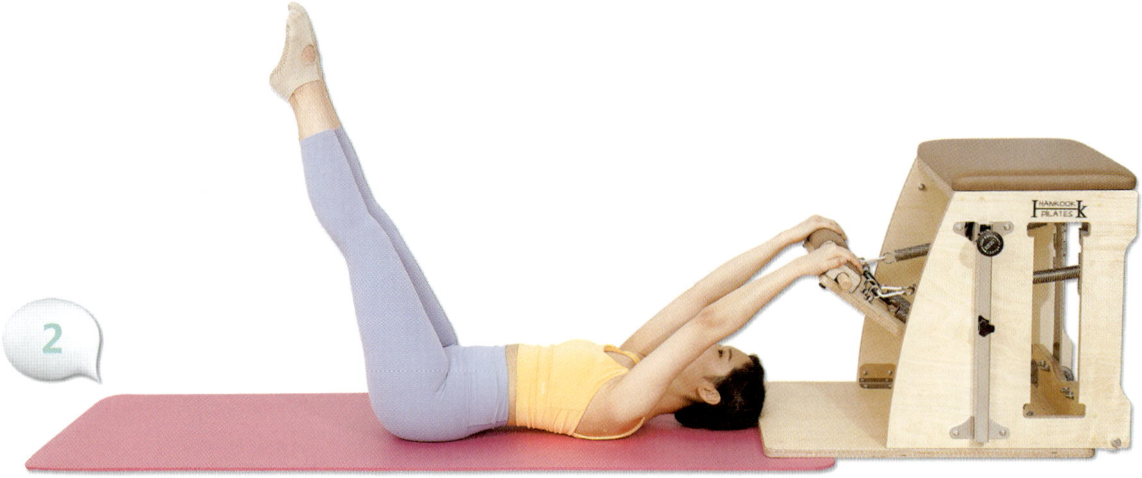
2

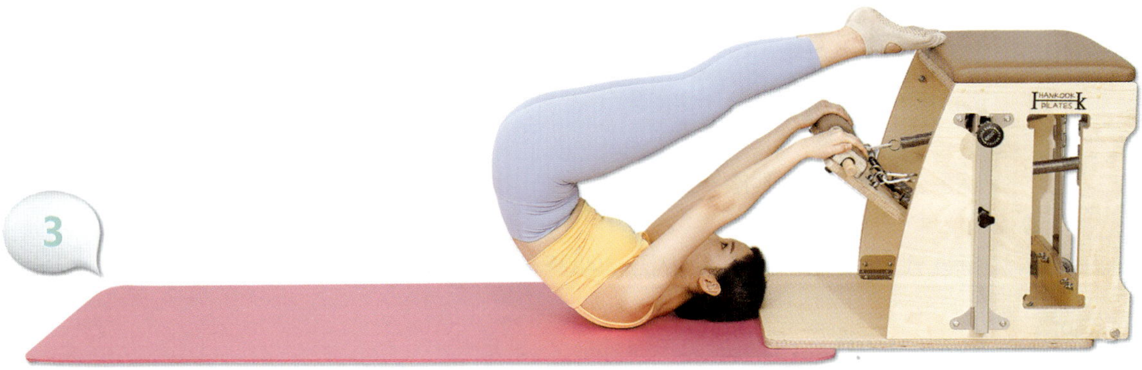
3

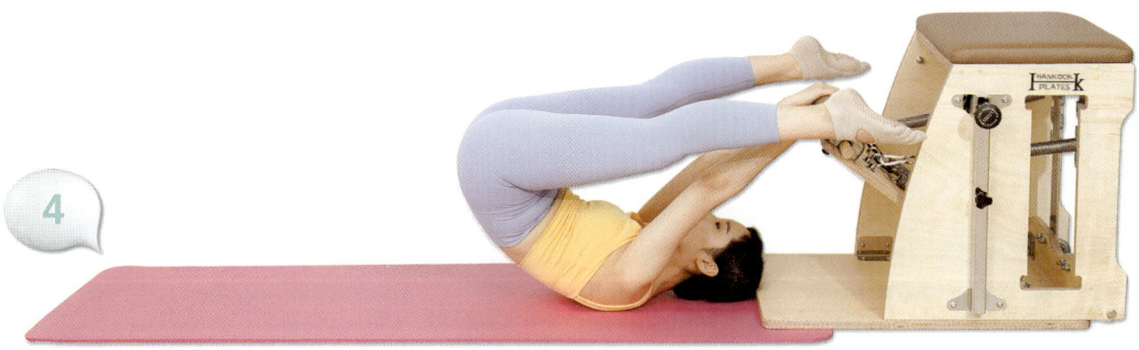
4

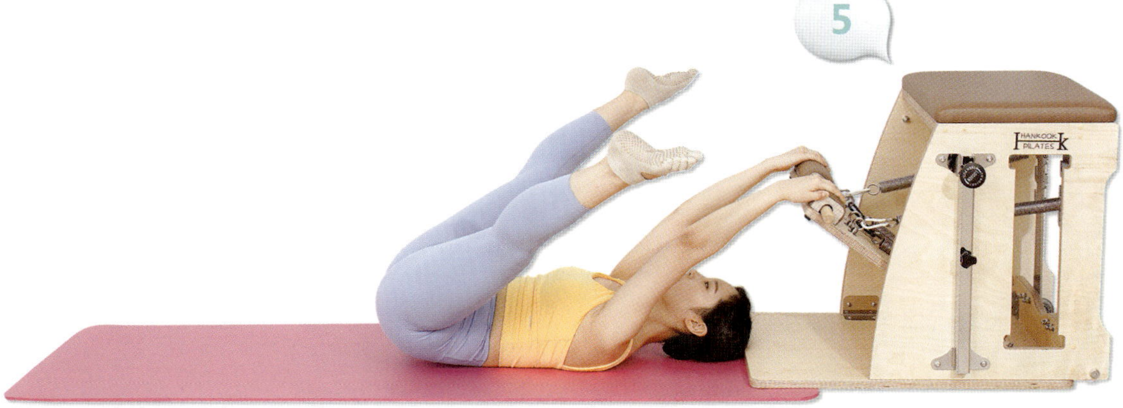
5

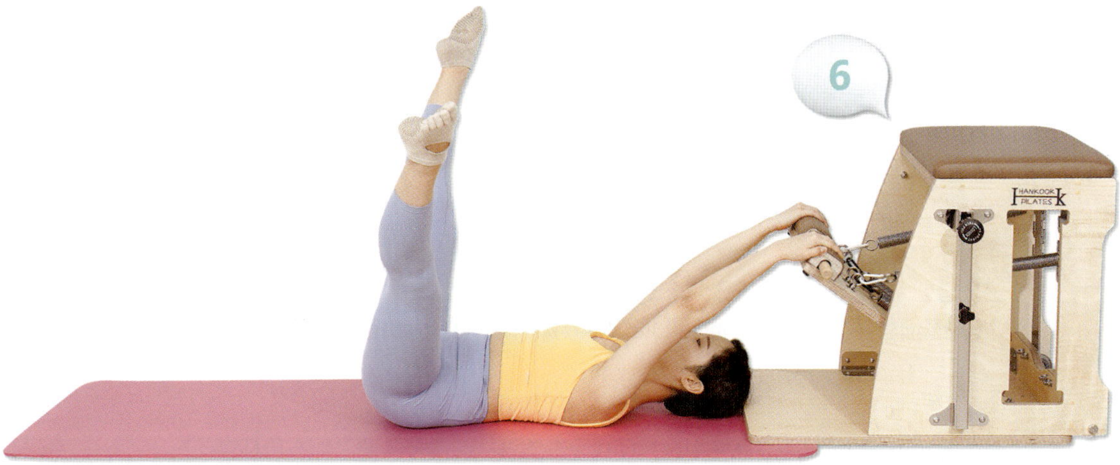
6

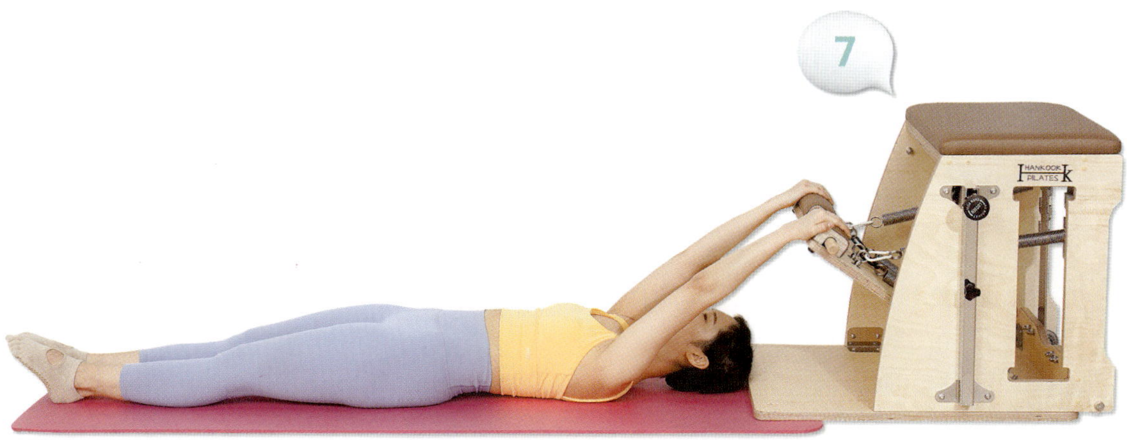
7

06 잭 나이프 Jack knife

시작 자세

• 페달을 잡고 바로 누운 자세를 취한다.

운동 방법

• 들숨: 숨을 들이마시며 자세를 준비한다.
• 날숨: 페달에 약간의 압력을 가하고 다리를 몸통 쪽으로 들어 올려 체어 상단에 발가락이 닿게 한다.
• 들숨: 자세를 유지하고, 몸무게를 목뼈에 지지하지 않으면서 계속해서 발가락을 천장 쪽으로 뻗는다.
• 날숨: 어깨뼈의 안정을 유지하고 골반바닥근에 최대한 힘을 가하면서 다리를 수직으로 들어 올린다.
• 들숨: 자세를 유지한다.
• 날숨: 등뼈 상단부터 꼬리뼈까지 롤 다운해서 발가락이 체어 상단에 닿게 한다.
• 들숨: 시작 자세로 돌아온다.

4~6회 반복한다.

대상 근육

• 동작분석: 몸통 굽힘/폄, 엉덩관절 굽힘/폄
• 주동근

몸통 굽힘: 배곧은근, 배바깥빗근, 배속빗근

엉덩관절 굽힘: 허리근, 엉덩근, 넙다리빗근, 넙다리근막긴장근, 넙다리곧은근, 두덩근, 짧은모음근, 긴모음근, 큰모음근, 중간볼기근

• 길항근

몸통 폄: 엉덩갈비근, 가장긴근, 가시근, 허리네모근, 반가시근, 돌림근, 뭇갈래근, 가시사이근

엉덩관절 폄: 큰모음근, 큰볼기근, 중간볼기근, 넙다리두갈래근, 반막모양근, 반힘줄모양근

주의 사항

• 척추의 분절을 강조한다.
• 척추를 꼬리뼈부터 척추 상단까지 척추뼈 하나씩 매트로부터 떨어뜨려 연속적으로 굽힌다.
• 엉덩이를 늘여 다리를 천장 쪽으로 뻗고 몸무게를 등뼈 상단에 유지하고 척추 전체를 약간 굽힌다.

1

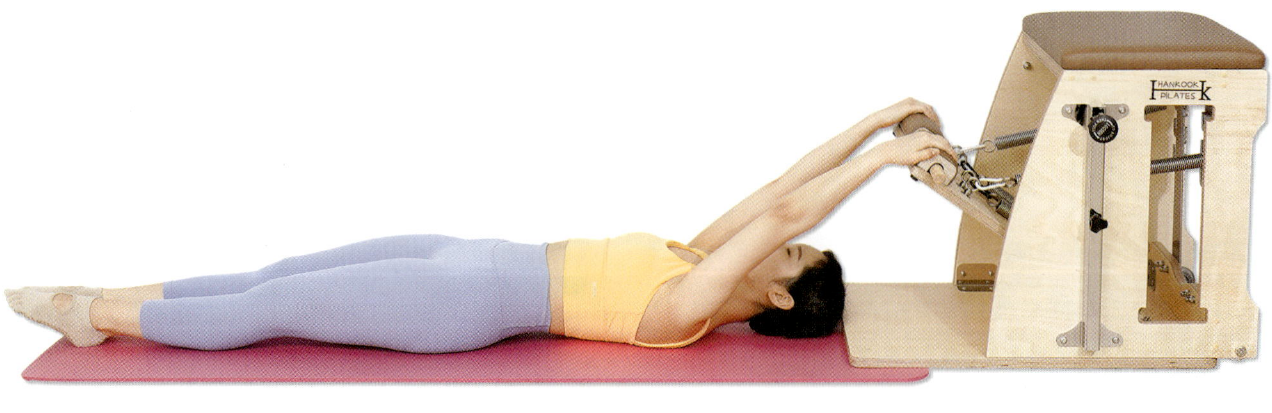

2

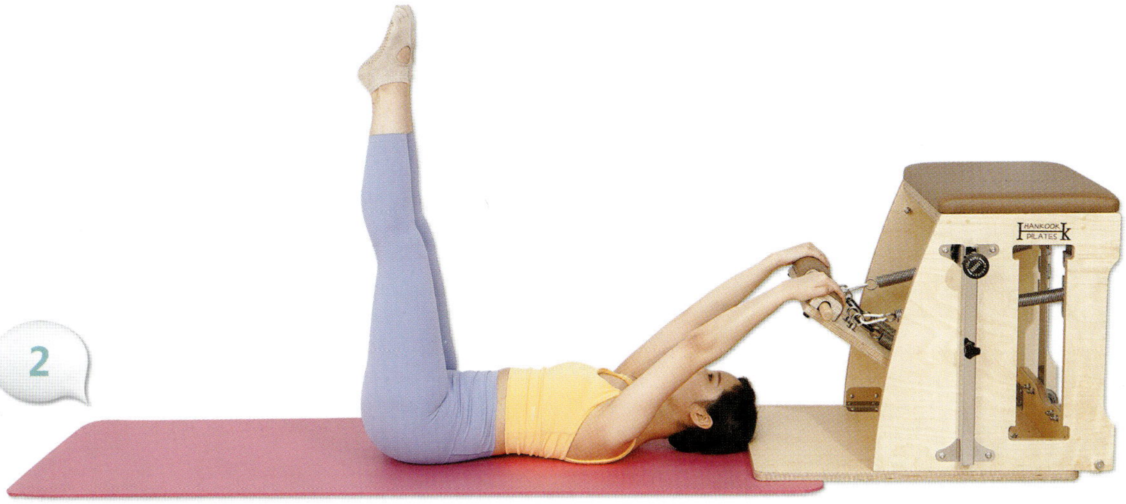

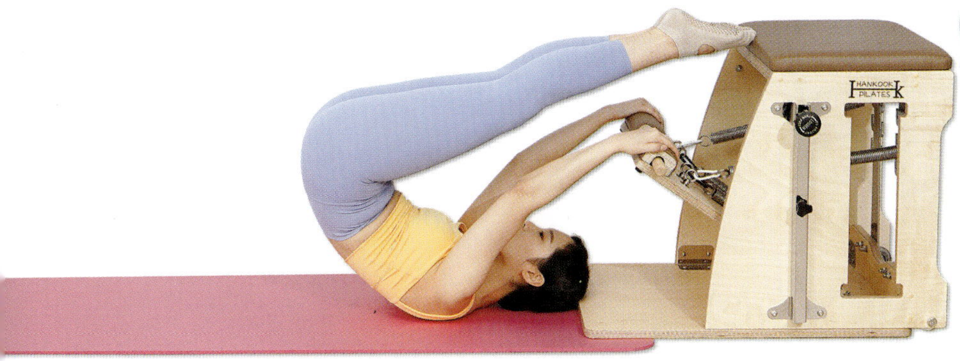

3

4

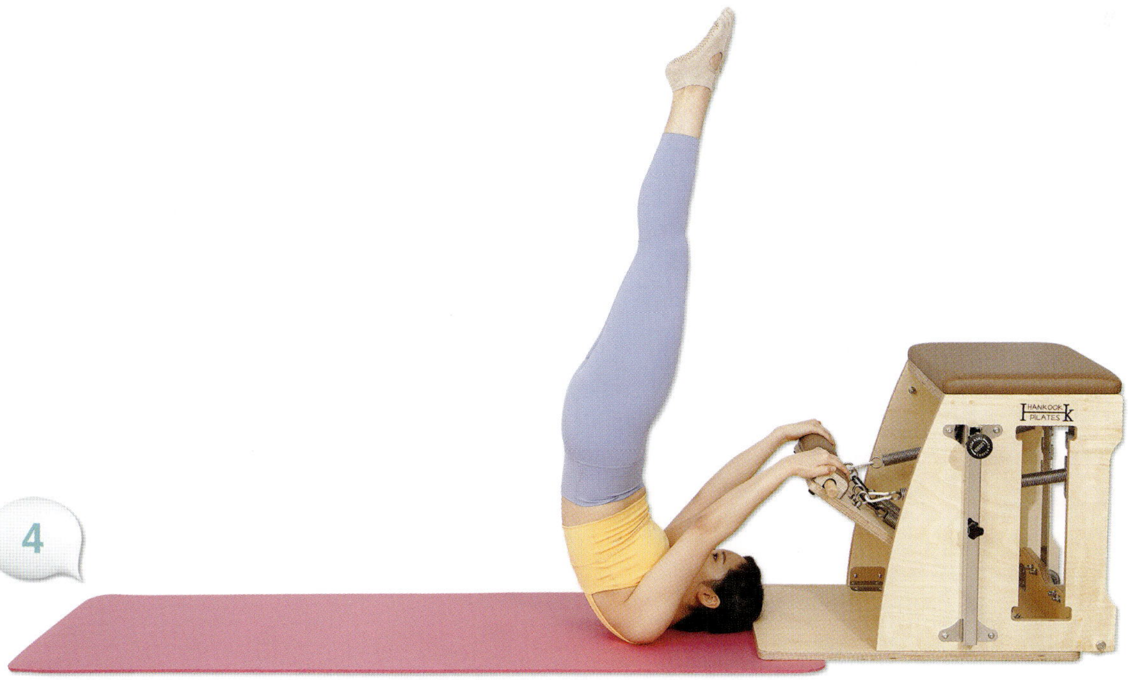

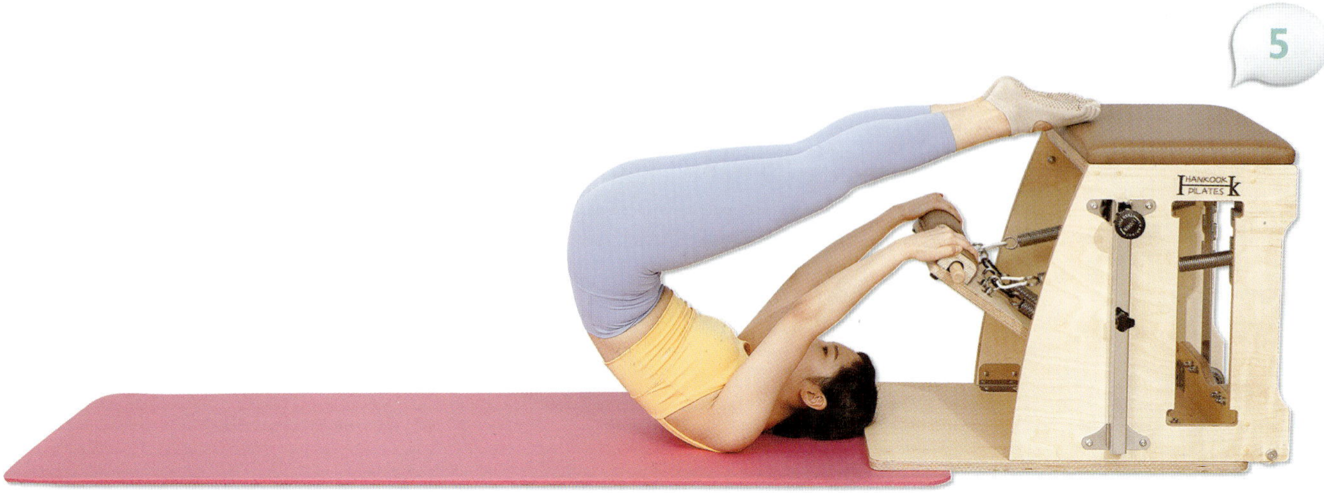
5

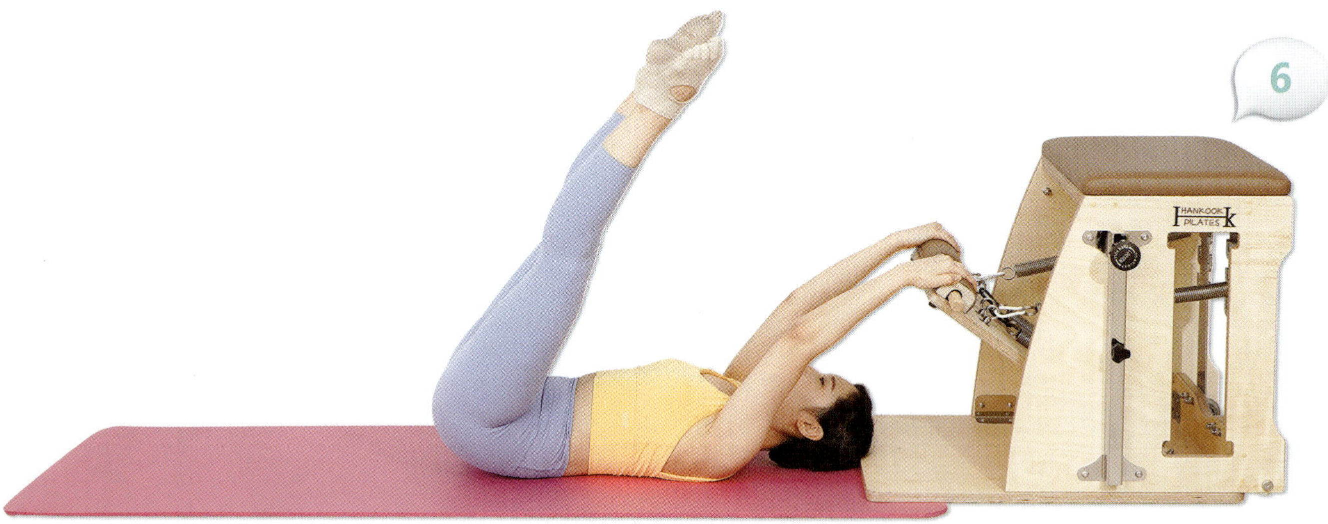
6

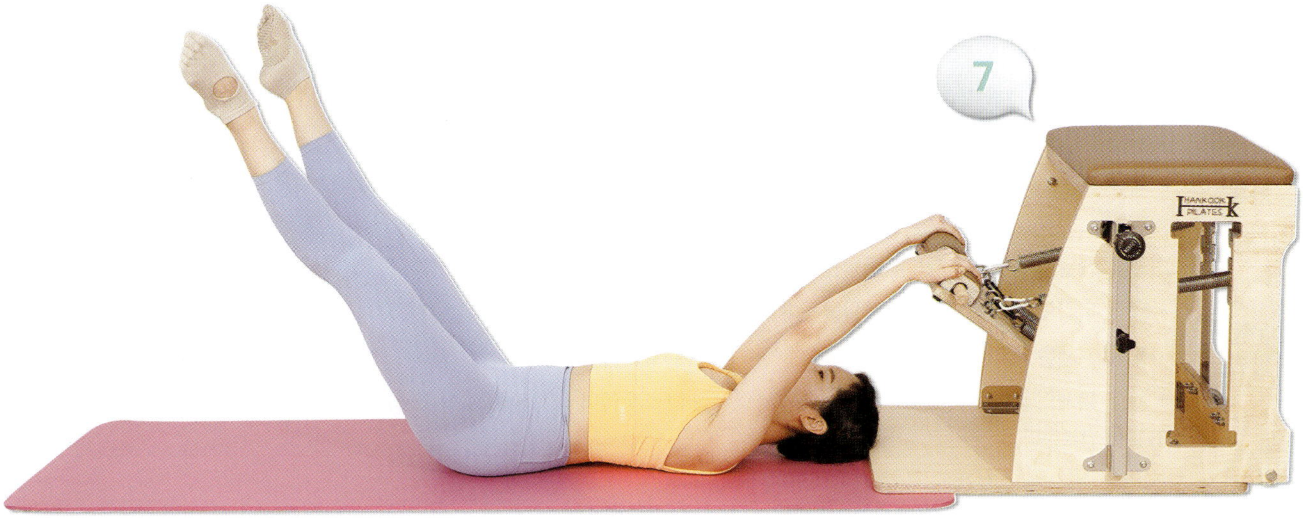
7
HANKOOK PILATES

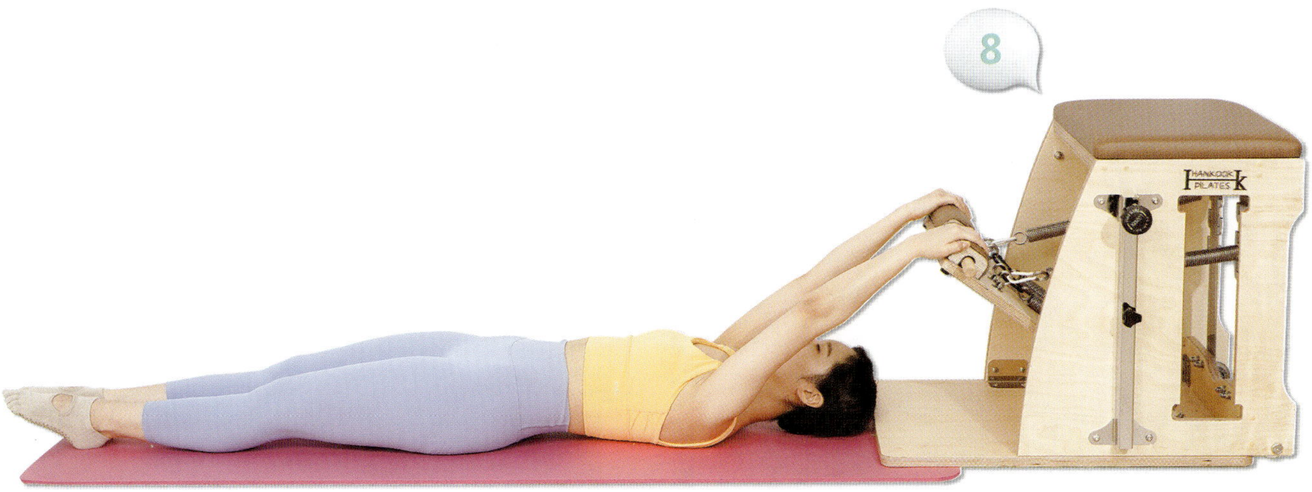
8
HANKOOK PILATES

07 백 업 티저 Back up teaser

시작 자세

- 페달을 잡고 체어 위에 앉아 티저 자세를 취한다(v).

운동 방법

- 들숨: 숨을 들이마시며 자세를 준비한다.
- 날숨: 다리와 상체를 내리면서 양팔을 곧게 유지하며 페달을 누르고, 코어근육을 사용하여 몸통을 수평으로 유지한다.
- 들숨: 자세를 유지한다.
- 들숨: 목뼈의 굽힘을 시작으로 말아 올리면서 동시에 다리를 들어 티저 자세(시작 자세)로 돌아온다.

5~10회 반복한다.

대상 근육

- 동작분석: 몸통 굽힘/폄, 엉덩관절 굽힘/폄
- 주동근
  몸통 굽힘: 배곧은근, 배바깥빗근, 배속빗근
  엉덩관절 굽힘: 허리근, 엉덩근, 넙다리빗근, 넙다리근막긴장근, 넙다리곧은근, 두덩근, 짧은모음근, 긴모음근, 큰모음근, 중간볼기근
- 길항근
  몸통 폄: 엉덩갈비근, 가장긴근, 가시근, 허리네모근, 반가시근, 돌림근, 뭇갈래근, 가시사이근
  엉덩관절 폄: 큰모음근, 큰볼기근, 중간볼기근, 넙다리두갈래근, 반막모양근, 반힘줄모양근

주의 사항

- 척추의 분절을 강조한다.
- 코어근육을 조절한다.
- 강사의 지도가 필요하다.

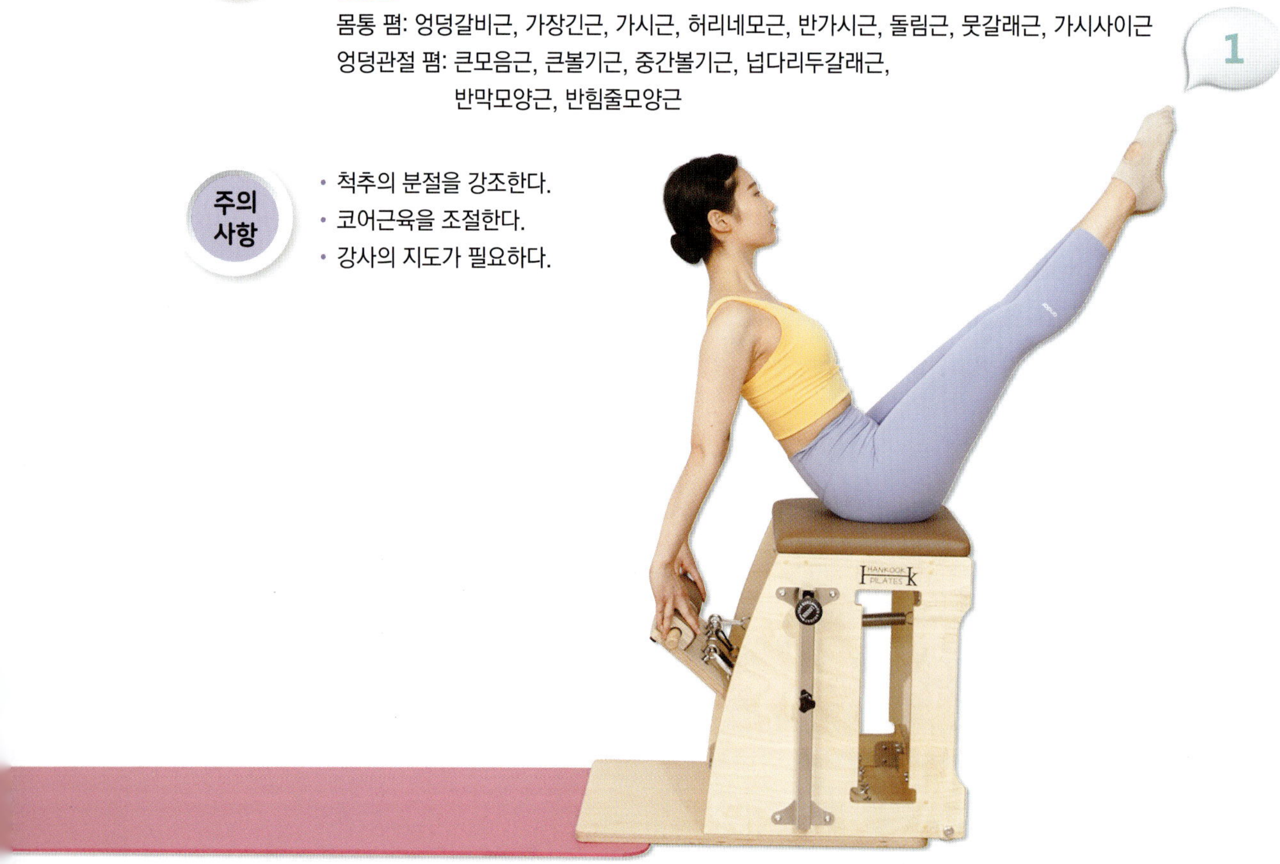

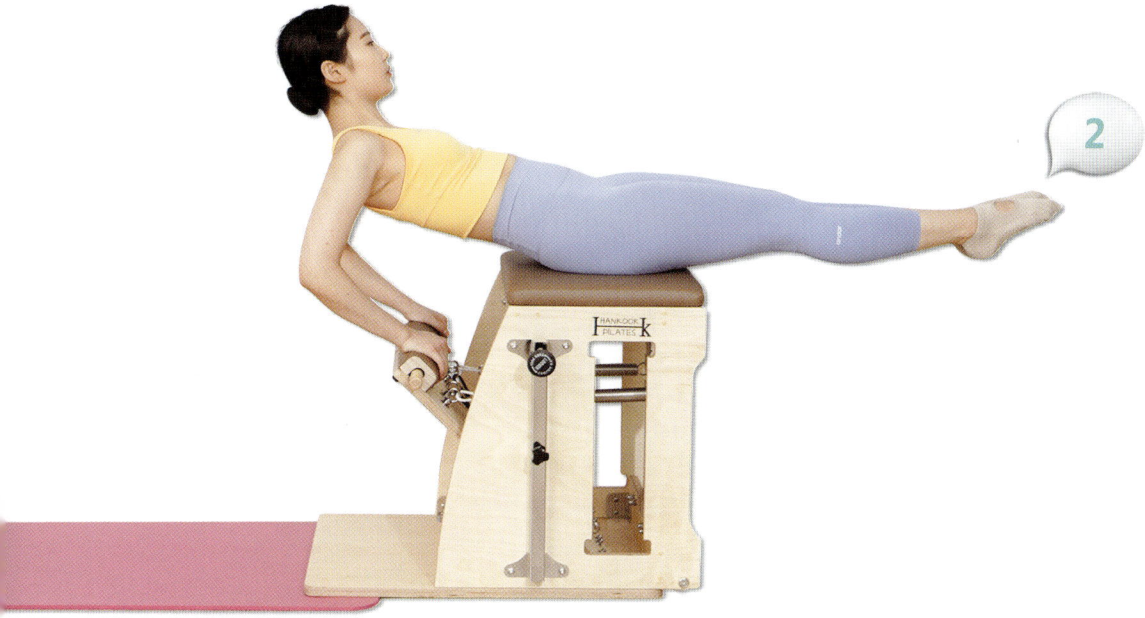
2

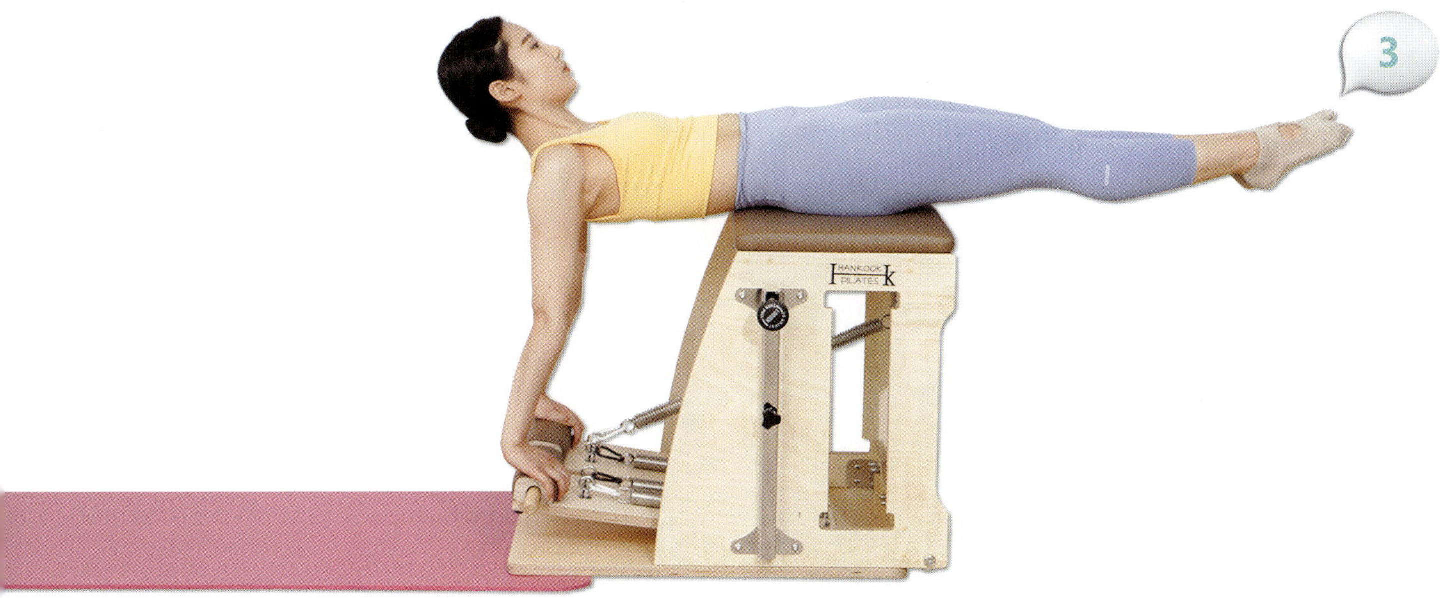
3

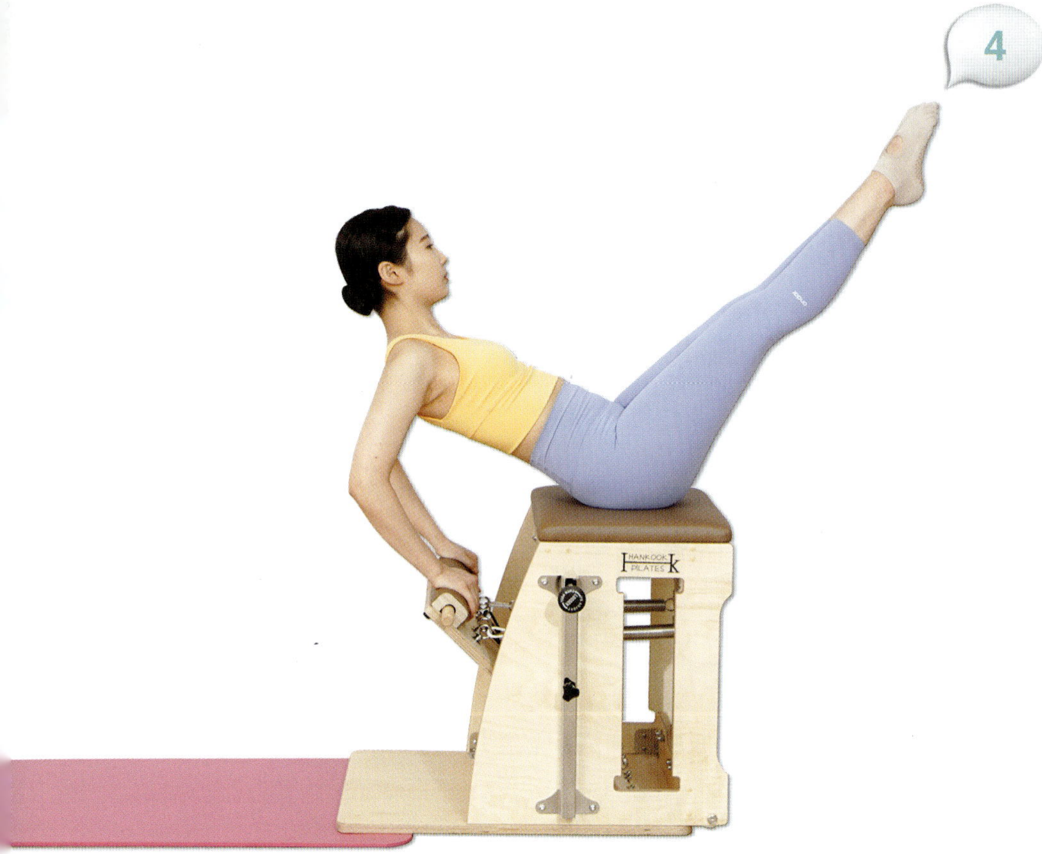
4

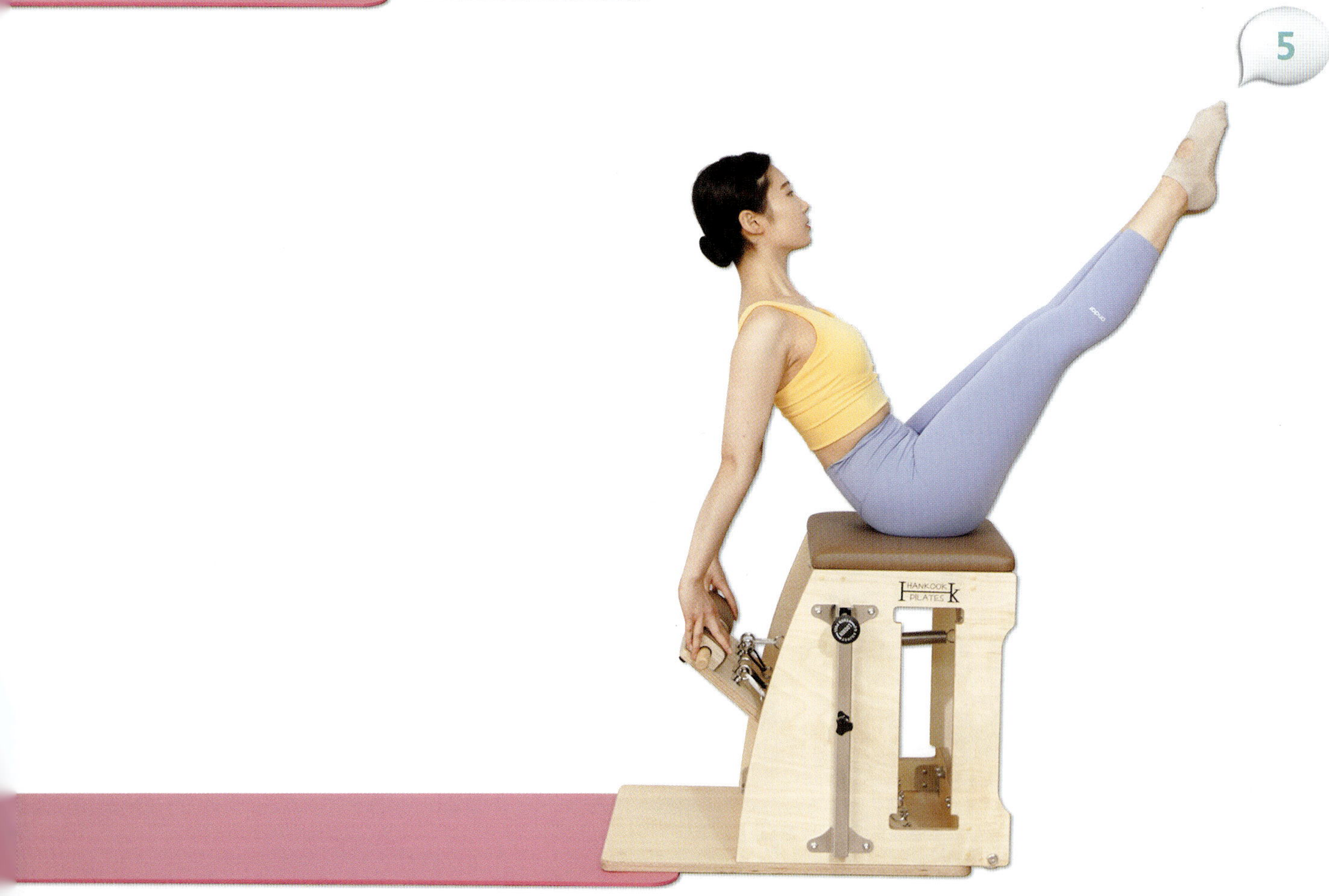
5

08 풀 업 Pull up

시작 자세

- 양발로 페달을 밟고 서서, 양손은 체어 가장자리를 잡고 선 자세를 취한다.

운동 방법

- 들숨: 발목을 발등 쪽으로 굽히고 발뒤꿈치를 낮춘다.
- 날숨: 발목을 발바닥 쪽으로 굽히고, 척추의 굽힘을 유지하며 허리뼈와 골반을 천장 쪽으로 들어 올려 페달을 들어 올린다. 몸무게가 손으로 옮겨가도록 한다. 3~5를 셀 동안 숨을 내쉬면서 유지한다.
- 들숨: 페달이 시작위치로 오도록 조절하며 내린다.

3회 반복한다.

대상 근육

- 동작분석: 몸통 굽힘/폄
- 주동근
  몸통 굽힘: 배곧은근, 배바깥빗근, 배속빗근
- 길항근
  몸통 폄: 엉덩갈비근, 가장긴근, 가시근, 허리네모근, 반가시근, 돌림근, 뭇갈래근, 가시사이근

주의 사항

- 코어의 힘을 증가시키는데 집중한다.
- 발이 페달에서 떨어지지 않도록 주의한다.

1

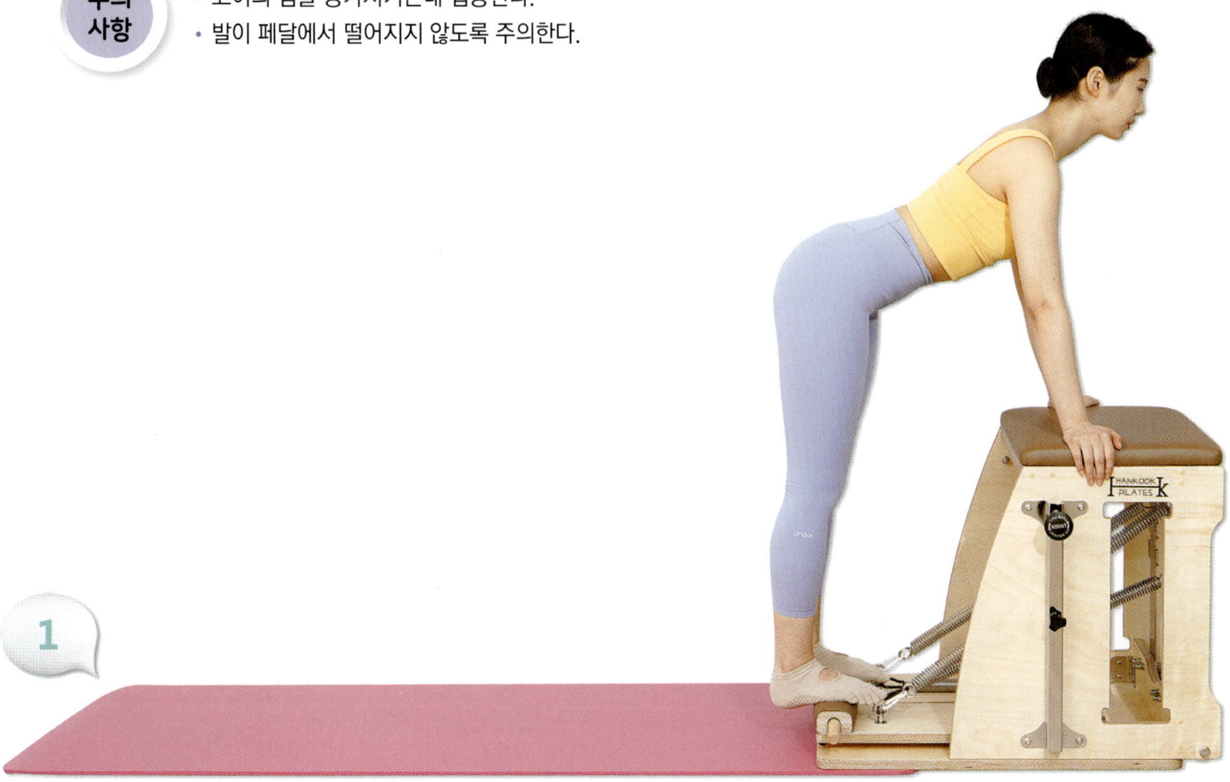

2

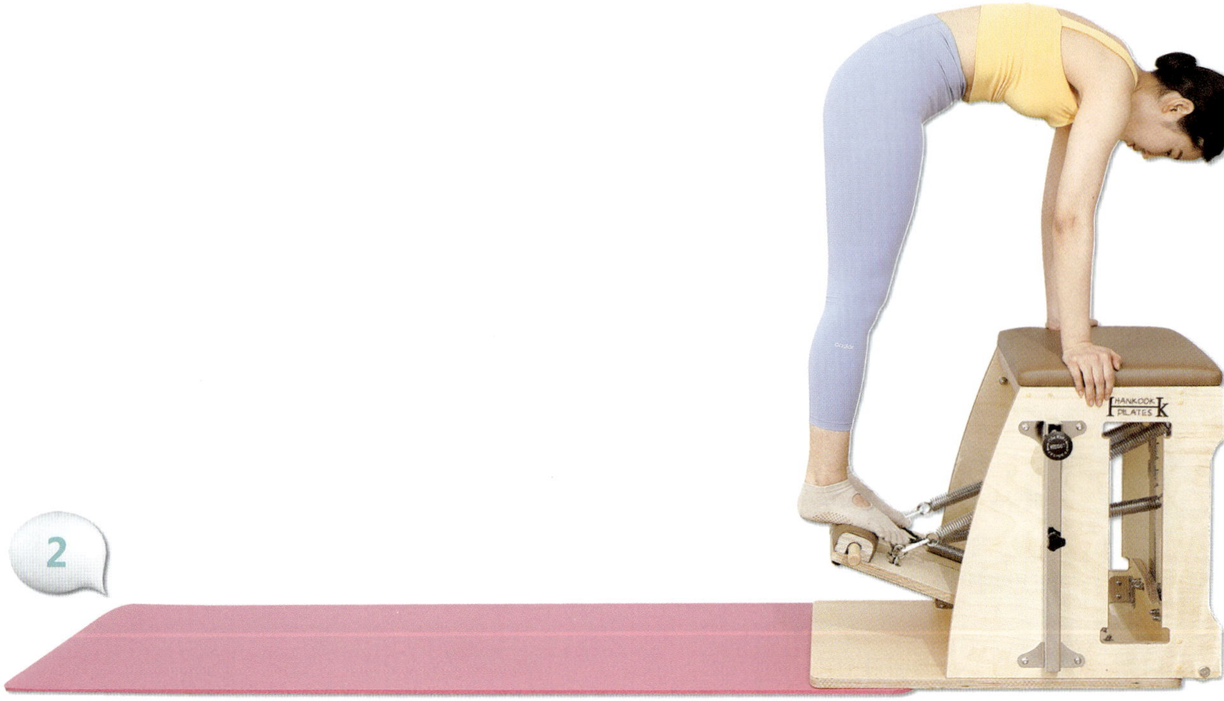

3

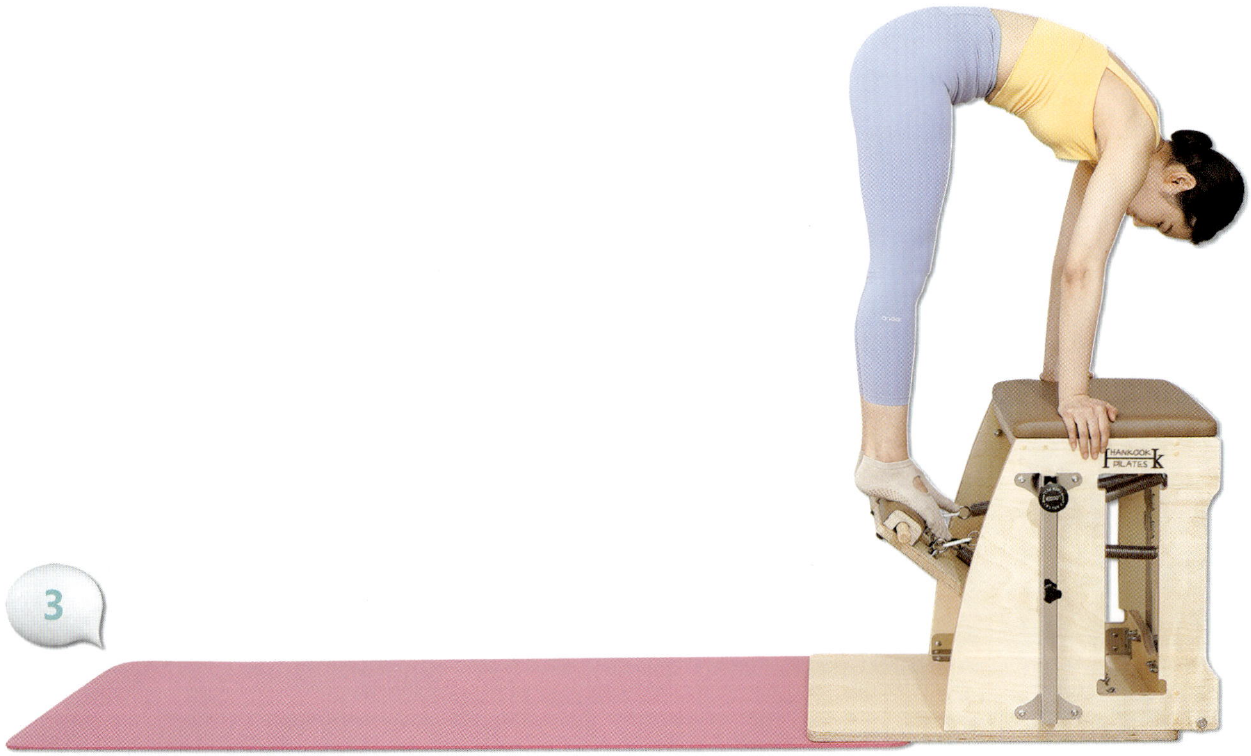

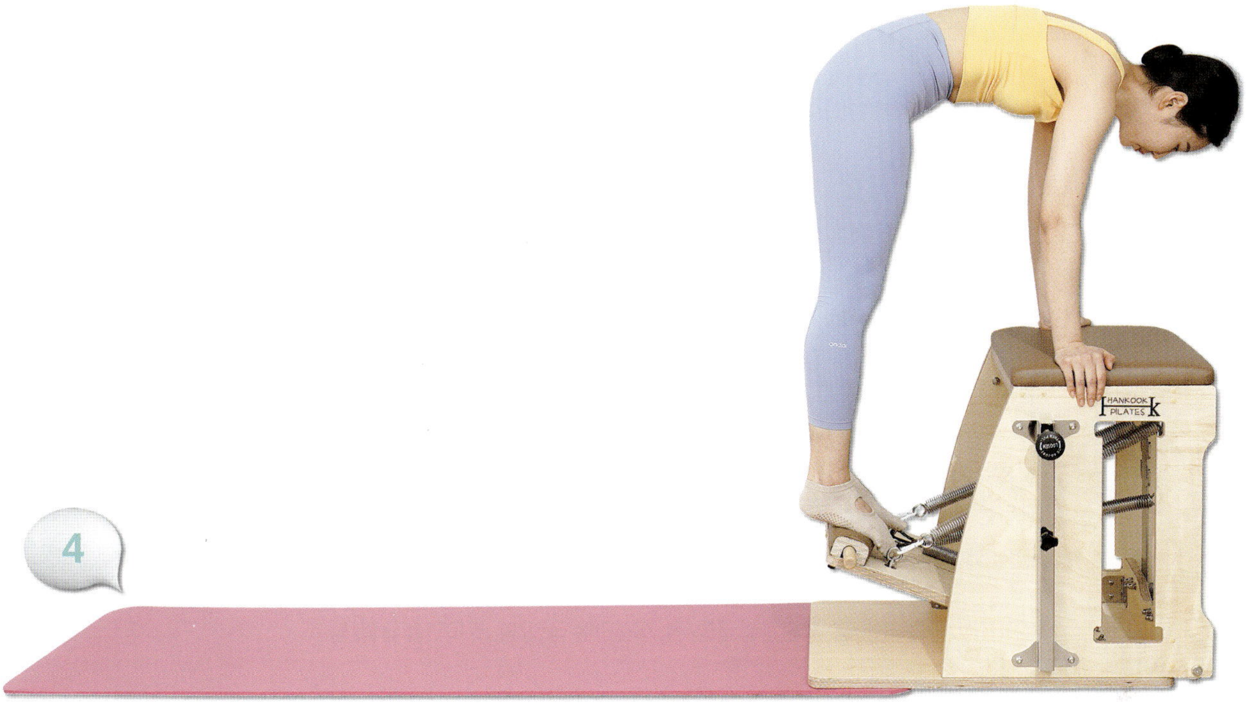
4

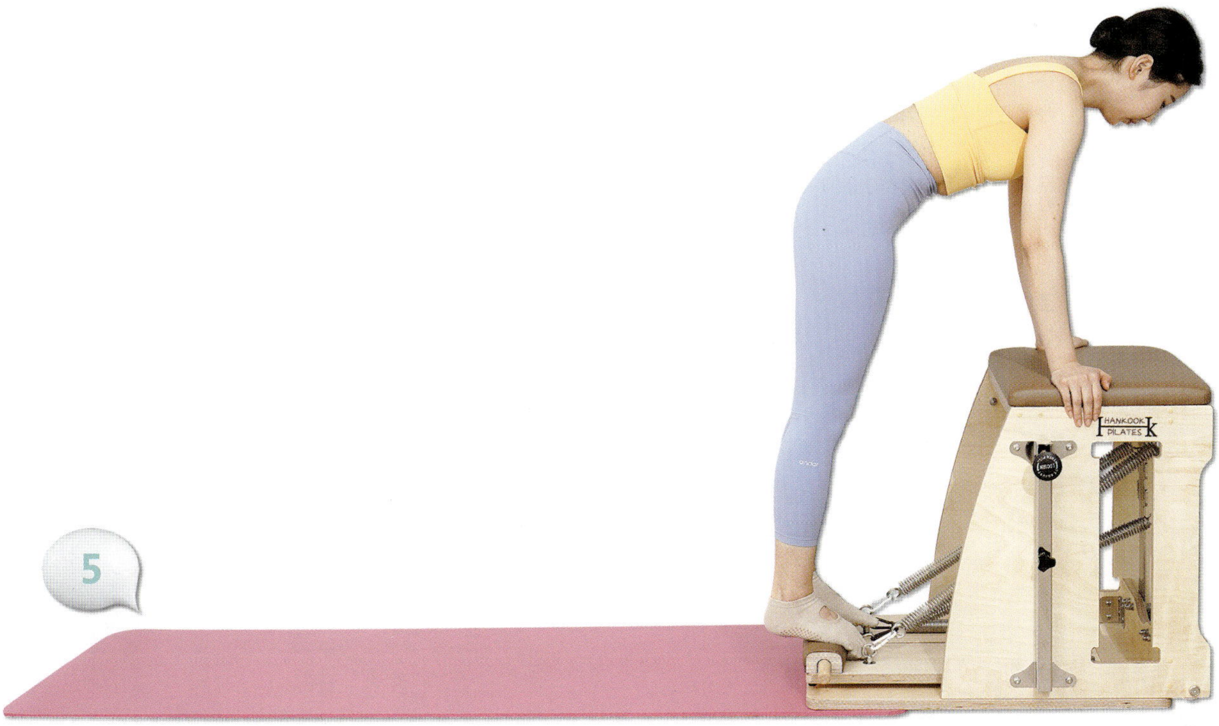
5

09 러닝 Running

시작 자세

- 양발로 페달을 밟고 서서, 양손은 체어 가장자리를 잡고 선 자세를 취한다.

운동 방법

- 들숨: 발목을 발등 쪽으로 굽히고 발뒤꿈치를 낮춘다.
- 날숨: 발목을 발바닥 쪽으로 굽히고, 척추의 굽힘을 유지하며 허리뼈와 골반을 천장 쪽으로 들어 올려 한쪽 다리씩 페달을 들어 올린다. 몸무게가 손으로 옮겨가도록 한다. 숨을 내쉬고 들이마실 때마다 페달을 더 높게 들어 올렸다 내리기를 20~50회 반복한다.
- 들숨: 페달이 시작위치로 오도록 조절하며 내린다.

대상 근육

- 동작분석: 몸통 굽힘/폄, 엉덩관절 굽힘/폄, 무릎관절 굽힘/폄, 발목관절 굽힘/폄
- 주동근
  몸통 굽힘: 배곧은근, 배바깥빗근, 배속빗근
  엉덩관절 굽힘: 허리근, 엉덩근, 넙다리빗근, 넙다리근막긴장근, 넙다리곧은근, 두덩근, 짧은모음근, 긴모음근, 큰모음근, 중간볼기근
  무릎관절 굽힘: 넙다리빗근, 두덩정강근, 넙다리두갈래근, 반막모양근, 반힘줄모양근, 오금근, 장딴지근
  발목관절 굽힘: 앞정강근, 긴발가락폄근, 긴엄지폄근, 셋째종아리근
- 길항근
  몸통 폄: 엉덩갈비근, 가장긴근, 가시근, 허리네모근, 반가시근, 돌림근, 뭇갈래근, 가시사이근
  엉덩관절 폄: 큰모음근, 큰볼기근, 중간볼기근, 넙다리두갈래근, 반막모양근, 반힘줄모양근
  무릎관절 폄: 넙다리곧은근, 가쪽넓은근, 중간넓은근, 안쪽넓은근
  발목관절 폄: 장딴지근, 가자미근, 장딴지빗근, 긴종아리근, 짧은종아리근, 뒤정강근, 긴발가락굽힘근, 긴엄지굽힘근

주의 사항

- 코어를 조절하며 운동한다.

1

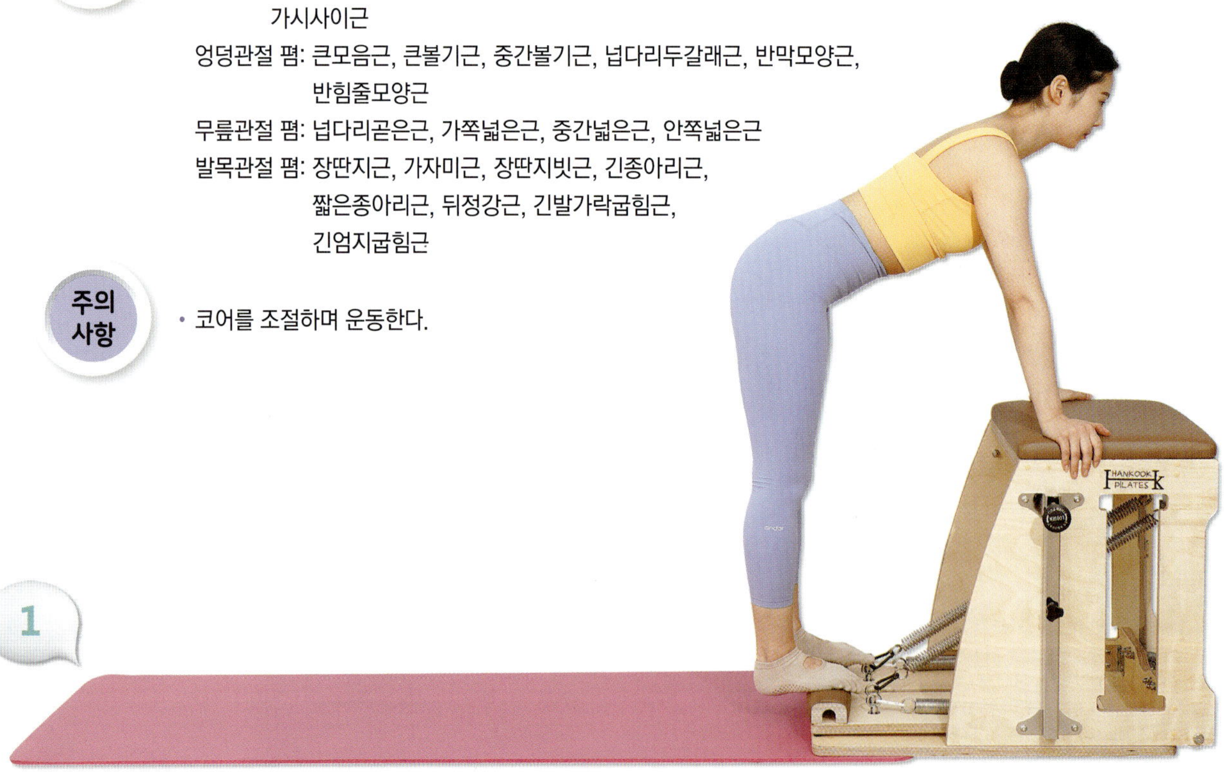

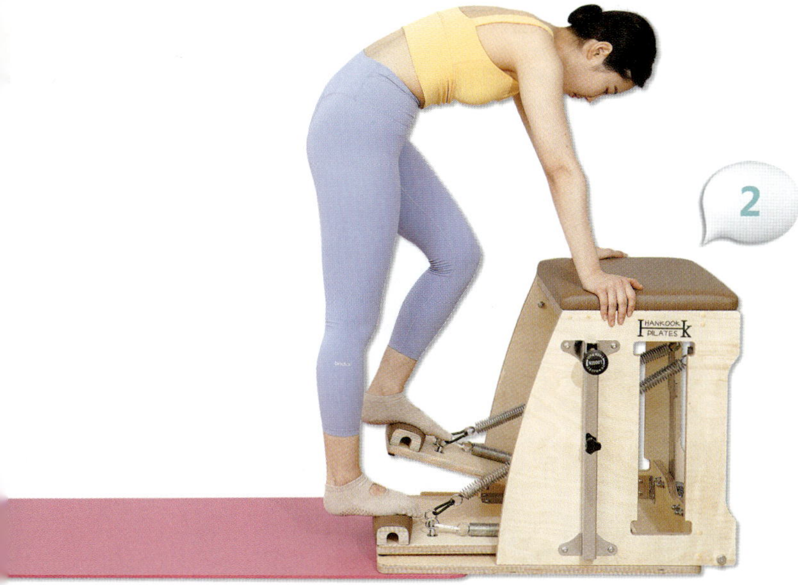
2

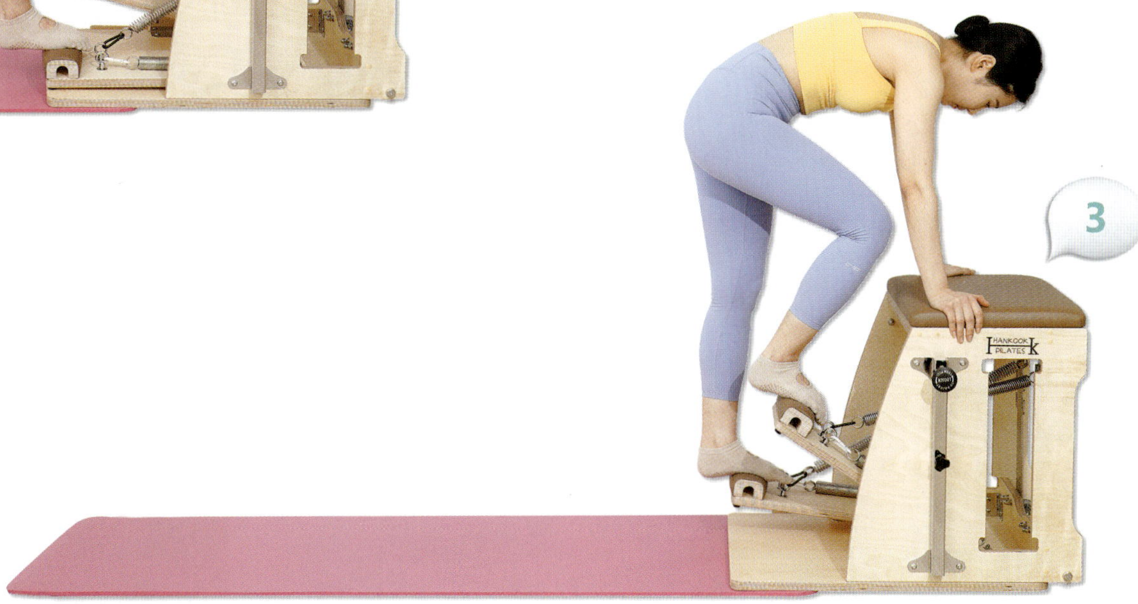
3

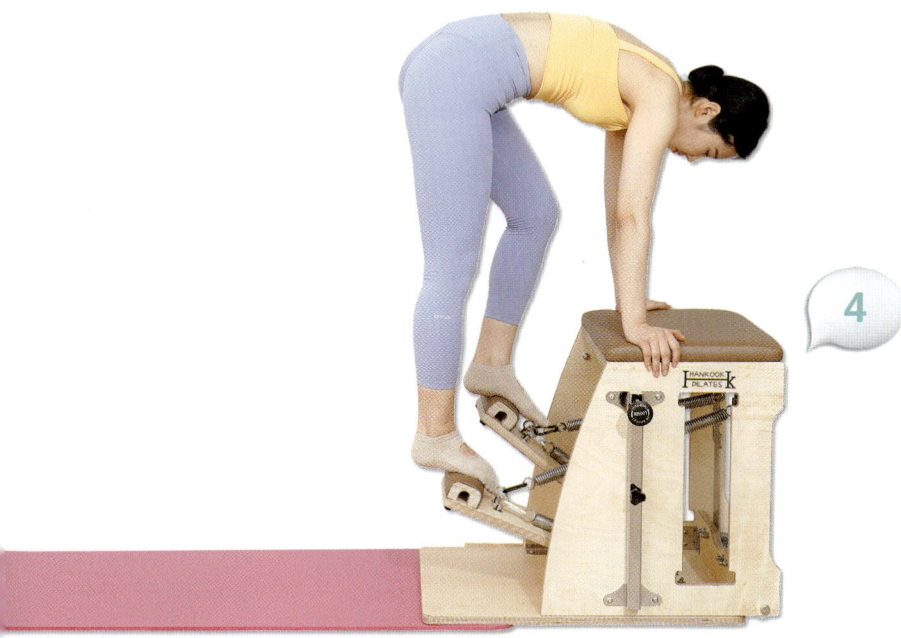
4

5

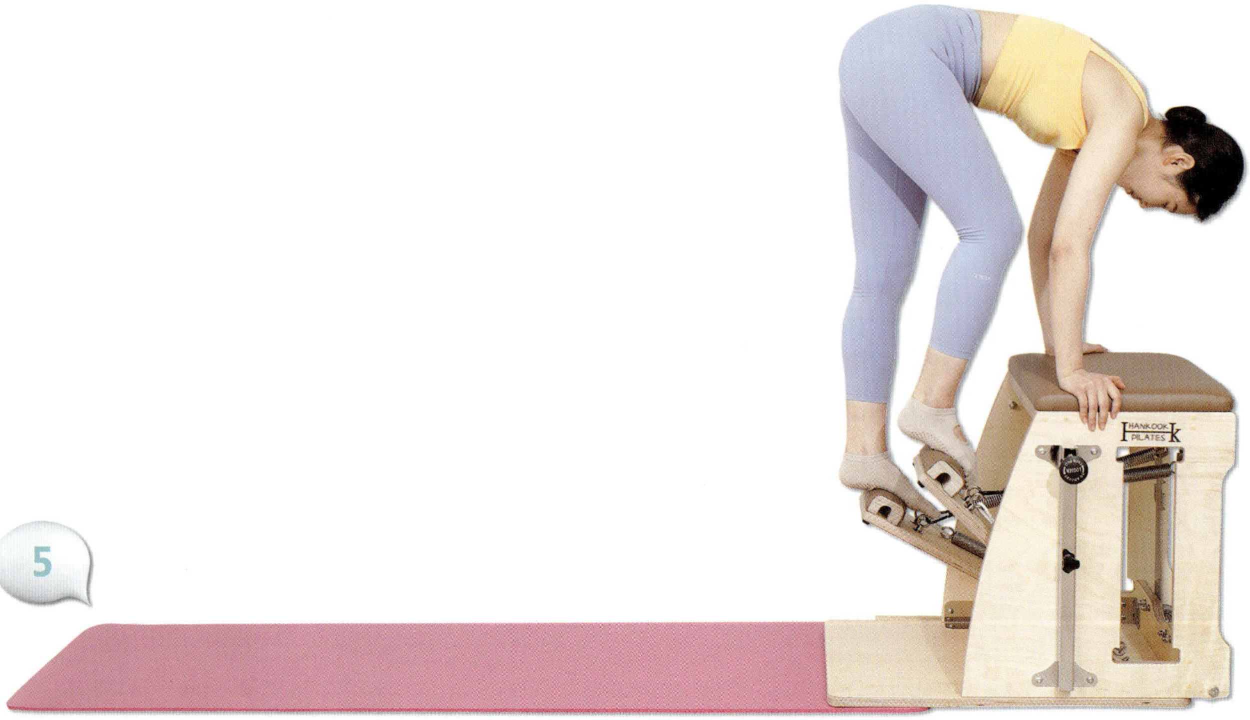

6

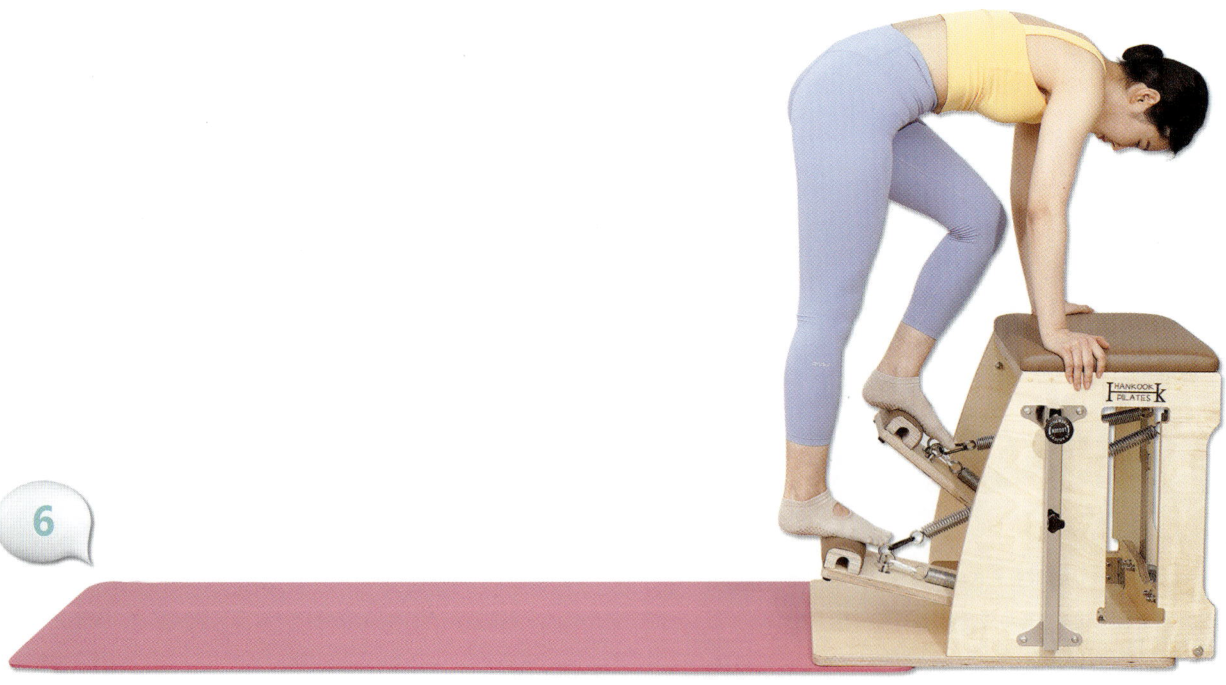

7

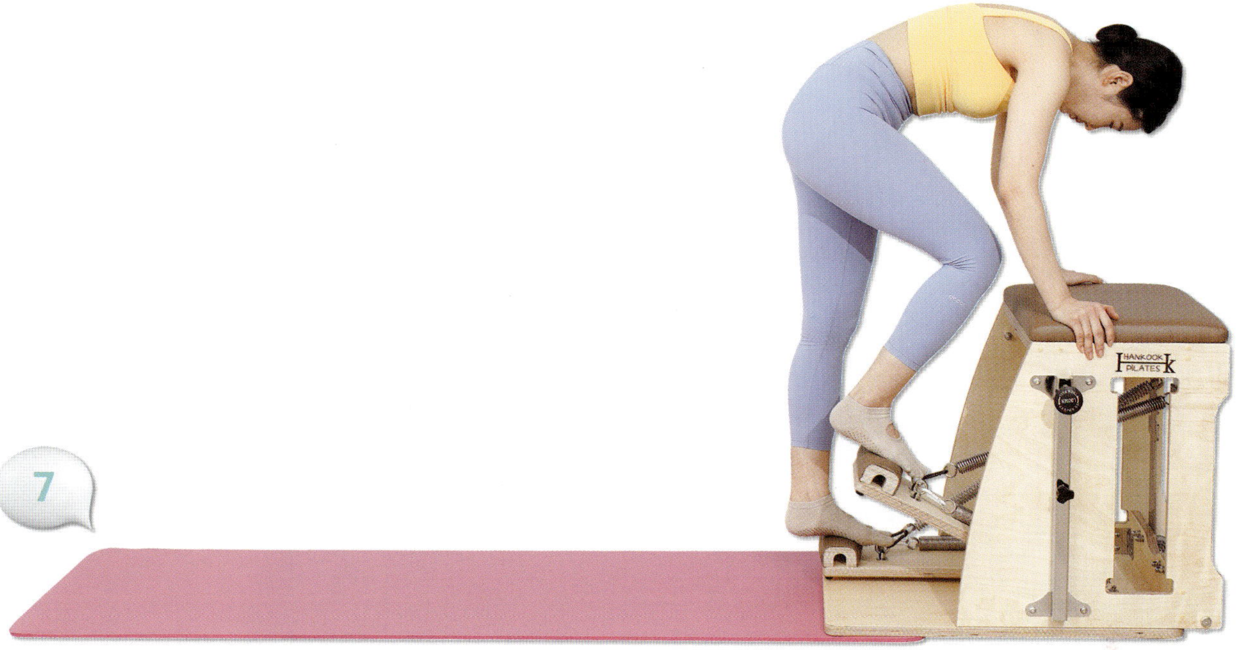

8

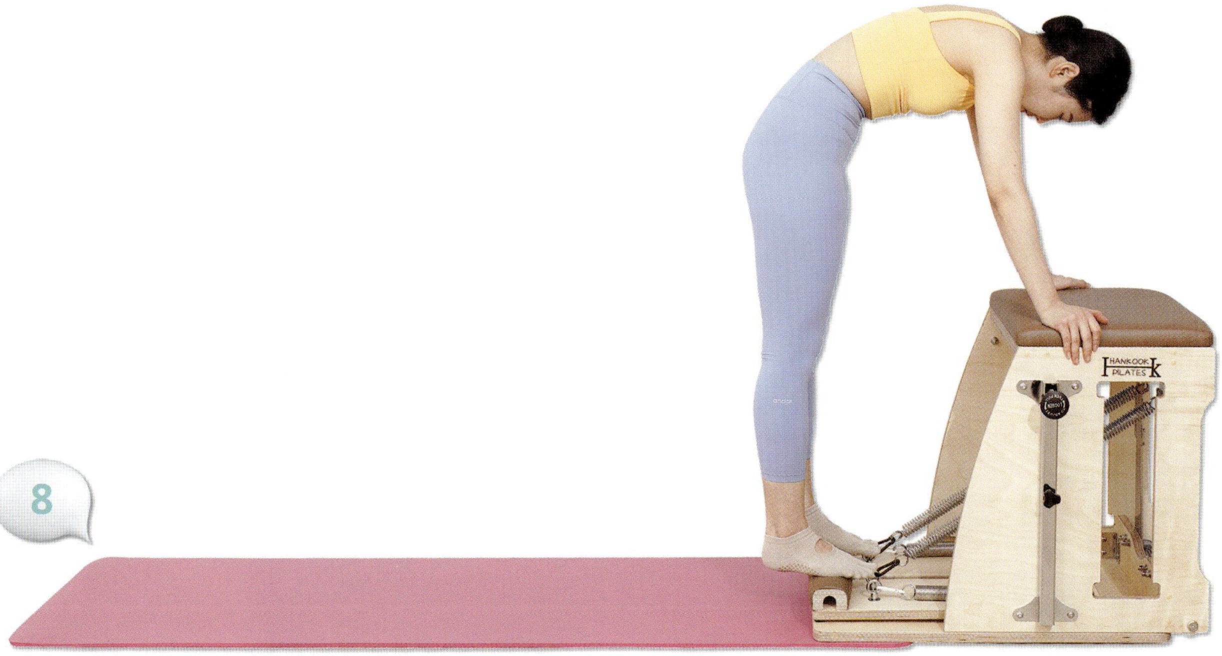

CHAPTER 4

TORSO EXTENSION

01 레그 푸쉬 업 Leg push up

02 스완 체스트 프레스 Swan chest press

03 그래스호퍼 Grasshopper

04 사이드 밴드 Side bend

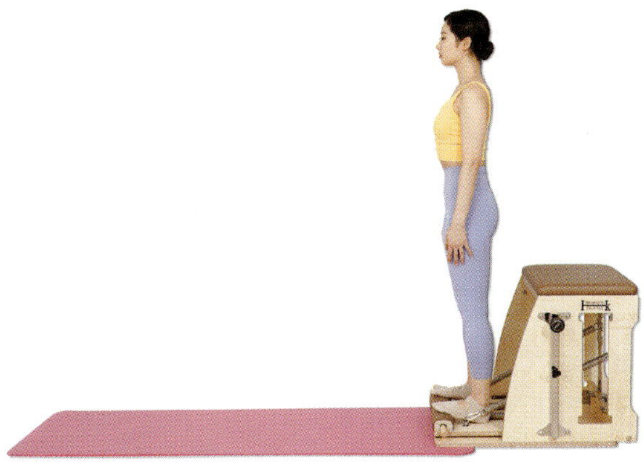

01 레그 푸쉬 업 Leg push up

시작 자세

- 페달을 밟고 선 자세를 취한다.

운동 방법

- 들숨: 머리 꼭대기부터 시작해서 척추를 가능한 한 수직으로 유지한다.
- 날숨: 척추를 목뼈부터 꼬리뼈까지 연속적으로 롤 다운하면서 앞으로 짚어 나간다. 손은 어깨 바로 아래에 두며 척추와 골반을 최대한 중립으로 하여 푸쉬 업 자세를 취한다.
- 들숨: 페달을 조절하며 들어 올리고, 몸통을 최대한 중립으로 유지하며 몸무게를 앞으로 보낸다.
- 날숨: 페달을 조절하며 누르고, 몸통을 최대한 중립으로 유지하며, 몸무게를 뒤로 보낸다.

3~5회 반복한다.

- 들숨: 손을 발 쪽으로 짚어 나가며, 척추를 꼬리뼈부터 목뼈까지 분절하여 굽힌다.
- 날숨: 골반 뒤쪽을 넙다리뼈 뒤쪽으로 끌어당기고 척추를 연속적으로 말아 올리며 시작 자세로 돌아온다.

대상 근육

- 동작분석: 몸통 폄/굽힘, 엉덩관절 폄/굽힘, 무릎관절 폄/굽힘, 엉덩관절 모음/벌림
- 주동근

  몸통 폄: 엉덩갈비근, 가장긴근, 가시근, 허리네모근, 반가시근, 돌림근, 뭇갈래근, 가시사이근

  엉덩관절 굽힘: 허리근, 엉덩근, 넙다리빗근, 넙다리근막긴장근, 넙다리곧은근, 두덩근, 짧은모음근, 긴모음근, 큰모음근, 중간볼기근

  무릎관절 폄: 넙다리곧은근, 가쪽넓은근, 중간넓은근, 안쪽넓은근

  엉덩관절 모음: 두덩근, 짧은모음근, 긴모음근, 두덩정강근, 큰모음근, 큰볼기근, 위쌍둥이근, 아래쌍둥이근, 속폐쇄근, 바깥폐쇄근, 넙다리네모근
- 길항근

  몸통 굽힘: 배곧은근, 배바깥빗근, 배속빗근

  엉덩관절 폄: 큰모음근, 큰볼기근, 중간볼기근, 넙다리두갈래근, 반막모양근, 반힘줄모양근

  무릎관절 굽힘: 넙다리빗근, 두덩정강근, 넙다리두갈래근, 반막모양근, 반힘줄모양근, 오금근, 장딴지근

  엉덩관절 벌림: 넙다리빗근, 넙다리근막긴장근, 궁둥구멍근, 큰볼기근, 중간볼기근, 작은볼기근

주의 사항

- 배근육, 엉덩이폄근과 모음근의 연결을 유지하여 넙다리뼈 위의 골반을 안정시키고, 골반이 내려가지 않도록 한다.

1

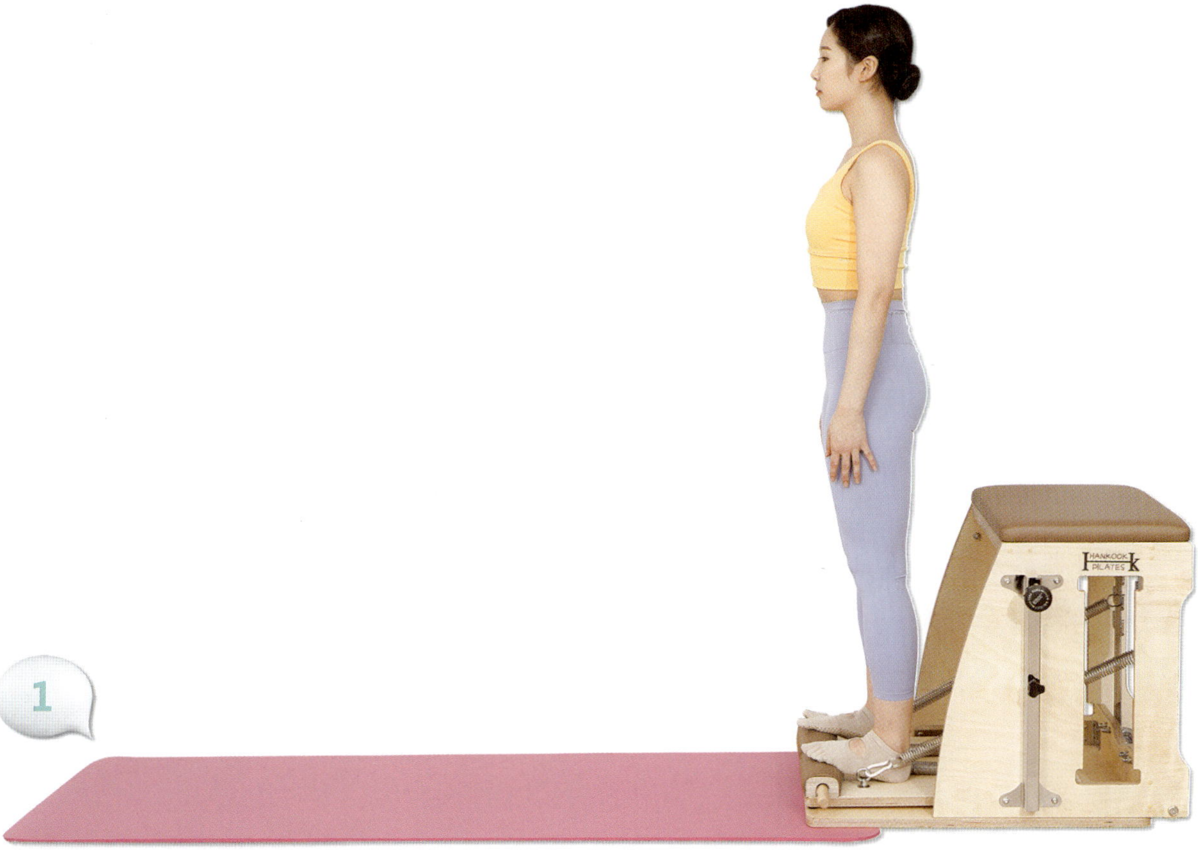

2

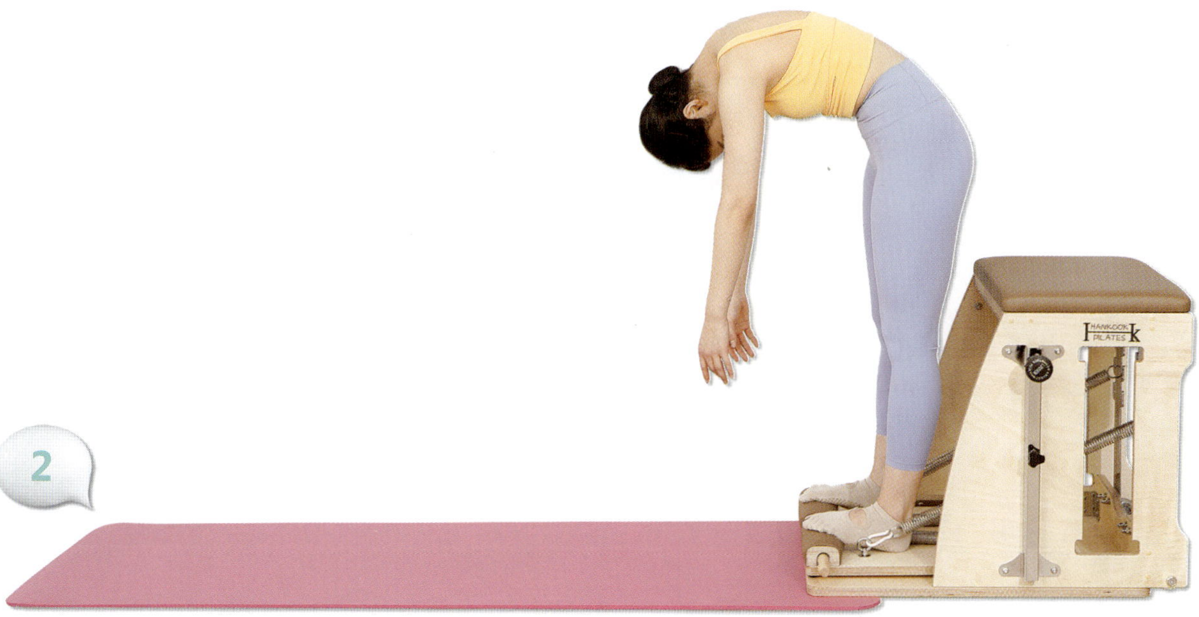

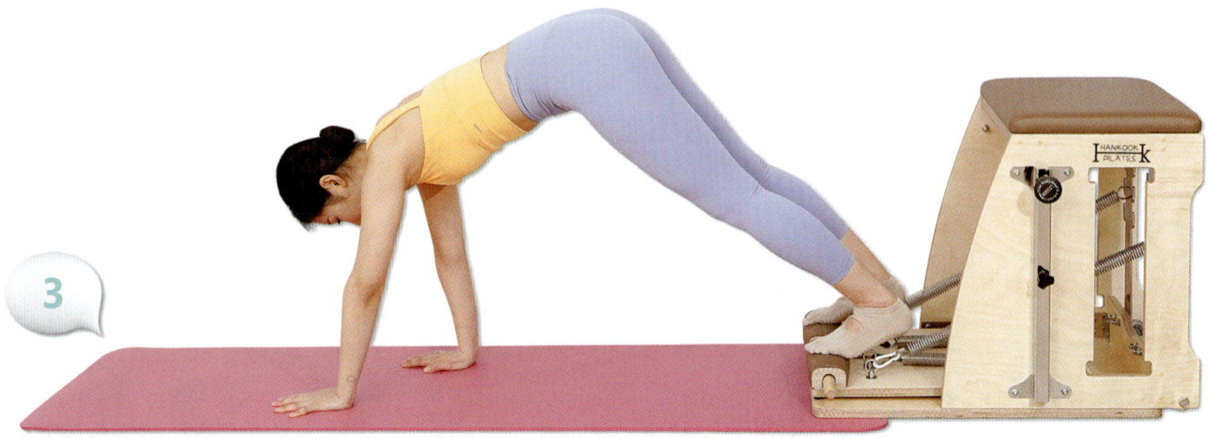

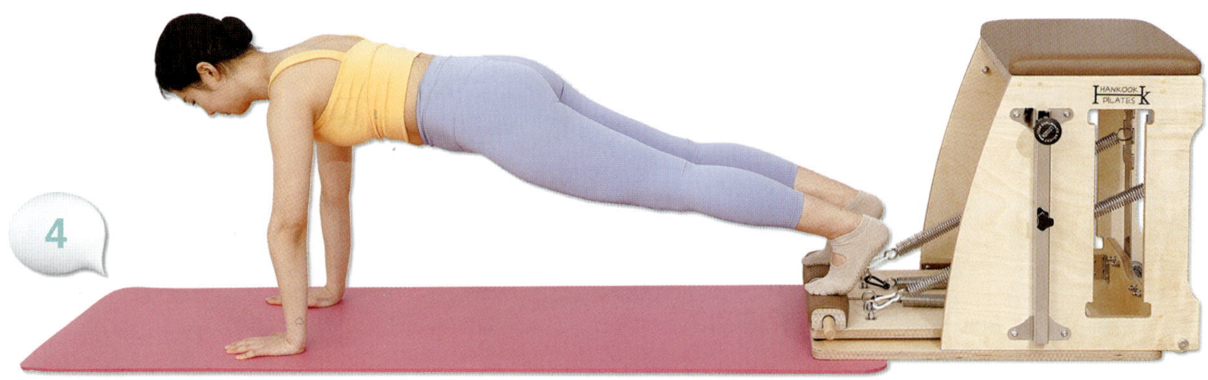

5

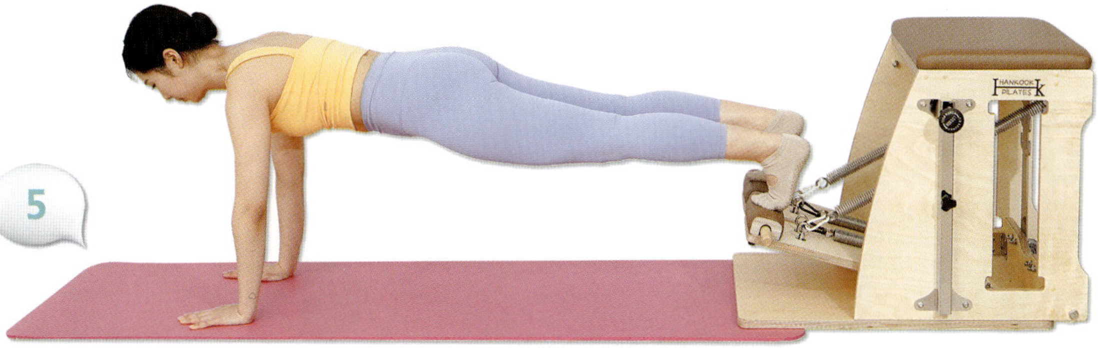

6

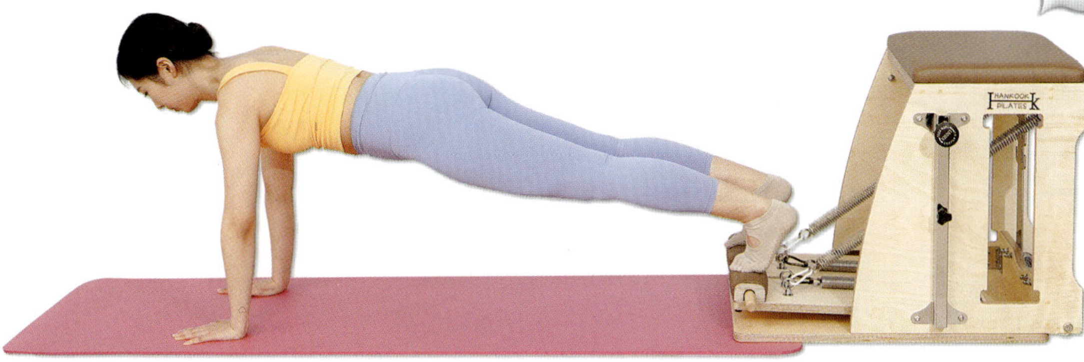

7

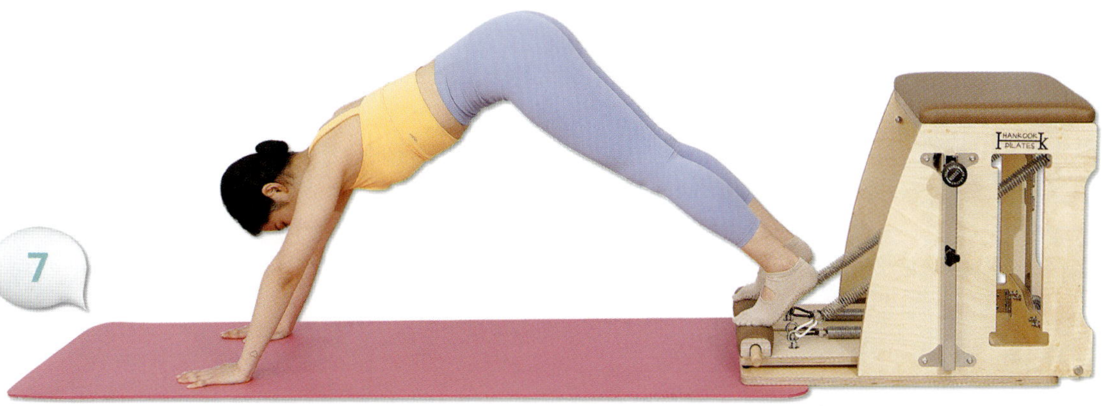

8

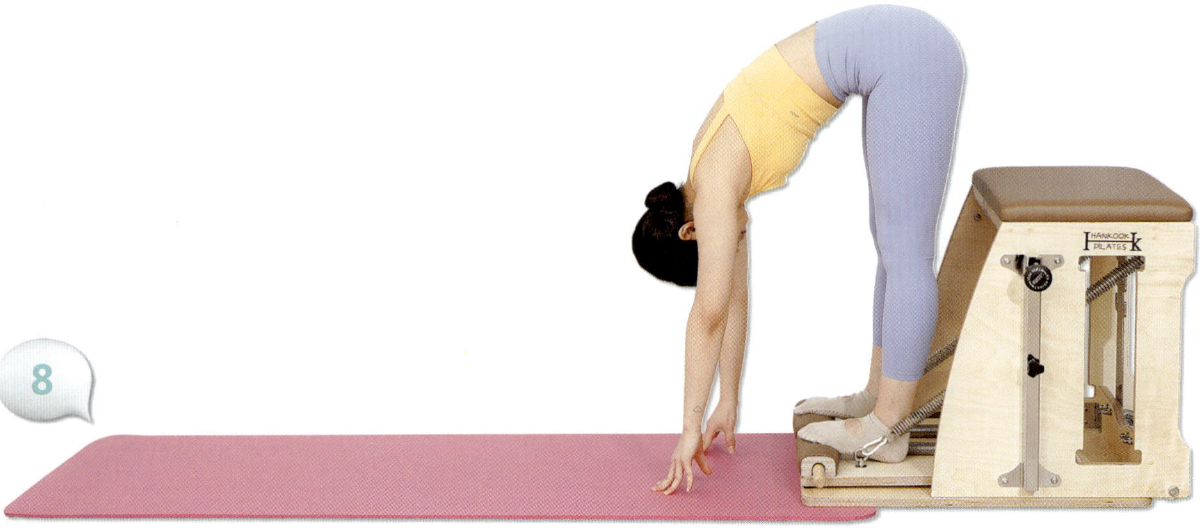

9

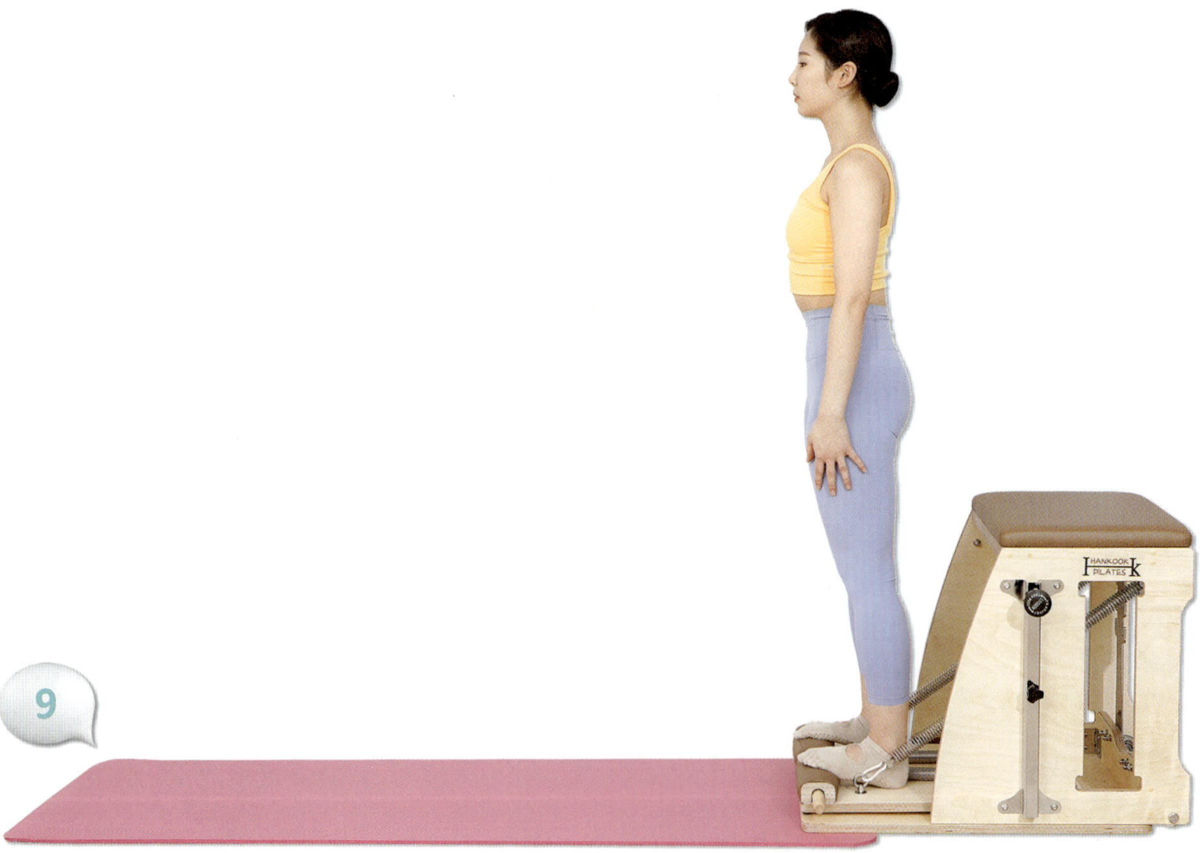

02 스완 체스트 프레스 Swan chest press

시작 자세

- 엎드린 자세를 취한다.
- 양손은 페달을 잡는다.
- 위앞엉덩뼈가시가 체어의 앞쪽 가장자리에 오도록 위치시킨다.

운동 방법

- 들숨: 숨을 들이마시며 자세를 준비한다.
- 날숨: 척추는 스완 자세를 유지하고, 다리를 뒤로 그리고 위로 뻗으며 시작한다. 몸통을 체어 가장자리 앞으로 롤링하며, 만약 필요하다면 팔꿈치를 약간 굽히도록 한다.
- 들숨: 몸통을 들어 올려 시작 자세로 돌아온다.

5회 반복한다.

대상 근육

- 동작분석: 어깨관절 폄/굽힘, 팔목관절 굽힘/폄
- 주동근
  어깨관절 폄: 어깨세모근, 넓은등근, 큰원근, 큰가슴근, 위팔세갈래근
  팔목관절 굽힘: 위팔두갈래근, 위팔근, 위팔노근, 노쪽손목굽힘근, 긴손바닥근, 자쪽손목굽힘근, 원엎침근, 긴노쪽손목폄근, 짧은노쪽손목폄근
- 길항근
  어깨관절 굽힘: 어깨세모근, 큰가슴근, 부리위팔근, 위팔두갈래근
  팔목관절 폄: 위팔세갈래근, 팔꿈치근, 손뒤침근, 자쪽손목폄근, 손가락폄근, 새끼폄근

주의 사항

- 어깨뼈의 안정성을 유지한다.
- 스완 자세를 유지한다.

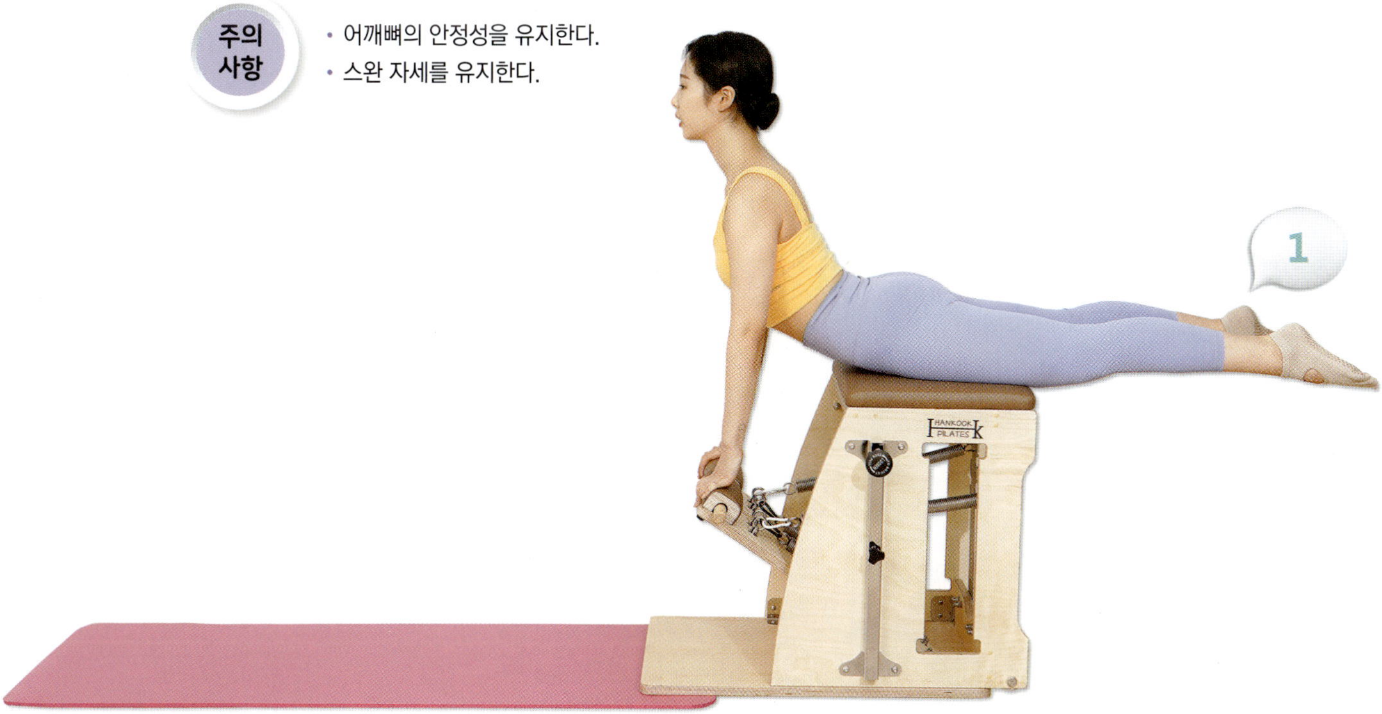

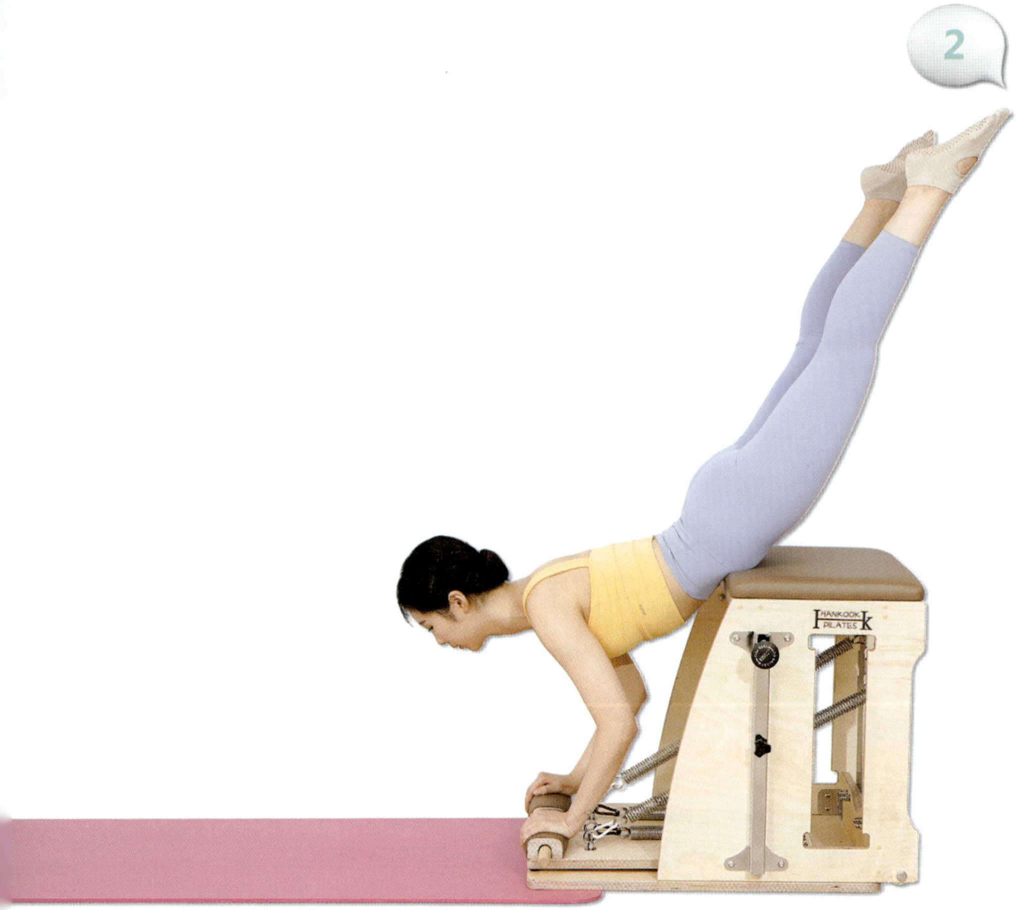
2

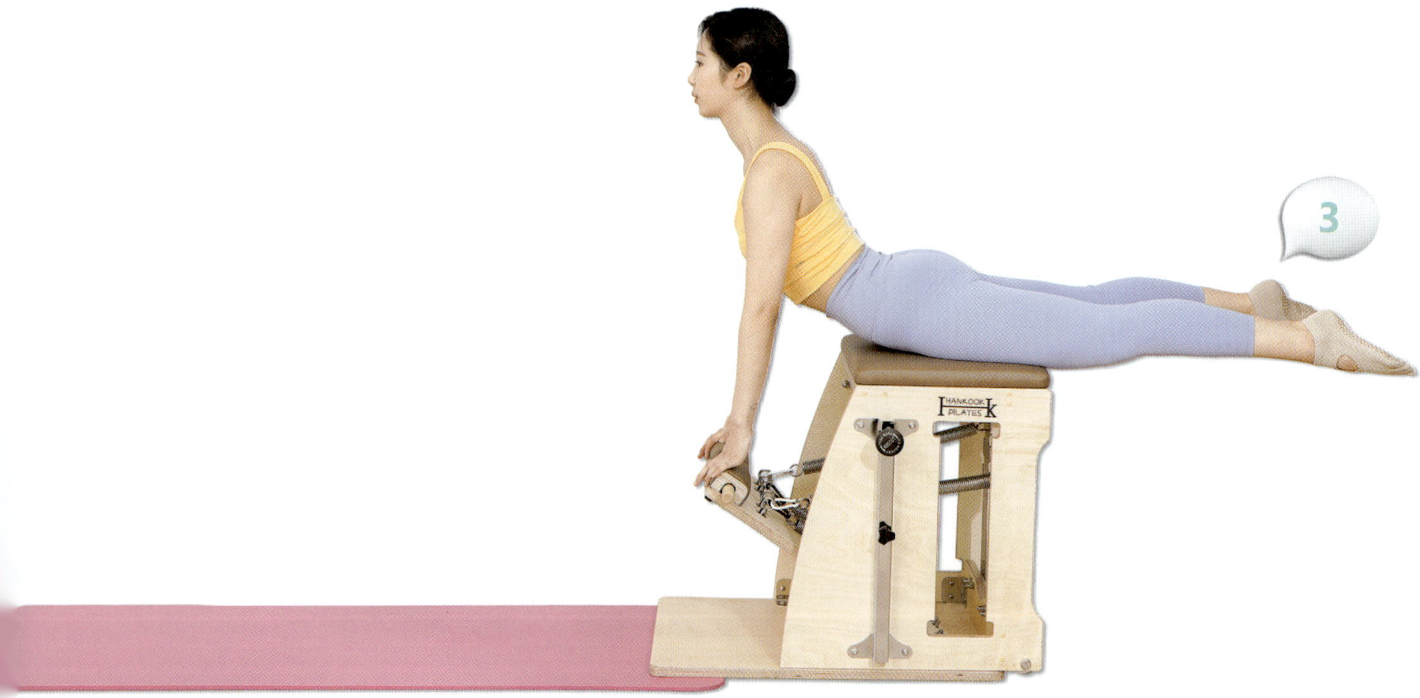
3

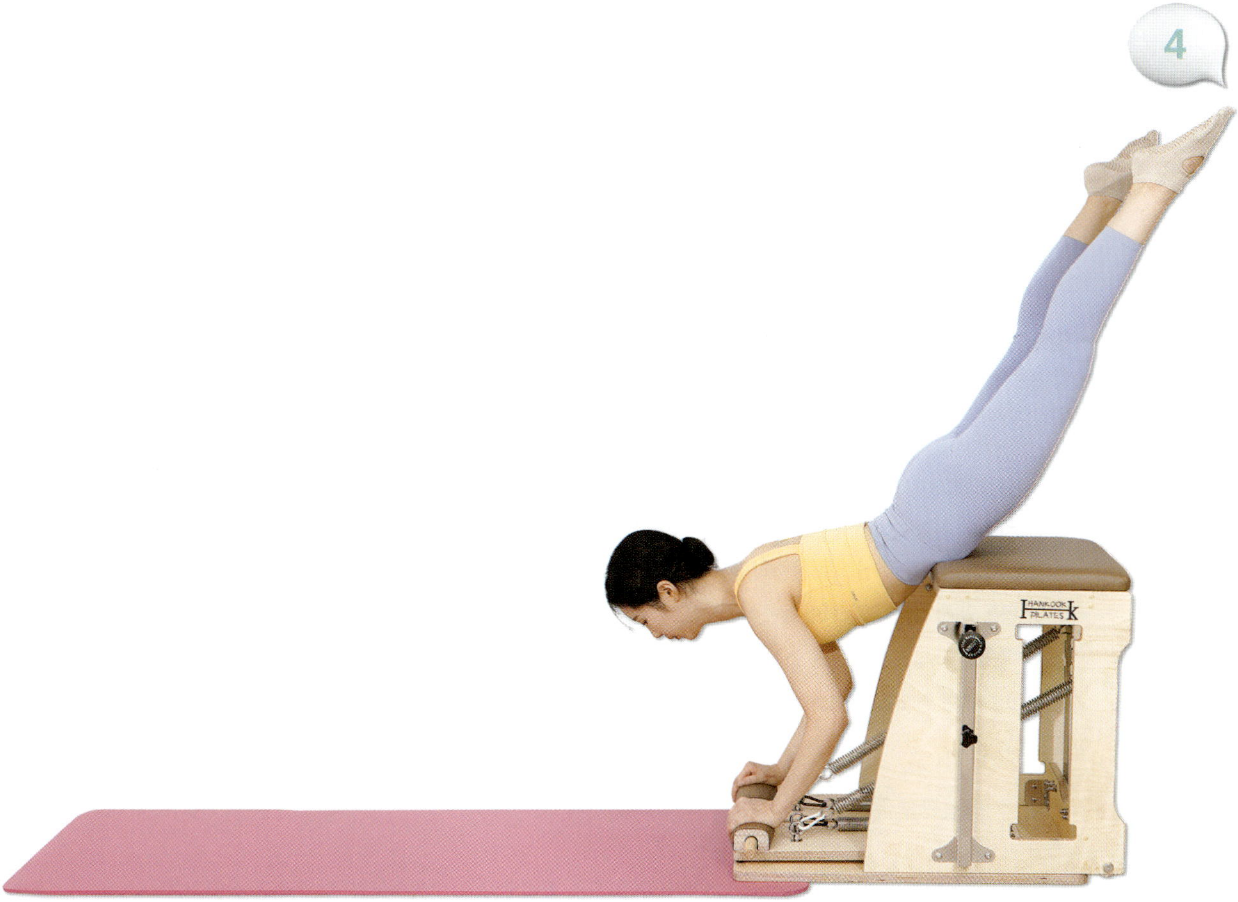
4

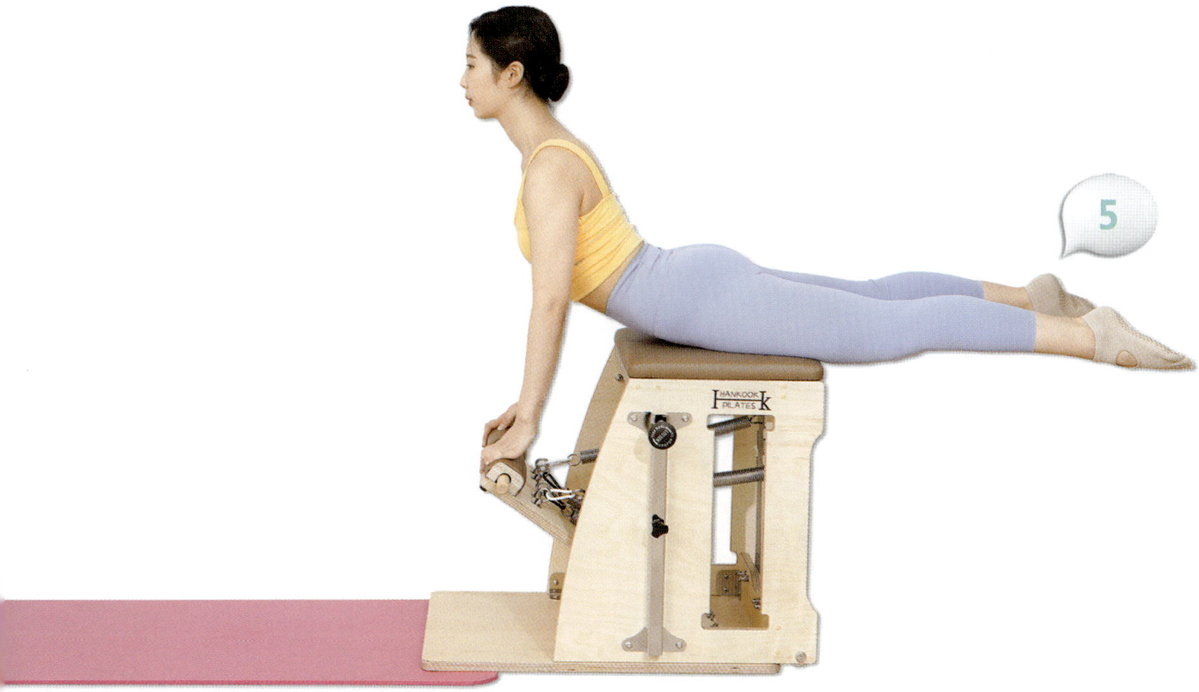
5

03 그래스호퍼 Grasshopper

시작 자세

- 엎드린 자세를 취한다.
- 양손은 페달을 잡는다.
- 위앞엉덩뼈가시가 체어의 앞쪽 가장자리에 위치하게 한다.

운동 방법

- 들숨: 숨을 들이마시며 자세를 준비한다.
- 날숨: 척추는 스완 자세를 유지하고, 다리를 뒤로 그리고 위로 뻗으며 시작한다.
  몸통을 체어 가장자리 앞으로 롤링하며, 만약 필요하다면 팔꿈치를 약간 굽히도록 한다.
- 들숨: 몸통의 자세를 유지하며, 무릎을 굽히고 발목을 번갈아 가며 3번 교차시킨다.
- 날숨: 몸통의 자세를 유지하며 엉덩이를 최대한 늘인 채 유지하고, 무릎을 편다.
- 들숨: 어깨뼈의 안정을 유지하며, 몸통을 들어 올려 시작 자세로 돌아온다.

5회 반복한다.

대상 근육

- 동작분석: 무릎관절 굽힘/폄
- 주동근
  무릎관절 굽힘: 넙다리빗근, 두덩정강근, 넙다리두갈래근, 반막모양근, 반힘줄모양근, 오금근, 장딴지근
- 길항근
  무릎관절 폄: 넙다리곧은근, 가쪽넓은근, 중간넓은근, 안쪽넓은근

주의 사항

- 어깨뼈의 안정성을 유지한다.
- 스완 자세를 유지한다.

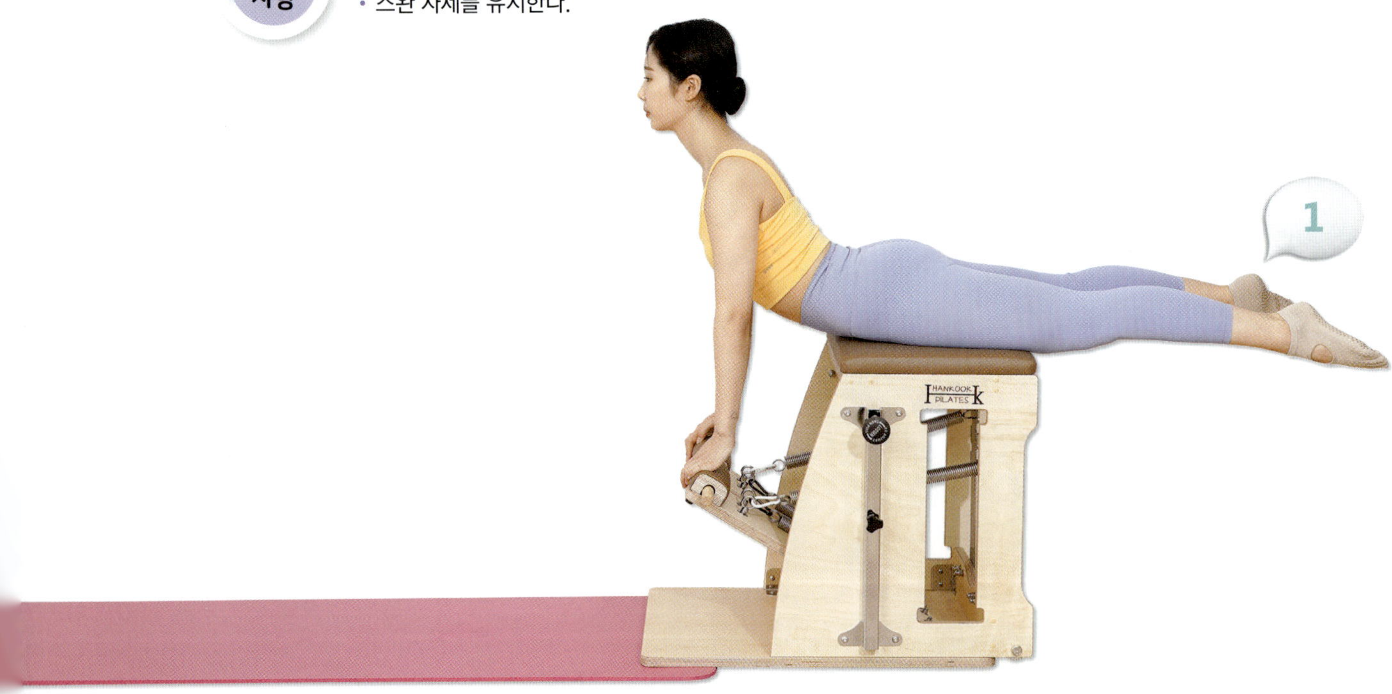

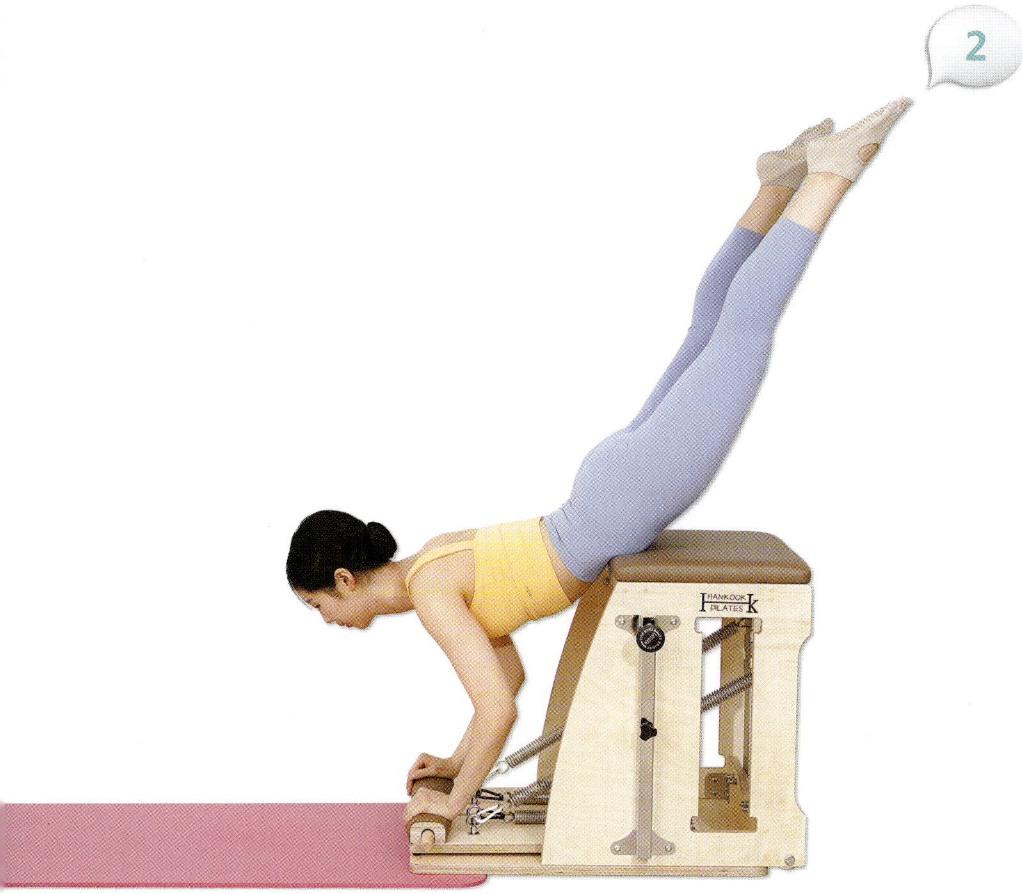
2
HANKOOK PILATES

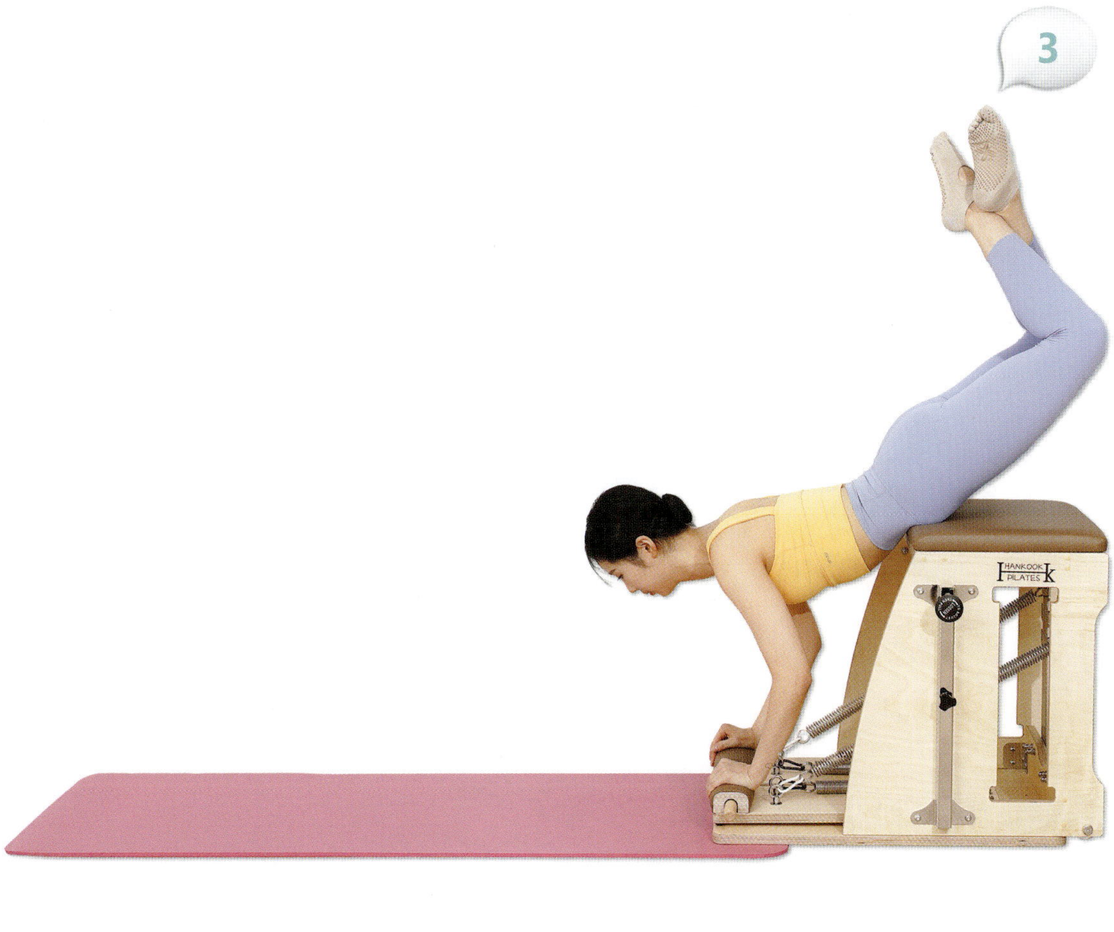
3
HANKOOK PILATES

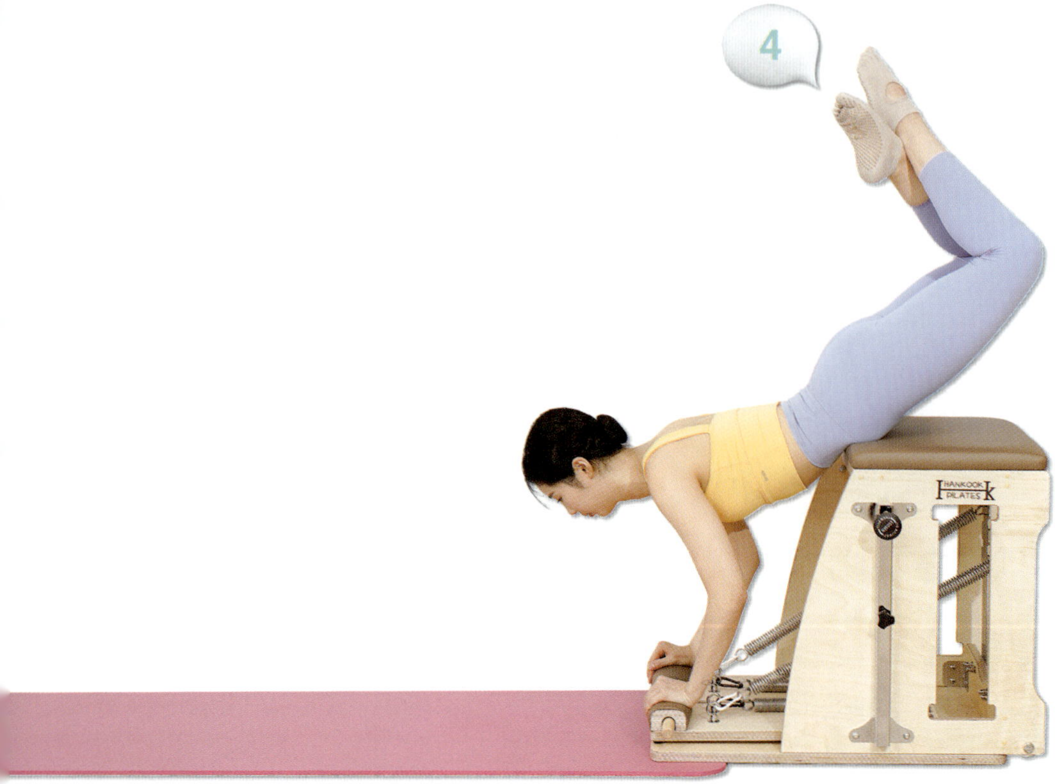
4
HANKOOK PILATES

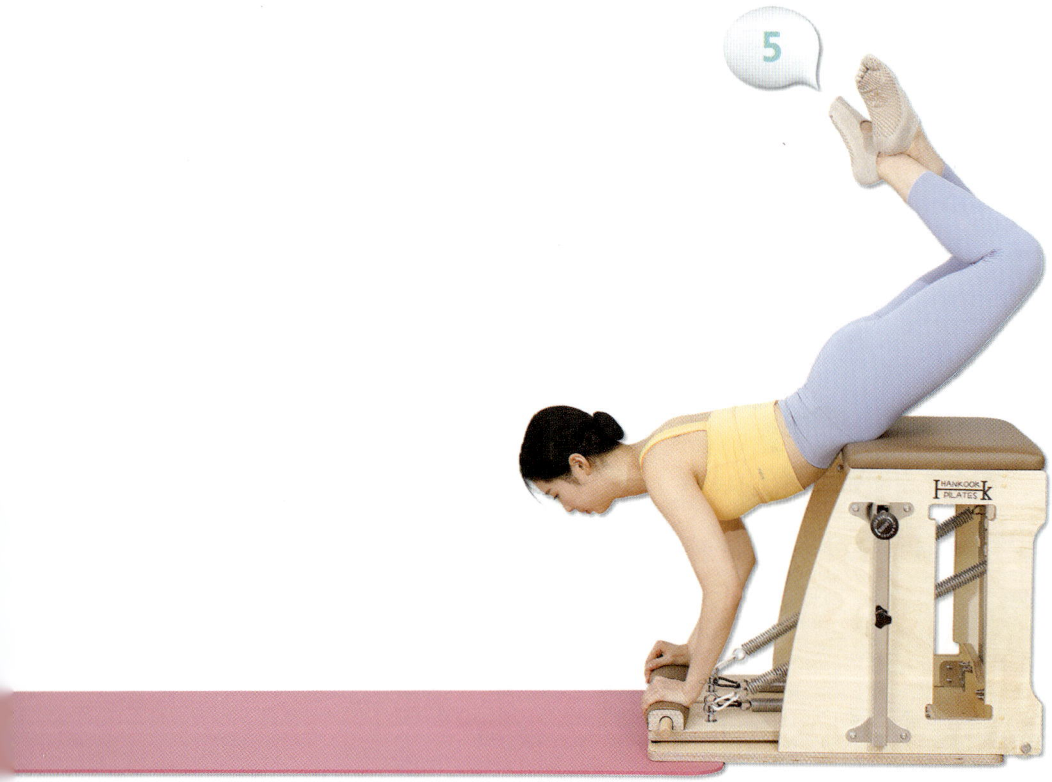
5
HANKOOK PILATES

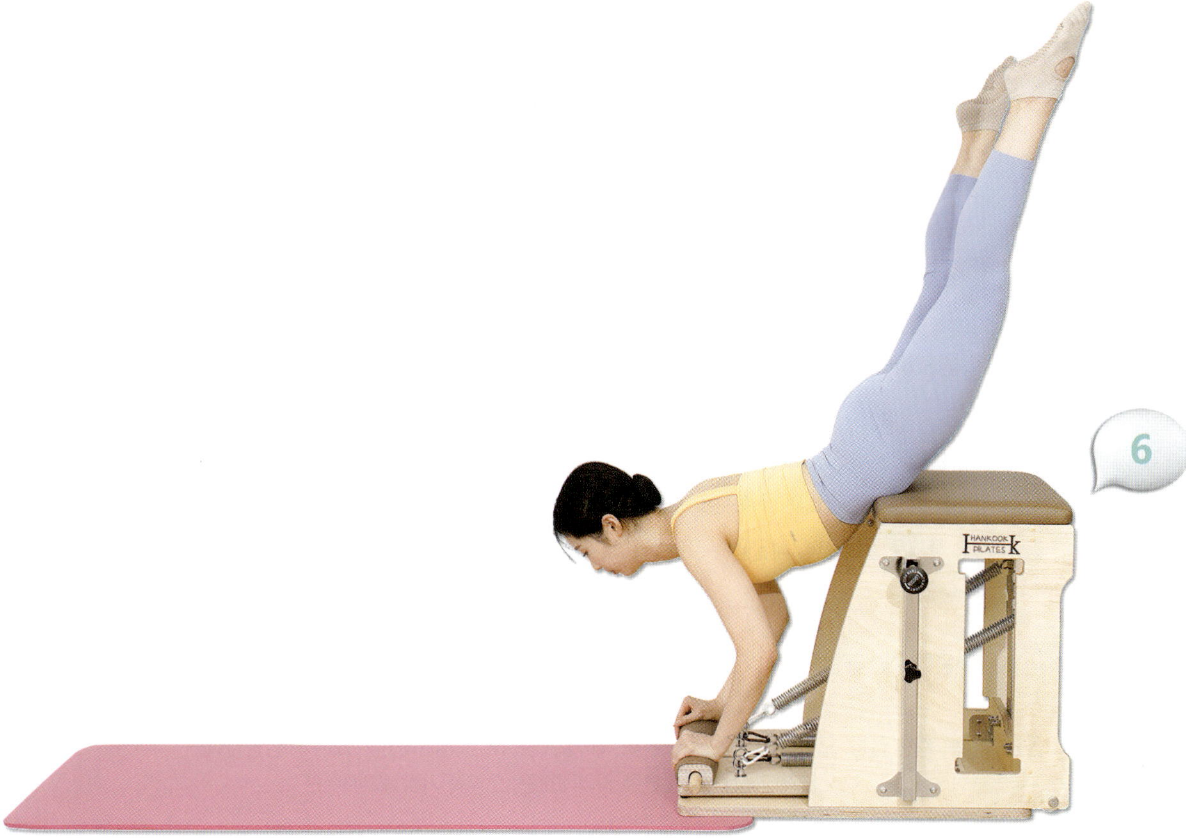
6

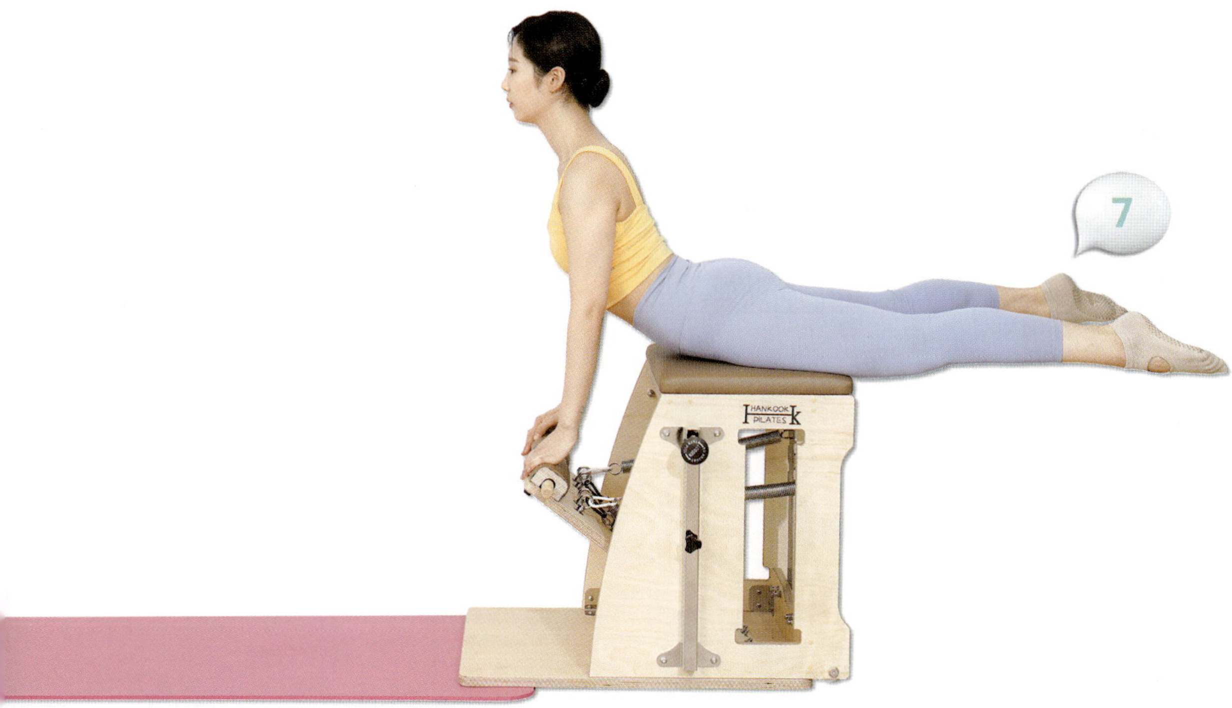
7

04 사이드 밴드 Side bend

시작 자세

- 페달을 누르고 옆으로 누운 자세를 취한다.

운동 방법

- 날숨: 숨을 들이마시며 자세를 준비한다.
- 날숨: 척추를 측면으로 굽히며, 위쪽 손이 허벅지를 따라 미끄러지도록 하고 페달이 들어 올려지도록 한다.
- 들숨: 시작 자세로 돌아오며, 페달을 누른다.

5회 반복한다.

대상 근육

- 동작분석: 몸통 측면 굽힘
- 주동근

  몸통 오른쪽 측면 굽힘: 오른쪽 배곧은근, 오른쪽 배바깥빗근, 오른쪽 배속빗근, 오른쪽 엉덩갈비근, 오른쪽 가장긴근, 오른쪽 허리네모근, 오른쪽 가로돌기사이근
- 길항근

  몸통 왼쪽 측면 굽힘: 왼쪽 배곧은근, 왼쪽 배바깥빗근, 왼쪽 배속빗근, 왼쪽 엉덩갈비근, 왼쪽 가장긴근, 왼쪽 허리네모근, 왼쪽 가로돌기사이근

주의 사항

- 골반, 가슴우리, 머리의 측면정렬을 유지한다.

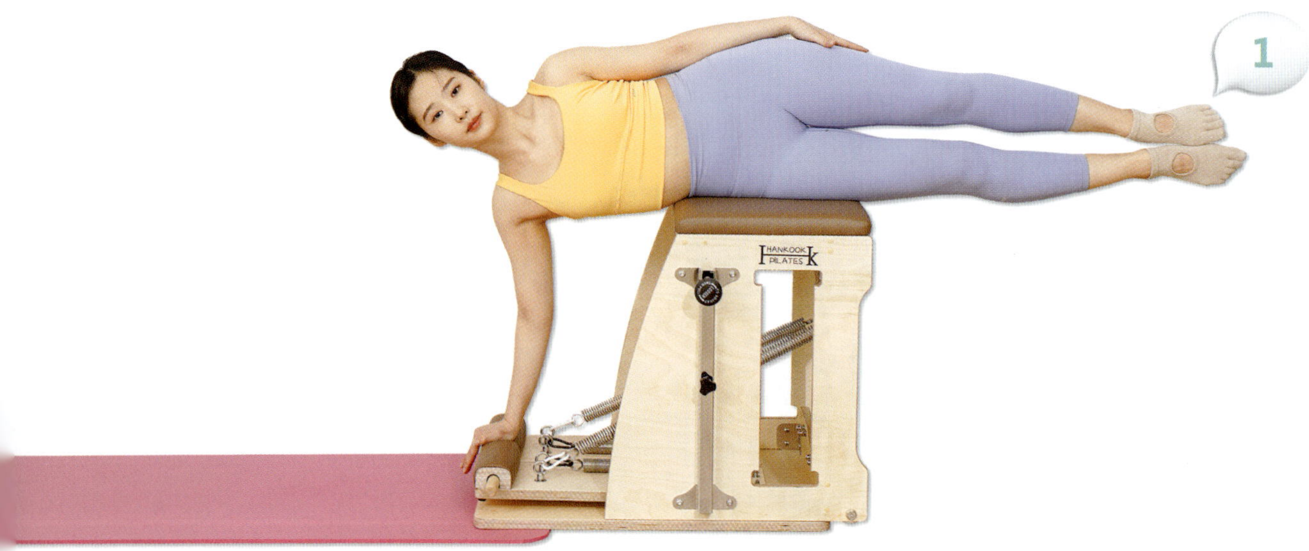

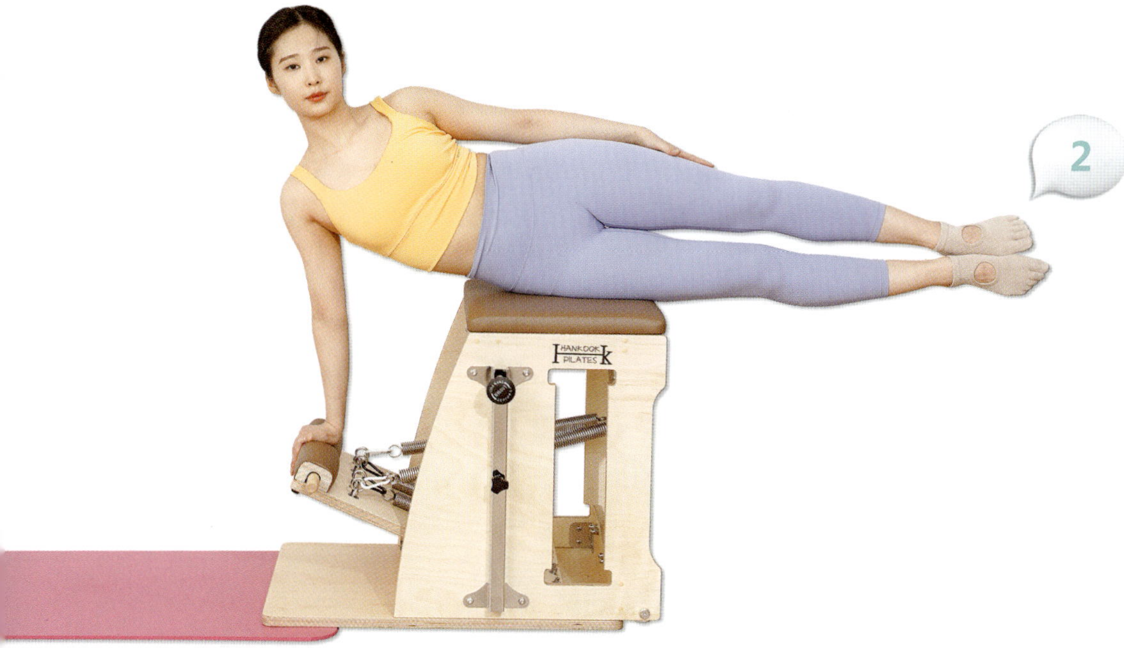
2

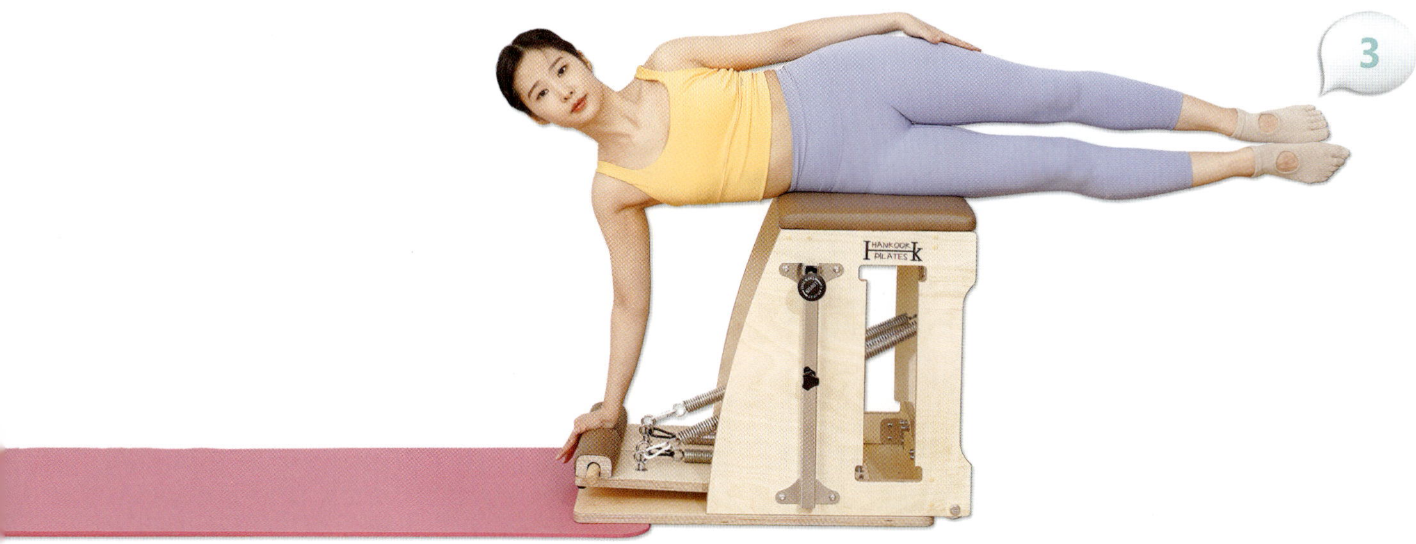
3

CHAPTER 5

TORSO ROTATION

01 린 Lean

02 사이드 바디 트위스트 Side body twist

03 스탠딩 트위스트 Standing twist

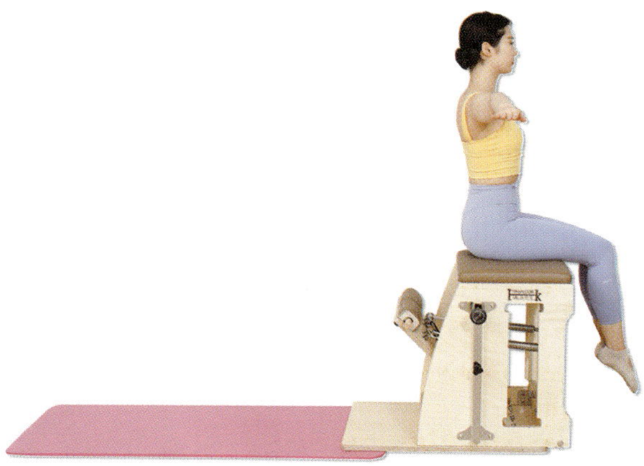

01 린 Lean

시작 자세

• 체어 뒤쪽에 앉아 양팔을 벌린 자세를 취한다.

운동 방법

• 들숨: 숨을 들이마시며 자세를 준비한다.
• 날숨: 몸통을 길게 유지하고 골반을 넙다리뼈로부터 떨어뜨리며, 대각선 뒤쪽으로 그리고 측면으로 기댄다. 반대쪽 엉덩이가 체어에서 약간 떨어지고 다리는 펴지게 된다. 동시에 뒤쪽 팔을 길게 뻗어 페달을 눌러 내려가고, 반대쪽 팔은 천장 쪽으로 뻗는다.
• 들숨: 척추의 돌림을 유지하고 몸통을 길게 유지한다. 몸통을 수직으로 되돌려 몸무게가 궁둥뼈결절에 오도록 하고 엉덩이 양쪽이 체어에 균일하게 놓여 있도록 한다. 동시에, 페달이 들어 올려지도록 하고 양팔을 옆으로 뻗는다.
• 날숨: 몸통 상단을 중심으로 돌림하며 시작 자세로 돌아온다.

3회 반복한다.

대상 근육

• 동작분석: 몸통 돌림, 몸통 폄/굽힘
• 주동근
  몸통 오른쪽 돌림: 오른쪽 배바깥빗근, 왼쪽 배속빗근, 왼쪽 반가시근, 왼쪽 뭇갈래근, 왼쪽 돌림근
  몸통 폄: 엉덩갈비근, 가장긴근, 가시근, 허리네모근, 반가시근, 돌림근, 뭇갈래근, 가시사이근
• 길항근
  몸통 왼쪽 돌림: 왼쪽 배바깥빗근, 오른쪽 배속빗근, 오른쪽 반가시근,
  오른쪽 뭇갈래근, 오른쪽 돌림근
  몸통 굽힘: 배곧은근, 배바깥빗근, 배속빗근

주의 사항

• 목과 허리에 문제가 있을 시 주의를 요한다.
• 작은 범위의 운동부터 시작하여 점진적으로 늘려간다.
• 허리뼈가 과다폄되지 않도록 한다.

1

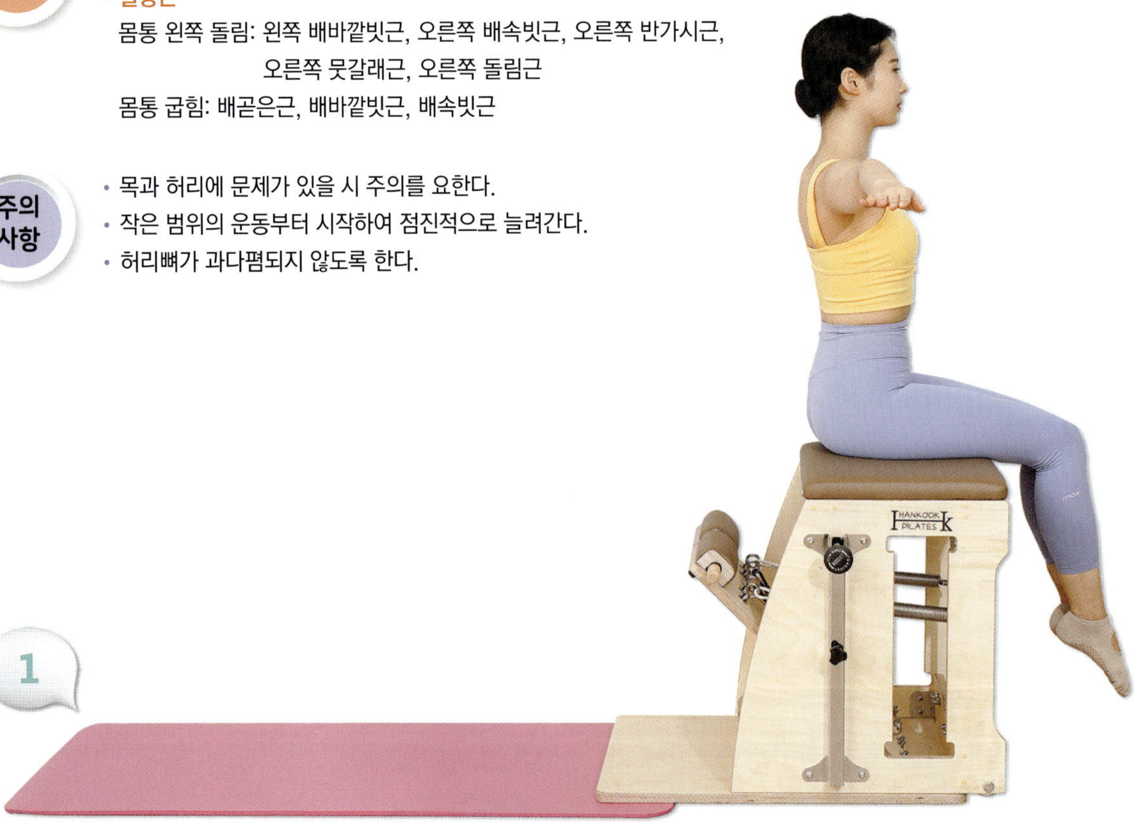

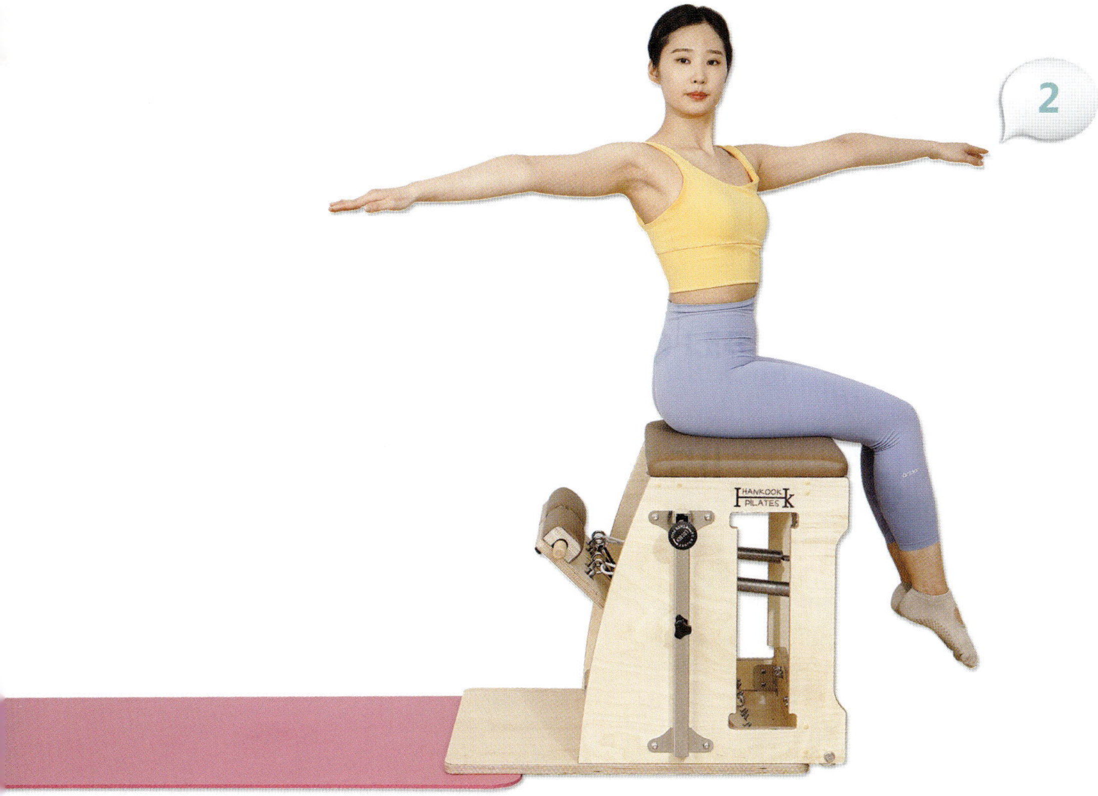
2

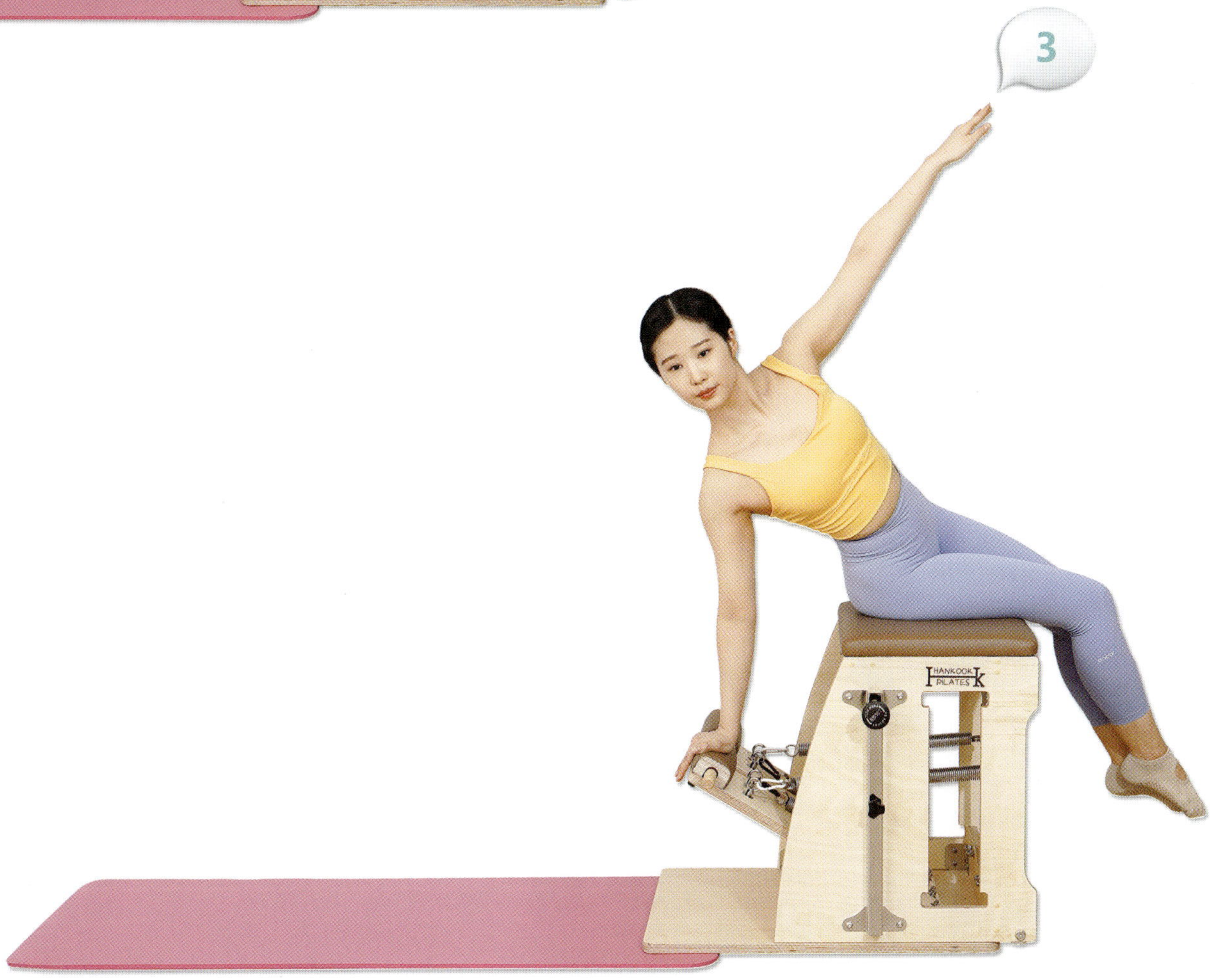
3

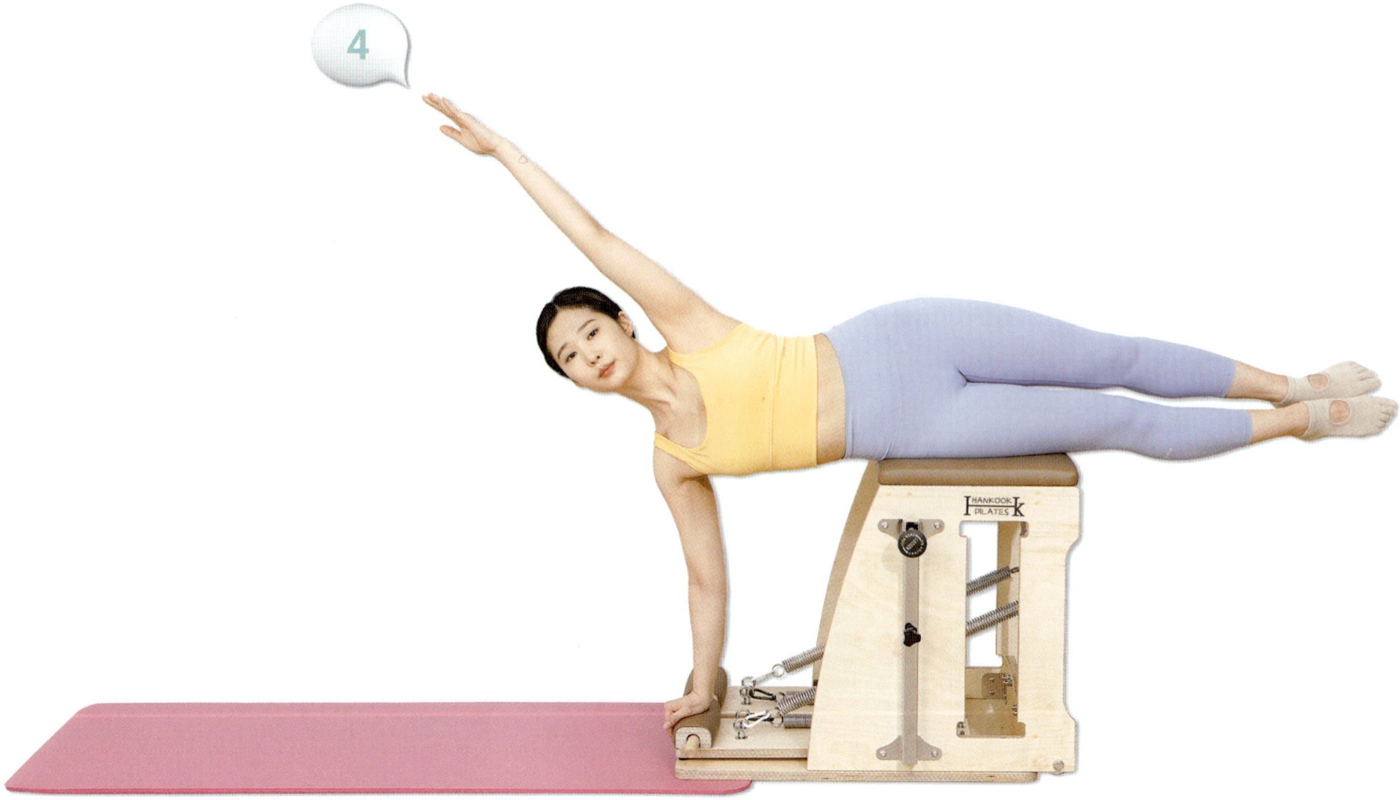
4

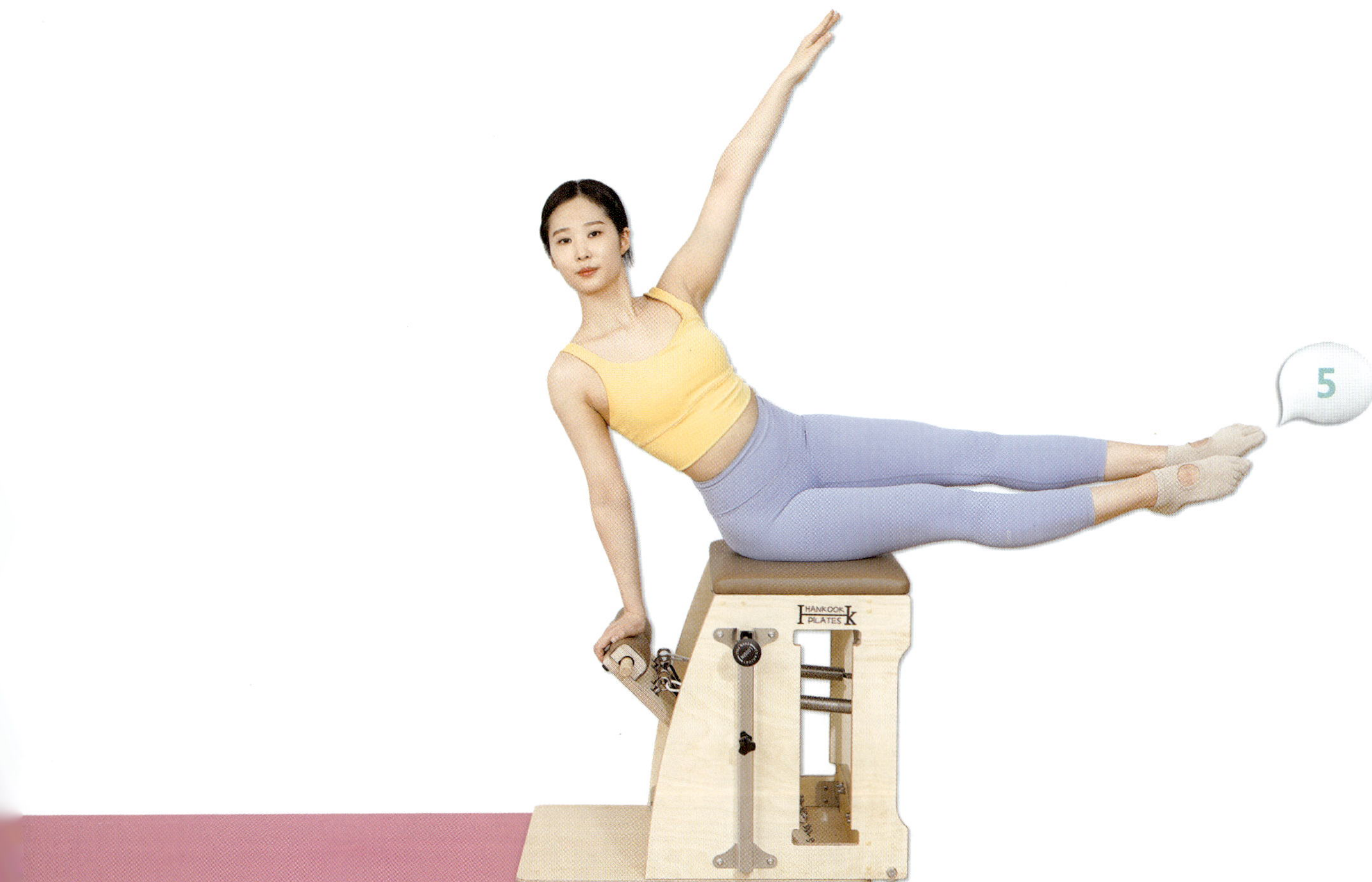
5

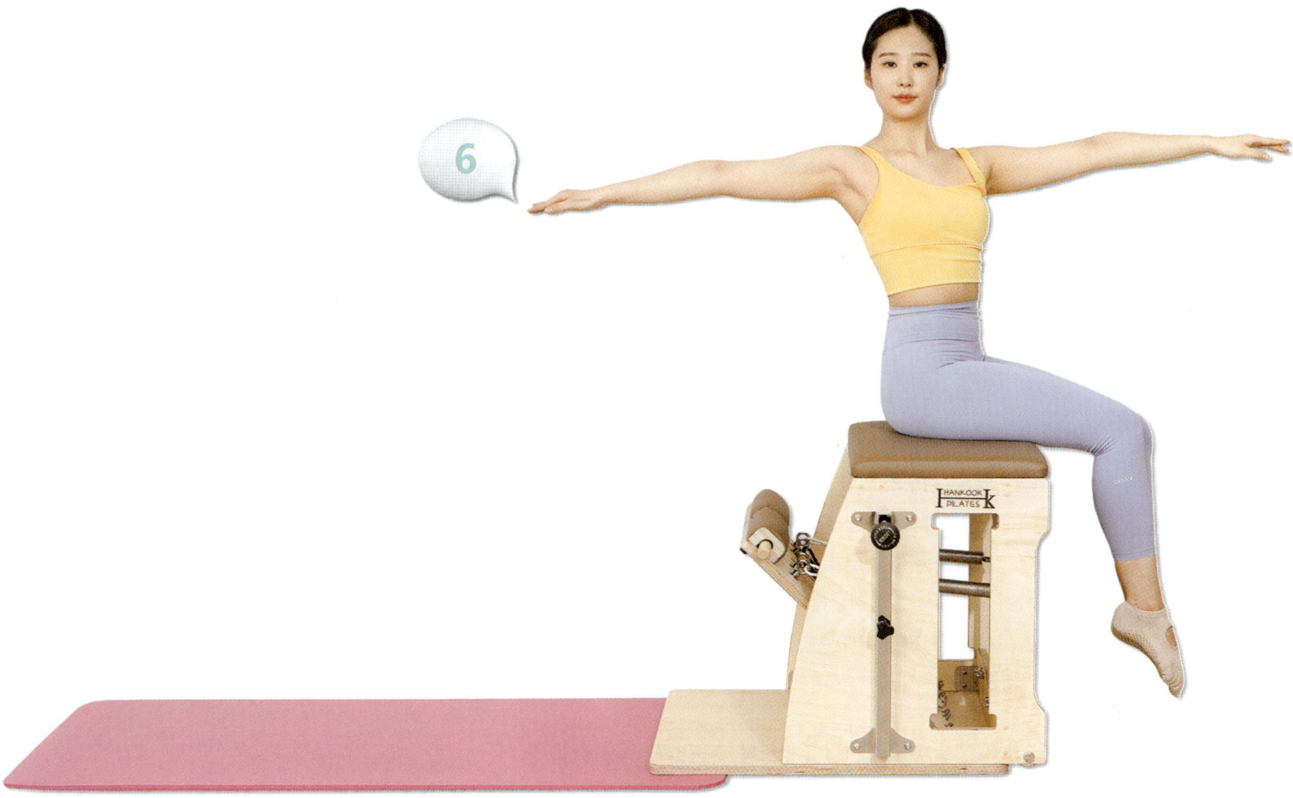
6

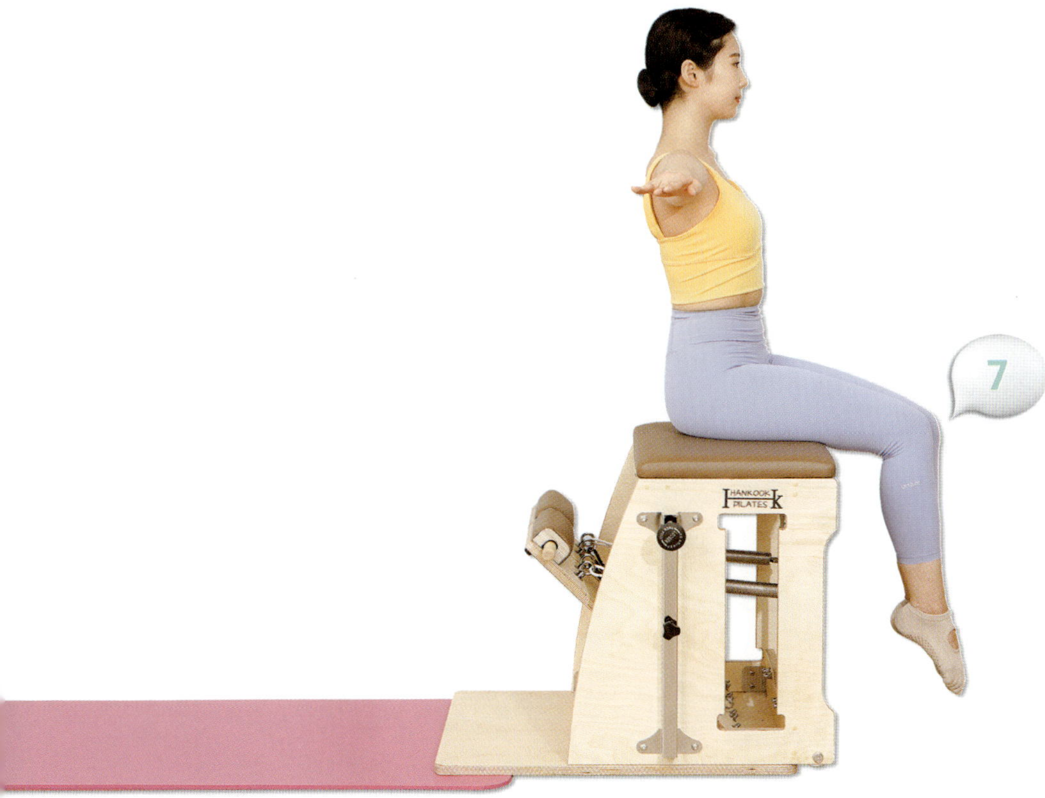
7

02 사이드 바디 트위스트 Side body twist

시작 자세

- 페달을 누르고 옆으로 누운 자세를 취한다.

운동 방법

- 들숨: 숨을 들이마시며 자세를 준비한다.
- 날숨: 골반과 다리를 가만히 유지하고 척추를 페달 쪽으로 돌림시키며, 운동하는 팔을 지지하는 팔 아래로 뻗는다.
- 들숨: 척추가 앞을 향하도록 되돌리고 운동하는 팔을 천장으로 뻗는다.
- 날숨: 몸통을 돌림시켜 다리로 향하도록 하고 페달이 들어 올려지도록 하며, 손을 페달 위에 유지하고, 운동하는 팔을 발 쪽으로 뻗는다. 척추 상단을 약간 늘이며, 허리뼈를 약간 굽힌 채 유지하고, 몸무게를 궁둥뼈결절 바로 뒤에 두도록 한다(V 자세를 취한다).
- 들숨: 다리를 몸통으로부터 반대쪽으로 뻗고, 페달을 누르며 척추가 옆을 보도록 돌림시키고, 시작 자세로 돌아온다.

3~5회 반복한다.

대상 근육

- 동작분석: 어깨관절 수평모음/수평벌림, 몸통 굽힘/폄
- 주동근
  어깨관절 수평모음: 큰가슴근, 어깨세모근
  몸통 굽힘: 배곧은근, 배바깥빗근, 배속빗근
- 길항근
  어깨관절 수평벌림: 어깨세모근, 가시아래근, 넓은등근, 작은원근
  몸통 폄: 엉덩갈비근, 가장긴근, 가시근, 허리네모근, 반가시근, 돌림근, 뭇갈래근, 가시사이근

주의 사항

- 페달의 손잡이를 안전하게 잡아 자세를 유지하고, 트위스트 동작 시 몸이 체어에서 떨어지지 않도록 주의한다.

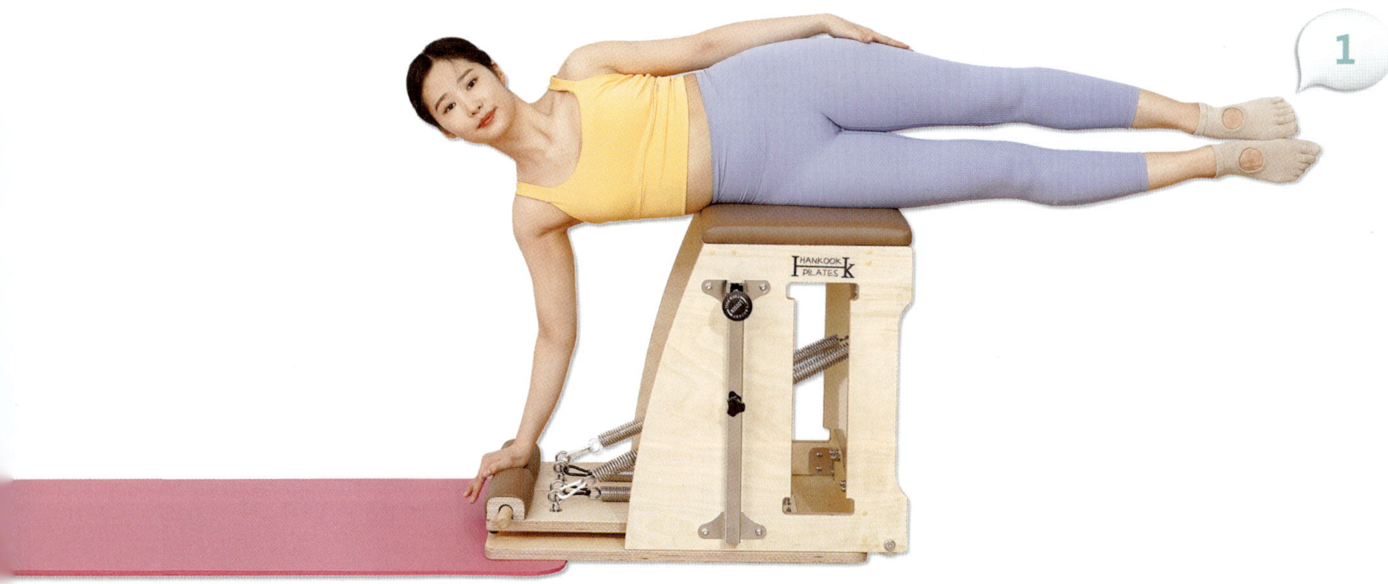

2

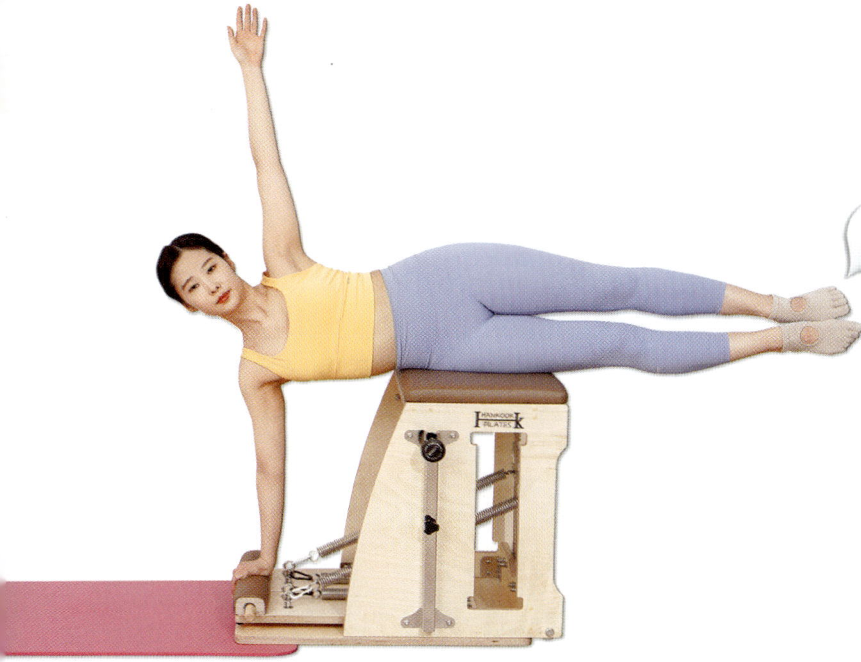

3

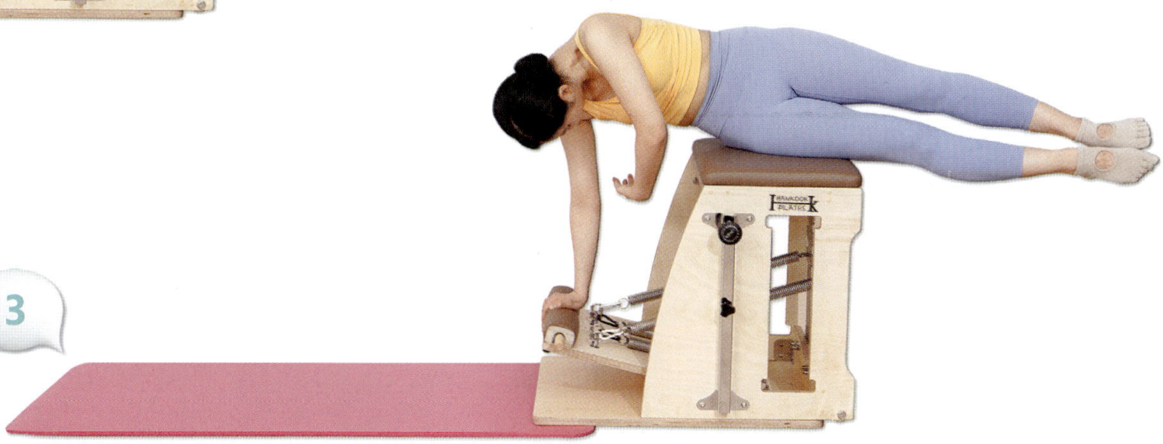

4

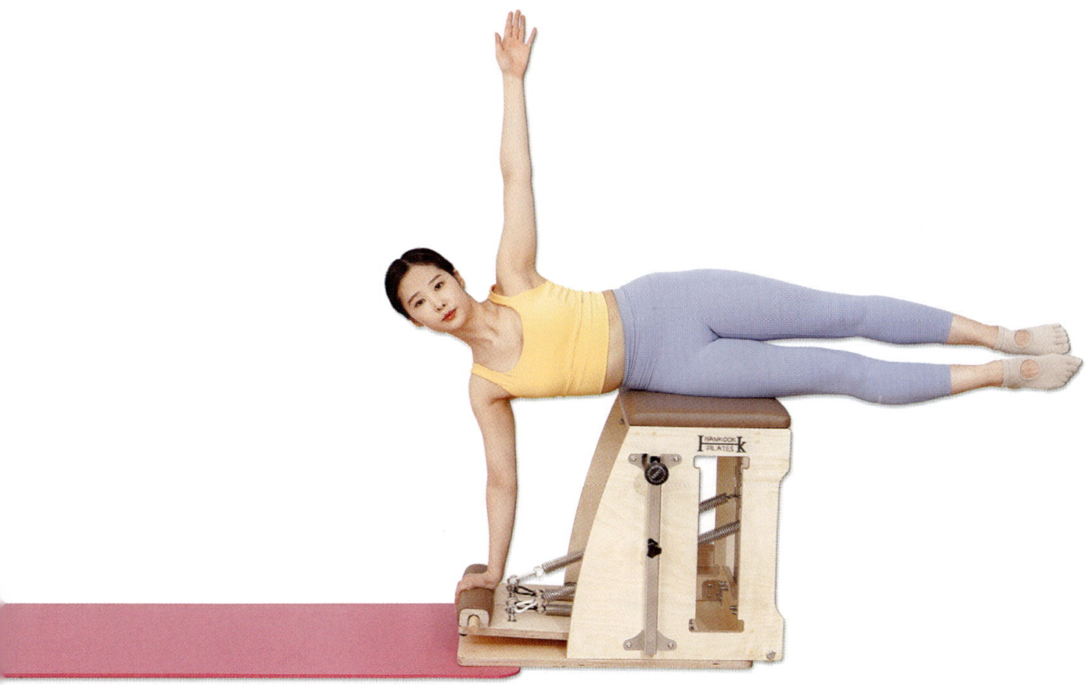

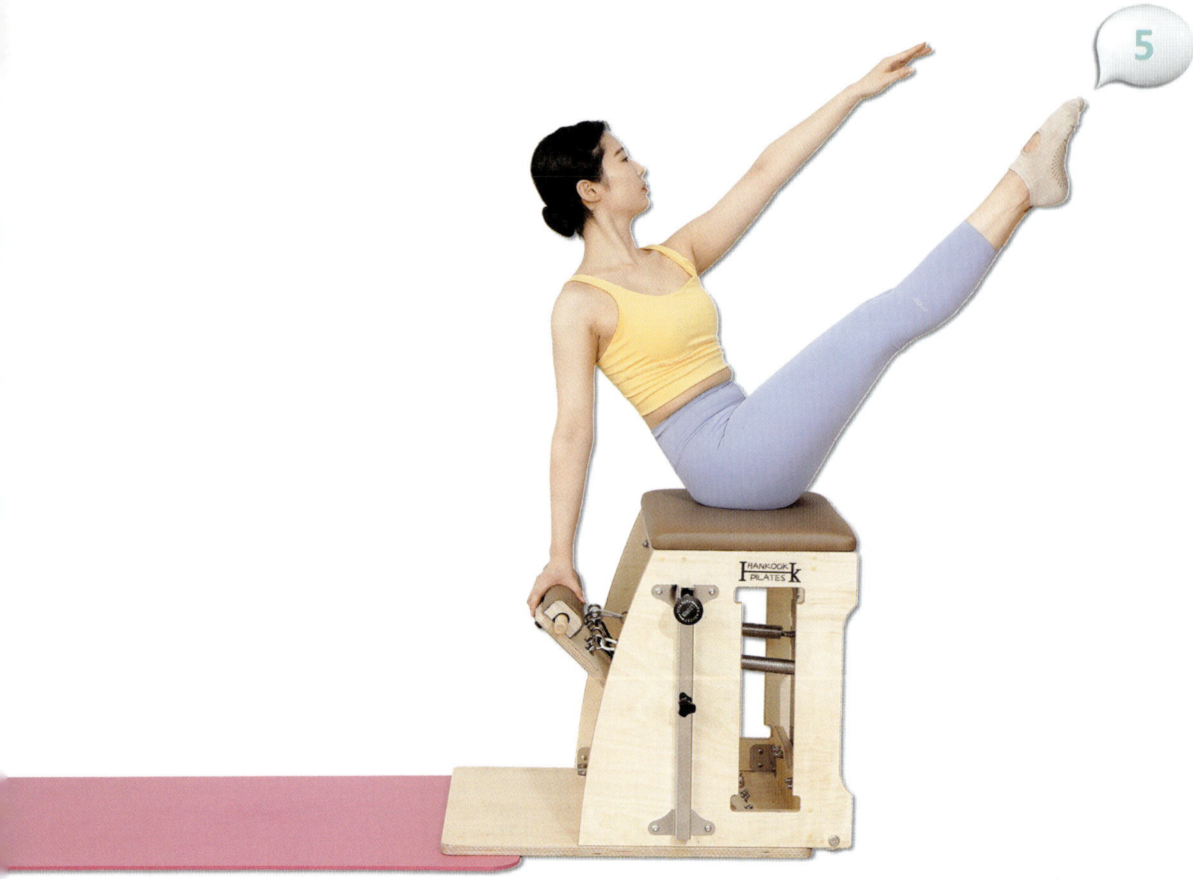
5

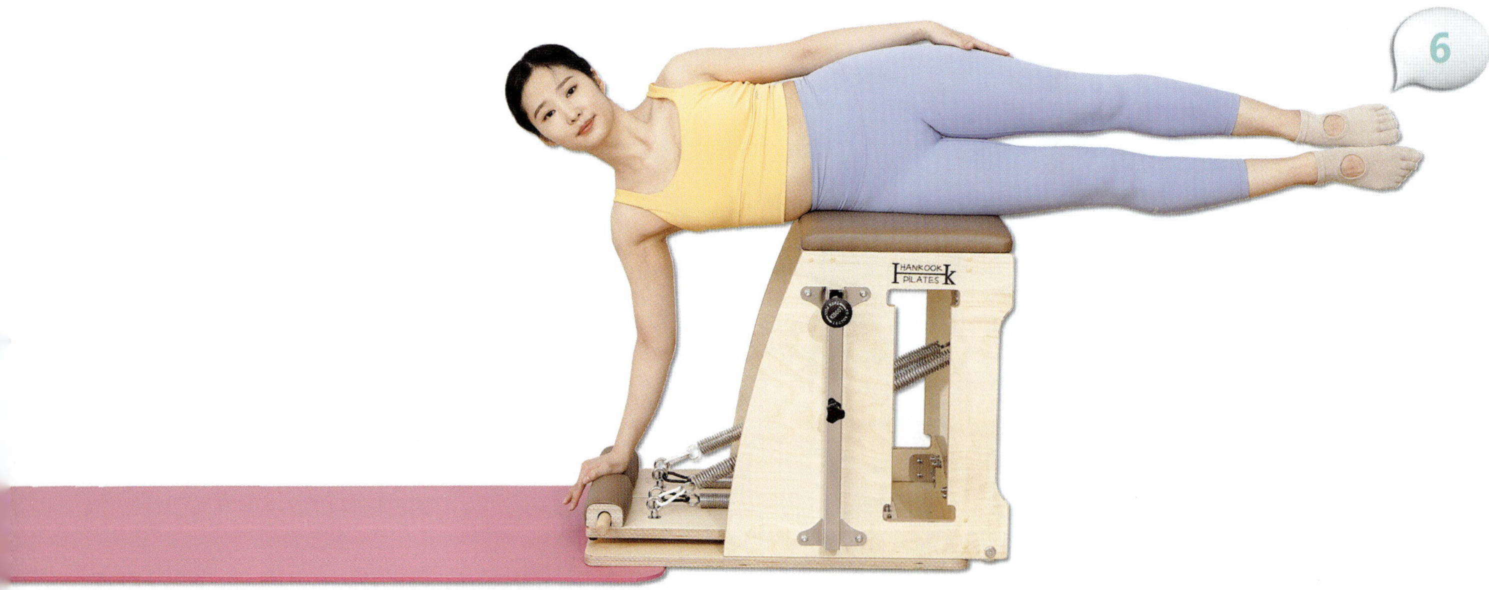
6

03 스탠딩 트위스트 Standing twist

시작 자세

- 체어 페달에 두 발을 올려놓고 체어와 가까운 팔을 체어의 먼 가장자리 쪽으로 위치시킨다.
- 몸통과 골반이 옆을 바라보며 가능한 직각을 이루도록 한다.

운동 방법

- 들숨: 숨을 들이마시며 자세를 준비한다.
- 날숨: 지지하는 팔을 누르면서 몸통을 체어 쪽으로 돌림시킴과 동시에 코어근육을 사용하여 척추를 최대한 굽히고, 페달을 들어 올리면서 반대쪽 팔을 몸통 안으로 둥글게 말아 넣는다.
- 들숨: 자세를 유지한다.
- 날숨: 페달을 낮추고, 몸통과 골반이 다시 옆으로 향하도록 하며 위쪽 팔을 천장 쪽으로 뻗고 페달을 내린 채 유지한다. 몸통 상단을 척추 쪽으로 돌림시키며, 골반이 최대한 앞을 향하도록 한다.
- 들숨: 자세를 유지한다.

3~5회 반복한다.

- 날숨: 시작 자세로 돌아온다.

대상 근육

- 동작분석: 몸통 굽힘/폄, 몸통 돌림, 어깨관절 수평모음/수평벌림
- 주동근
  몸통 굽힘: 배곧은근, 배바깥빗근, 배속빗근
  몸통 오른쪽 돌림: 오른쪽 배바깥빗근, 왼쪽 배속빗근, 왼쪽 반가시근, 왼쪽 뭇갈래근, 왼쪽 돌림근
  어깨관절 수평모음: 큰가슴근, 어깨세모근
- 길항근
  몸통 폄: 엉덩갈비근, 가장긴근, 가시근, 허리네모근, 반가시근, 돌림근, 뭇갈래근, 가시사이근
  몸통 왼쪽 돌림: 왼쪽 배바깥빗근, 오른쪽 배속빗근, 오른쪽 반가시근, 오른쪽 뭇갈래근, 오른쪽 돌림근
  어깨관절 수평벌림: 어깨세모근, 가시아래근, 넓은등근, 작은원근

주의 사항

- 페달을 들어 올리기 위해 코어근육을 사용하는 데 집중한다.

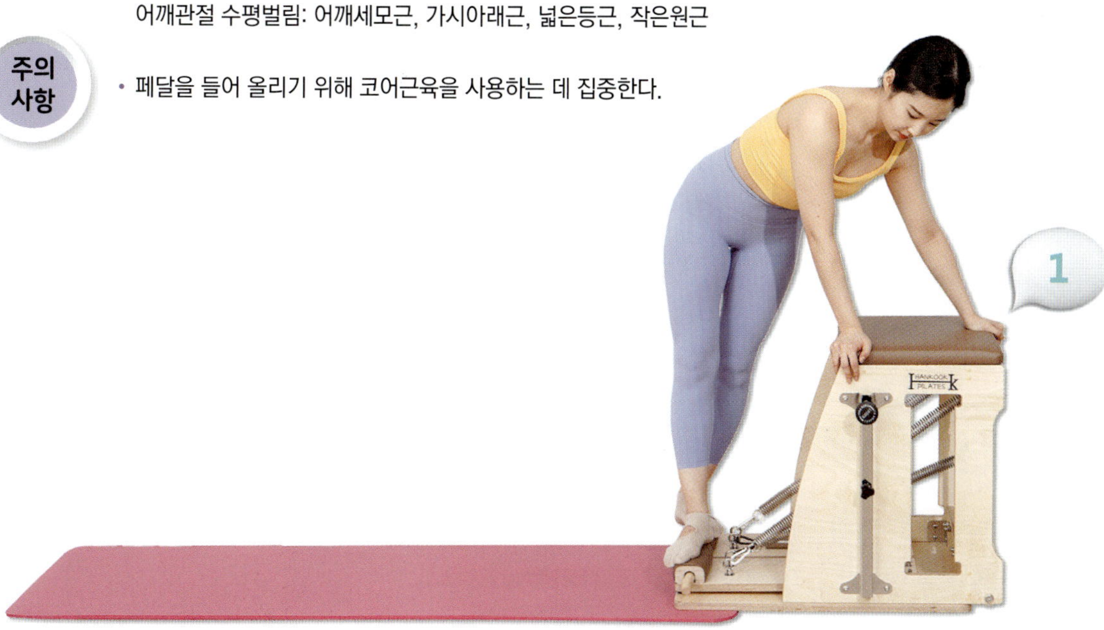

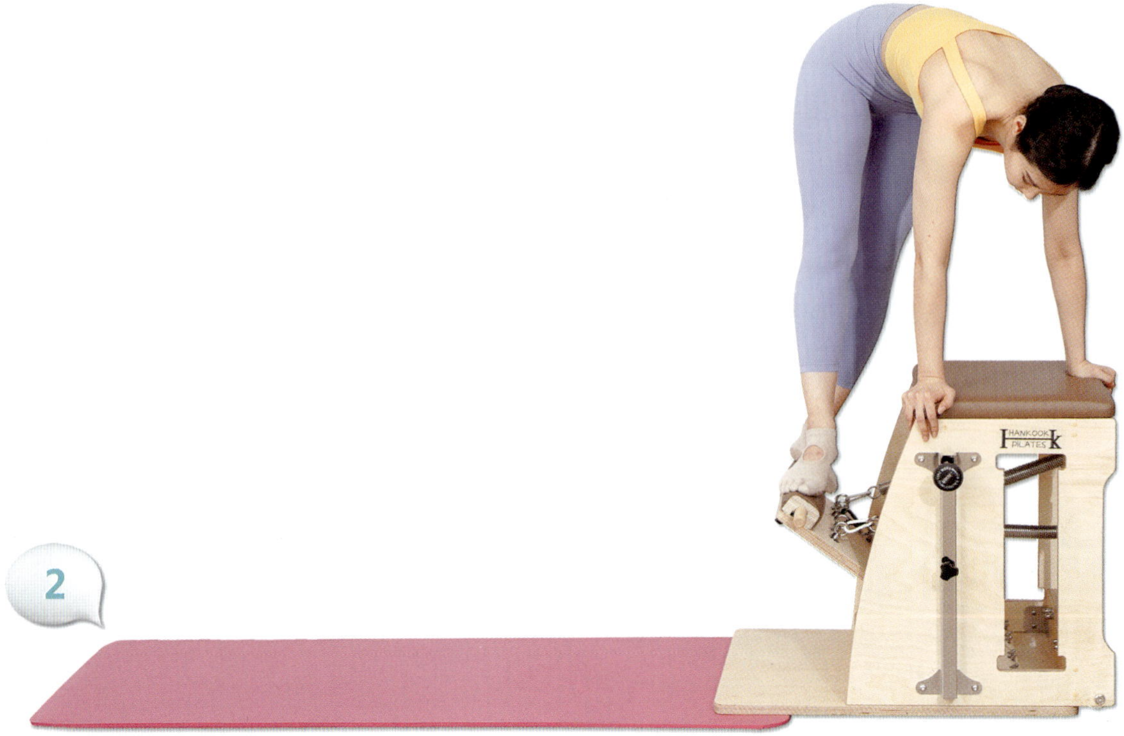
2

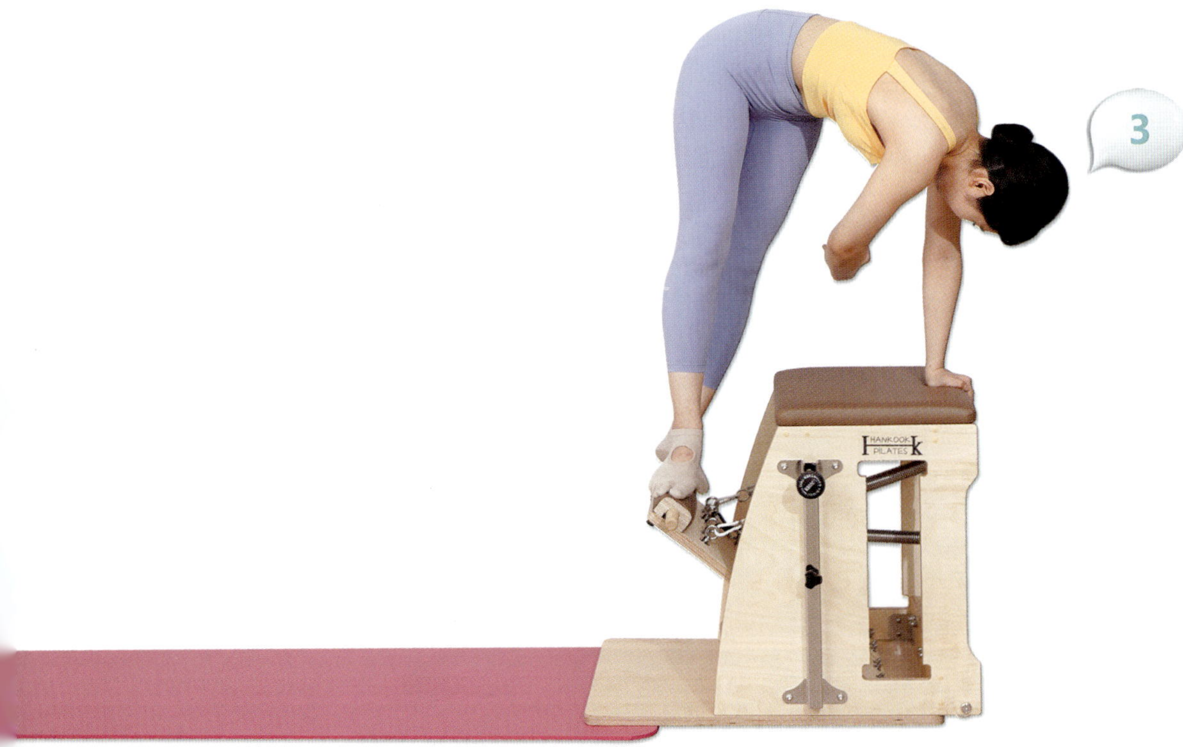
3

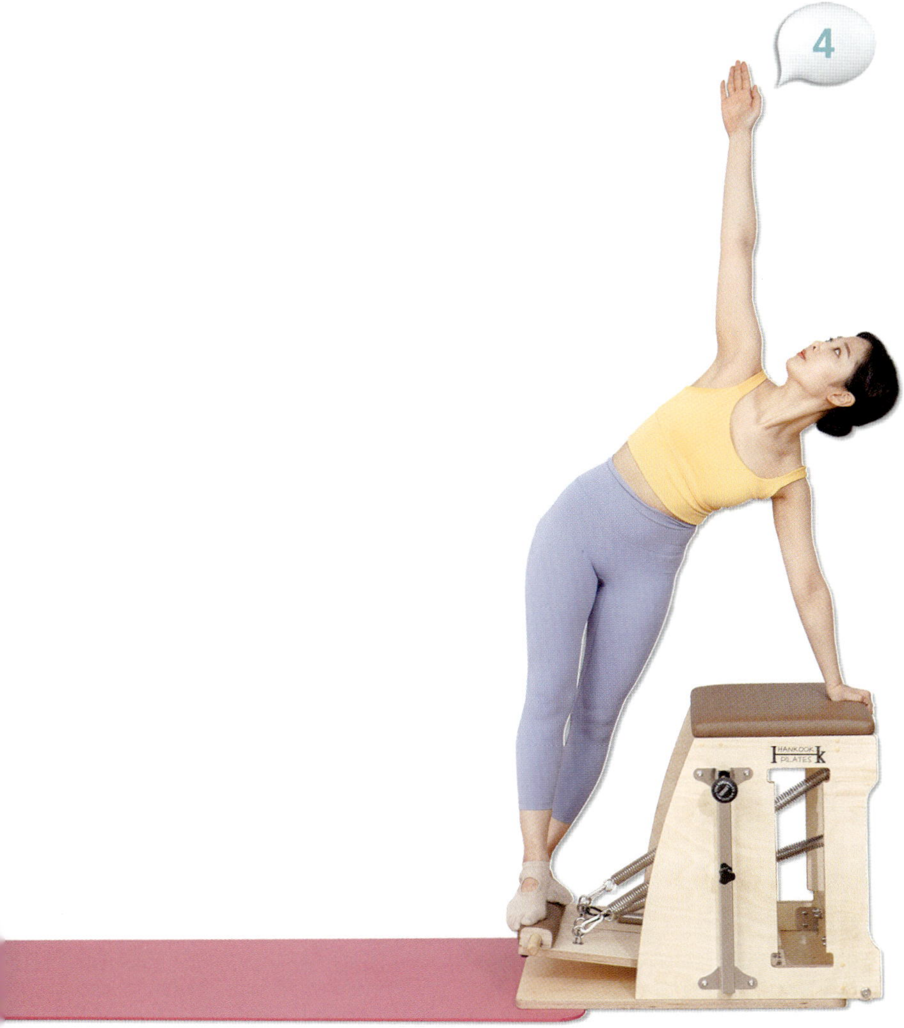
4

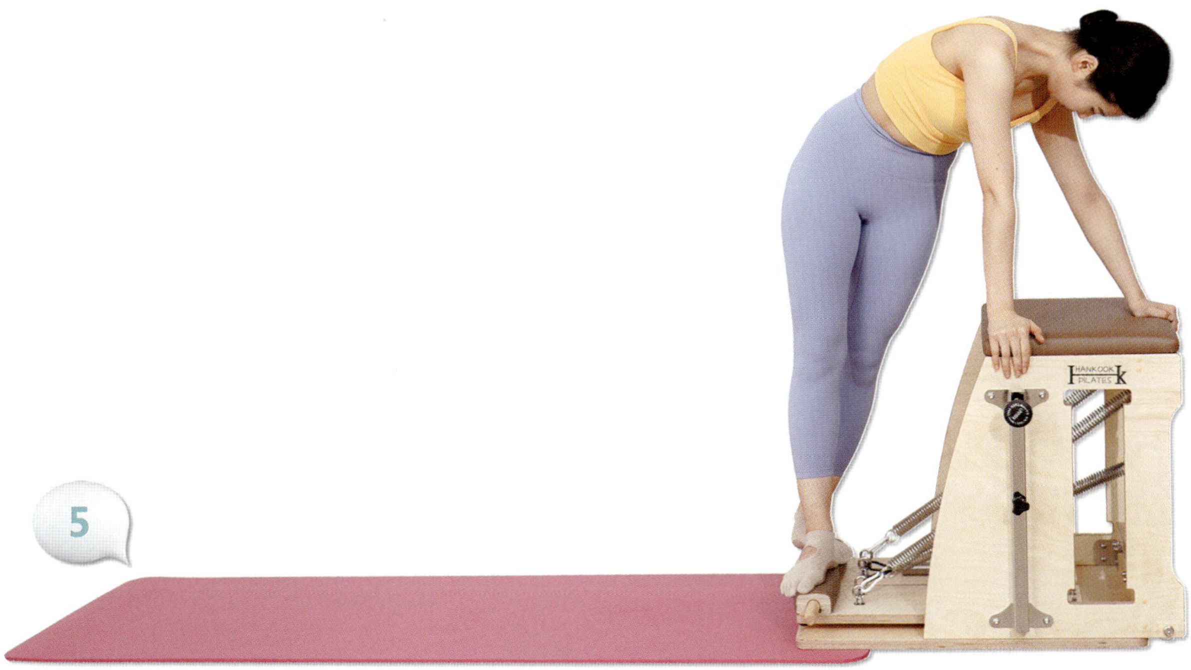
5

PART II

캐딜락 필라테스

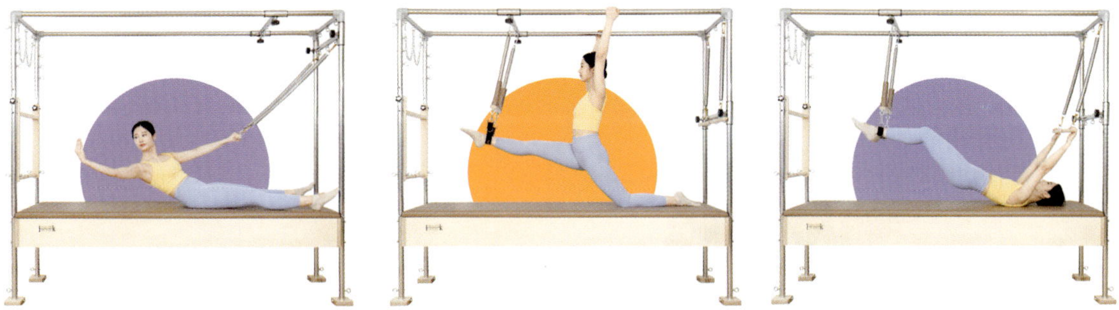

캐딜락(트래피즈, 트랩 테이블) Cadillac(trapeze, trap table)

조셉 필라테스는 영국의 군인병원에서 누워 있어야만 하는 환자들의 재활운동에 참여하게 되었고, 이는 침대 기구를 고안하는 계기가 되었다. 초기에는 철제침대에 스프링을 부착하여 운동을 할 수 있게 만들어졌으며, 그 이후 연구를 통해 여러 가지 장치들이 추가로 설치되었다.

캐딜락은 운동기능이 떨어진 사람에게 스프링과 다양한 지지대(푸쉬 스루 바, 롤 다운 바 등)를 통해 필요로 하는 해부학적 운동을 정확히 수행할 수 있도록 도와준다. 재활이 필요한 사람들은 대부분 특정 부위의 기능이 떨어지는데, 이때 운동을 하면 기능이 떨어진 부위가 운동되는 것이 아니라 다른 부위가 운동되는 '보상작용'이 일어난다. 캐딜락은 이러한 보상작용을 방지해주며, 인간이 행할 수 있는 대부분의 해부학적 운동을 수행할 수 있다.

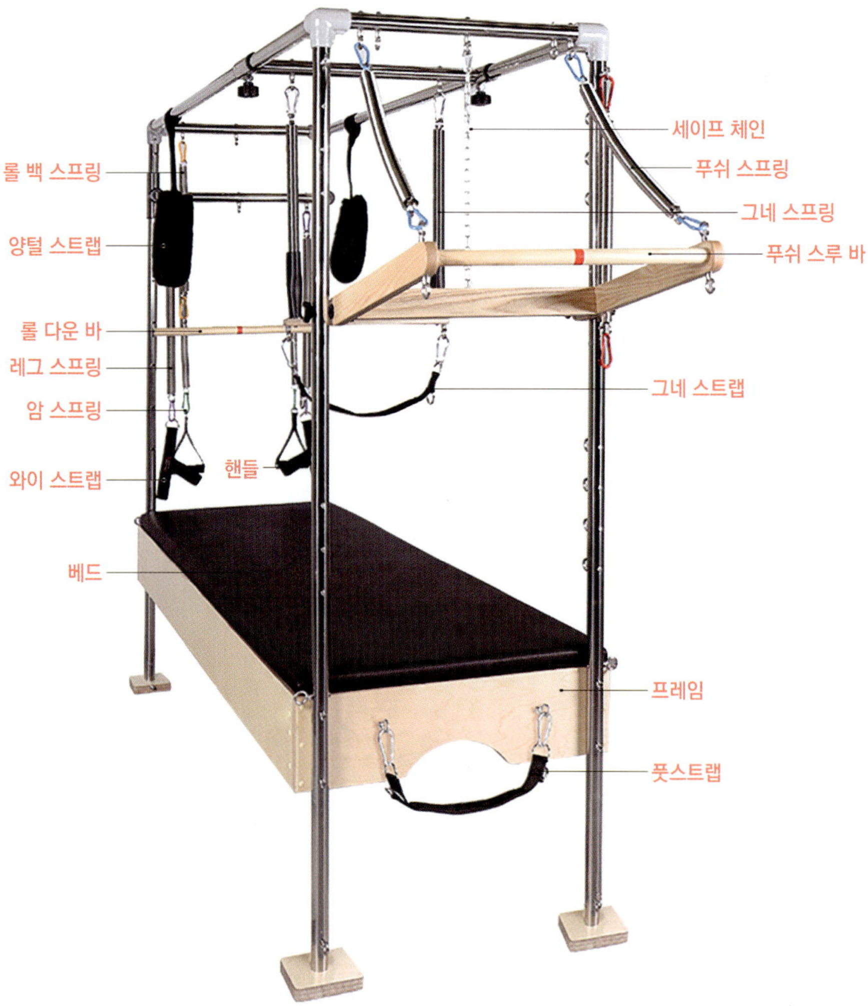

CHAPTER 6

ROLL DOWN BAR SITTING

01 롤 다운 업 Roll down up

02 오블리크 롤 다운 업 Oblique roll down up

03 롤 다운 위드 백 익스텐션 Roll down with back extension

04 스파인 롤링 Spine rolling

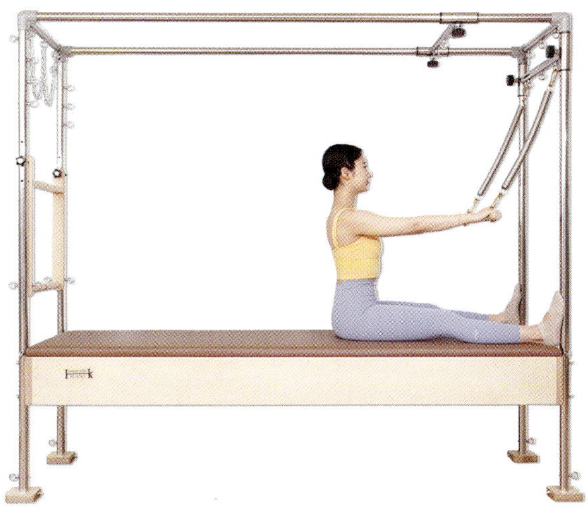

01 롤 다운 업 Roll down up

시작 자세

• 다리는 캐딜락 양쪽 기둥에 지지한다. • 팔은 롤 다운 바를 잡는다.

운동 방법

• 들숨: 손을 롤 다운 바를 가볍게 잡는다. 숨을 들이마시며 자세를 준비한다.
• 날숨: 롤 다운 바를 당기면서 꼬리뼈부터 순차적으로 척추를 뒤로 내린다.
• 들숨: 5초 동안 자세를 유지한다.
• 날숨: 척추를 중립으로 만들면서, 롤 다운 바를 앞으로 당기면서 머리부터 척추분절하면서 시작 자세로 돌아온다.
10회 반복한다.

대상 근육

• 동작분석: 몸통 굽힘/폄
주동근 몸통 굽힘: 배곧은근, 배바깥빗근, 배속빗근
길항근 몸통 폄: 엉덩갈비근, 가장긴근, 가시근, 허리네모근, 반가시근, 돌림근, 뭇갈래근, 가시사이근

주의 사항

• 골반과 척추의 중립을 유지한다. • 배근육을 사용하여 허리뼈의 굽힘을 증가시킨다.

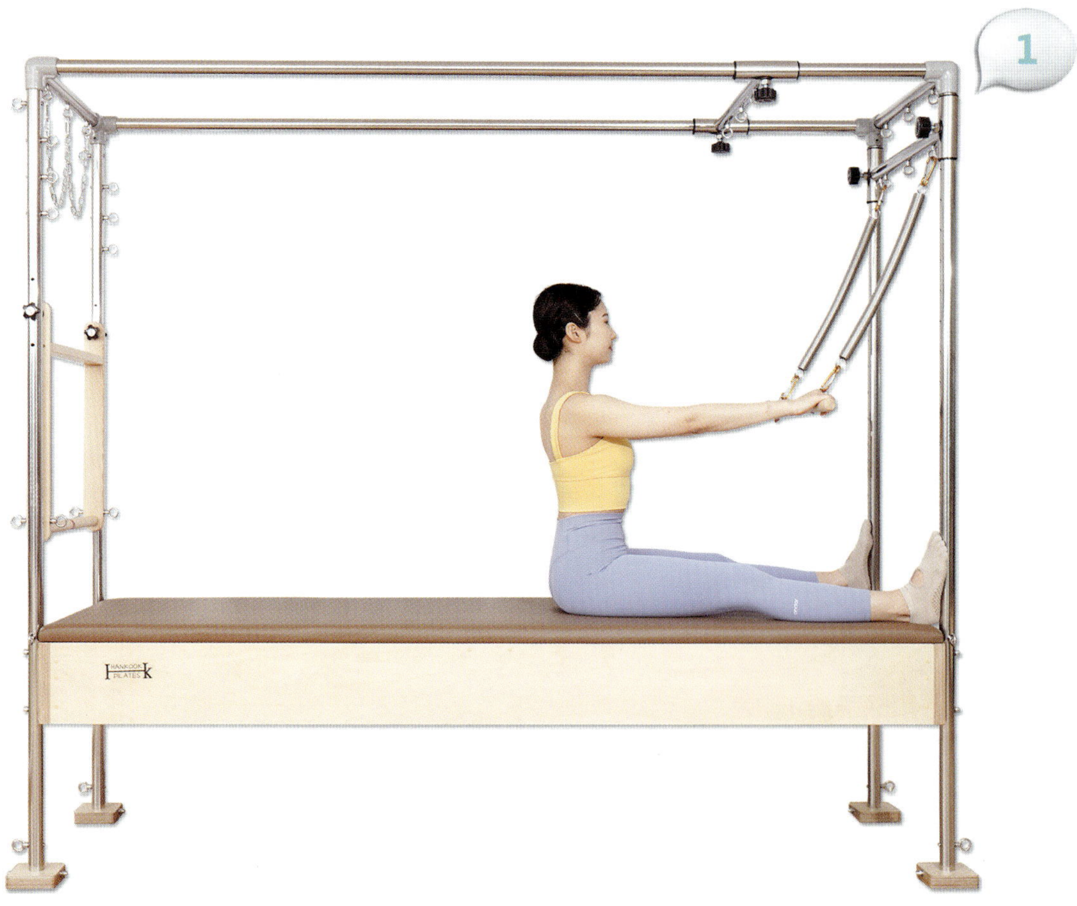

2

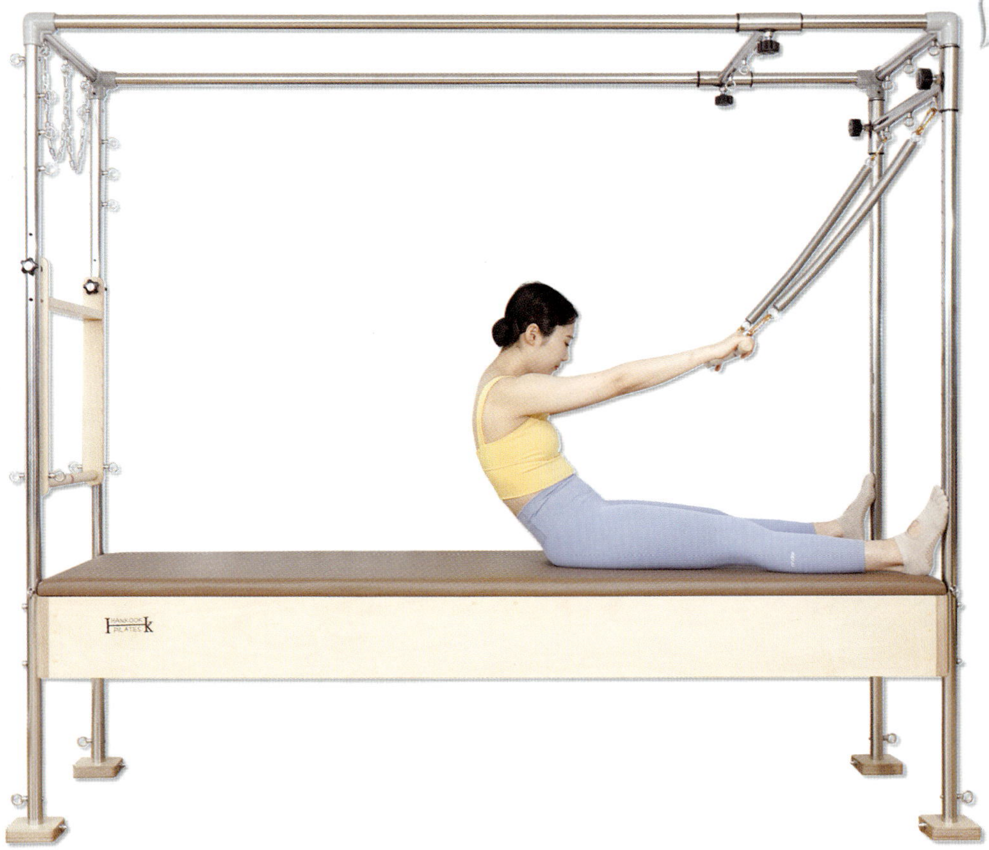

3

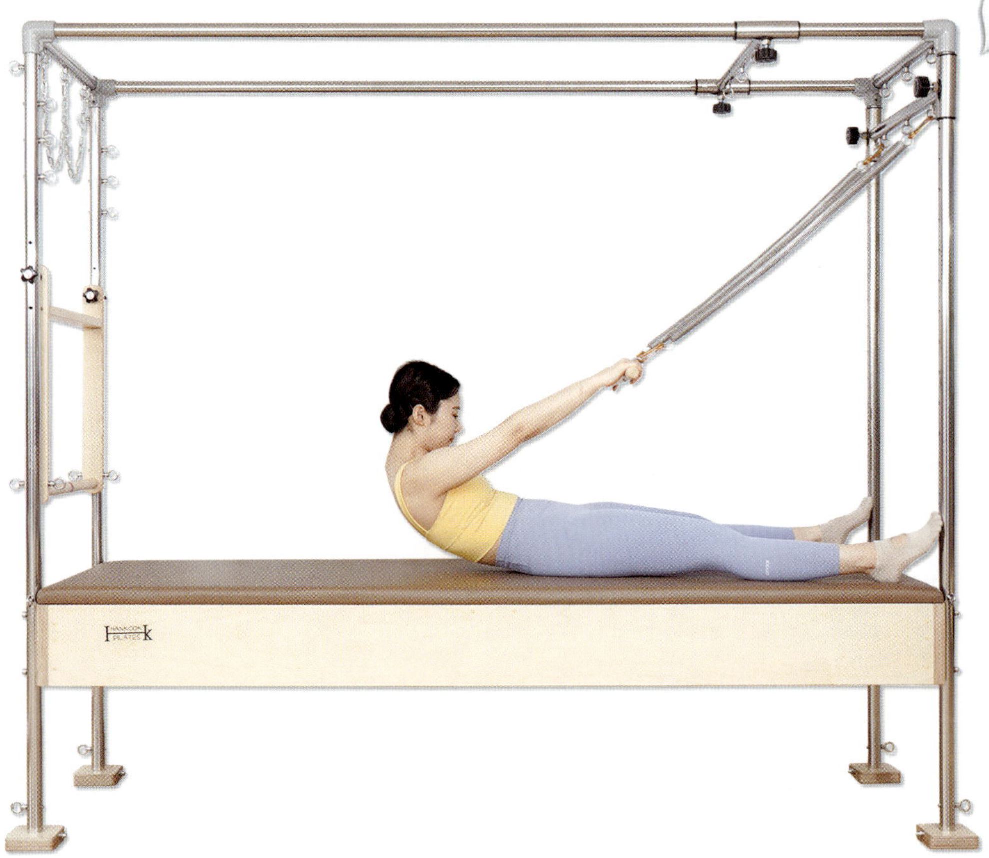

4

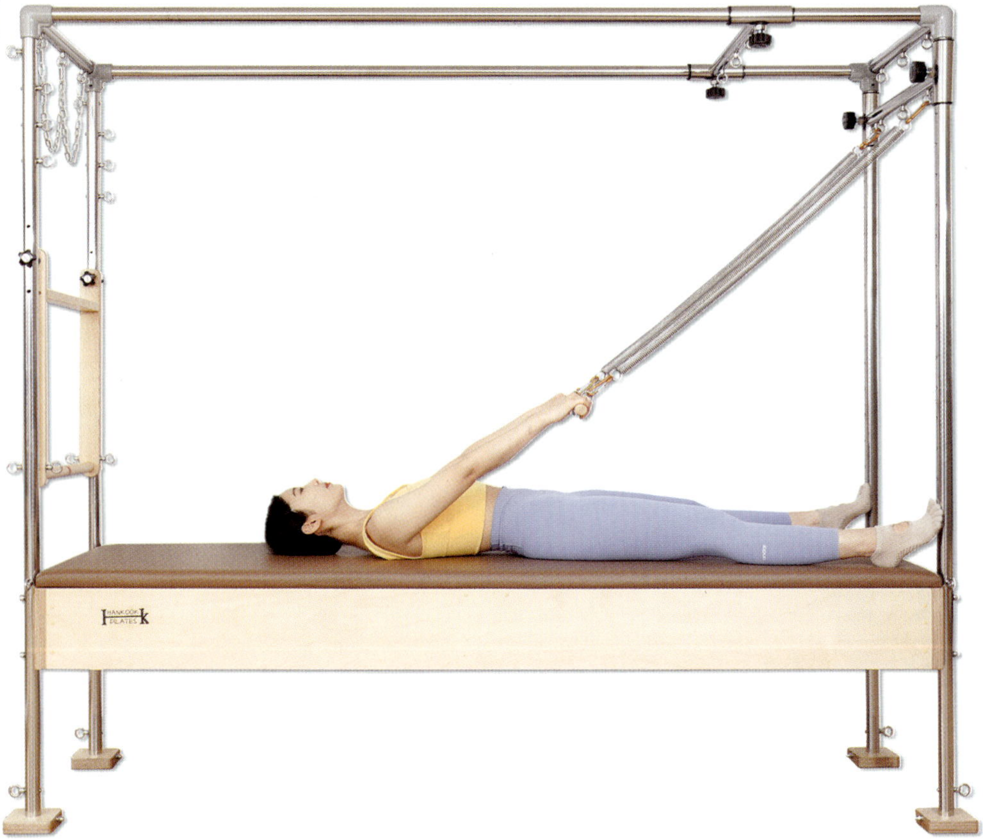

5

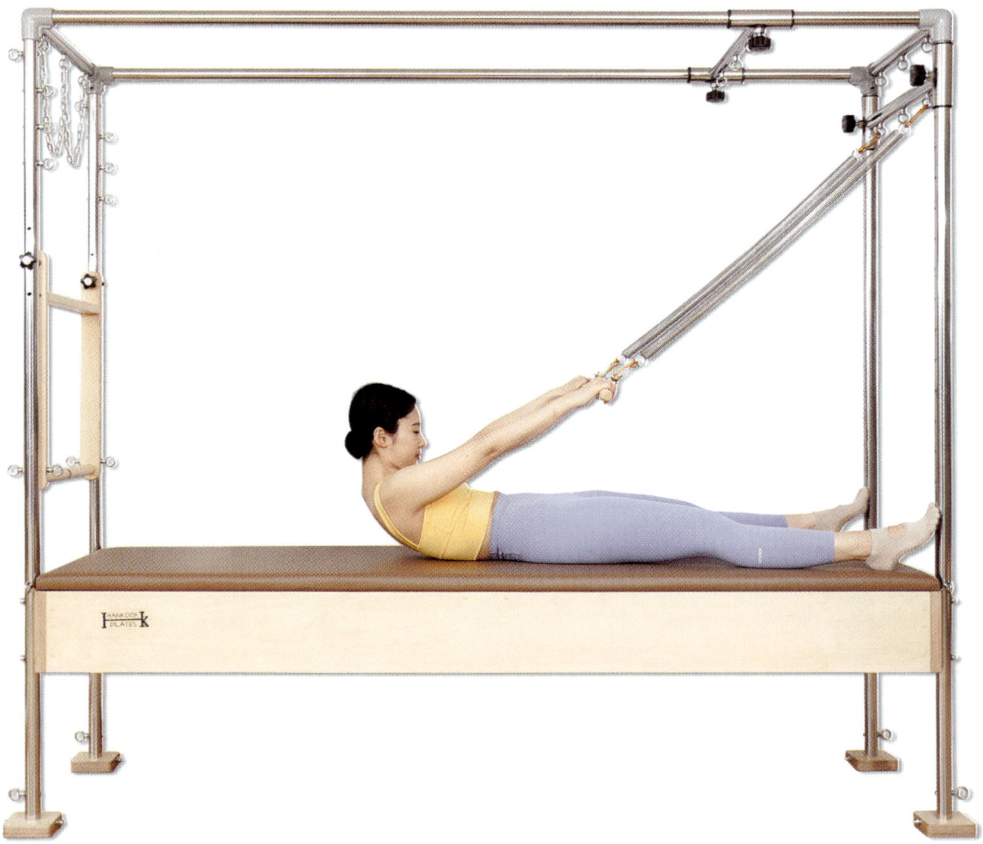

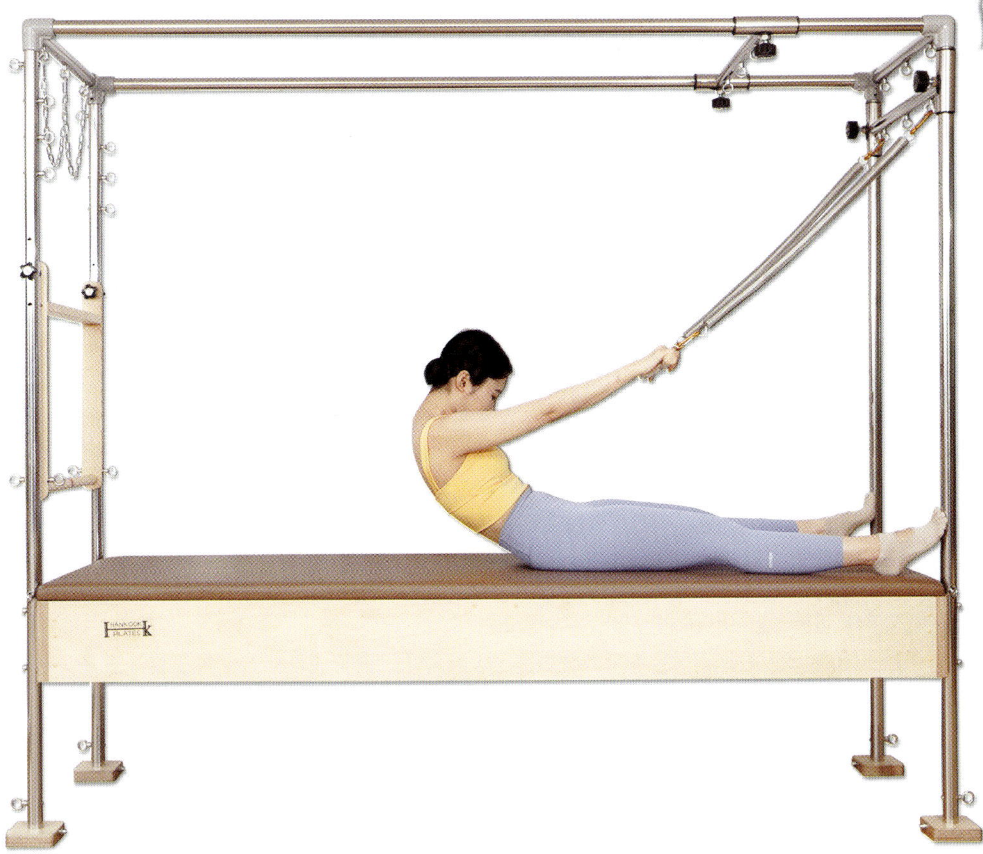

6

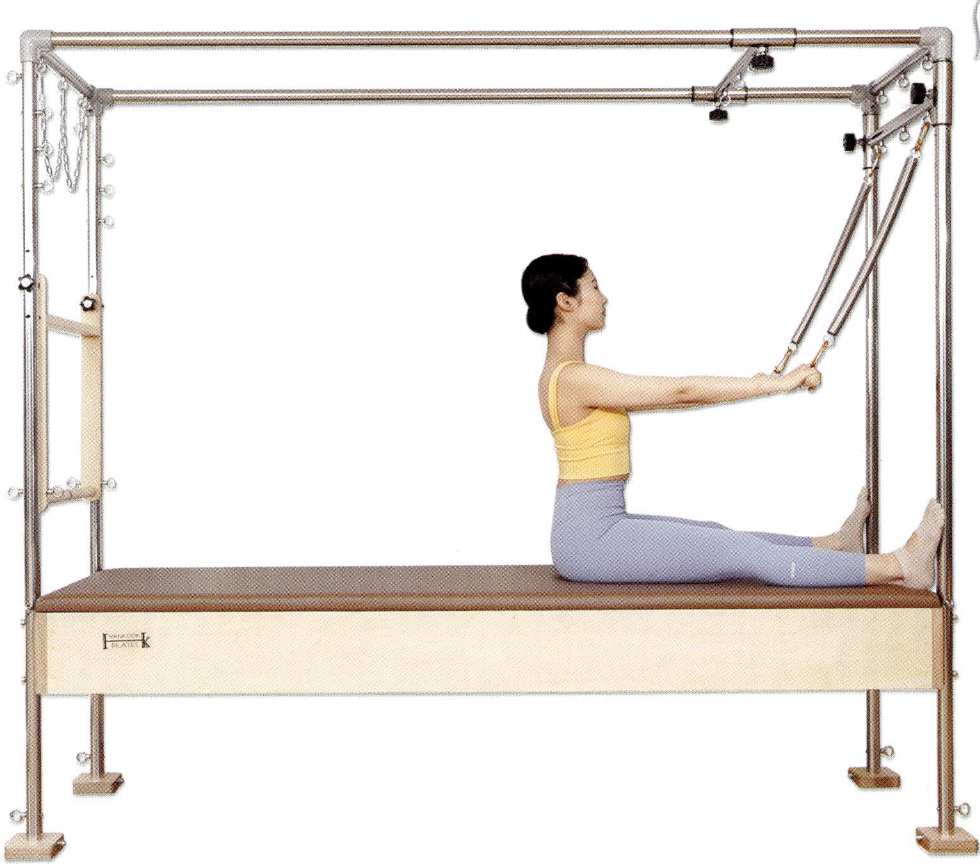

7

02 오블리크 롤 다운 업 Oblique roll down up

시작 자세

- 다리는 캐딜락 양쪽 기둥에 지지한다.
- 팔은 롤 다운 바를 잡는다.

운동 방법

- 들숨: 양손을 포개어 롤 다운 바를 가볍게 잡는다. 숨을 들이마시며 자세를 준비한다.
- 날숨: 팔은 똑바로 유지하고 롤 다운 바를 당기면서 꼬리뼈부터 순차적으로 척추를 뒤로 내린다. 자세를 유지하고 한쪽 팔을 밑으로 둥근 원을 그리며(밑에서 위로 올린다) 몸을 돌림시킨다. 시선은 손가락 끝을 본다.
- 들숨: 팔은 원을 그리며 제자리로 돌아온다. 반대쪽도 실시한 후 제자리로 돌아온다.
- 날숨: 롤 다운 바를 당기면서 척추를 중립으로 하고 머리부터 척추분절을 하면서 시작 자세로 돌아온다.

5~10회 반복한다.

대상 근육

- 동작분석: 몸통 돌림, 어깨관절 수평벌림/수평모음

주동근 몸통 오른쪽 돌림: 오른쪽 배바깥빗근, 왼쪽 배속빗근, 왼쪽 반가시근, 왼쪽 뭇갈래근, 왼쪽 돌림근
어깨관절 수평벌림: 어깨세모근, 가시아래근, 넓은등근, 작은원근

길항근 몸통 왼쪽 돌림: 왼쪽 배바깥빗근, 오른쪽 배속빗근, 오른쪽 반가시근, 오른쪽 뭇갈래근, 오른쪽 돌림근
어깨관절 수평모음: 큰가슴근, 어깨세모근

주의 사항

- 골반과 척추의 중립을 유지한다.
- 마무리에서 중립 척추가 되도록 하기 위해 무릎을 약간 구부릴 수 있다.

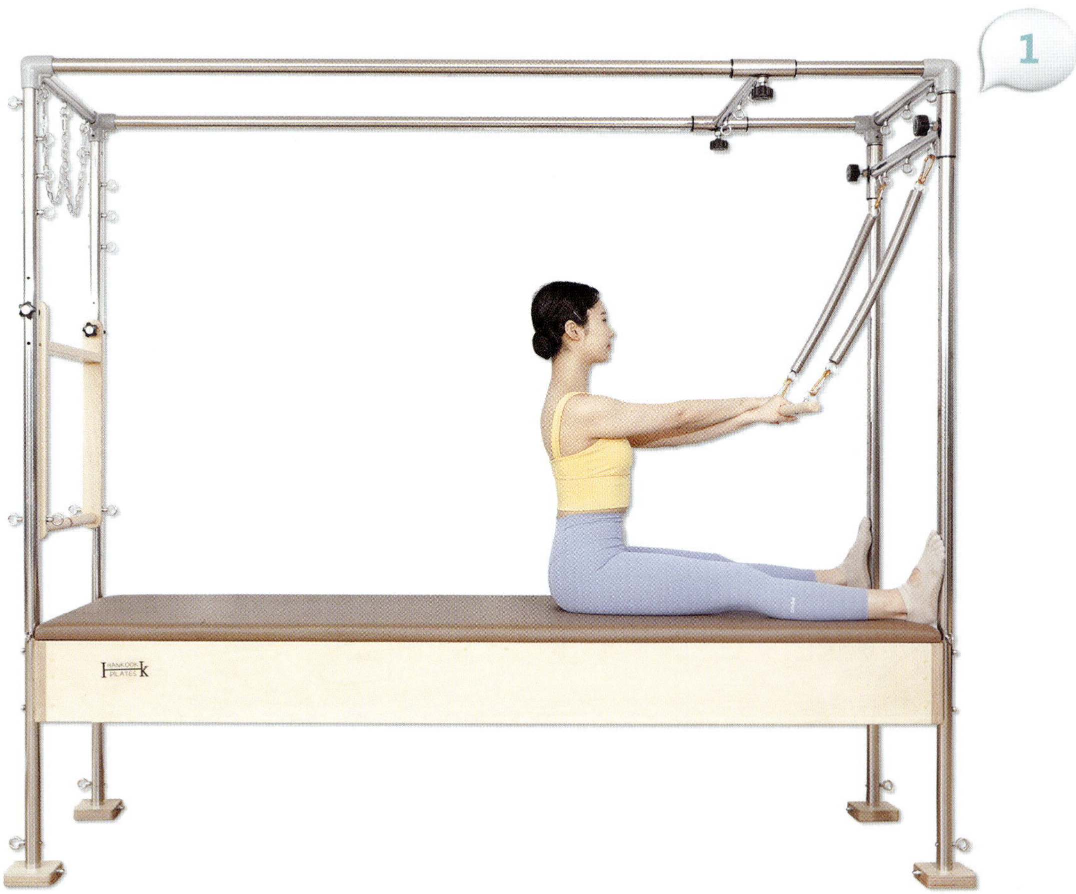

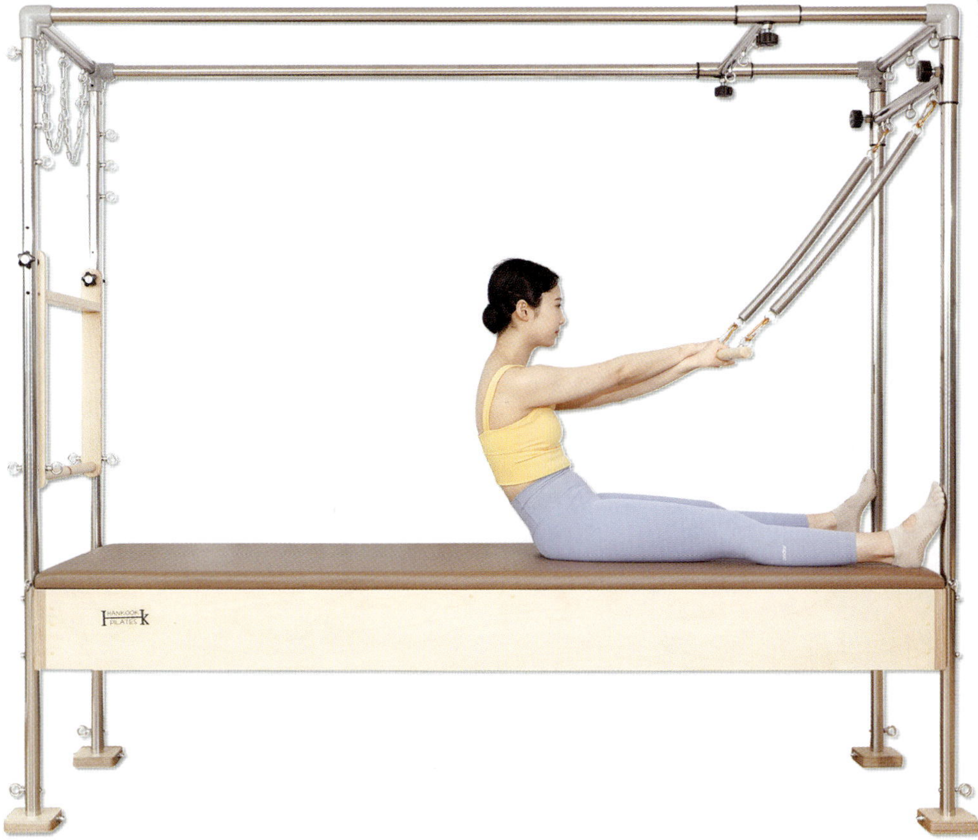

2

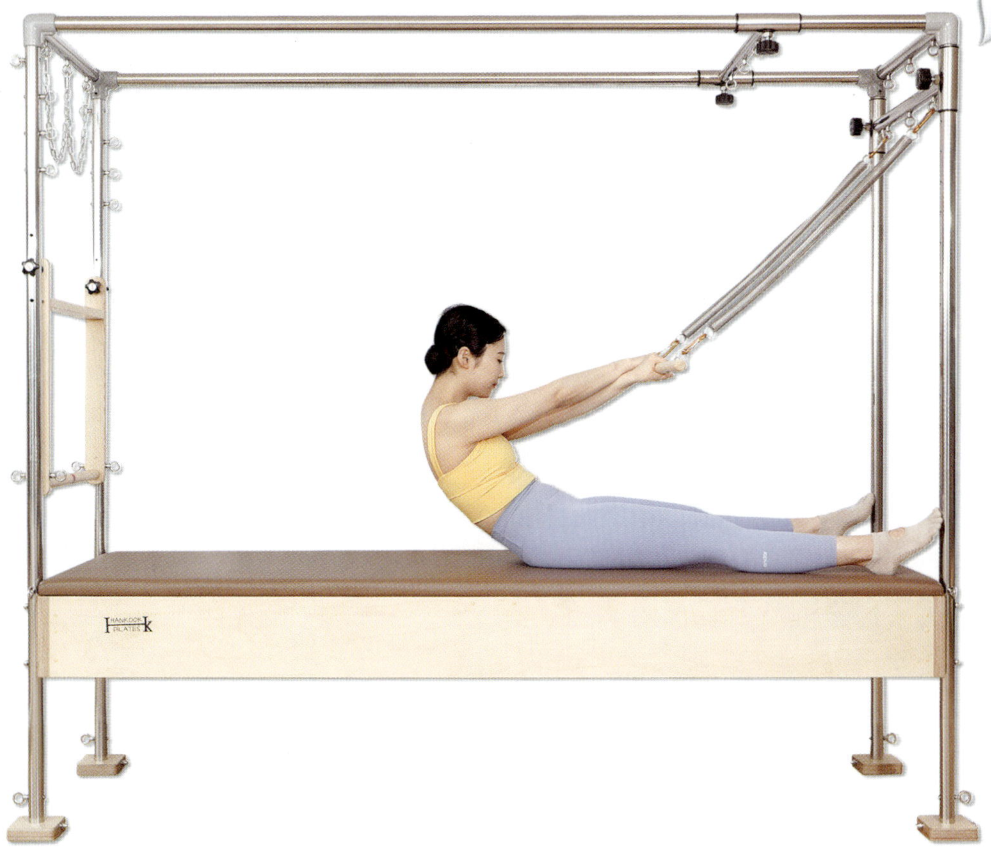

3

4

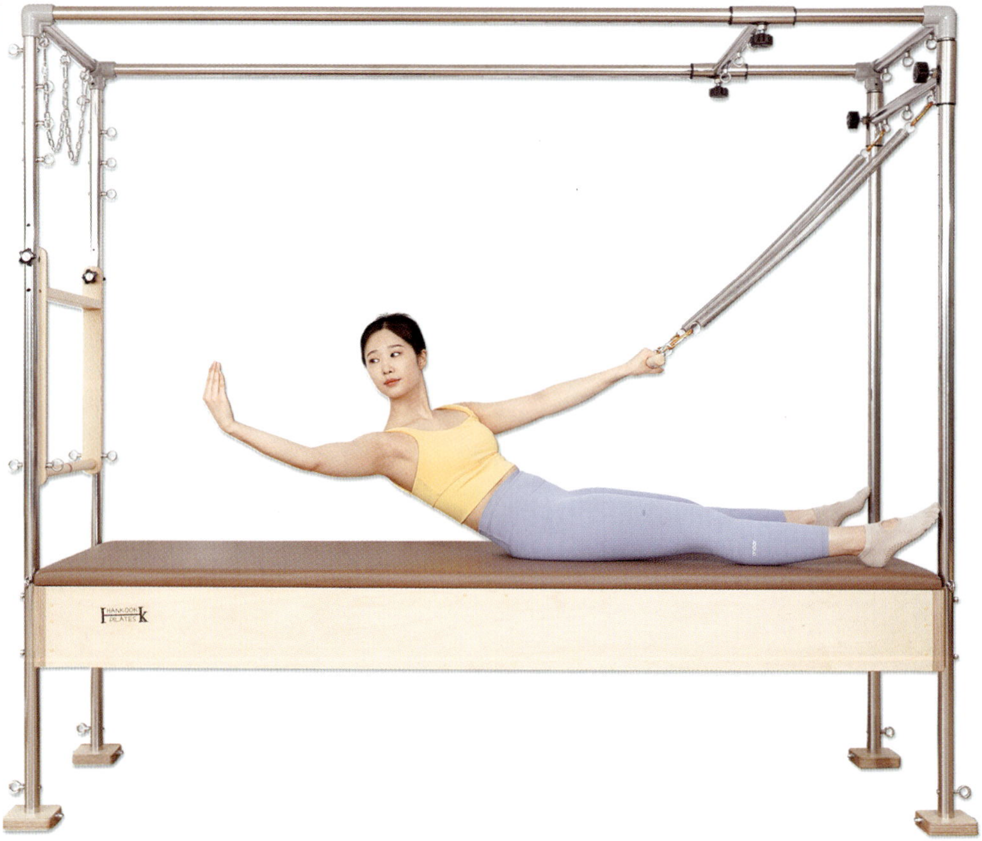

5

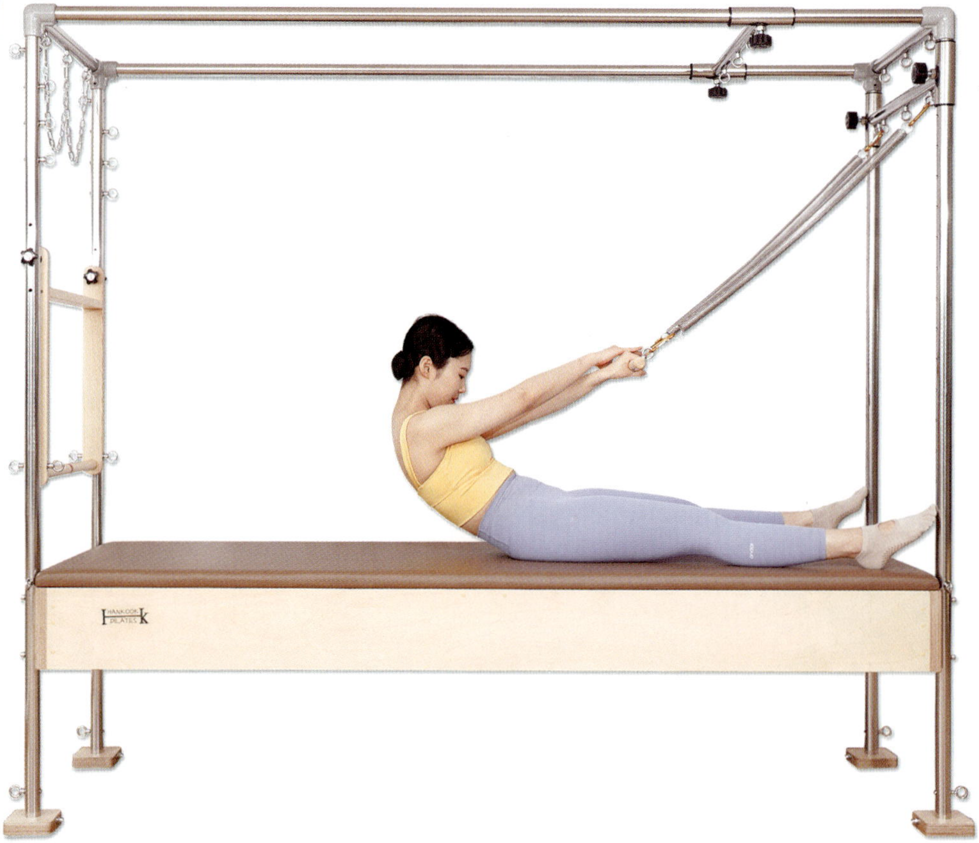

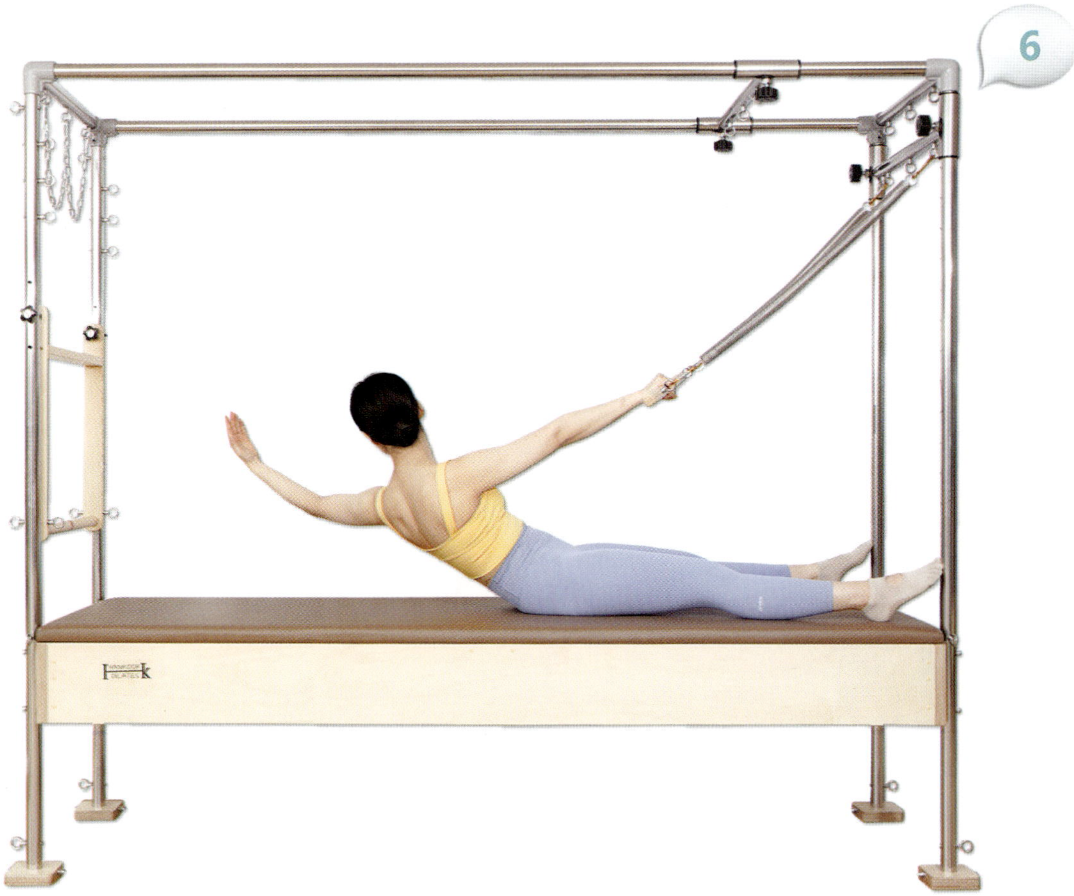

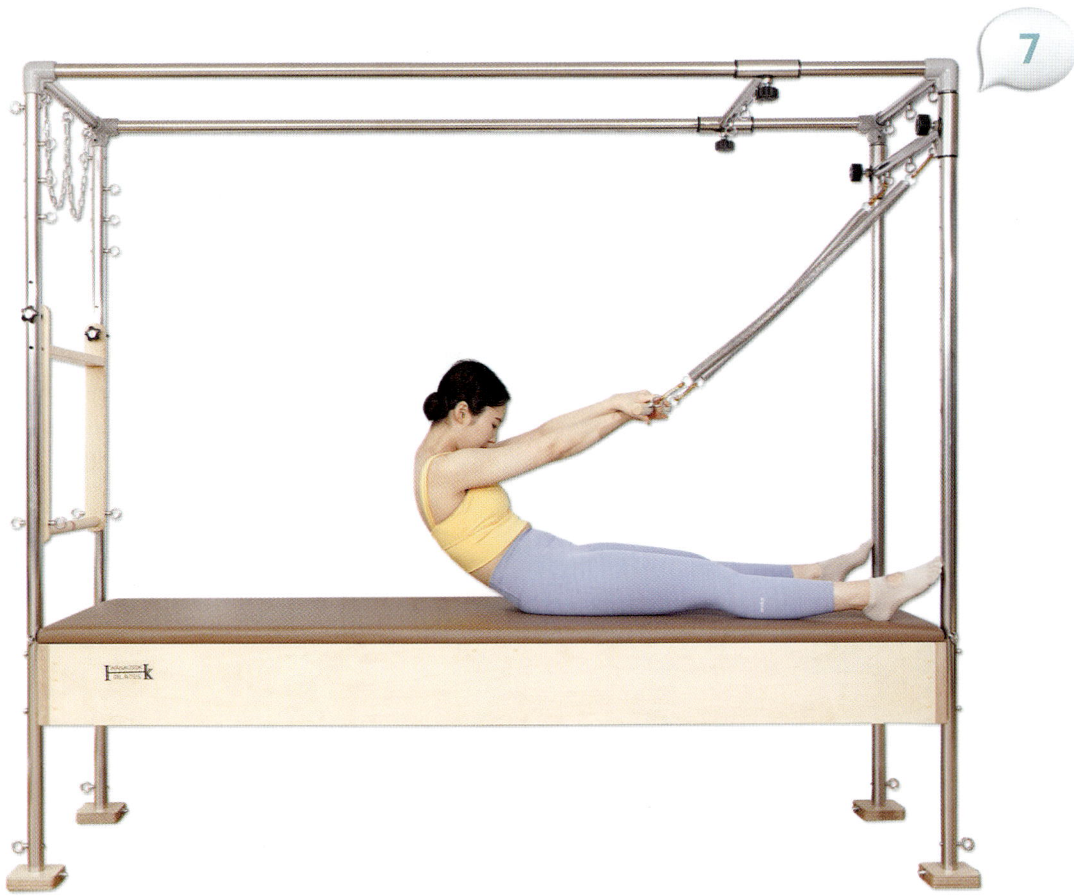

8

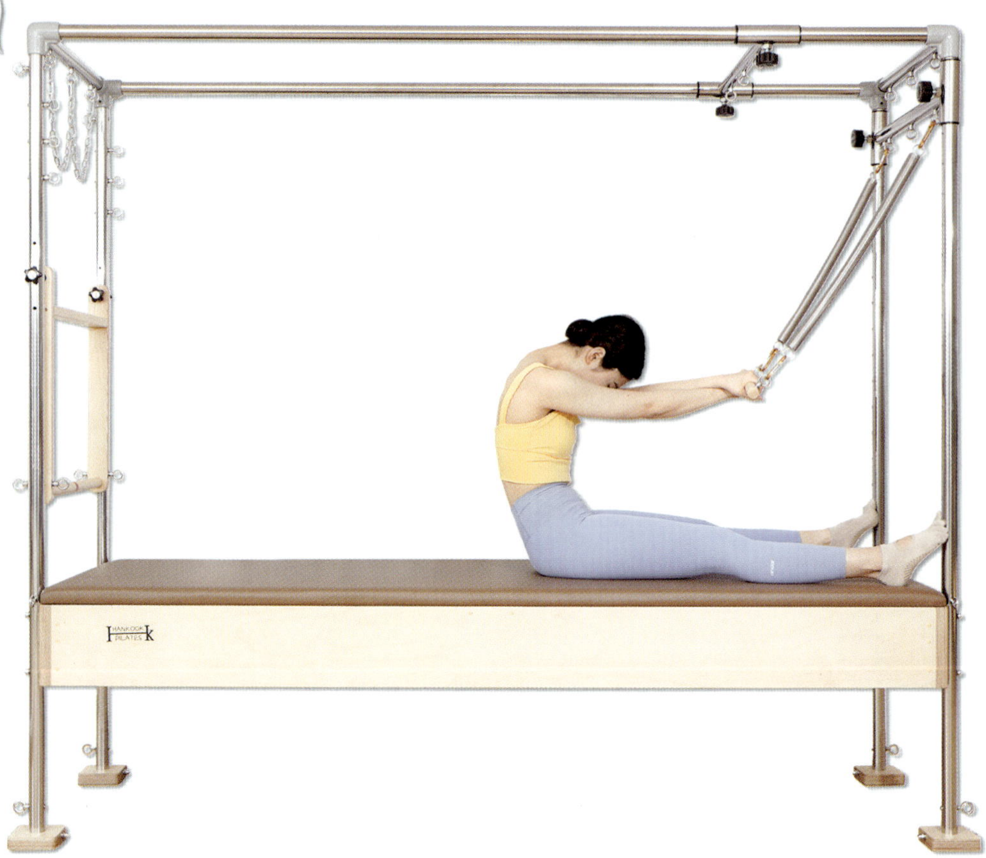

9

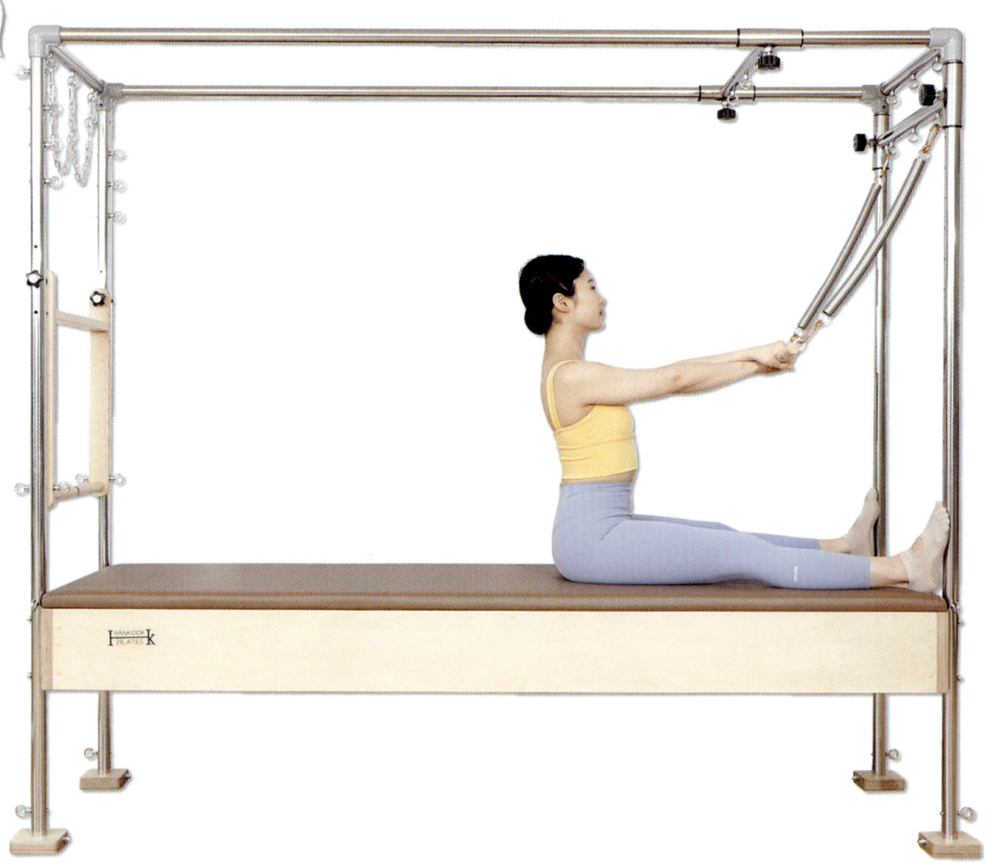

03 롤 다운 위드 백 익스텐션 Roll down with back extension

시작 자세

- 다리는 캐딜락 양쪽 기둥에 지지한다.
- 팔은 롤 다운 바를 잡는다.

운동 방법

- 들숨: 숨을 들이마시며 자세를 준비한다.
- 날숨: 골반을 말아 내려가면서 척추를 연속적으로 굽히며, 골반과 척추를 중립으로 한 채로 베드에 눕는다.
- 들숨: 어깨뼈의 안정을 위해 팔꿈치를 굽히고, 등뼈로부터 이끌어 척추를 균등하게 늘여 복장뼈가 천장 쪽으로 향하도록 한다.
- 날숨: 몸통과 척추를 늘여 중립의 누운 자세를 취하고, 동시에 양팔을 늘인다. 그 후 머리로부터 시작해서 척추를 베드로부터 떨어뜨려 말아 굽히고, 골반이 수직이 되고 무게가 궁둥뼈결절 바로 위에 실릴 때까지 롤 업해서 시작 자세로 돌아간다.

대상 근육

- 동작분석: 목 폄, 몸통 폄

주동근 목 폄: 목빗근, 머리널판근, 목널판근, 반가시근, 큰뒤머리곧은근, 작은뒤머리곧은근, 위머리빗근, 어깨올림근, 등세모근, 돌림근, 뭇갈래근, 반가시근, 가시사이근, 엉덩갈비근, 가장긴근, 가시근

길항근 몸통 폄: 엉덩갈비근, 가장긴근, 가시근, 허리네모근, 반가시근, 돌림근, 뭇갈래근, 가시사이근

주의 사항

- 골반과 척추의 중립을 유지한다.
- 척추의 분절을 강조한다.

1

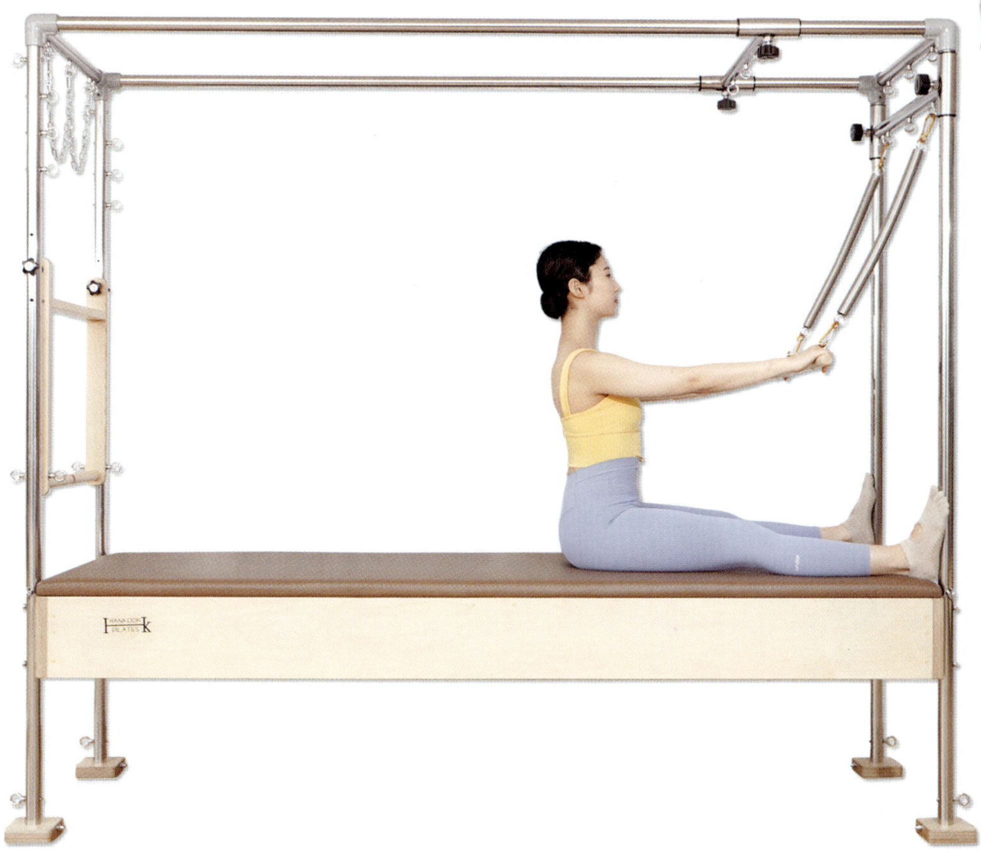

2

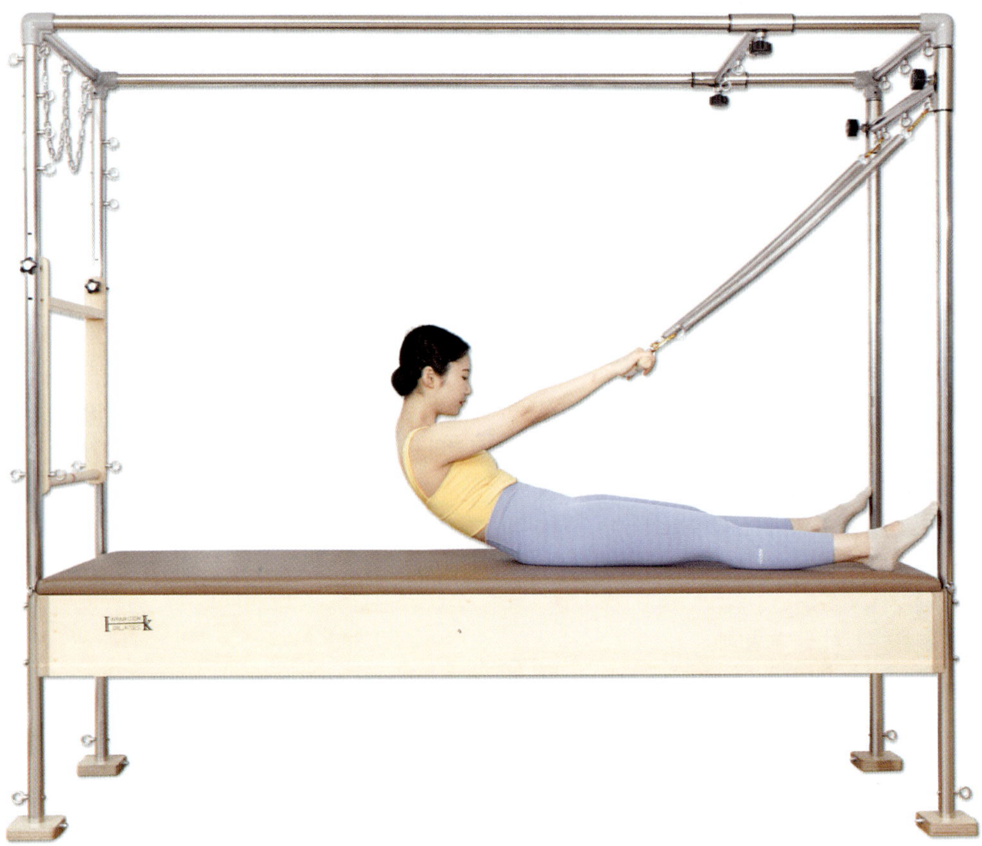

3

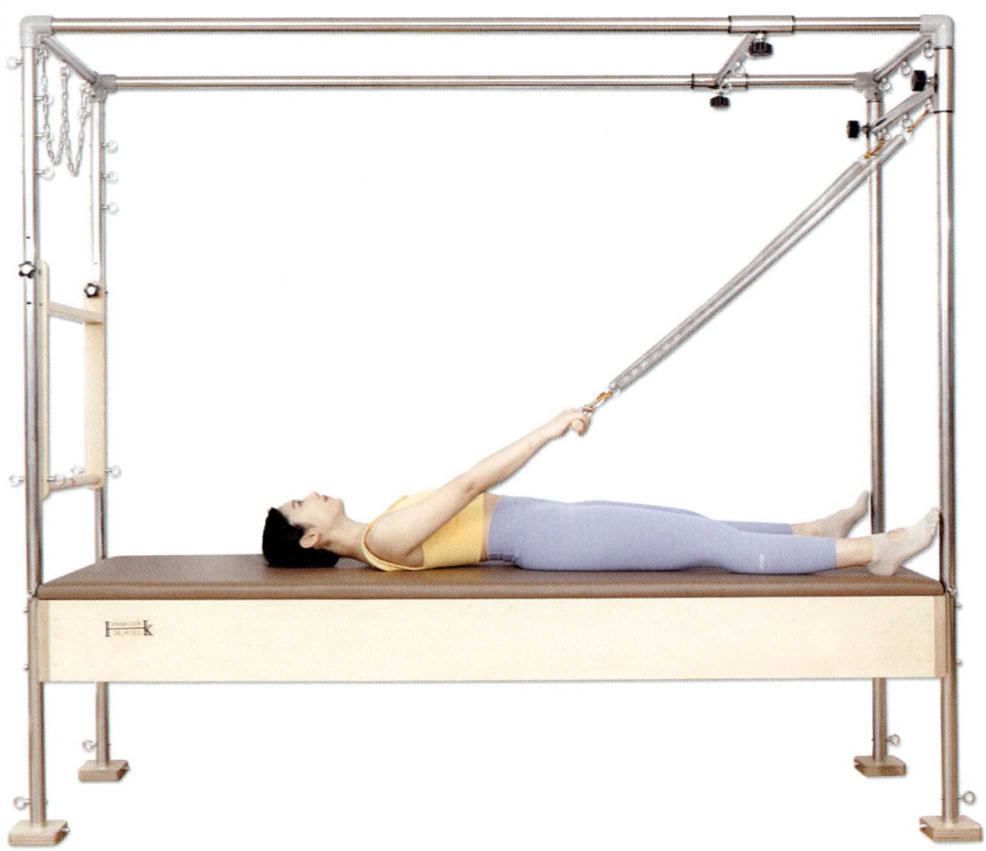

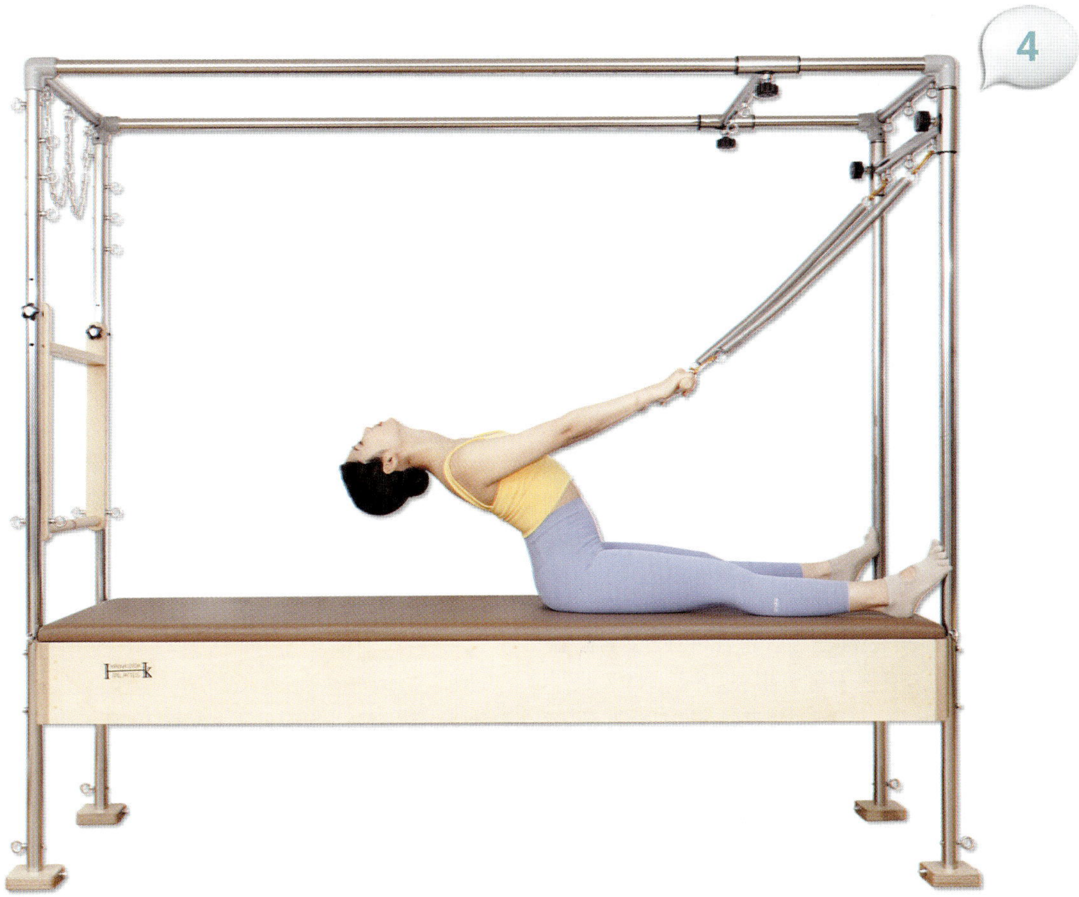

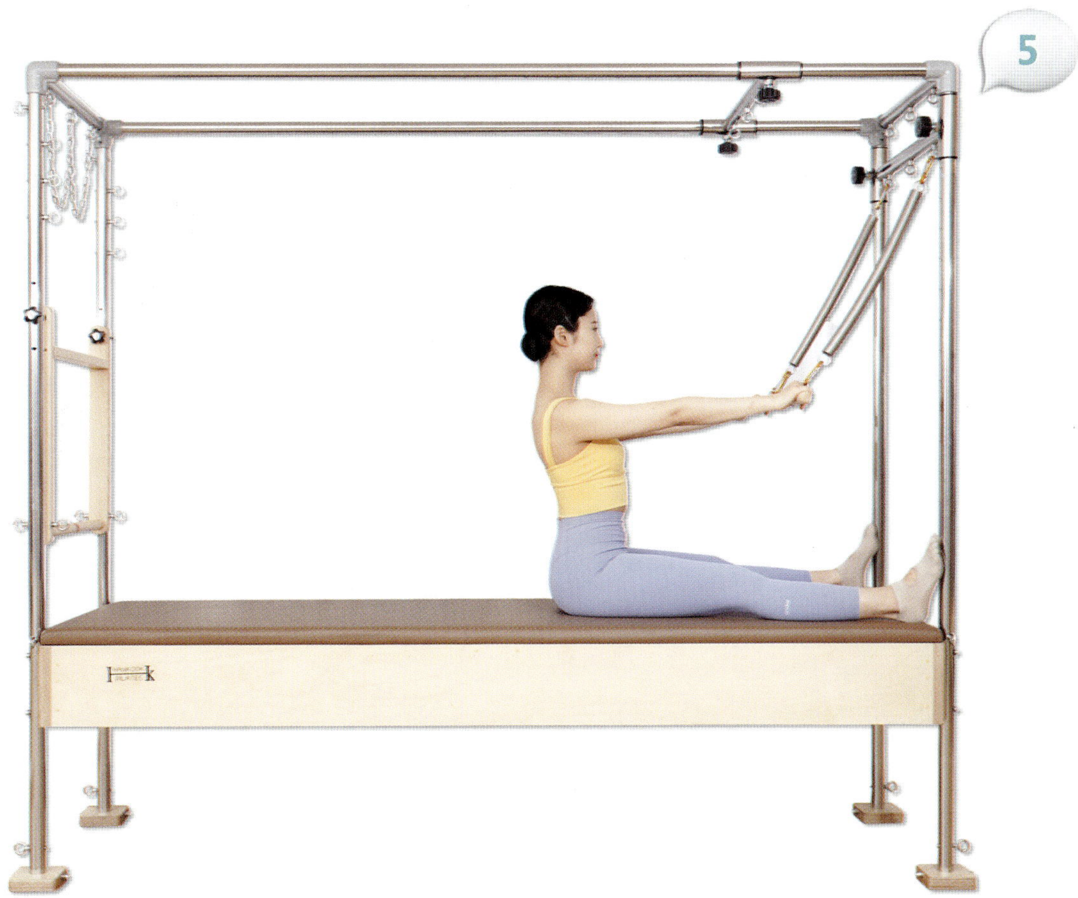

04 스파인 롤링 Spine rolling

시작 자세

- 누운 자세를 취한다.
- 양팔은 캐딜락 양쪽 기둥을 잡는다.
- 다리는 엉덩이 너비로 벌리고, 무릎은 굽혀 롤 다운 바에 건다.

운동 방법

- 들숨: 숨을 들이마시며 자세를 준비한다.
- 날숨: 무릎과 엉덩이를 굽힌 채 유지하고 척추를 꼬리뼈부터 시작해서 연속적으로 뼈 하나하나씩 베드로부터 떨어뜨려 굽힌다. 가능한 가장 멀리 또는 등뼈 상단 위로 안착할 때까지 말아 올린다. 이때 목뼈 위로 말아 올리지 않도록 한다.
- 들숨: 무릎과 엉덩이를 굽힌 채로, 척추를 연속적으로 뼈 하나하나씩 베드 위로 굽혀 중립으로 돌아온다.

5~10회 반복한다.

대상 근육

- 동작분석: 몸통 굽힘/폄, 무릎관절 굽힘/폄

주동근 몸통 굽힘: 배곧은근, 배바깥빗근, 배속빗근
무릎관절 굽힘: 넙다리빗근, 두덩정강근, 넙다리두갈래근, 반막모양근, 반힘줄모양근, 오금근, 장딴지근

길항근 몸통 폄: 엉덩갈비근, 가장긴근, 가시근, 허리네모근, 반가시근, 돌림근, 뭇갈래근, 가시사이근
무릎관절 폄: 넙다리곧은근, 가쪽넓은근, 중간넓은근, 안쪽넓은근

주의 사항

- 골반과 척추의 중립을 유지한다.
- 롤 다운 바가 떨어지지 않도록 무릎관절의 각도를 일정하게 유지한다.
- 척추를 목뼈 위로 말아 올리지 않는다.

1

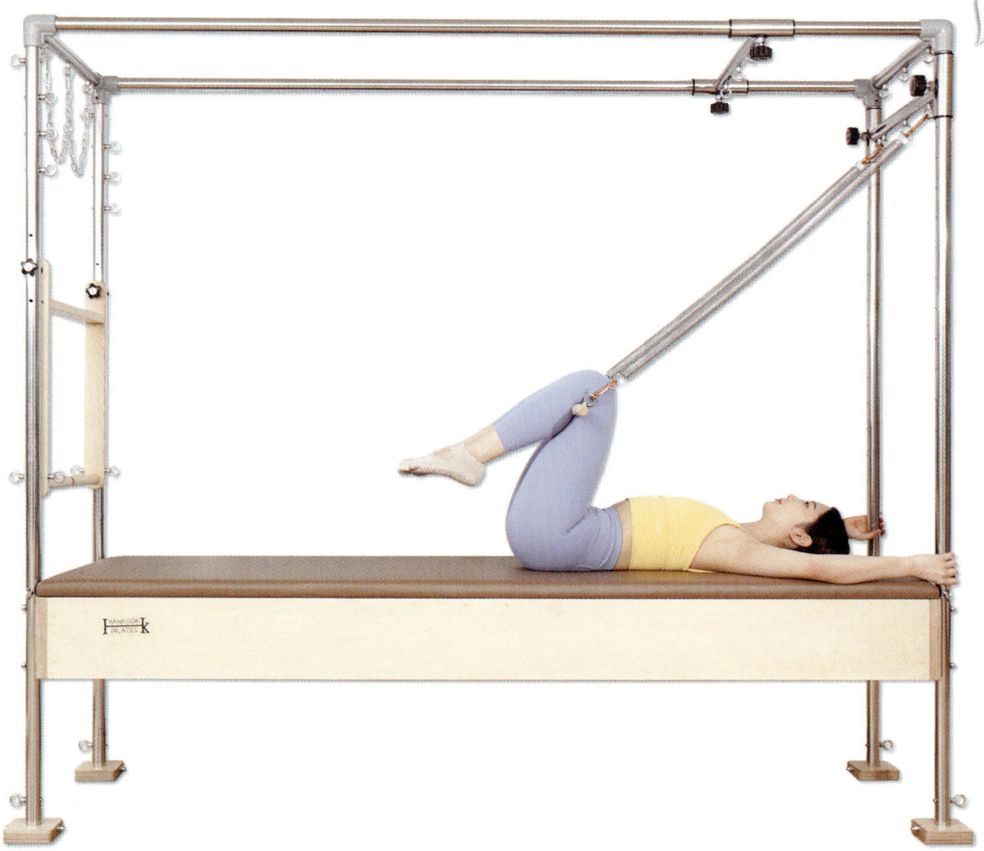

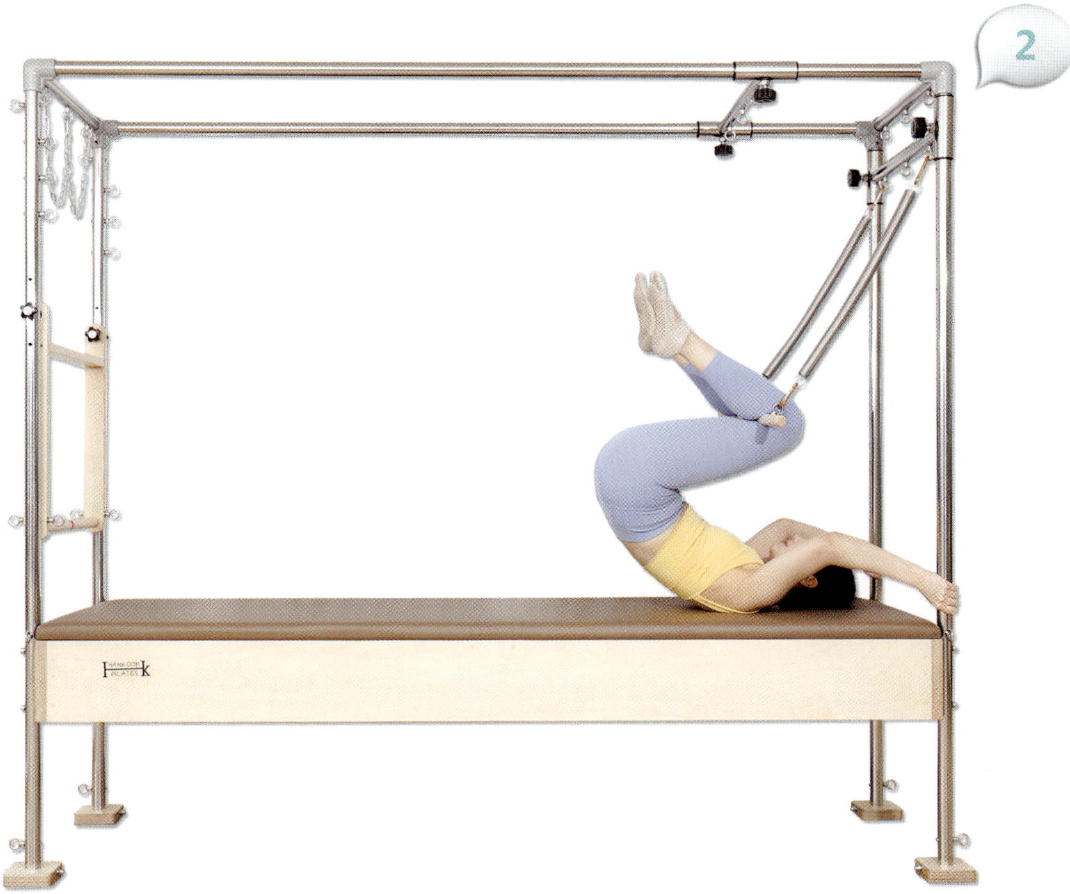
2

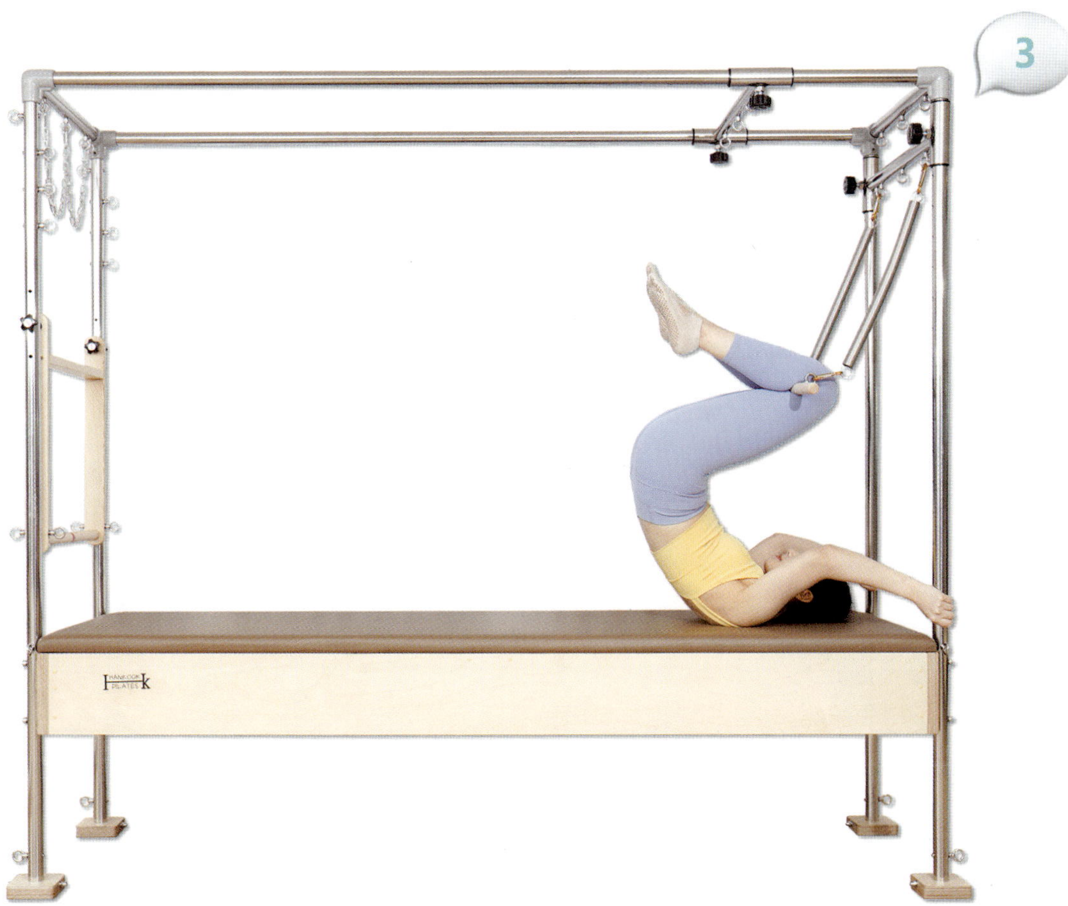
3

4

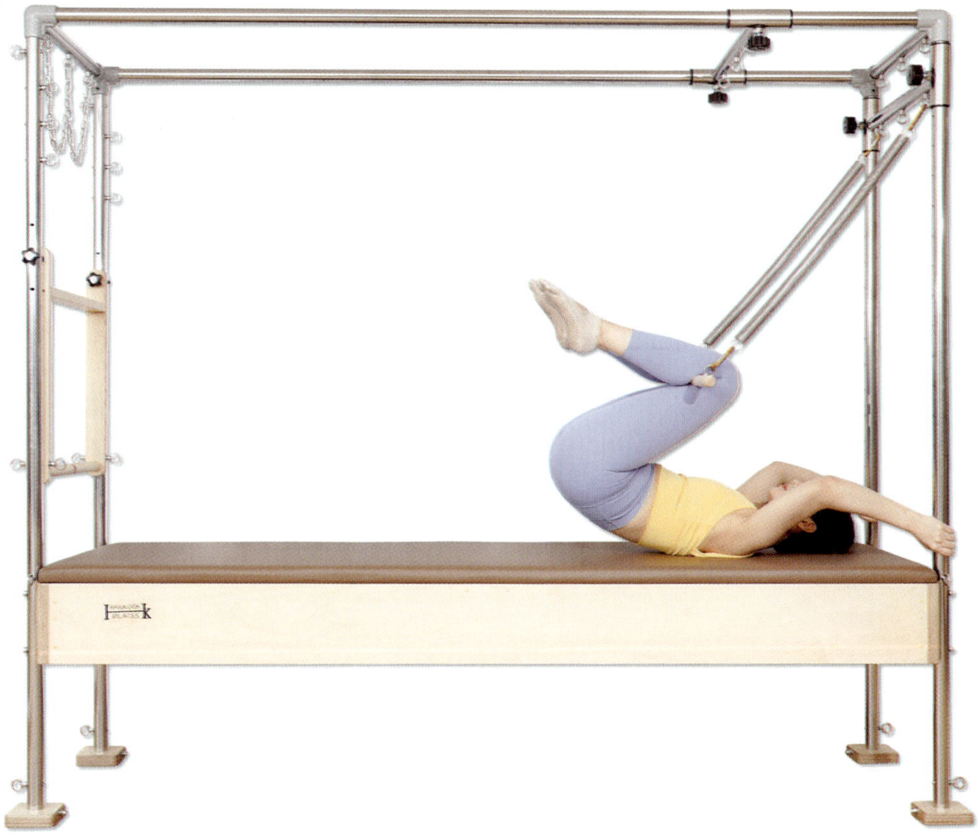

5

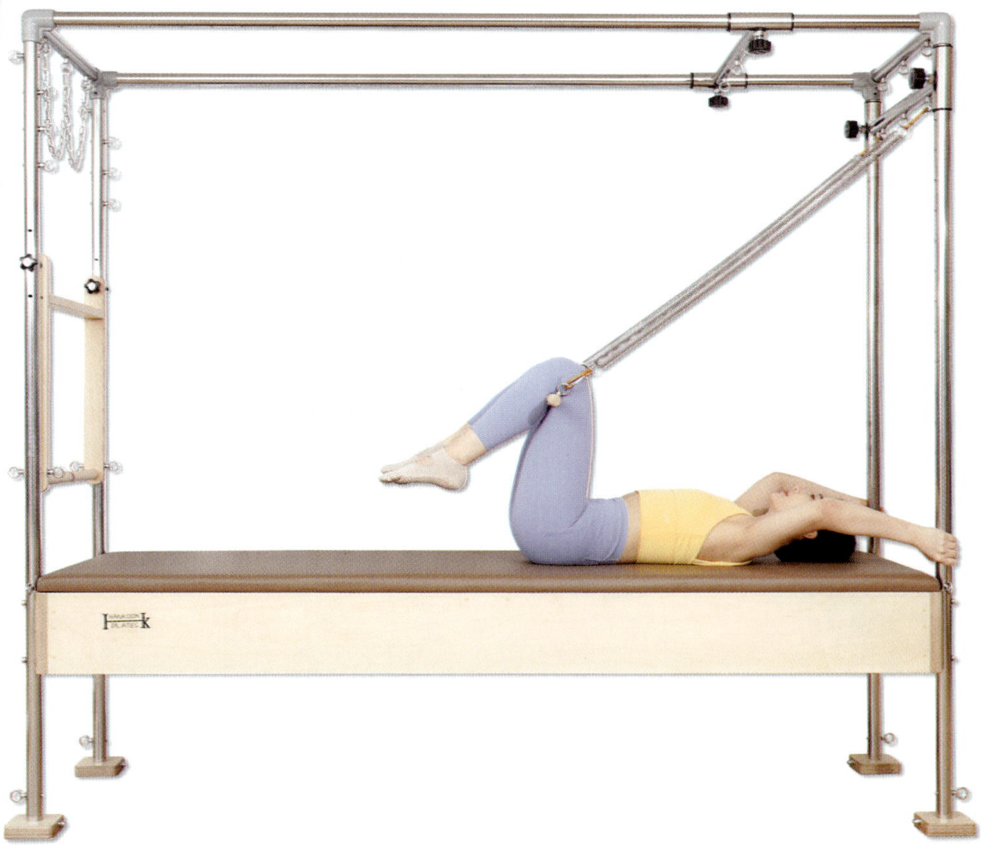

CHAPTER 7

PUSH THRU BAR SITTING

01 숄더 쉬러그 Shoulder shrugs

02 더블 암 풀 다운(시티드) Double arm pull down (seated)

03 싱글 암 풀 다운(사이드 시티드) Single arm pull down (side seated)

04 시티드 프레스 스루 Seated press through

05 쏘우 Saw

06 캣 스트레치 닐링 Cat stretch kneeling

07 암즈 백워드 시팅 Arms backward sitting

08 머메이드 Mermaid

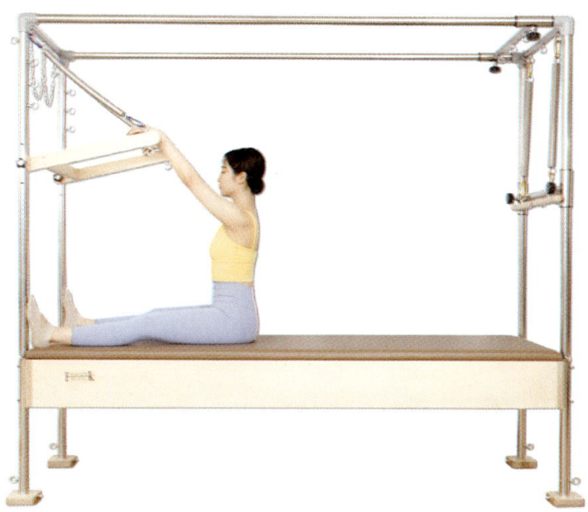

01 숄더 쉬러그 Shoulder shrugs

시작 자세

- 푸쉬 스루 바를 마주보고 앉은 자세를 취한다.
- 다리는 똑바로 평행하게 두고, 발목은 앞으로 굽히고(dorsiflexed), 발은 똑바로 세운다(중립 골반을 유지하지 못한다면, 무릎을 약간 굽혀 중립 자세를 만들고 시작한다).
- 팔은 푸쉬 스루 바를 잡고 손바닥은 아래로 향하게 한다.

운동 방법

- 들숨: 손으로 푸쉬 스루 바를 가볍게 잡거나 팔목을 걸친다.
- 날숨: 내쉬는 호흡으로 코어의 힘을 이용하여 어깨를 으쓱거리듯이 내린다.
- 들숨: 시작위치로 돌아온다.

5회 반복한다.

대상 근육

- 동작분석: 어깨뼈 내림/올림
  주동근 어깨뼈 내림: 아래등세모근, 아래앞톱니근, 작은가슴근
  길항근 어깨뼈 올림: 위등세모근, 마름근, 어깨올림근

주의 사항

- 골반과 척추의 중립과 어깨의 안정성을 유지한다.

1

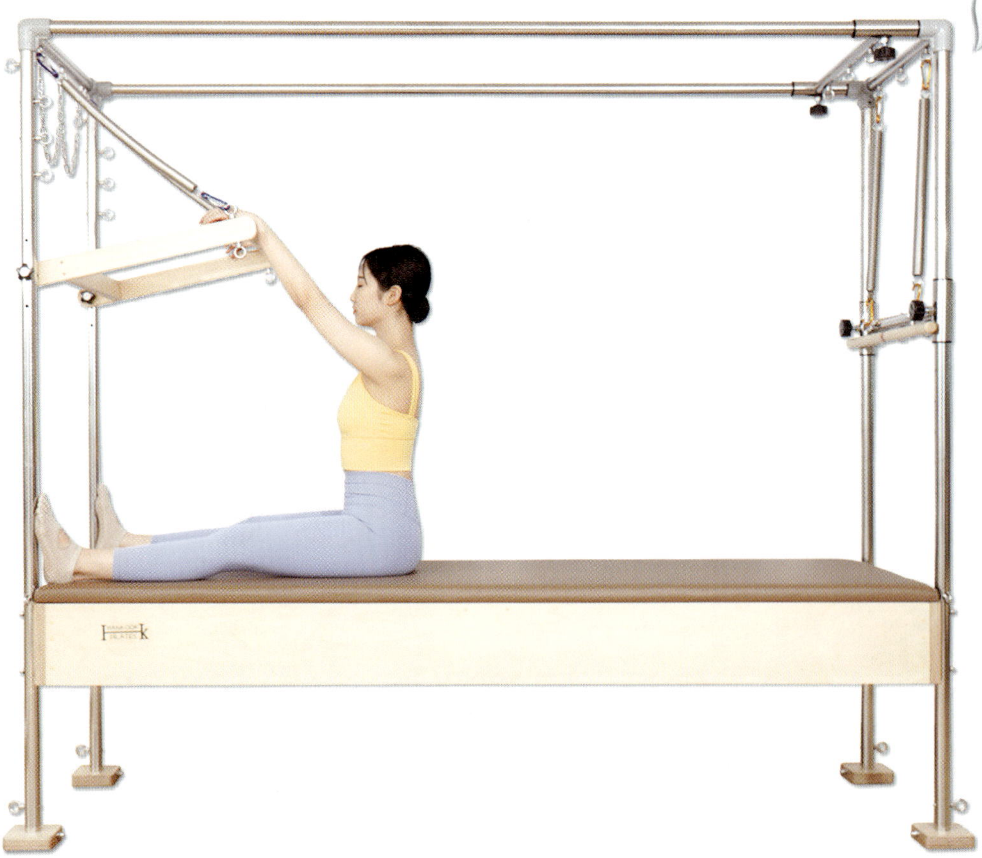

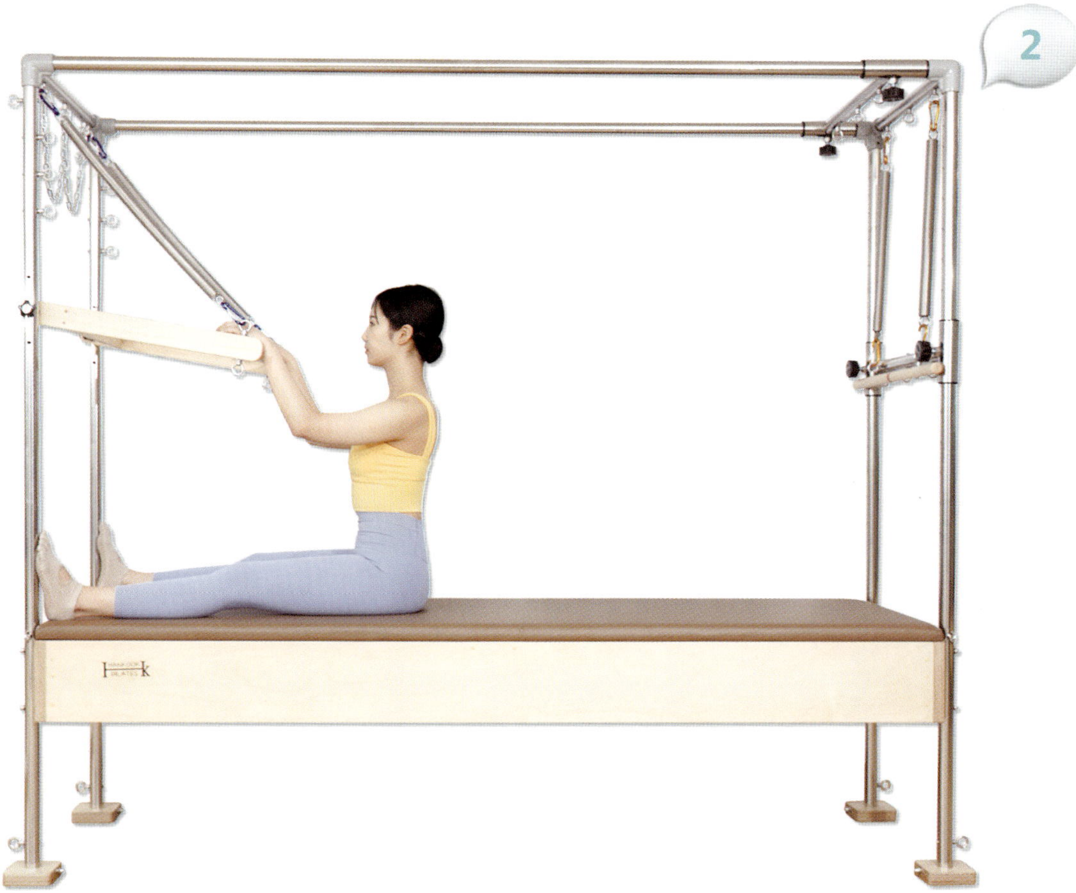
2

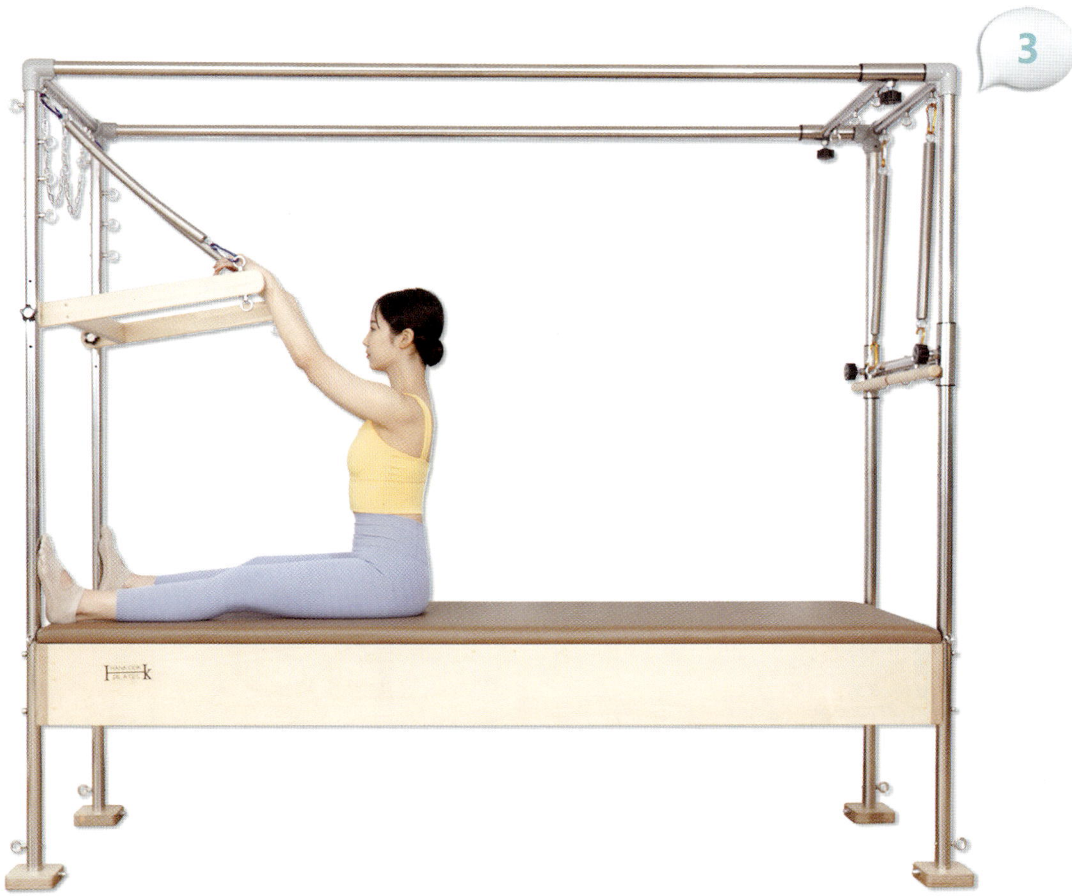
3

참고 1

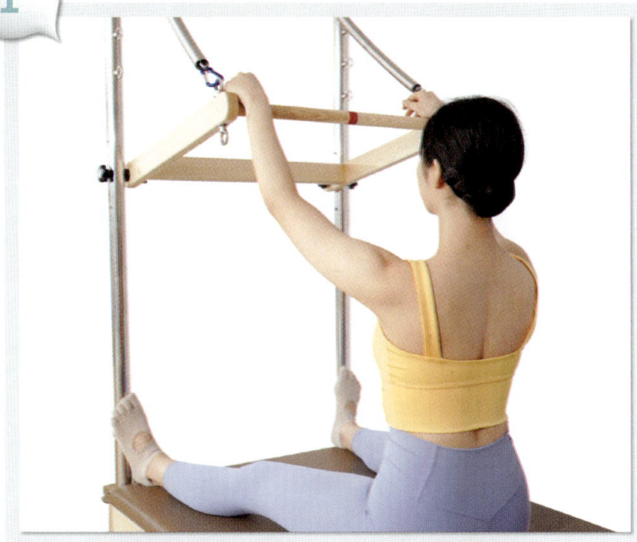

참고 2

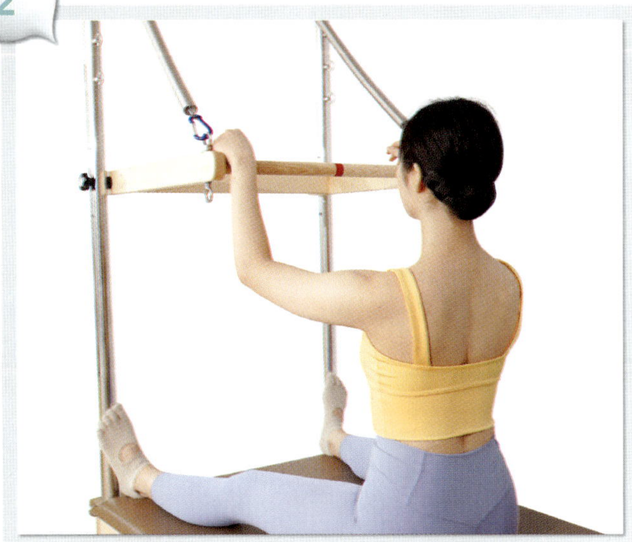

참고 3

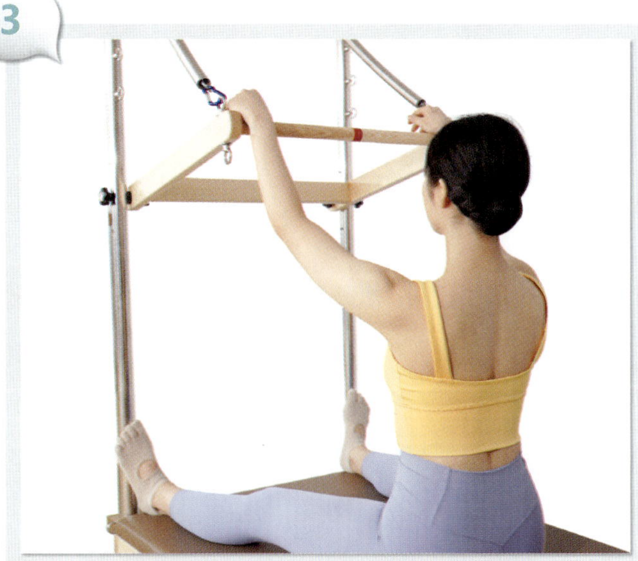

02 더블 암 풀 다운(시티드) Double arm pull down (seated)

시작 자세

- 푸쉬 스루 바를 마주보고 다리를 펴고 앉은 자세를 취한다.
- 중립 골반을 유지하지 못한다면 무릎을 약간 굽혀 중립 자세를 만들고 시작한다.

운동 방법

- 들숨: 손으로 푸쉬 스루 바를 가볍게 잡는다.
- 날숨: 내쉬는 호흡으로 코어의 힘을 이용하여 푸쉬 스루 바를 밑으로 내리고 유지한다.
- 들숨: 시작위치로 돌아온다. 반대로 앉은 자세로도 할 수 있다.

5회 반복한다.

대상 근육

- 동작분석: 어깨관절 폄/굽힘

  주동근 어깨관절 폄: 어깨세모근, 넓은등근, 큰원근, 큰가슴근, 위팔세갈래근

  길항근 어깨관절 굽힘: 어깨세모근, 큰가슴근, 부리위팔근, 위팔두갈래근

주의 사항

- 골반과 척추의 중립을 유지한다.

다리를 펴고 앉은 자세 1

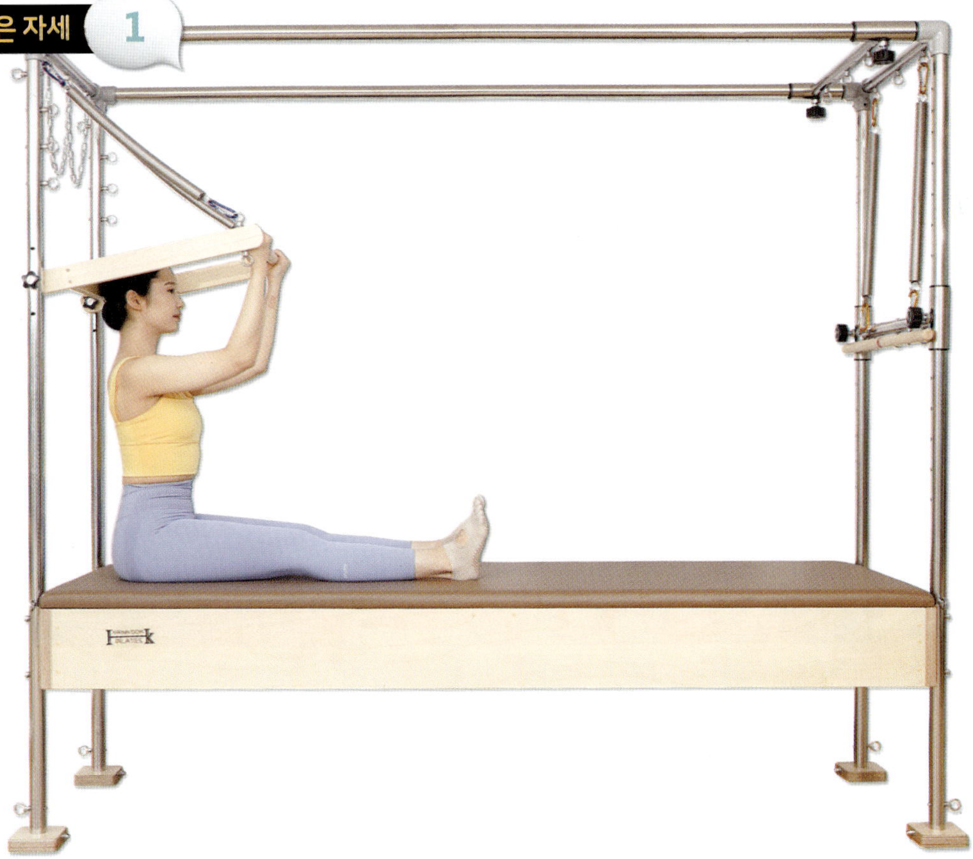

다리를 펴고 앉은 자세 2

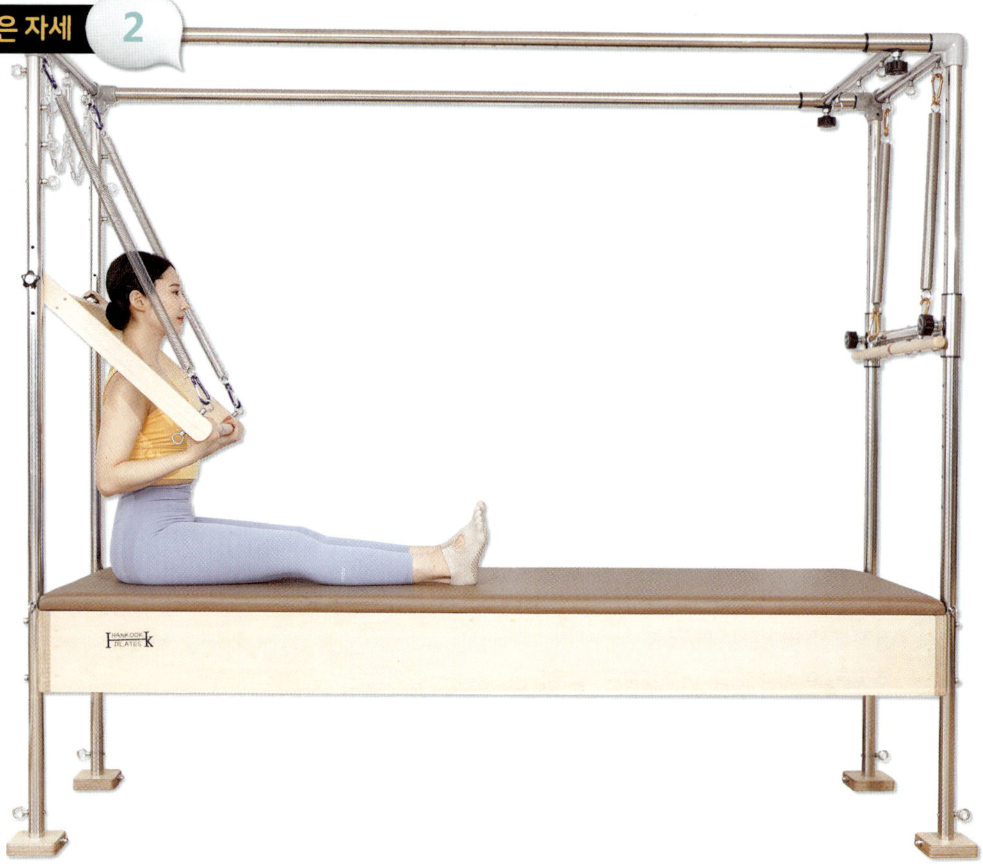

다리를 펴고 앉은 자세 3

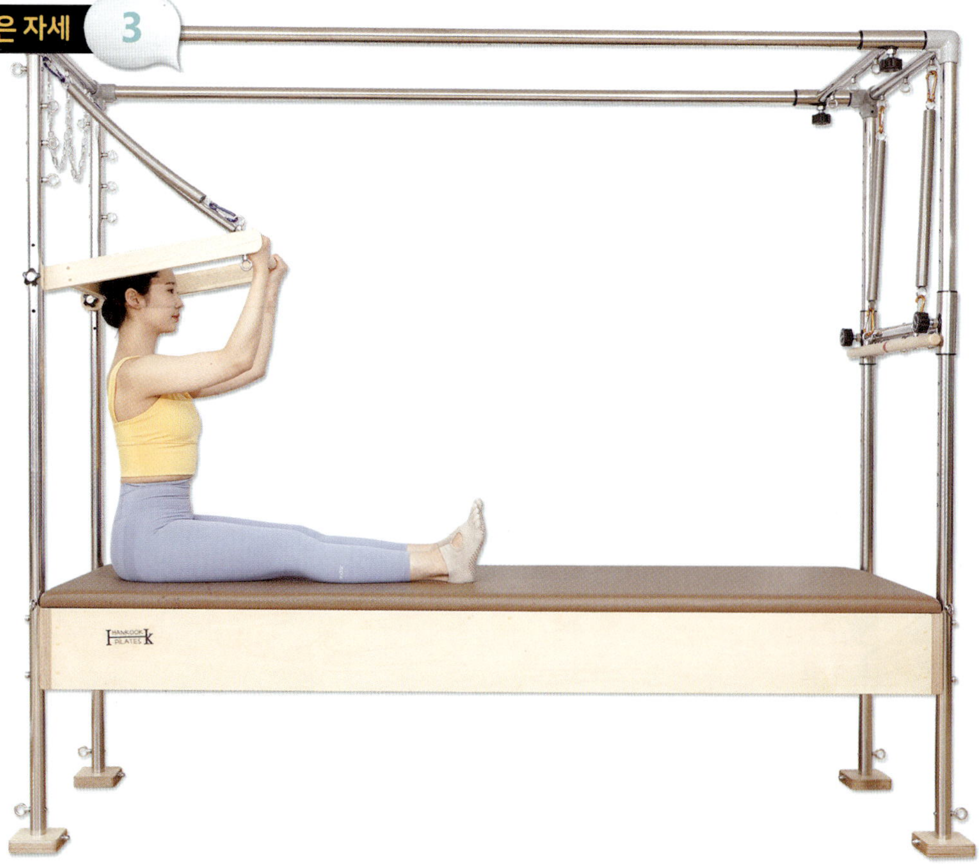

무릎을 굽혀 앉은 자세 1

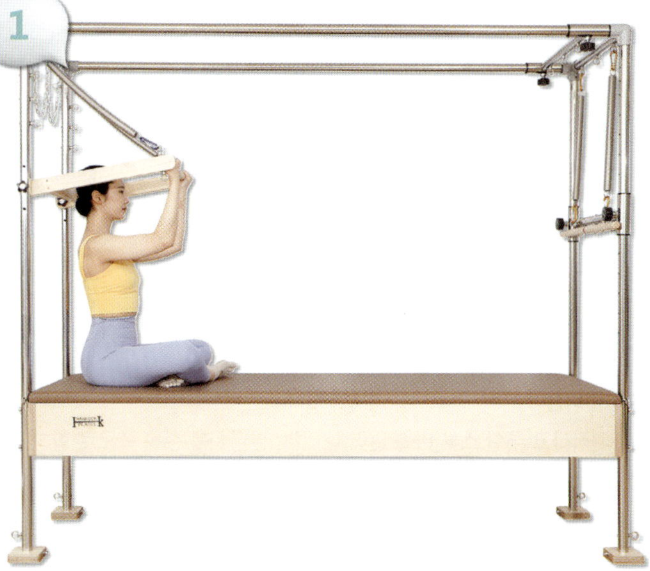

무릎을 굽혀 앉은 자세 2

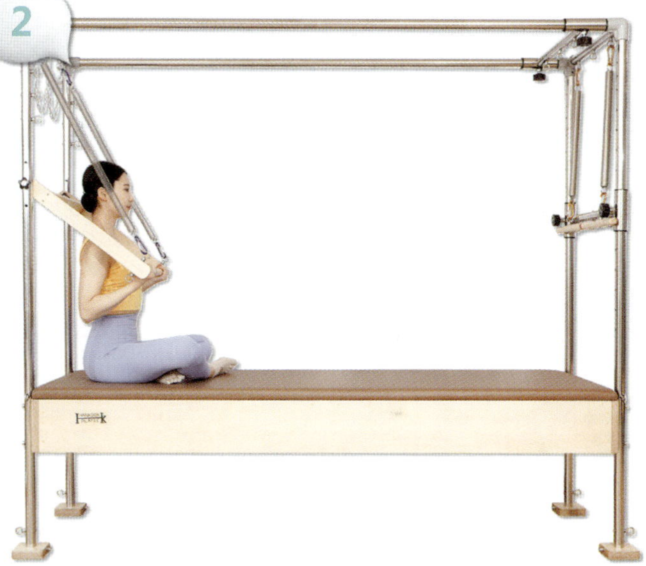

무릎을 굽혀 앉은 자세 3

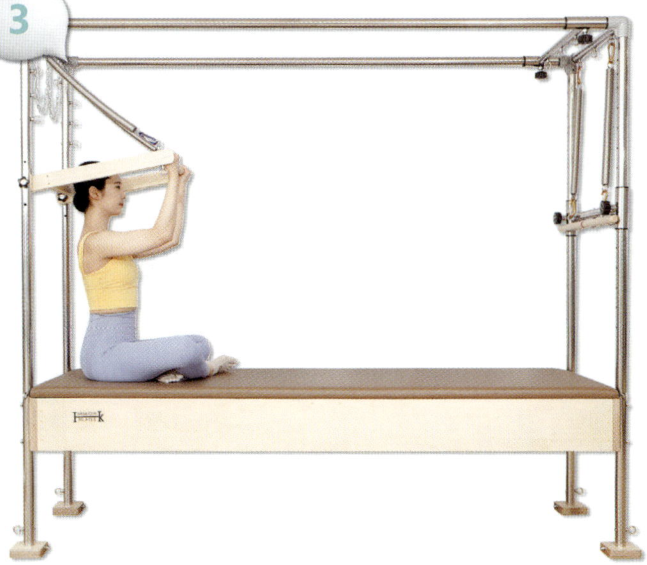

03 싱글 암 풀 다운(사이드 시티드)

Single arm pull down (side seated)

시작 자세

- 한쪽 손은 푸쉬 스루 바를 잡고(어깨 90° 벌림, 팔꿈치 90° 굽힘), 반대쪽 손은 자연스럽게 내려놓는다.

운동 방법

- 들숨: 숨을 들이마시며 자세를 준비한다.
- 날숨: 어깨뼈를 안정시키면서 시작하고 푸쉬 스루 바를 밀어 내리며, 팔꿈치를 손목 쪽으로 향하도록 한다.
- 날숨: 어깨를 들어 올리지 않으면서 푸쉬 스루 바를 최대한 높이 되돌린다.

5~10회 반복한다. 반대 방향도 실시한다.

대상 근육

- 동작분석: 팔꿈관절 굽힘/폄, 어깨관절 모음/벌림

주동근 팔꿈관절 굽힘: 위팔두갈래근, 위팔근, 위팔노근, 노쪽손목굽힘근, 긴손바닥근, 자쪽손목굽힘근, 원엎침근, 긴노쪽손목폄근, 짧은노쪽손목폄근

어깨관절 모음: 어깨세모근, 가시위근, 큰가슴근

길항근 팔꿈관절 폄: 위팔세갈래근, 팔꿈치근, 뒤침근, 자쪽손목폄근, 새끼손가락폄근

어깨관절 벌림: 큰가슴근, 넓은등근, 큰원근, 작은원근, 부리위팔근

주의 사항

- 골반과 척추의 중립을 유지한다.
- 어깨 벌림 자세에서 몸통과 수평을 이룬다.

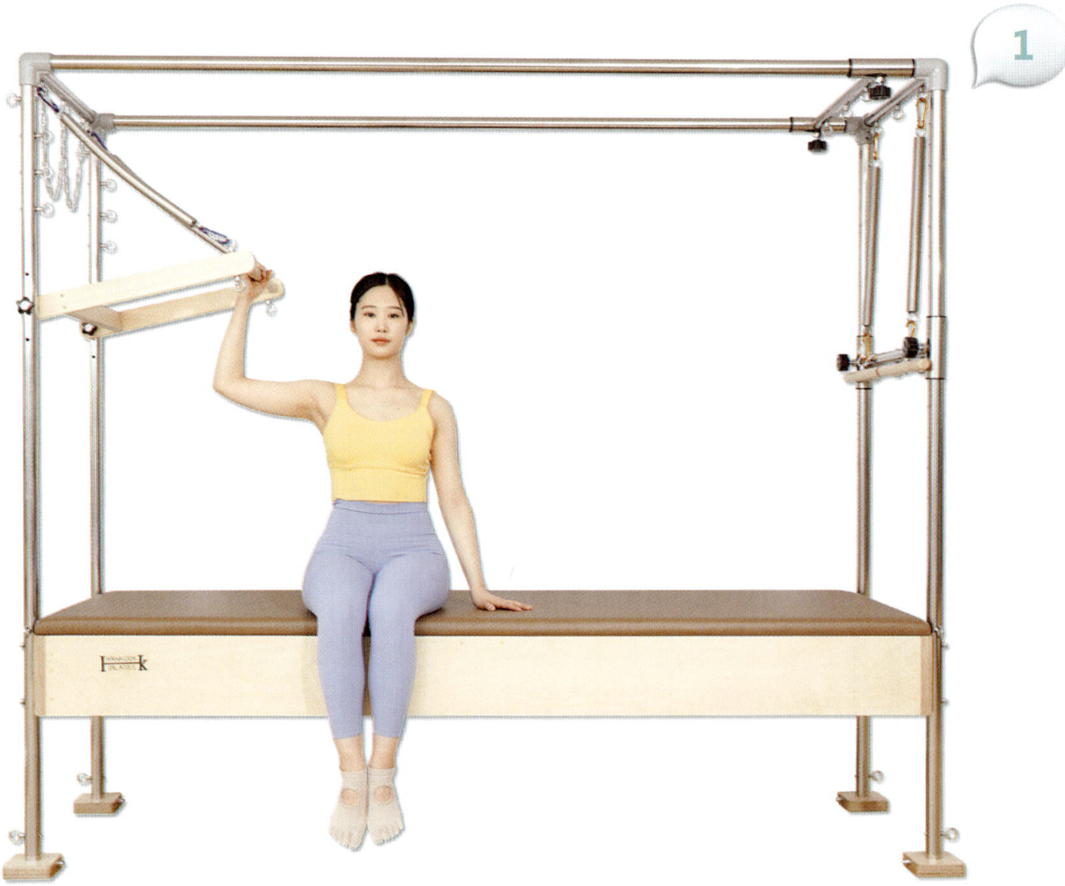

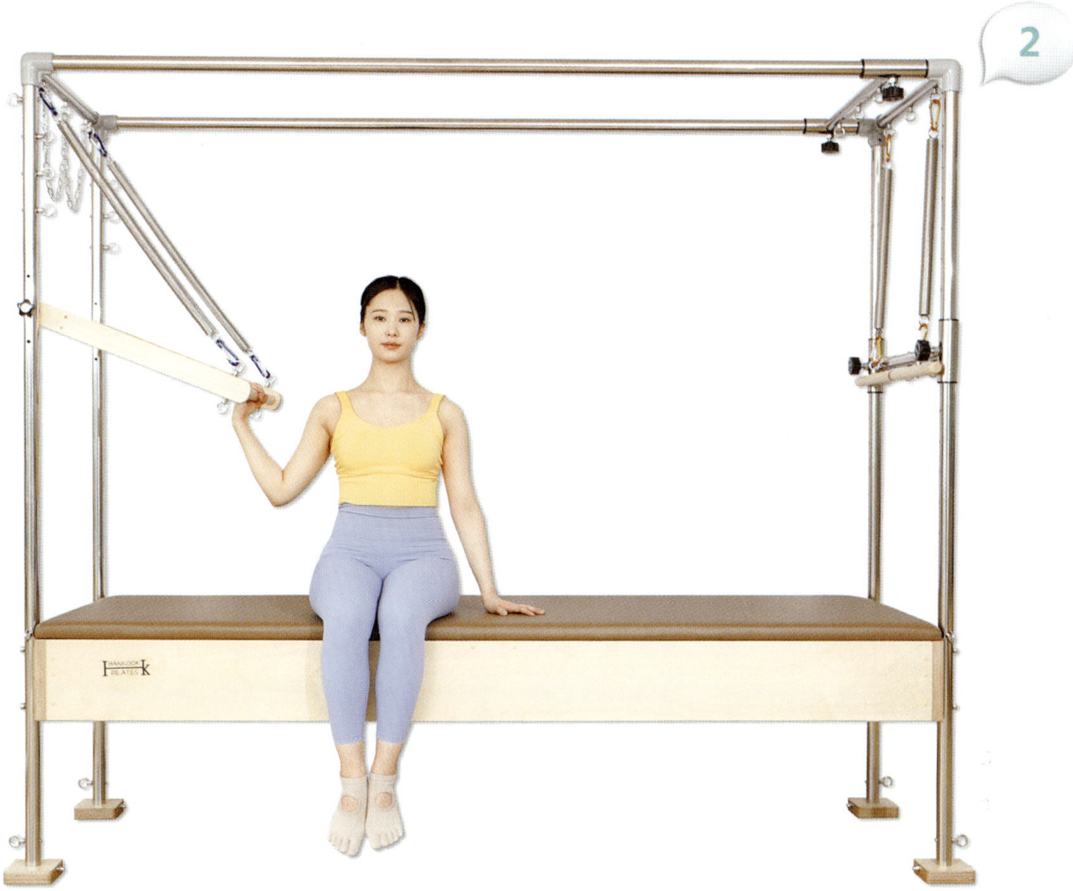
2

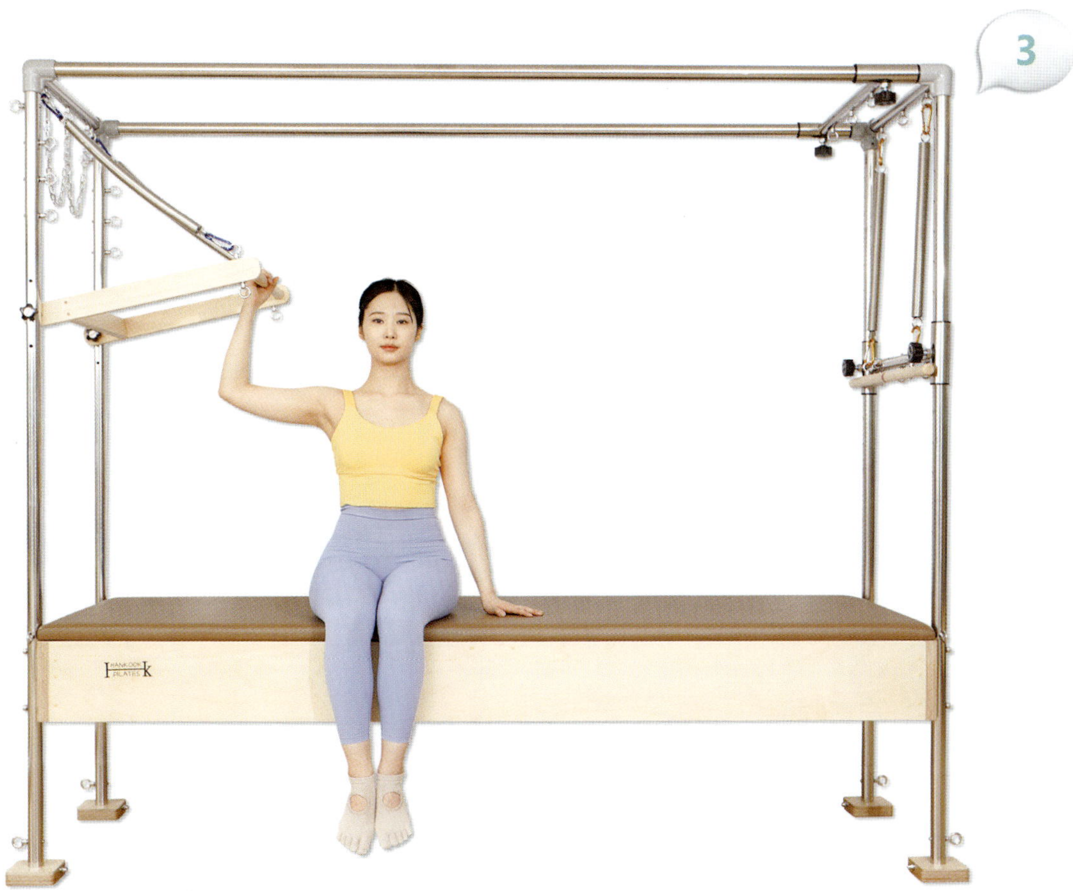
3

4

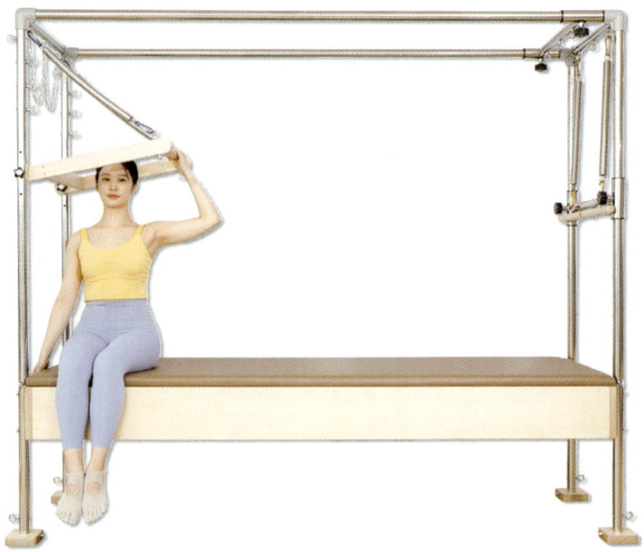

5

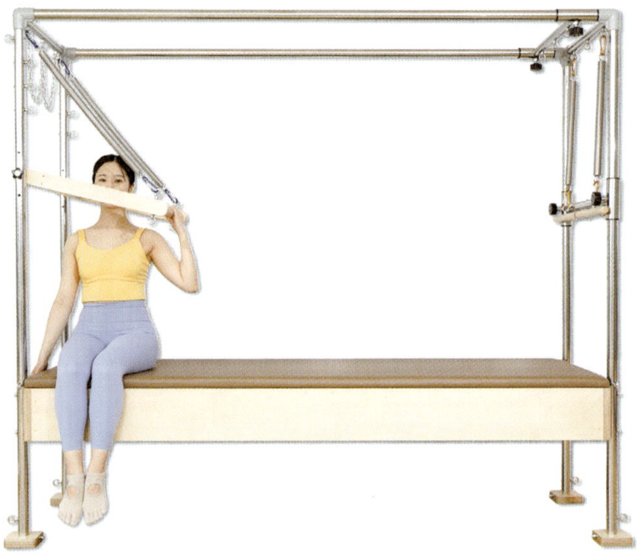

6

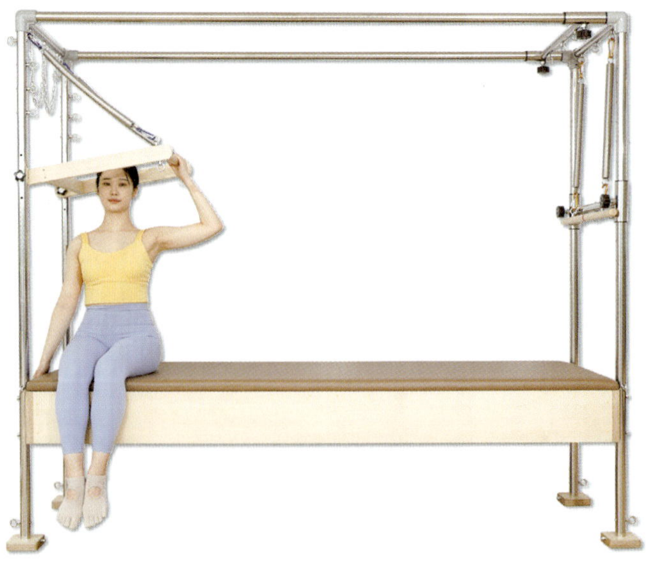

04 시티드 프레스 스루 Seated press through

시작 자세

- 푸쉬 스루 바를 마주보고 앉은 자세를 취한다.
- 팔은 푸쉬 스루 바를 잡는다.

운동 방법

- 들숨: 숨을 들이마시며 자세를 준비한다.
- 날숨: 머리로부터 시작하여 척추를 연속적으로 앞으로 푸쉬 스루 바를 밀어 내려간다.
- 들숨: 푸쉬 스루 바를 들어 올리며 꼬리뼈부터 척추를 하나씩 분절하여 시작 자세로 돌아온다.
- 날숨: 척추를 중립으로 하고, 푸쉬 스루 바를 조절하며 최대한 높이 되돌린다.
  그 후 몸통을 중립으로 유지하며 골반을 다리 쪽으로 내리고, 푸쉬 스루 바를 앞으로 그리고 위로 눌러 척추로부터 팔까지 지속적인 사선을 만든다.

3~5회 반복한다.

대상 근육

- 동작분석: 팔꿈관절 폄/굽힘, 몸통 굽힘/폄

주동근 팔꿈관절 폄: 위팔세갈래근, 팔꿈치근, 뒤침근, 자쪽손목폄근, 새끼손가락폄근
어깨관절 모음: 어깨세모근, 가시위근, 큰가슴근

길항근 팔꿈관절 굽힘: 위팔두갈래근, 위팔근, 위팔노근, 노쪽손목굽힘근, 긴손바닥근, 자쪽손목굽힘근, 원엎침근, 긴노쪽손목폄근, 짧은노쪽손목폄근
어깨관절 벌림: 큰가슴근, 넓은등근, 큰원근, 작은원근, 부리위팔근

주의 사항

- 척추의 중립을 확보하기 위해 필요하다면 무릎을 약간 굽힌다.
- 배근육을 사용하여 척추를 최대한 굽혀 푸쉬 스루 바를 앞으로 밀도록 한다
- 앞으로 말 때 머리부터 꼬리까지, 말아 올라갈 때 꼬리부터 머리까지 척추의 분절을 강조한다.

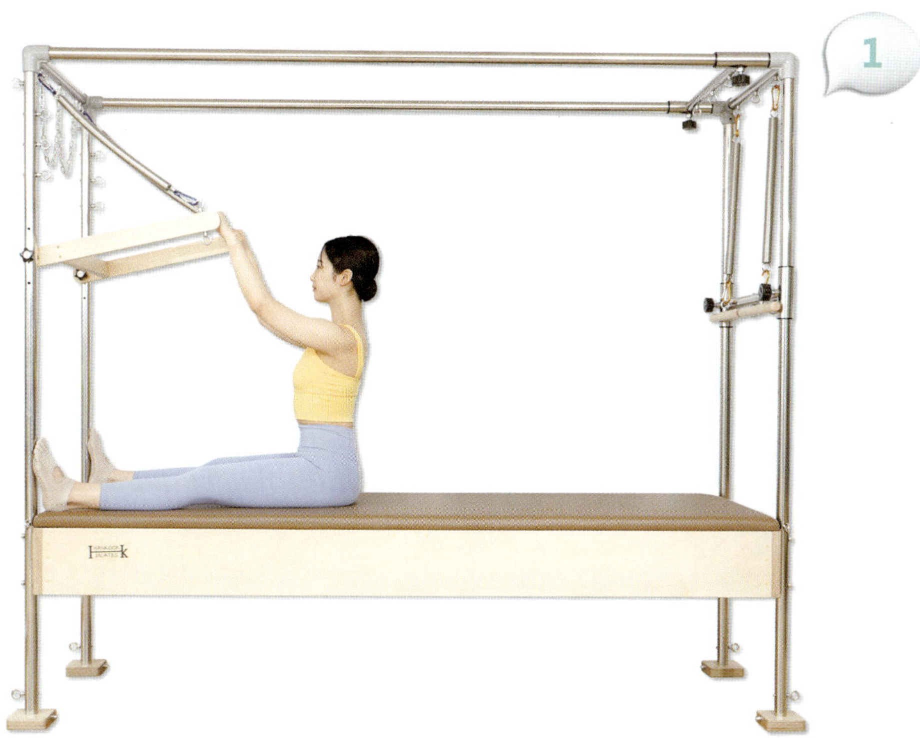

2

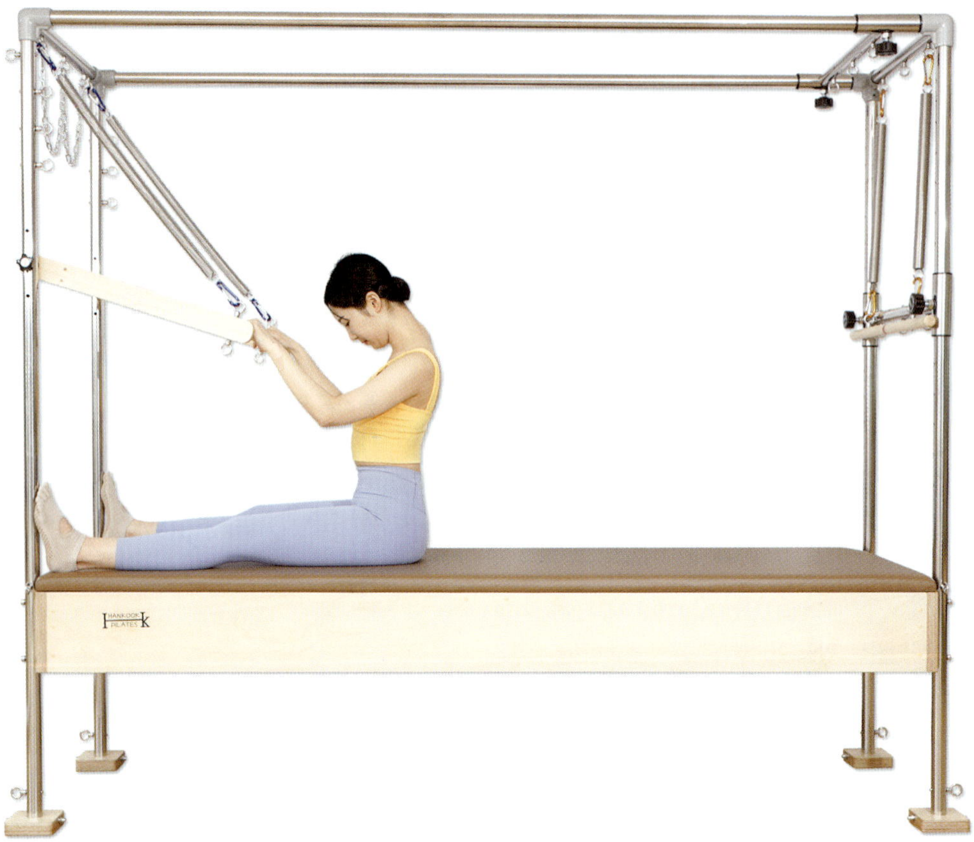

3

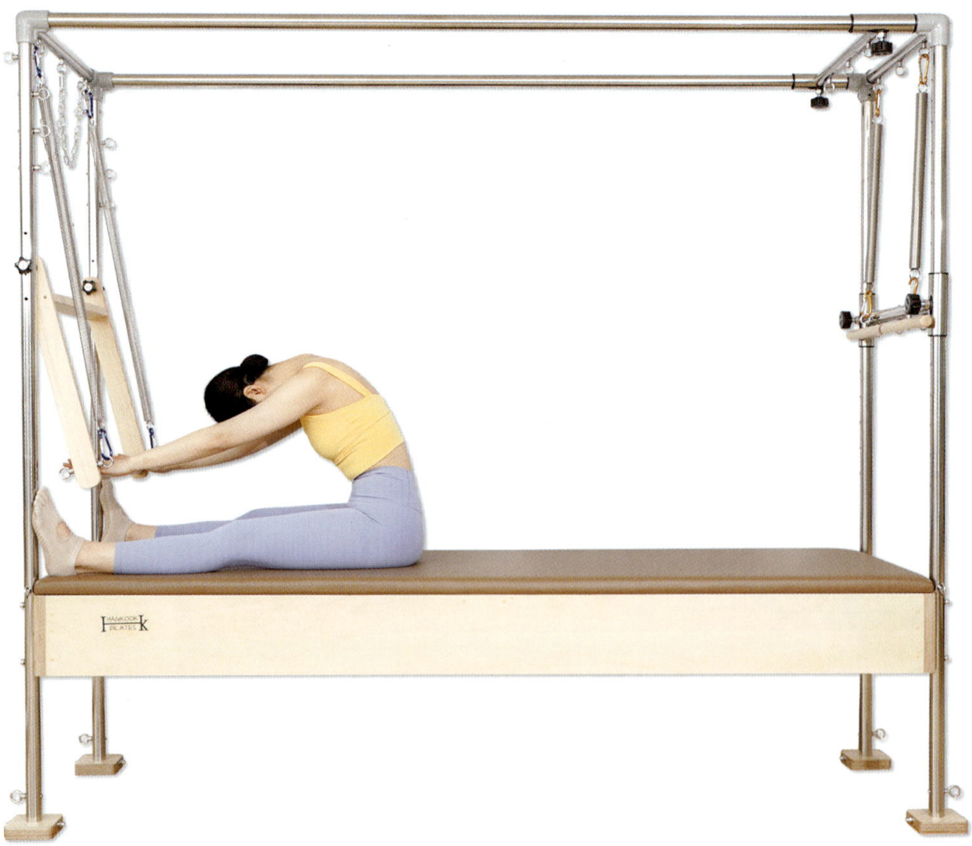

4

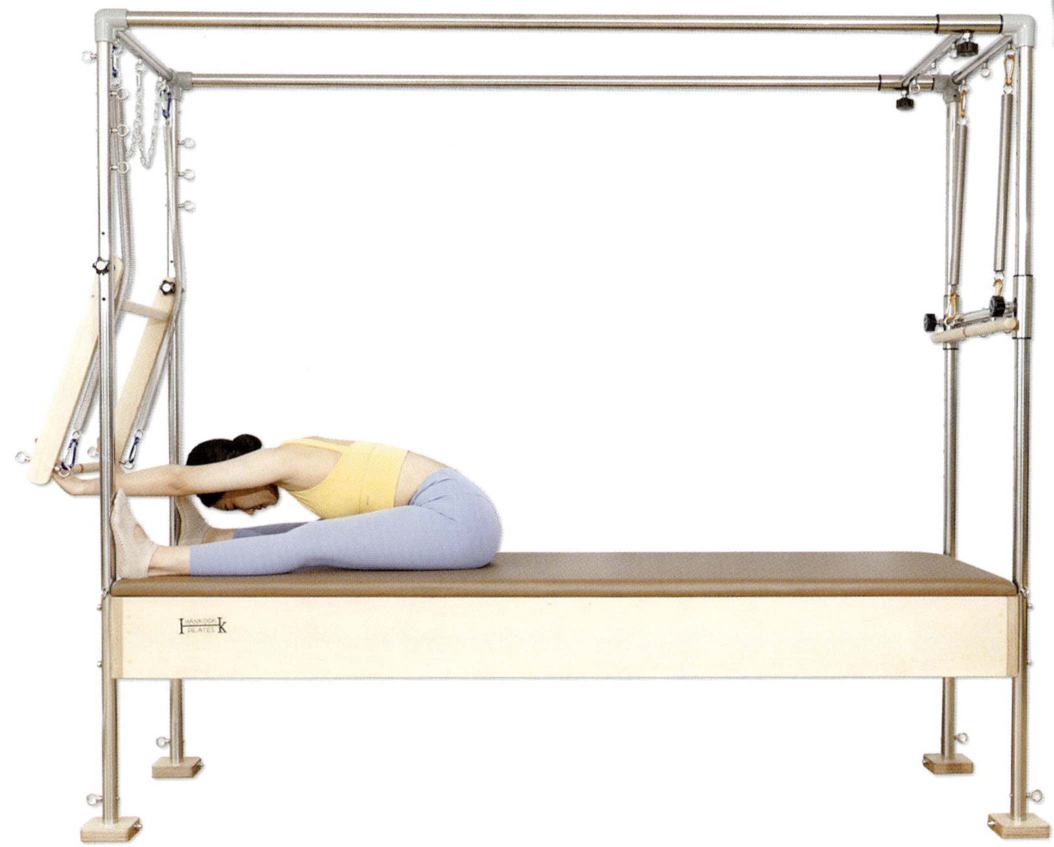

5

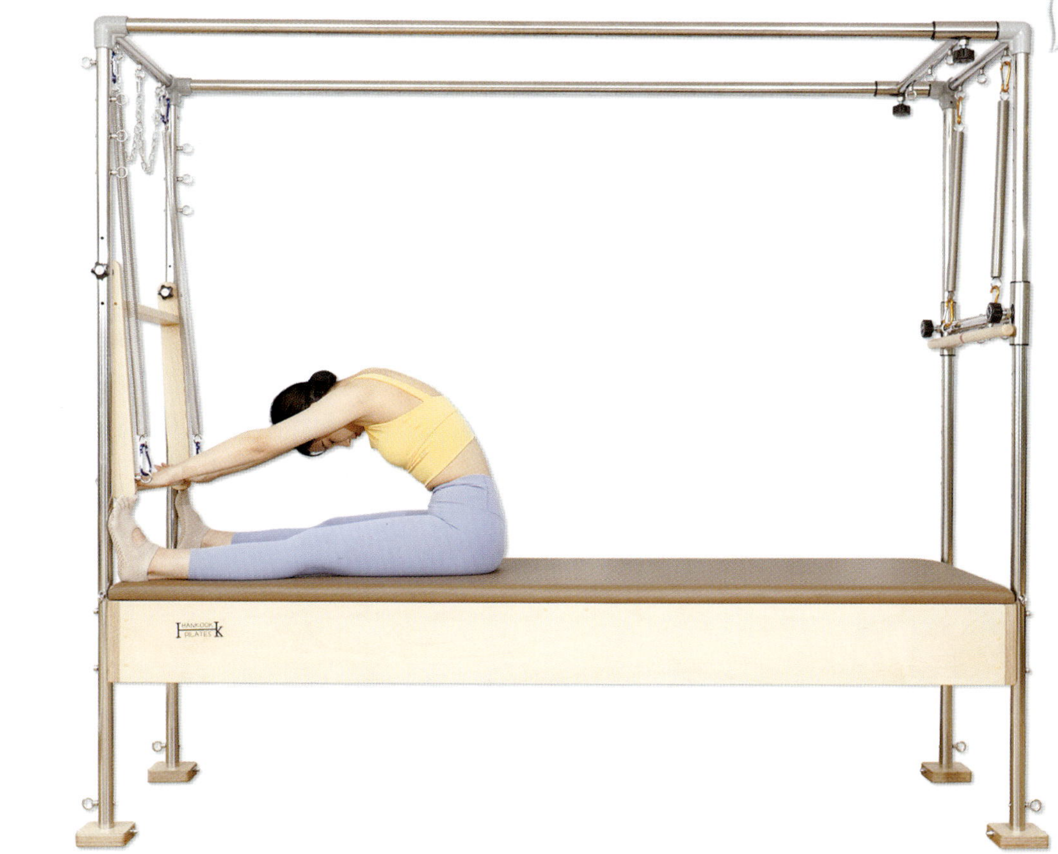

6

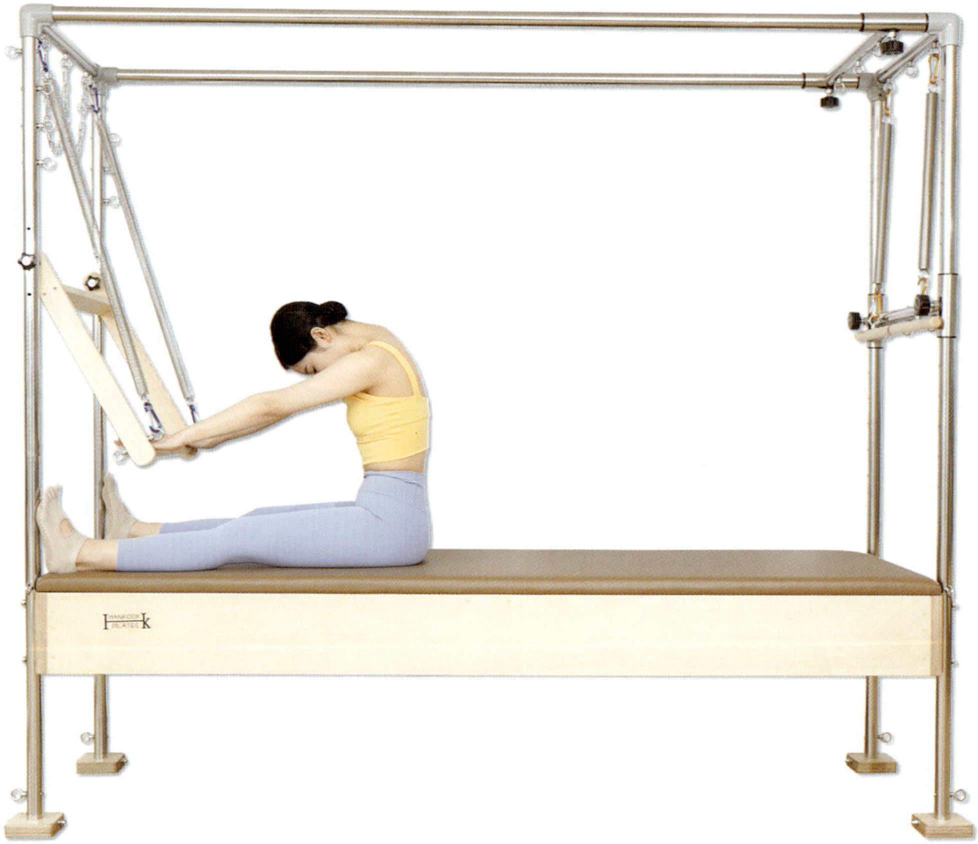

7

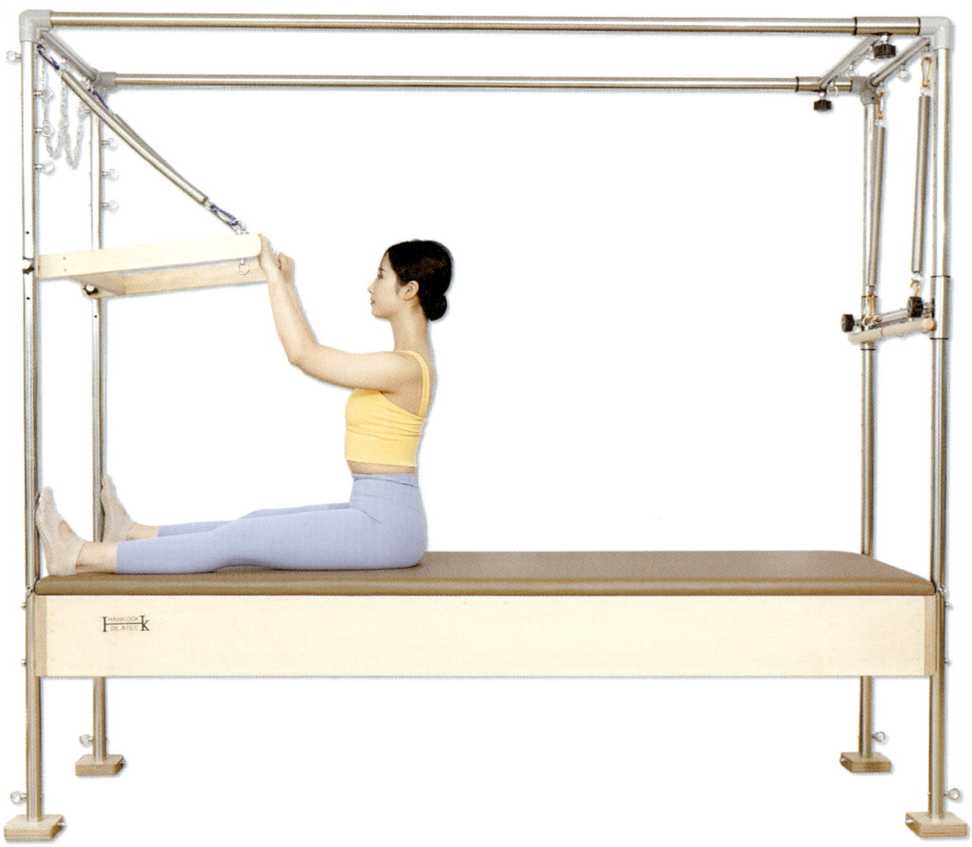

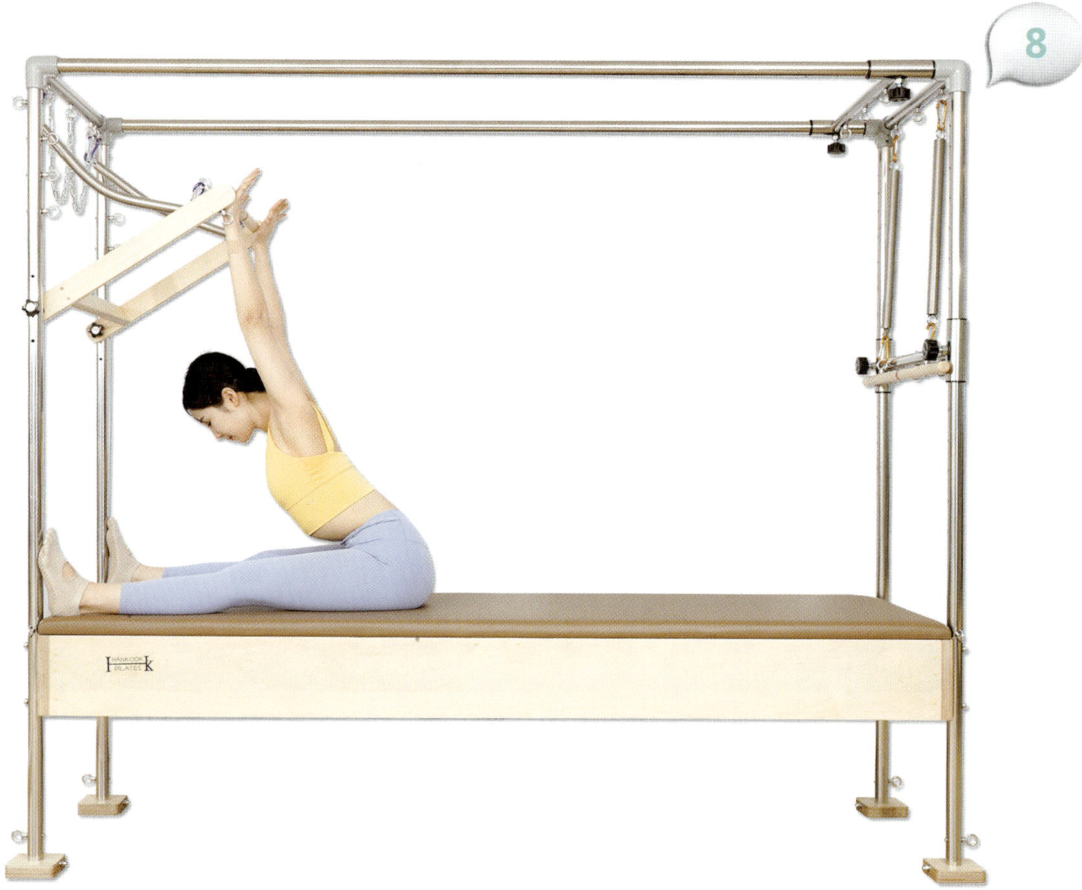
8

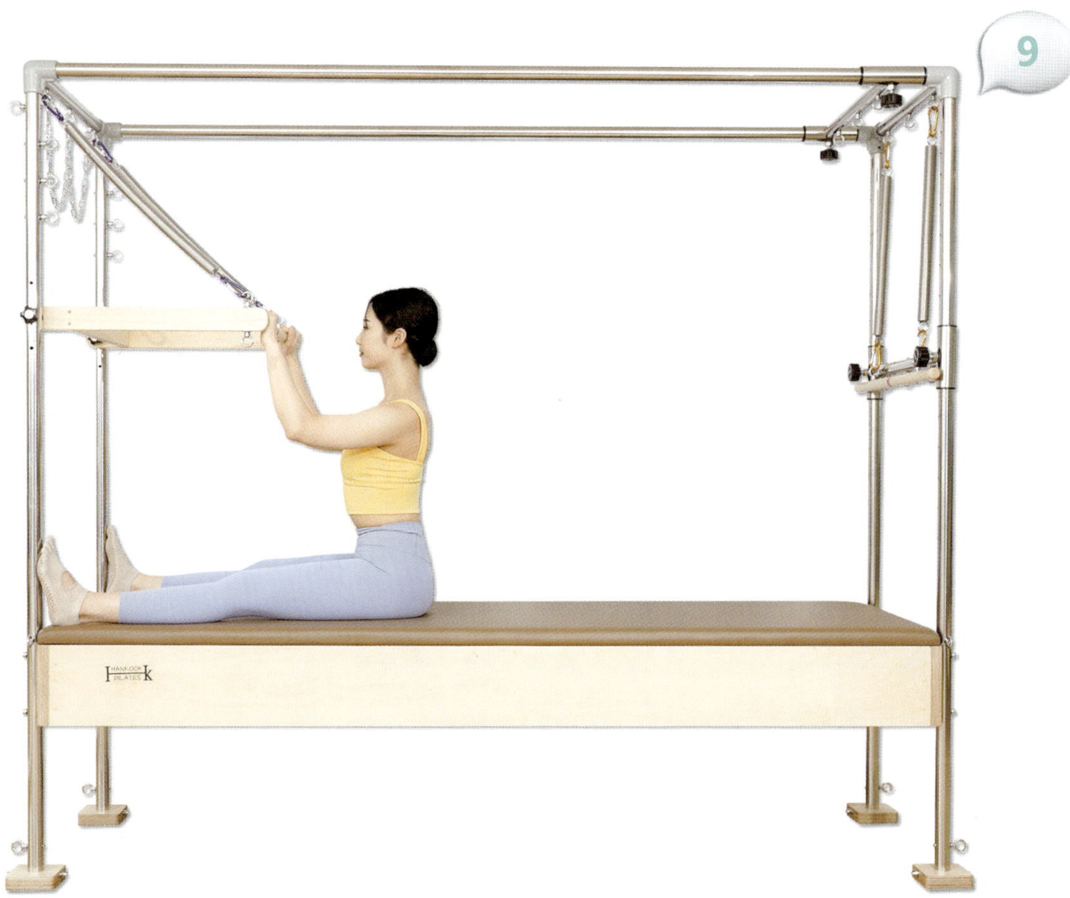
9

05 쏘우 Saw

시작 자세

- 푸쉬 스루 바를 마주보고 앉은 자세를 취한다.
- 다리는 캐딜락 양쪽 기둥에 지지한다.
- 팔은 푸쉬 스루 바를 잡는다.

운동 방법

- 들숨: 손으로 푸쉬 스루 바를 가볍게 잡는다.
- 날숨: 한쪽 팔은 푸쉬 스루 바를 위로 올리면서 몸통은 대각선으로 길게 굽힌다. 다른 한쪽 팔은 푸쉬 스루 바를 잡은 쪽의 대각선 아래 방향으로 뻗고 자세를 유지한다.
- 들숨: 시작위치로 돌아온다. 팔을 바꾸어 반대쪽으로 시행한다.

5회 반복한다.

변형

- 들숨: 숨을 들이마시며 자세를 준비한다.
- 날숨: 한쪽 팔은 푸쉬 스루 바를 밑으로 내리면서 몸통은 대각선으로 길게 굽힌다. 다른 한쪽 팔은 푸쉬 스루 바를 잡은 팔 위에 대각선 방향으로 뻗는다. 머리부터 순차적으로 척추를 대각선 앞으로 굽혀가면서 시작한다. 푸쉬 스루 바를 누르고 유지한다.
- 들숨: 시작위치로 돌아온다. 팔을 바꾸어 반대쪽으로 시행한다.

5회 반복한다.

대상 근육

- 동작분석: 몸통 돌림, 어깨관절 폄/굽힘

  주동근 몸통 오른쪽 돌림: 오른쪽 배바깥빗근, 왼쪽 배속빗근, 왼쪽 반가시근, 왼쪽 뭇갈래근, 왼쪽 돌림근
  어깨관절 폄: 어깨세모근, 넓은등근, 큰원근, 큰가슴근, 위팔세갈래근

  길항근 몸통 왼쪽 돌림: 왼쪽 배바깥빗근, 오른쪽 배속빗근, 오른쪽 반가시근, 오른쪽 뭇갈래근, 오른쪽 돌림근
  어깨관절 굽힘: 어깨세모근, 큰가슴근, 부리위팔근, 위팔두갈래근

주의 사항

- 골반과 척추의 중립을 유지한다.
- 푸쉬 스루 바를 위 또는 아래로 밀기 위해 배근육을 사용하여 척추를 가능한 많이 구부리게 한다.

1

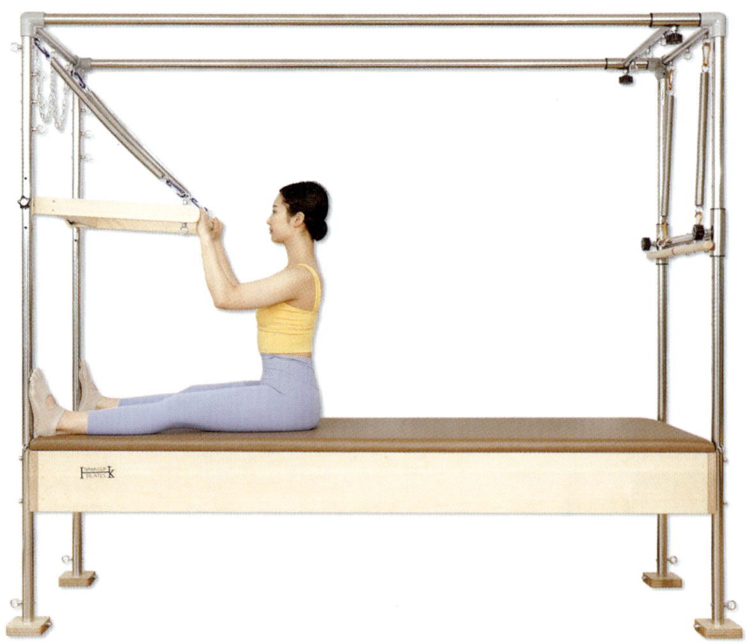

2

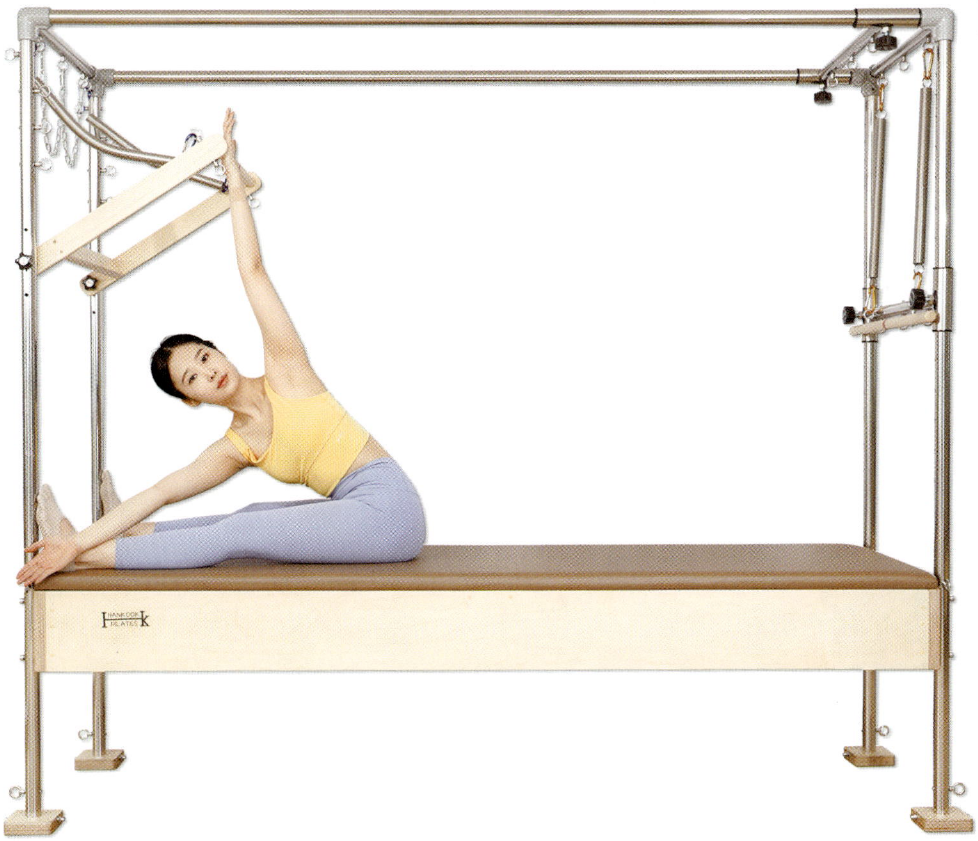

3

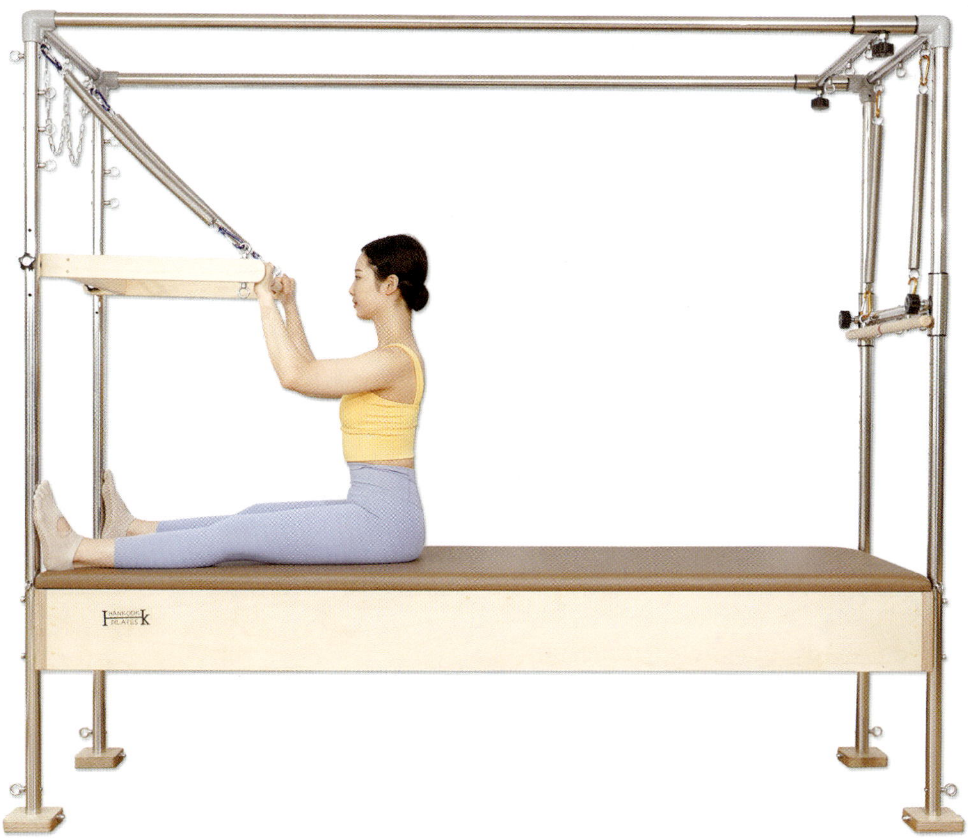

4

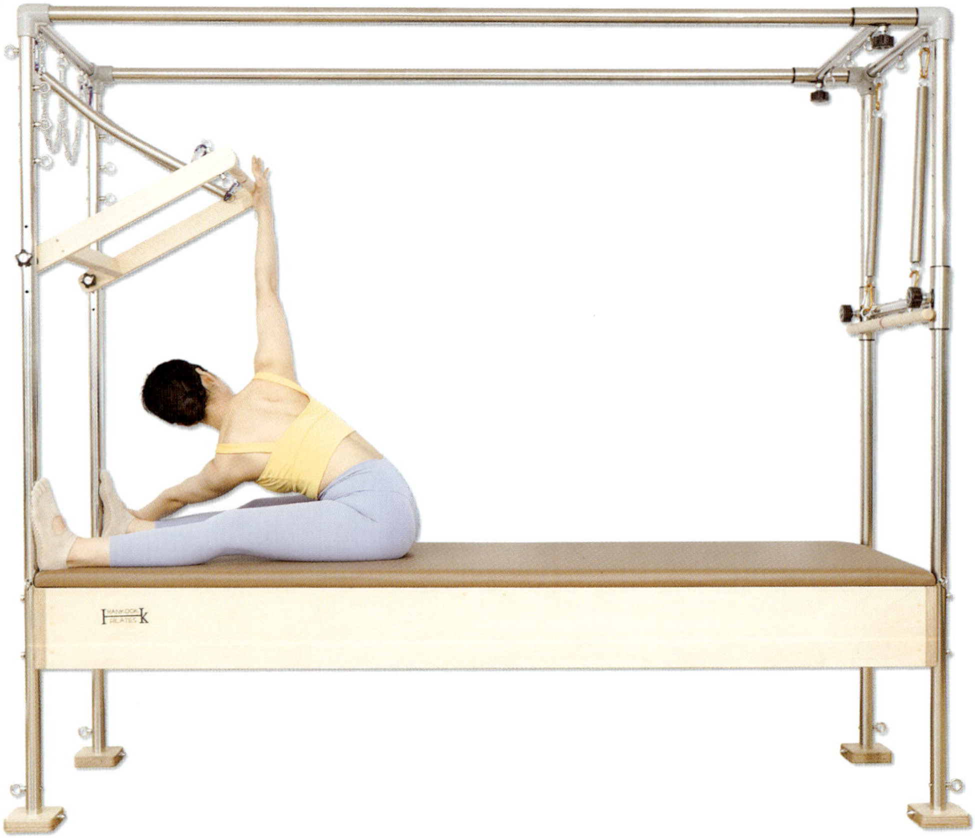

5

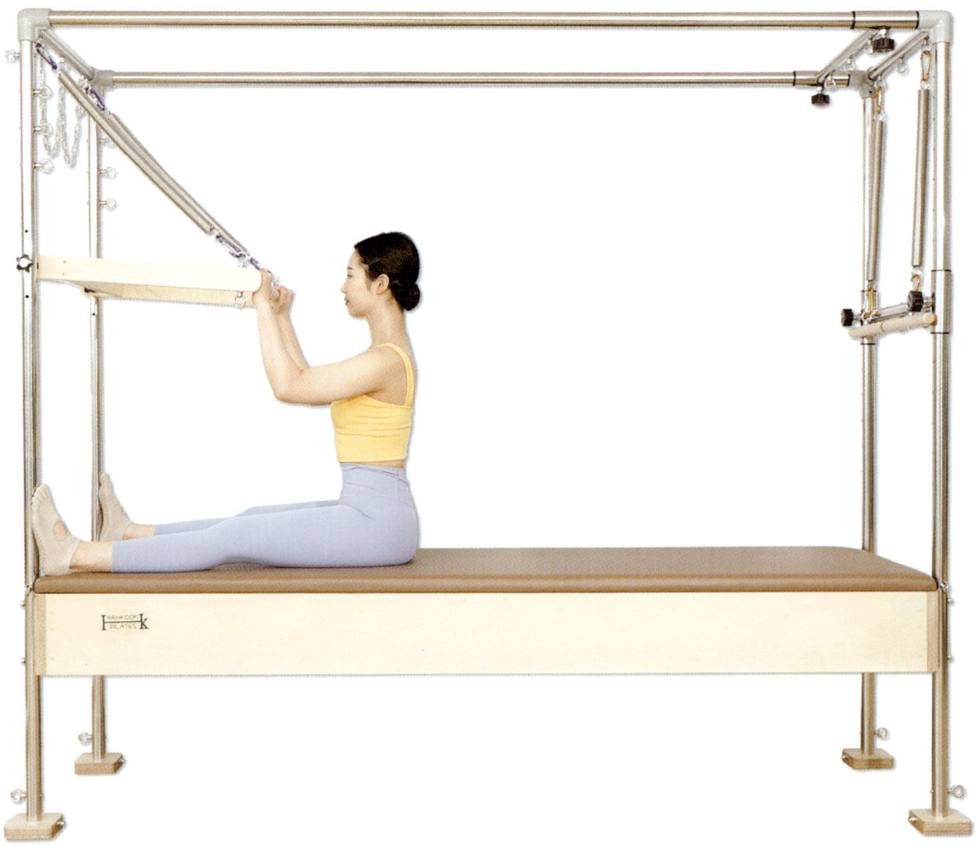

변형 1

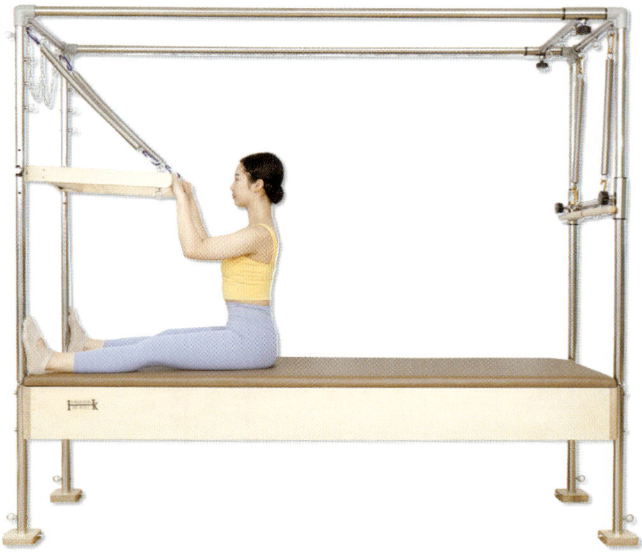

변형 2

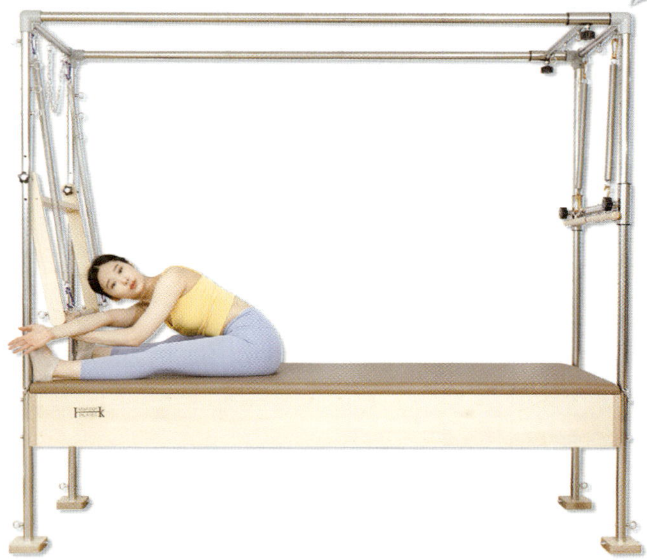

변형 3

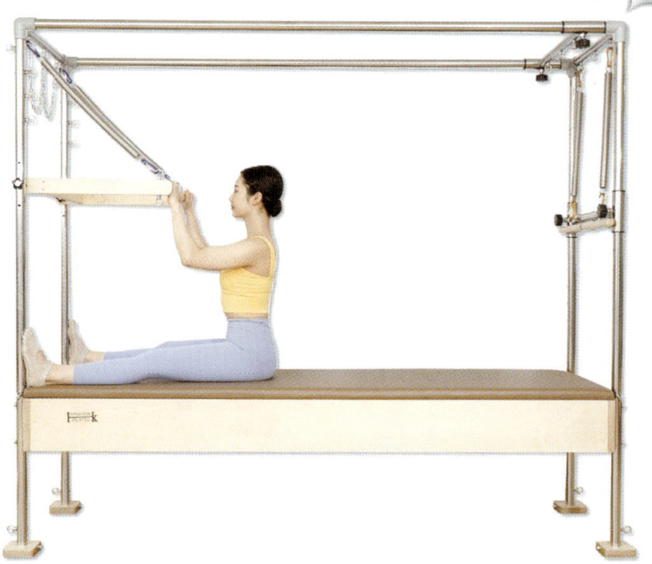

변형 4

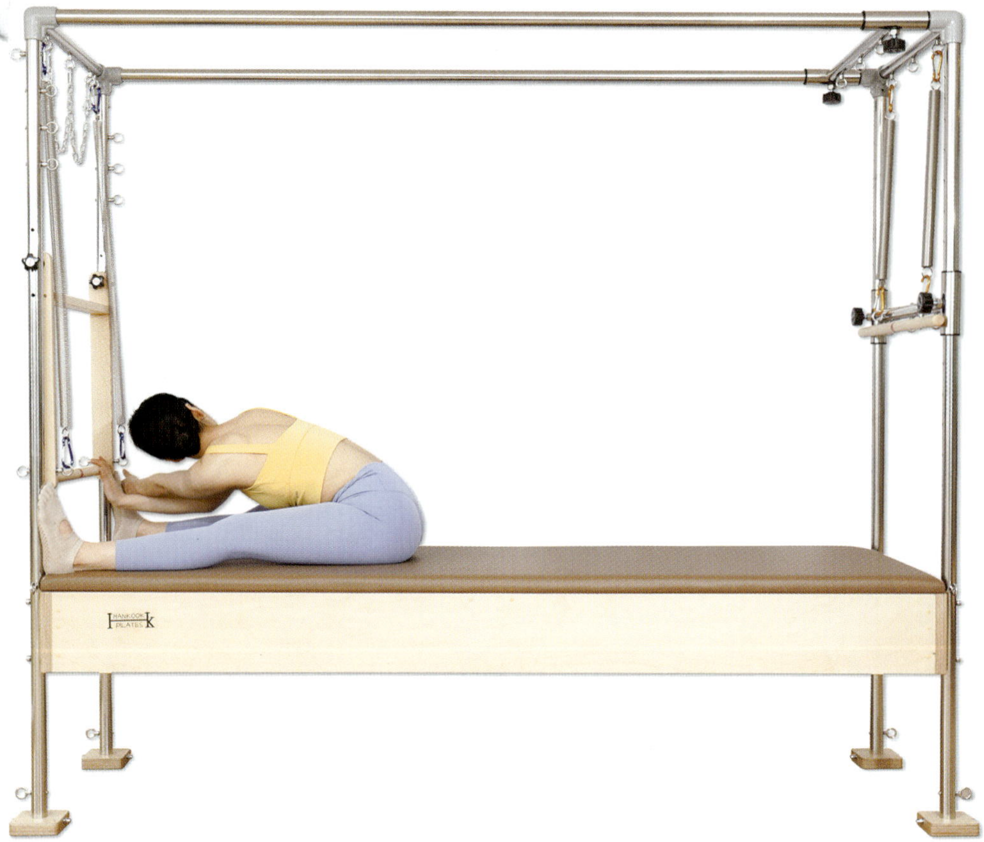

변형 5

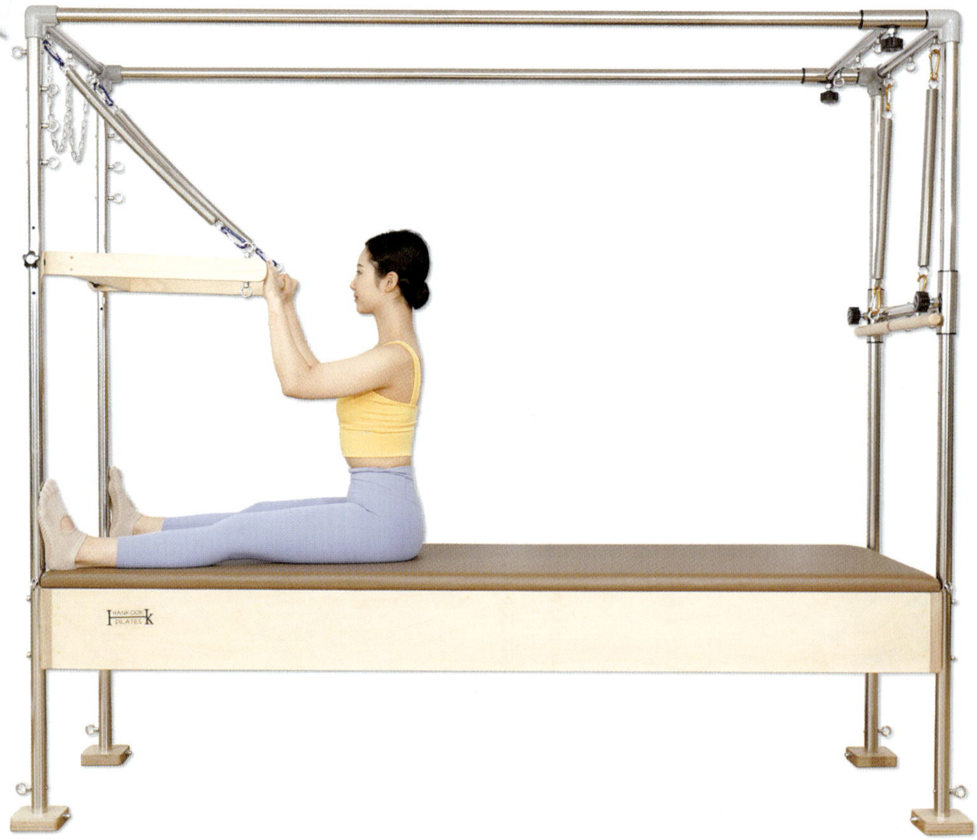

06 캣 스트레치 닐링 Cat stretch kneeling

시작 자세

- 무릎 꿇고 앉은 자세를 취하고 중립 자세를 유지한다.
- 양팔은 곧게 펴 어깨너비로 벌려 푸쉬 스루 바를 잡는다.

운동 방법

- 들숨: 숨을 들이마시며 자세를 준비한다.
- 날숨: 머리로부터 시작해서 척추를 연속적으로 말아 굽힌다. 어깨를 푸쉬 스루 바 높이보다 높게 유지하고, 푸쉬 스루 바를 기둥 밑으로 누른다.
- 들숨: 꼬리뼈로부터 시작해서 척추를 연속적으로 늘인다.
- 날숨: 꼬리뼈로부터 시작해서 척추를 하나하나씩 굽혀 중립으로 되돌아온다(척추 상단이 반응하도록 하며, 목뼈가 과도하게 늘어나지 않도록 한다).

3~5회 반복한다.

대상 근육

- 동작분석: 몸통 굽힘/폄
  주동근 몸통 굽힘: 배곧은근, 배바깥빗근, 배속빗근
  길항근 몸통 폄: 엉덩갈비근, 가장긴근, 허리네모근, 반가시근, 돌림근, 뭇갈래근, 가시사이근

주의 사항

- 척추를 굽혀 내려갈 때 다리가 들리지 않도록 한다.

1

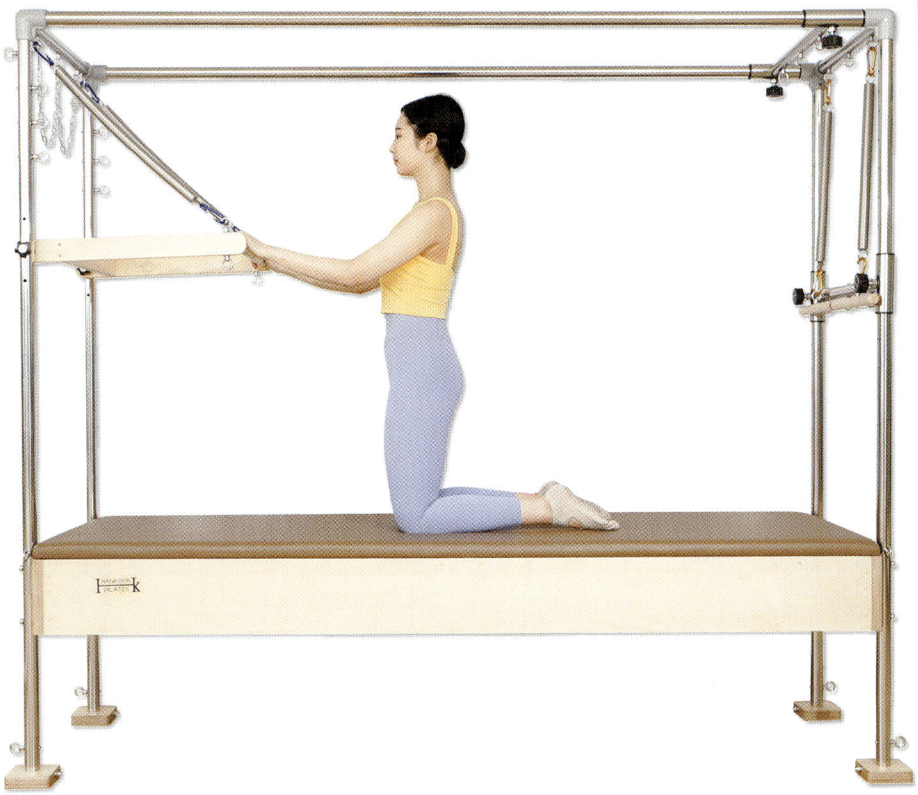

2

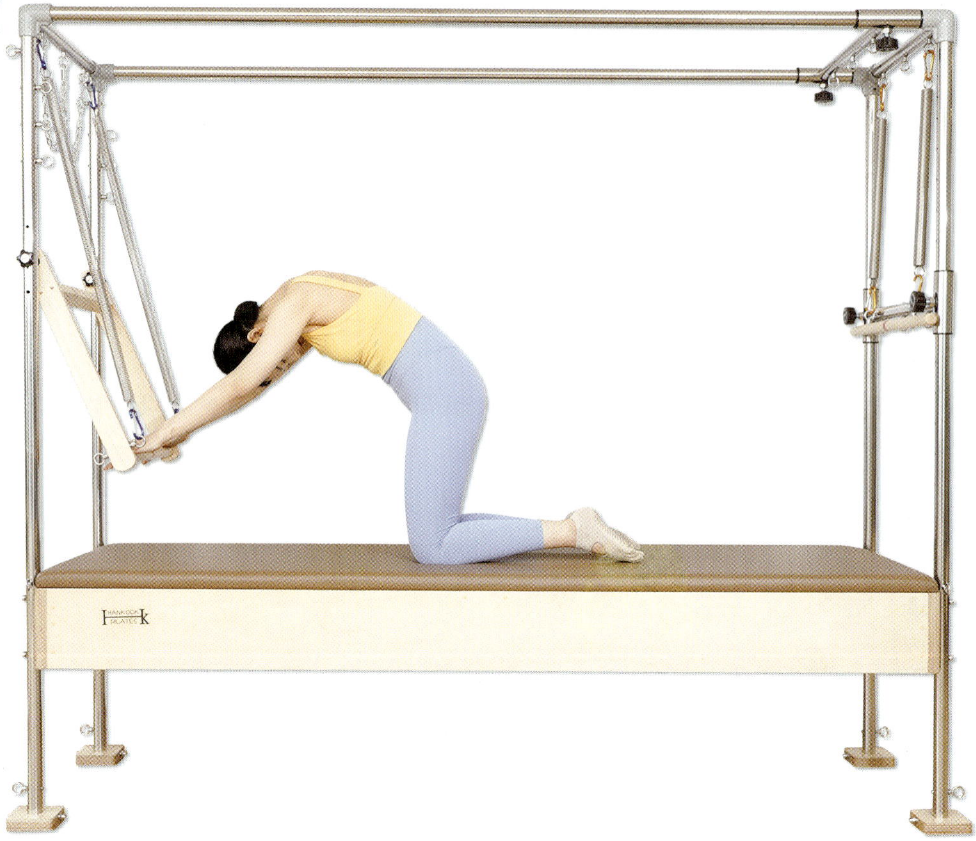

3

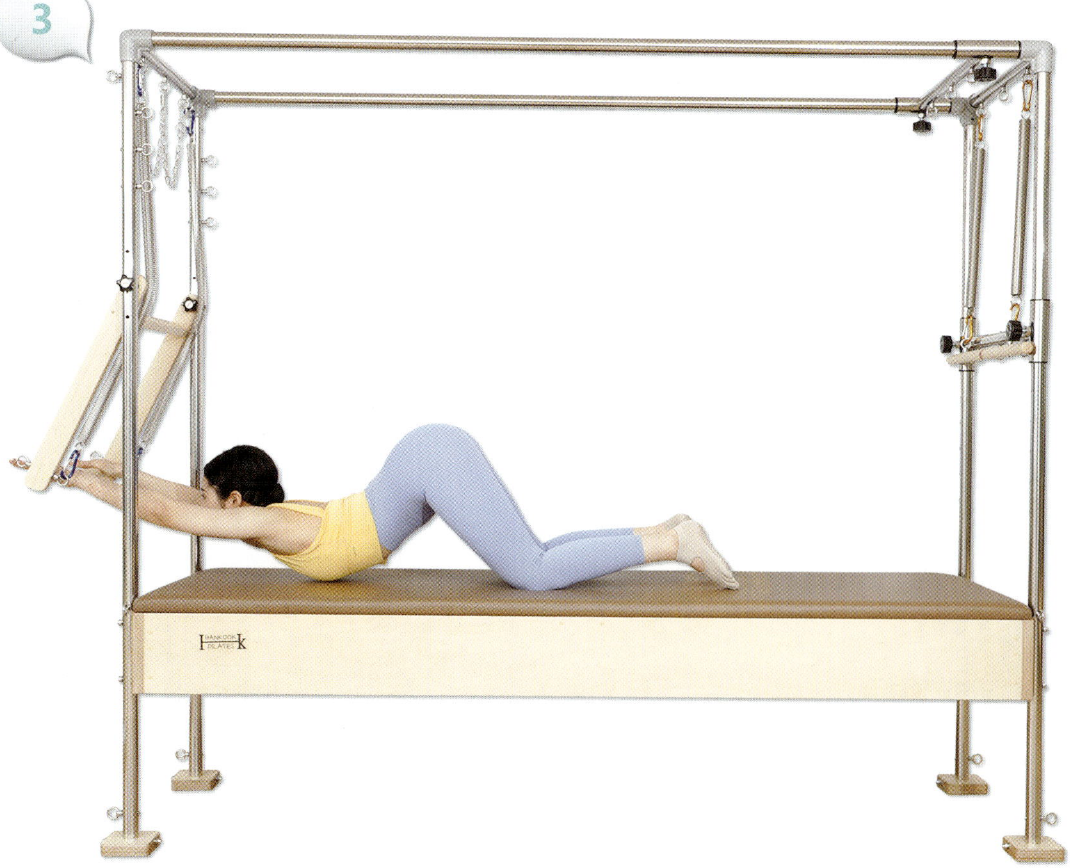

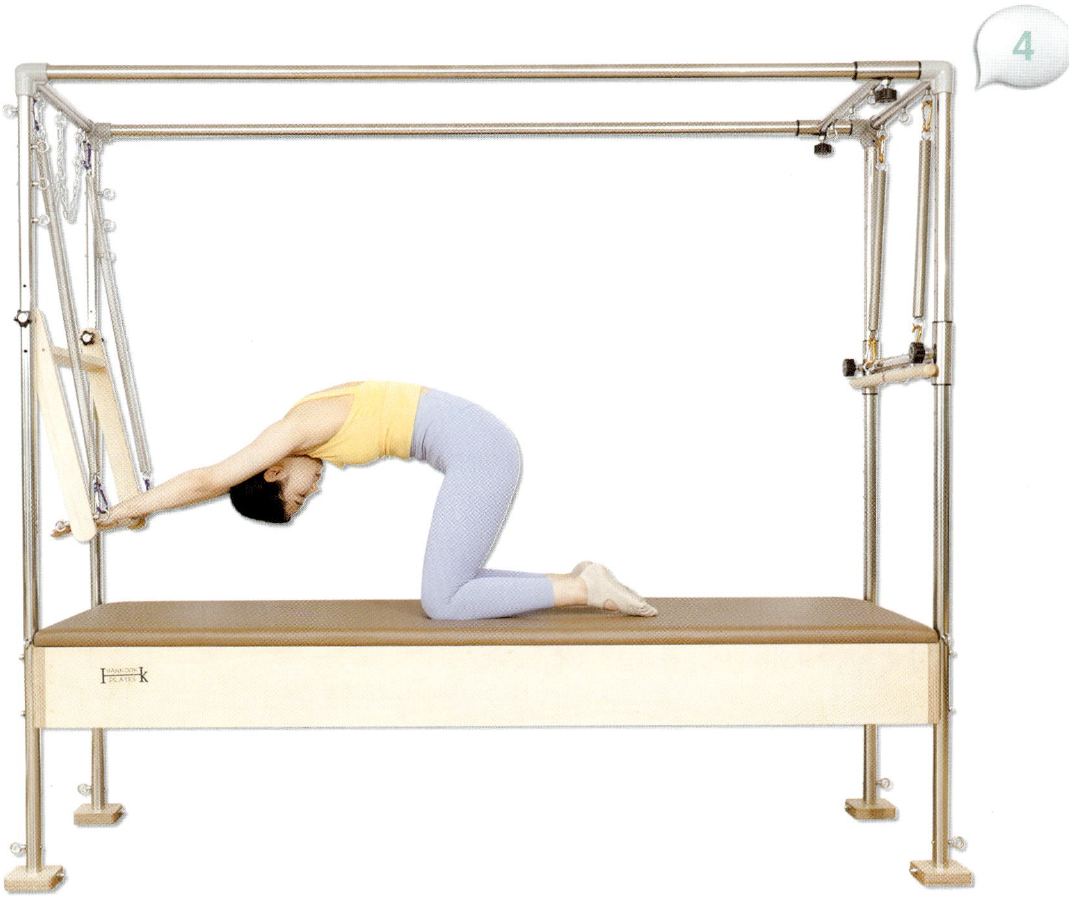
4

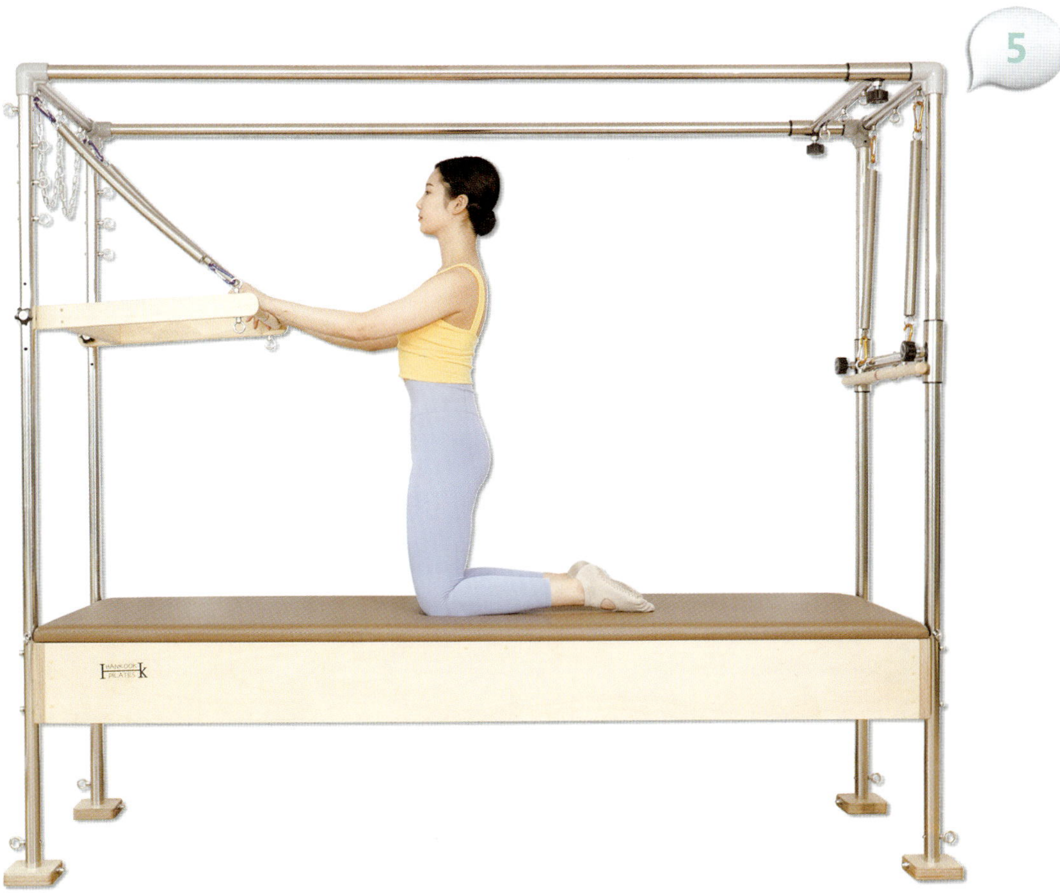
5

07 암즈 백워드 시팅 Arms backward sitting

시작 자세

- 푸쉬 스루 바를 잡고 앉은 자세를 취한다.
- 양팔을 펴 푸쉬 스루 바를 잡는다.

운동 방법

- 들숨: 숨을 들이마시며 자세를 준비한다.
- 날숨: 양팔을 곧게 유지하고, 척추의 굽힘을 유지하며 몸통을 다리로부터 떨어뜨려 푸쉬 스루 바를 뒤로 밀도록 한다.
- 들숨: 척추의 굽힘을 유지하고 몸통을 다리 위 앞으로 말아 푸쉬 스루 바를 기둥으로부터 가장 멀리 가져간다.
- 날숨: 푸쉬 스루 바가 위로 그리고 뒤로 움직이도록 하고 몸통을 다리로부터 멀리 말며, 어깨가 더 큰 각도가 되도록 한다.
- 들숨: 척추의 굽힘을 유지하며 몸통을 다리 위로 앞으로 말아 푸쉬 스루 바를 기둥으로부터 가장 멀리 가져간다.

손바닥이 바닥을 향하게 한 채로 2~3회 반복한다.
그 후 손바닥이 위를 향하게 한 채로 2~3회 반복한다.

대상 근육

- 동작분석: 몸통 굽힘/폄, 어깨관절 폄/굽힘

주동근 몸통 굽힘: 배곧은근, 배바깥빗근, 배속빗근
어깨관절 폄: 어깨세모근, 넓은등근, 큰원근, 큰가슴근, 위팔세갈래근

길항근 몸통 폄: 엉덩갈비근, 가장긴근, 가시근, 허리네모근, 반가시근, 돌림근, 뭇갈래근, 가시사이근
어깨관절 굽힘: 어깨세모근, 큰가슴근, 부리위팔근, 위팔두갈래근

주의 사항

- 조절할 수 있는 범위를 넘어서지 않도록 한다.

1

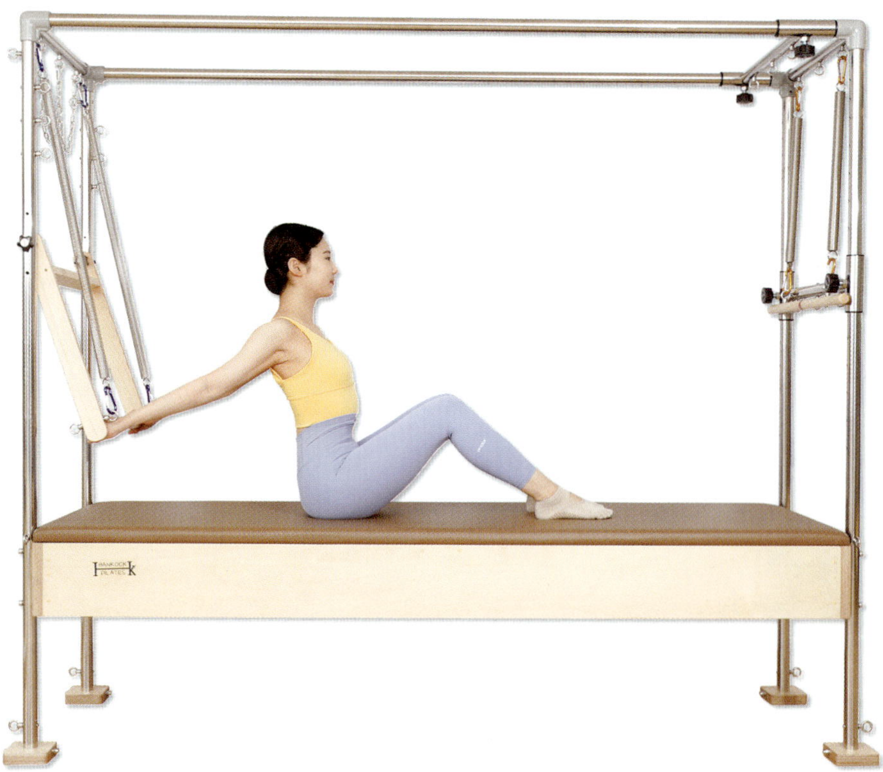

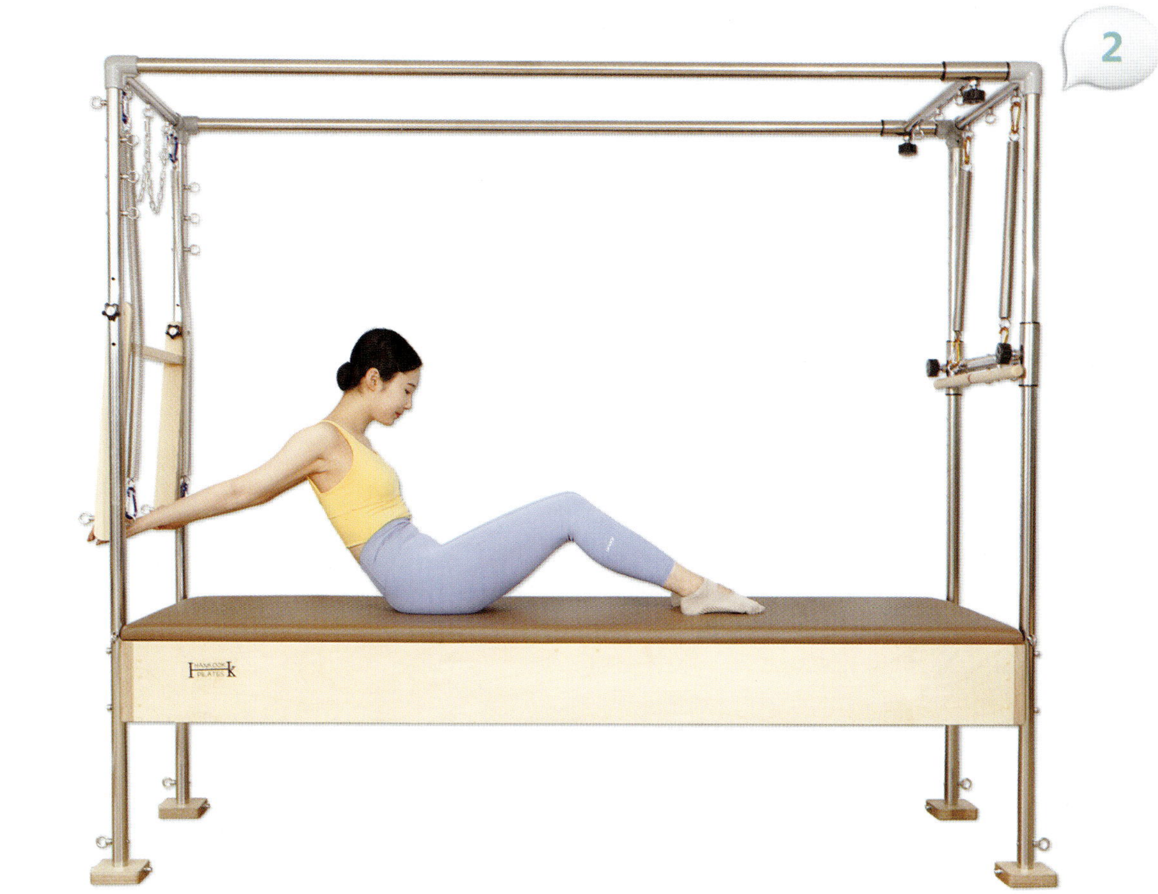
2

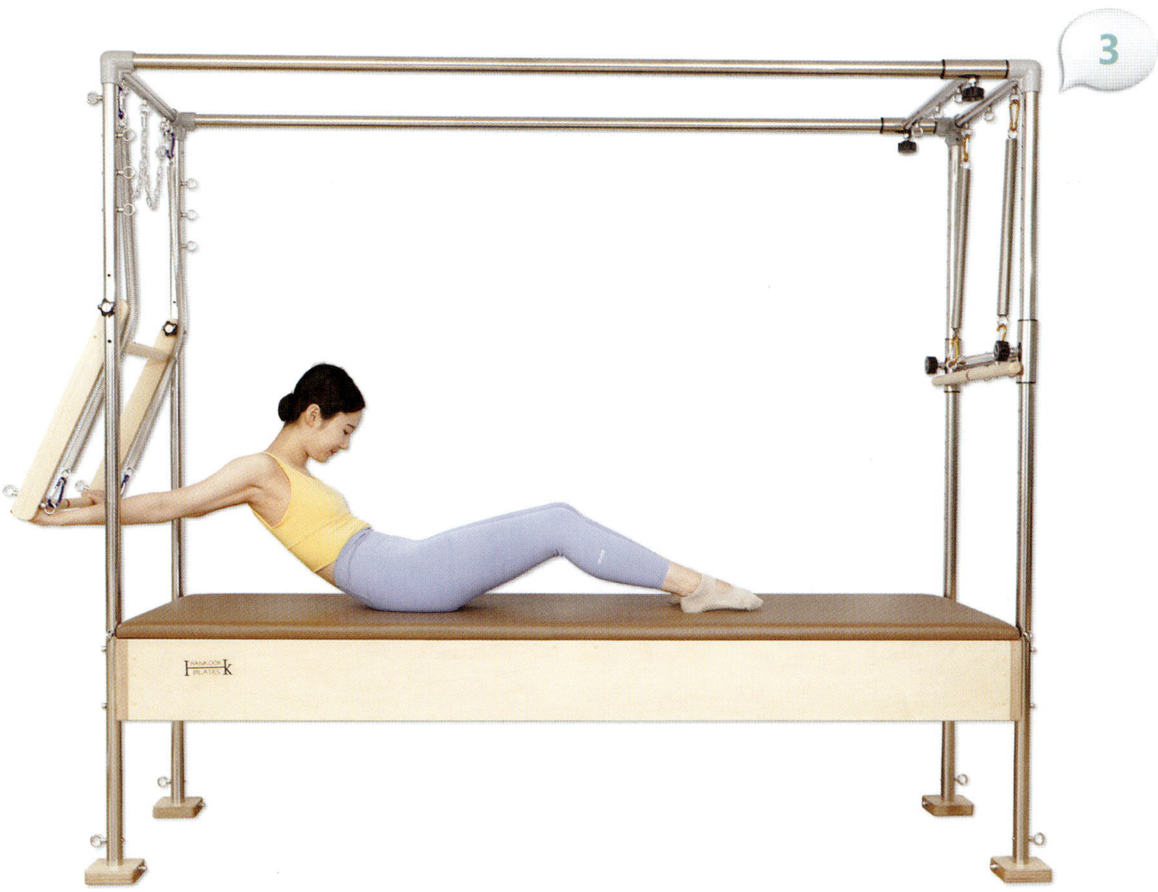
3

4

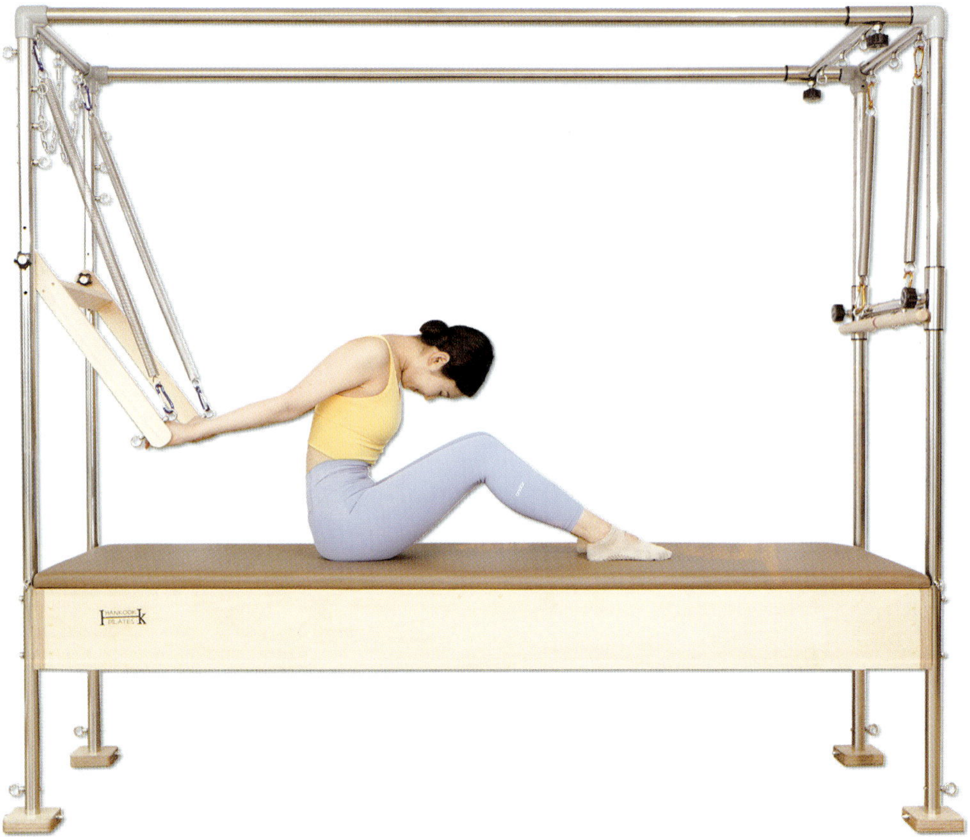

5

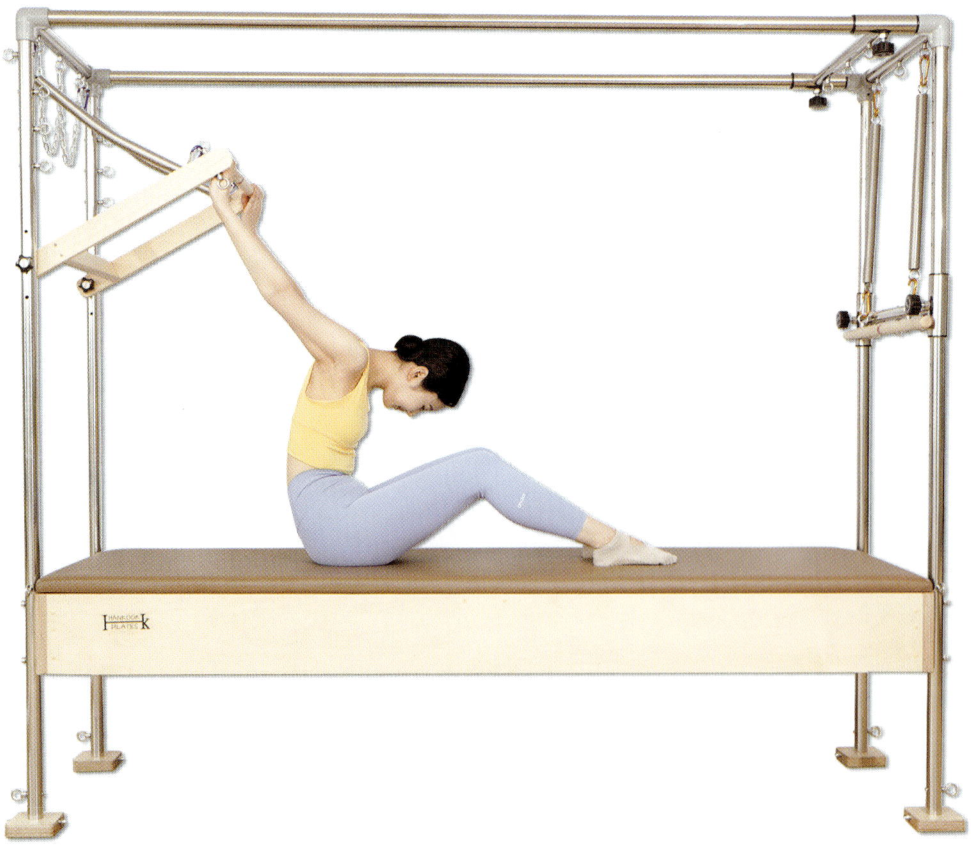

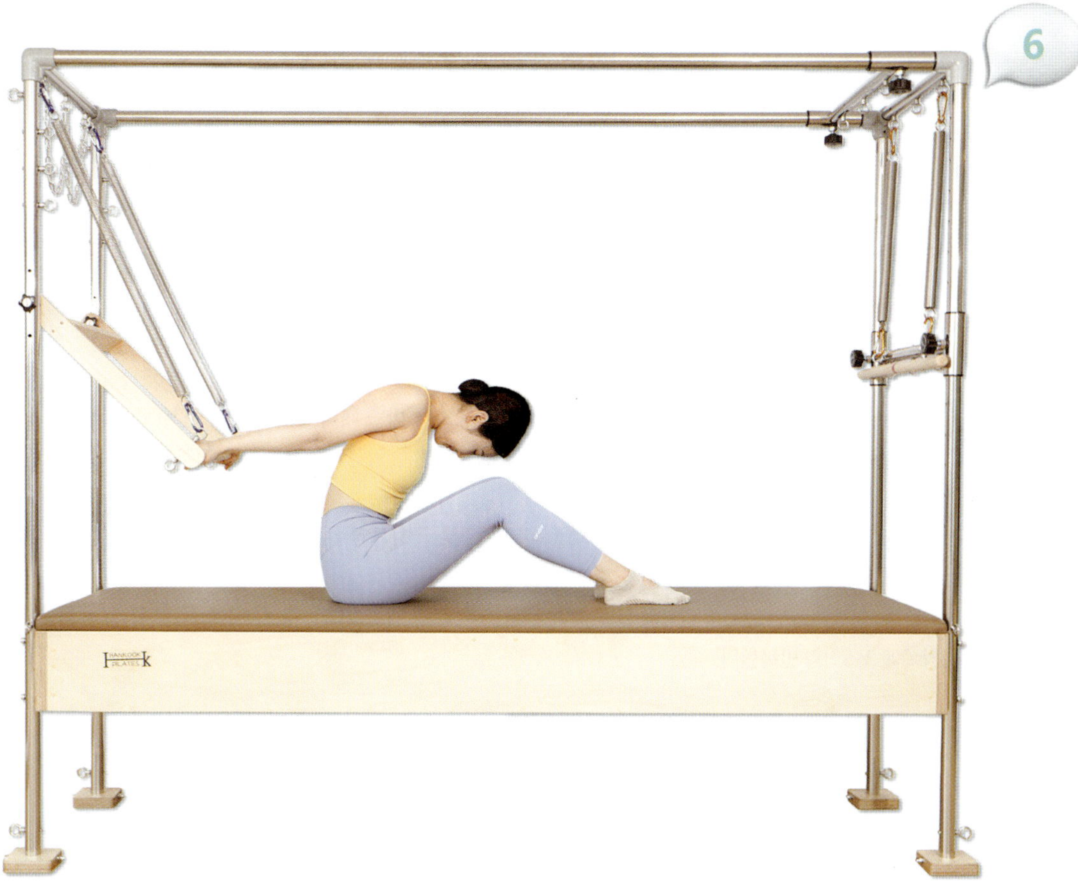
6

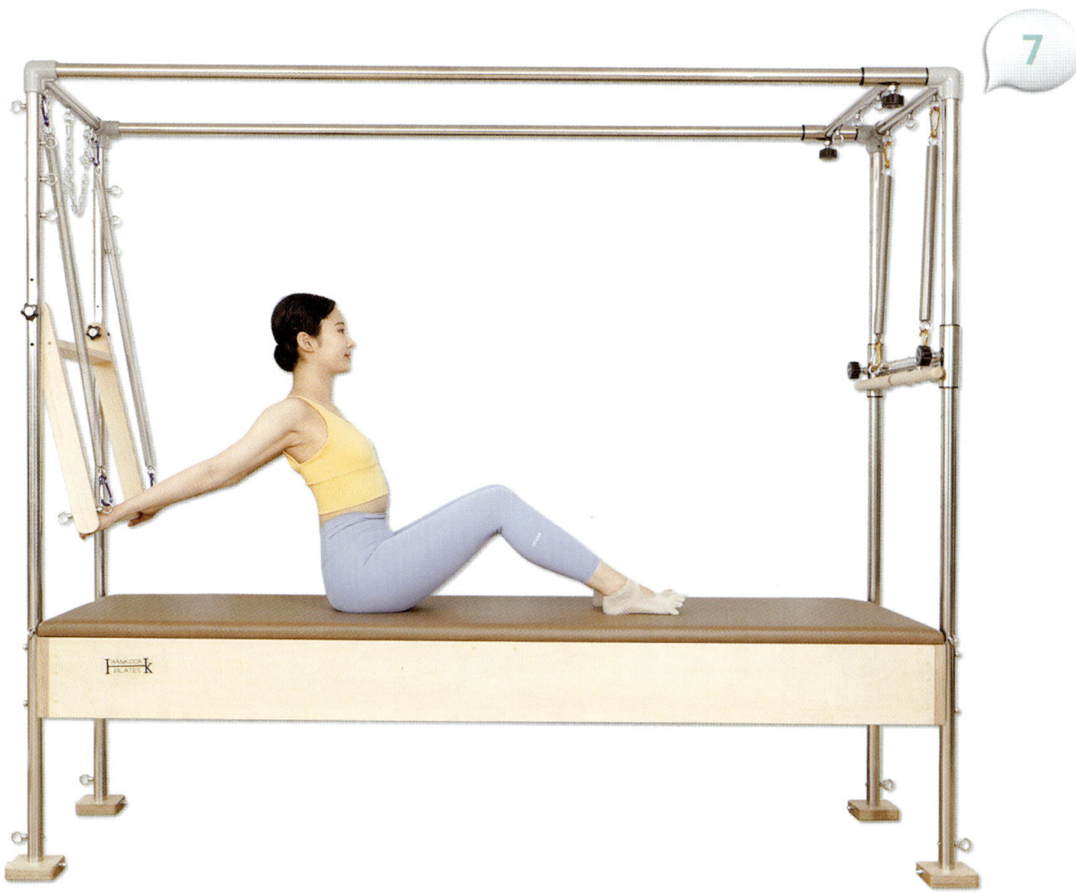
7

08 머메이드 Mermaid

시작 자세

- 측면을 보고 인어 자세로 앉은 자세를 취한다.
- 한쪽 손은 푸쉬 스루 바를 잡고, 반대쪽 손은 자연스럽게 내려놓는다.

운동 방법

- 들숨: 어깨뼈의 안정을 유지하고, 팔꿈치를 굽혀 푸쉬 스루 바를 내리기 시작한다. 동시에, 반대쪽 팔을 머리 위로 뻗는다.
- 날숨: 팔을 뻗어 푸쉬 스루 바를 밀어 내린다. 동시에, 골반을 안정되게 유지하고 척추를 푸쉬 스루 바 쪽으로 측면 굽힘한다. 다른 쪽 팔은 머리 위에서 유지한다.
- 들숨: 척추를 수직으로 되돌리고, 팔꿈치를 손목 쪽으로 굽히며 푸쉬 스루 바를 되돌리기 시작한다. 다른 쪽 팔은 머리 위에서 유지한다.
- 날숨: 어깨뼈의 안정을 유지하며 팔을 늘여 푸쉬 스루 바를 위로 되돌린다. 동시에, 다른 쪽 팔은 몸통 옆으로 내린다.

양쪽에 3~5회씩 반복한다.

대상 근육

- 동작분석: 어깨관절 모음/벌림, 팔꿉관절 폄/굽힘, 몸통 측면 굽힘

주동근 어깨관절 모음: 큰가슴근, 넓은등근, 큰원근, 작은원근, 부리위팔근, 위팔두갈래근
팔꿉관절 폄: 위팔세갈래근, 팔꿈치근, 뒤침근, 자쪽손목폄근, 손가락폄근, 새끼손가락폄근
몸통 오른쪽 측면 굽힘: 오른쪽 배곧은근, 오른쪽 배바깥빗근, 오른쪽 배속빗근, 오른쪽 엉덩갈비근, 오른쪽 가장긴근, 오른쪽 허리네모근, 오른쪽 가로돌기사이근

길항근 어깨관절 벌림: 어깨세모근, 가시위근, 큰가슴근
팔꿉관절 굽힘: 위팔두갈래근, 위팔근, 위팔노근, 노쪽손목굽힘근, 긴손바닥근, 자쪽손목굽힘근, 원엎침근, 긴노쪽손목폄근, 짧은노쪽손목폄근
몸통 왼쪽 측면 굽힘: 왼쪽 배곧은근, 왼쪽 배바깥빗근, 왼쪽 배속빗근, 왼쪽 엉덩갈비근, 왼쪽 가장긴근, 왼쪽 허리네모근, 왼쪽 가로돌기사이근

주의 사항

- 골반과 척추의 중립을 유지한다.

1

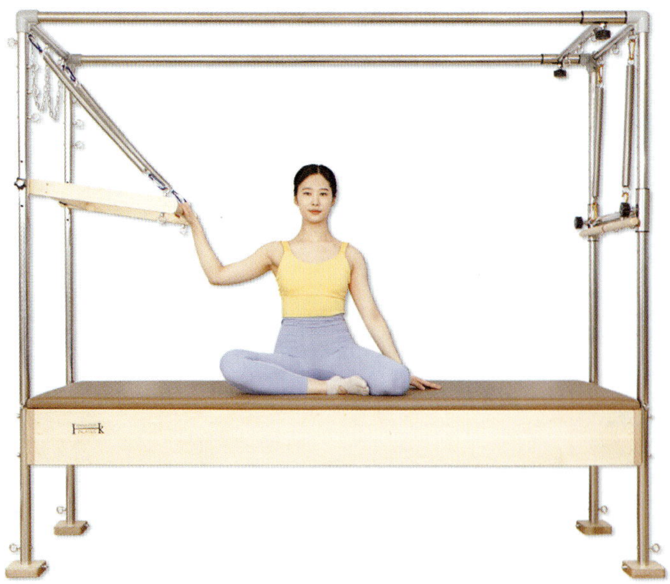

2

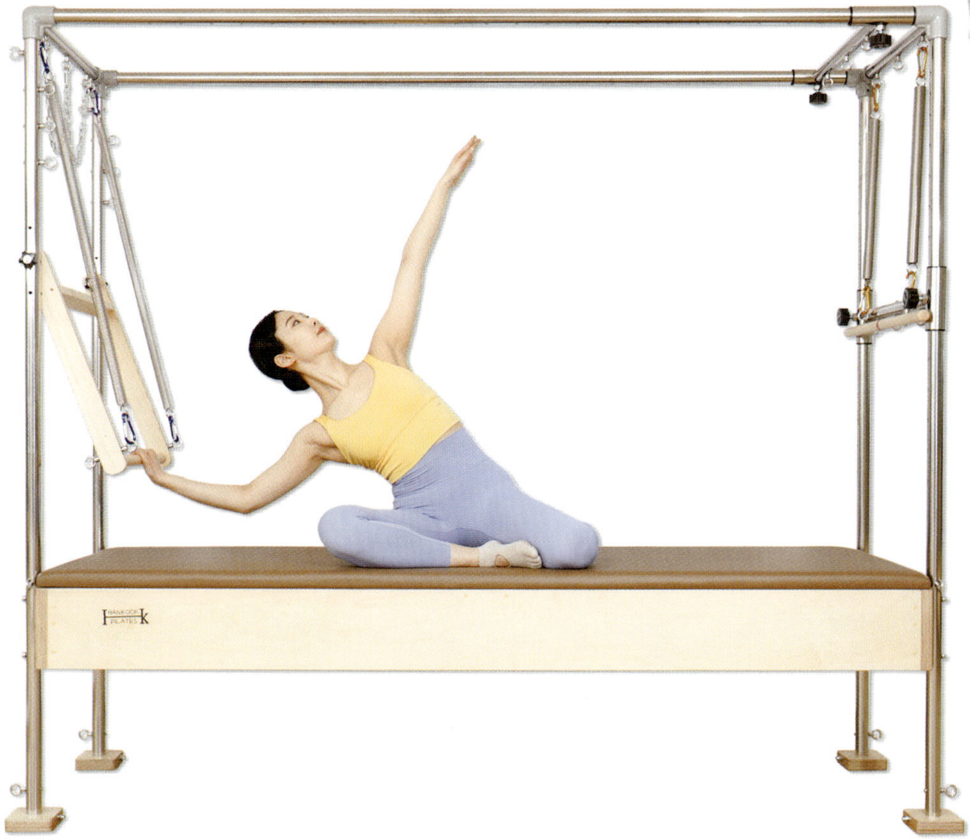

3

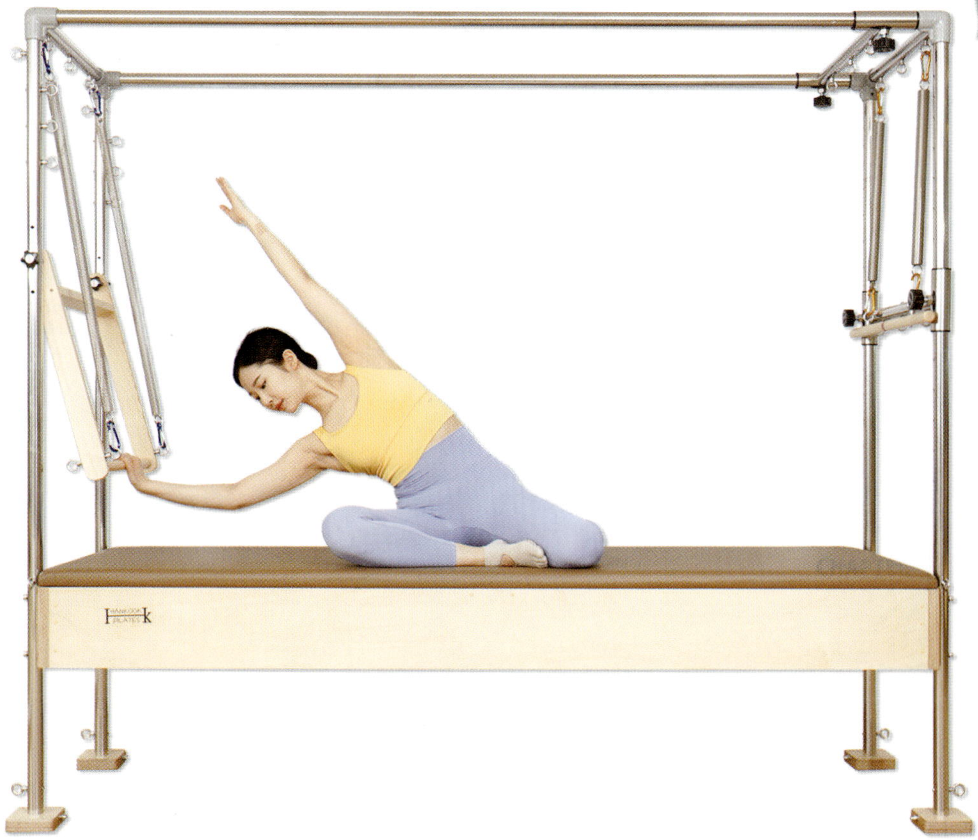

4

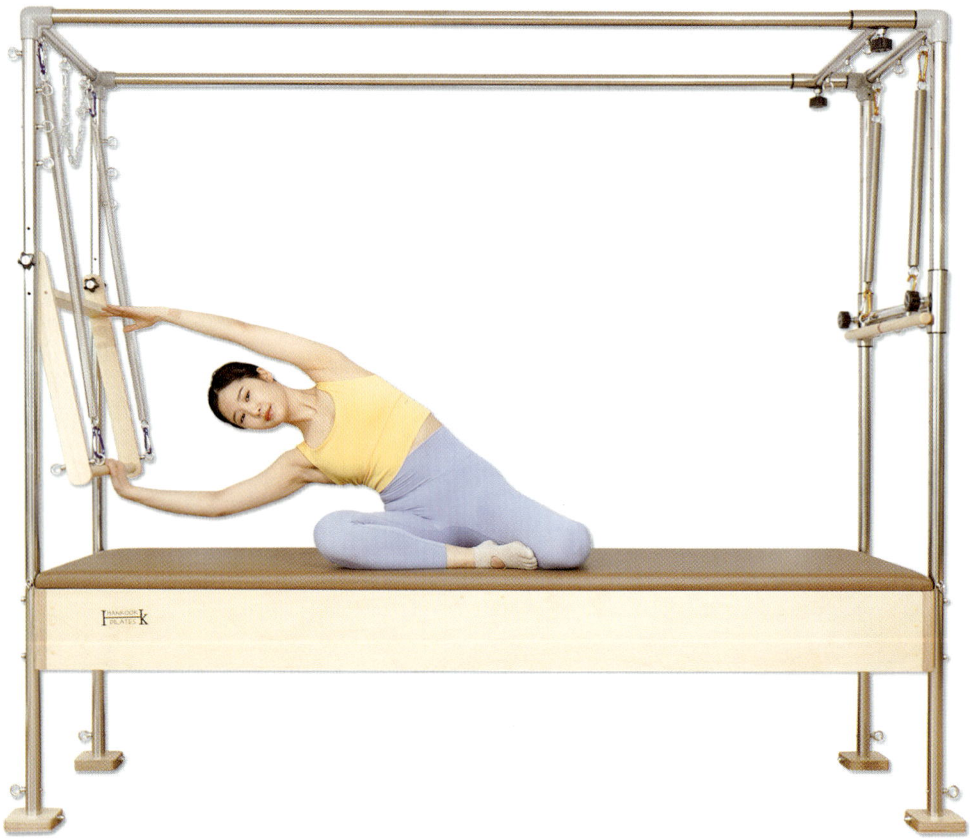

5

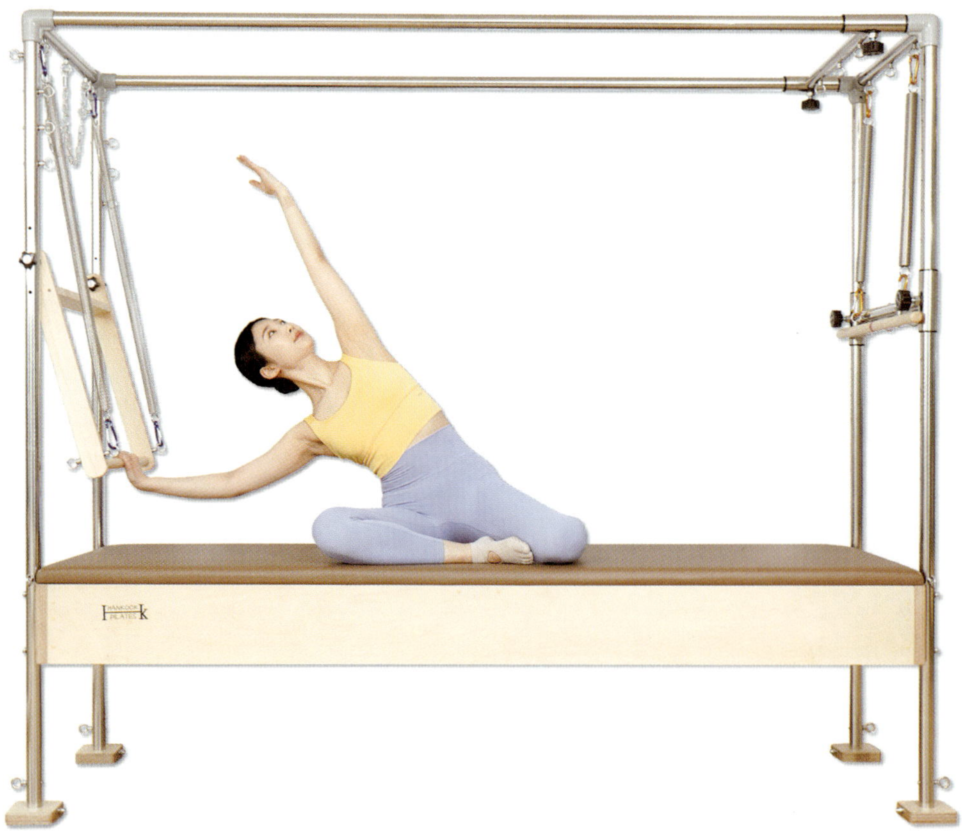

6

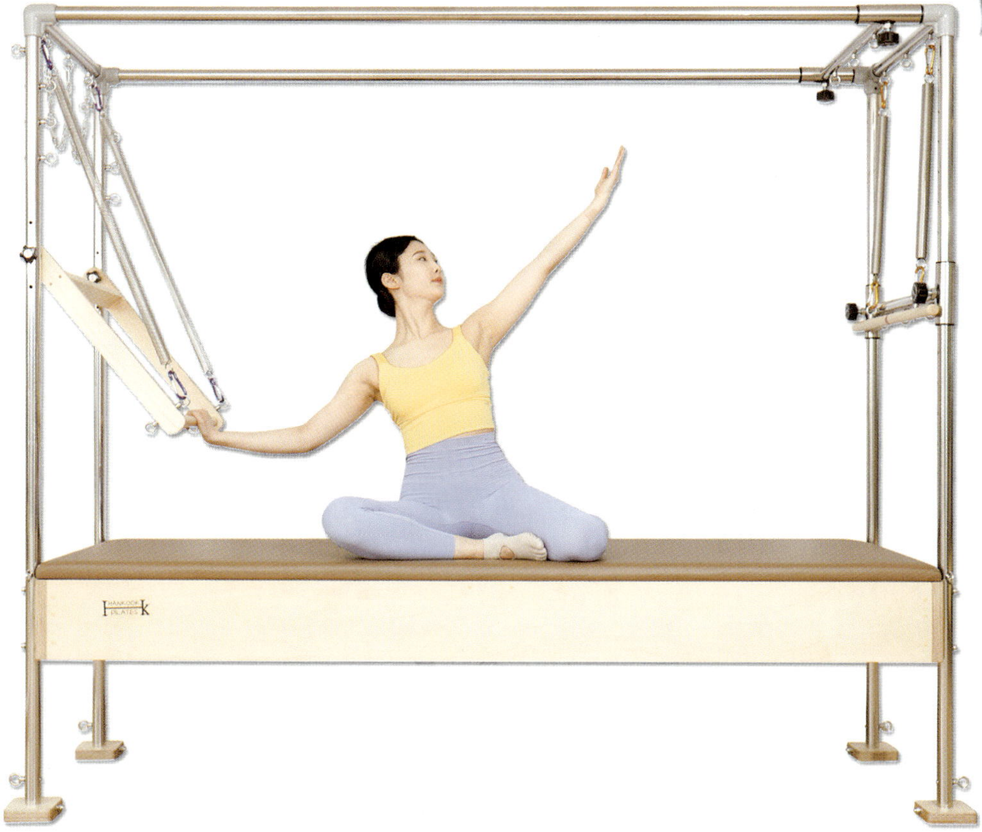

7

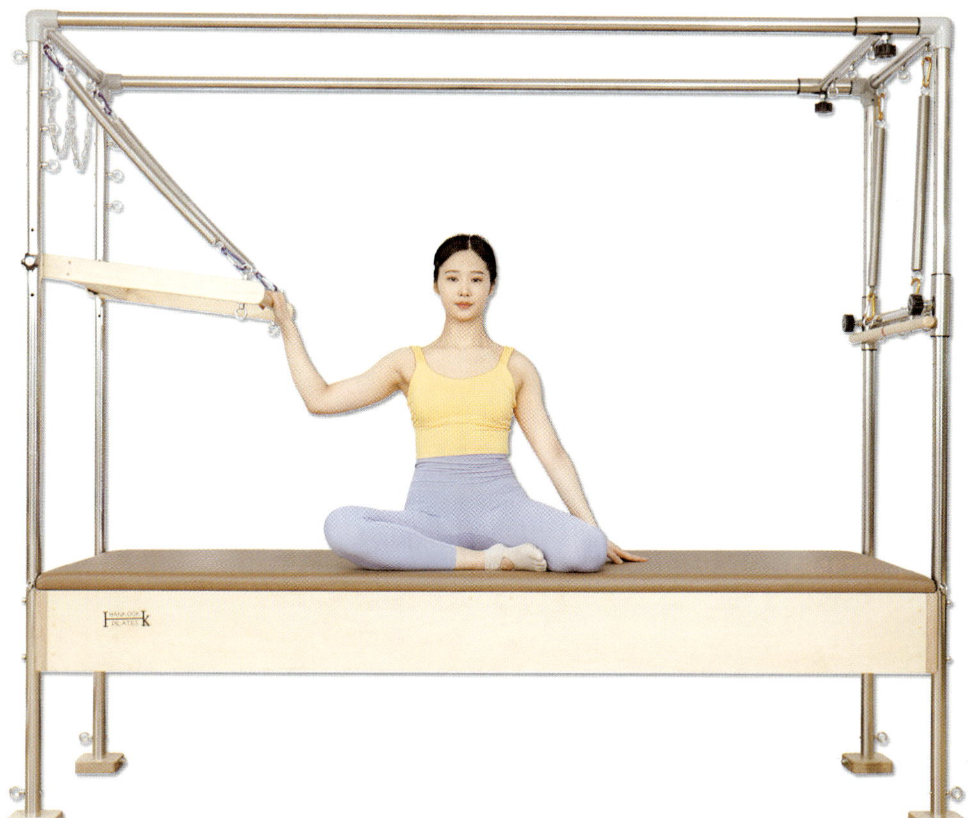

CHAPTER 8

PUSH THRU BAR SUPINE

01 어깨뼈 분리 Scapula isolation

02 푸쉬 스루 바 풀 다운 Push thru bar pull down

03 푸쉬 스루 바 온 백 Push thru bar on back

04 백 위드 롤 업 Back with roll up

05 푸쉬 스루 바 백 위드 티저 Push thru bar back with teaser

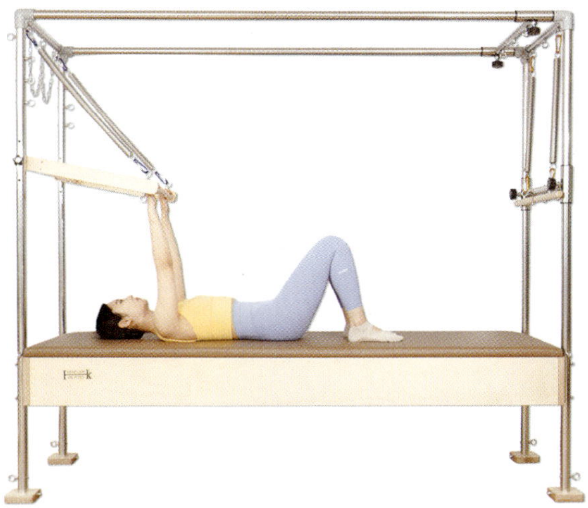

01 어깨뼈 분리 Scapula isolation

시작 자세

- 무릎을 굽혀 중립 척추를 유지하며 누운 자세를 취한다.
- 양팔은 펴 푸쉬 스루 바를 잡는다(손바닥은 얼굴 반대쪽을 향하도록 한다).

운동 방법

- 들숨: 숨을 들이마시며 자세를 준비한다. 어깨뼈를 밑으로 내린다.
- 날숨: 양팔을 곧게 펴고 척추를 중립으로 유지하며, 어깨뼈를 늘여 푸쉬 스루 바를 조금 올린다.
- 들숨: 푸쉬 스루 바를 약간 밀어 내리며 어깨뼈를 오므린다.

5~10회 반복한다.

대상 근육

- 동작분석: 어깨뼈 내밈/들임
  주동근 어깨뼈 내밈: 작은가슴근, 앞톱니근
  길항근 어깨뼈 들임: 등세모근, 마름근, 어깨올림근

주의 사항

- 어깨뼈를 움직일 때 척추의 중립을 유지한다.
- 어깨뼈를 가슴우리 뒤에 평평하게 유지한다.

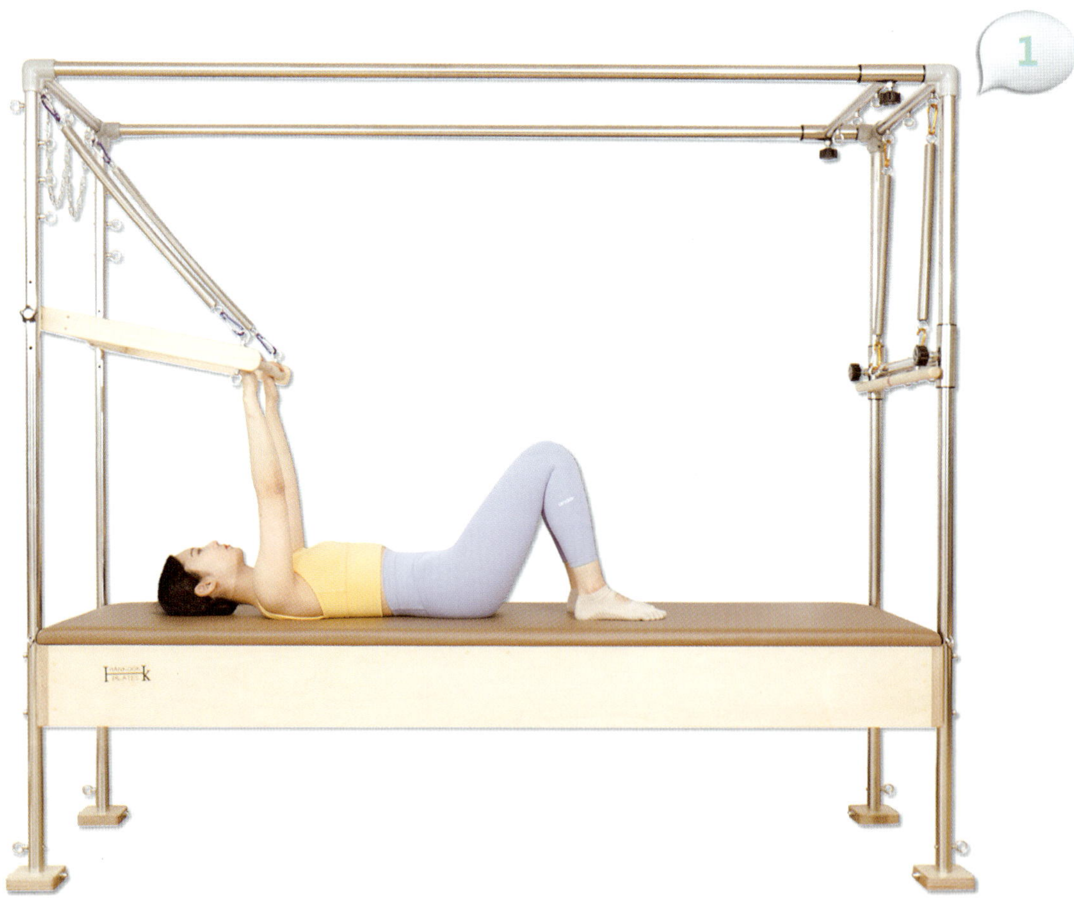

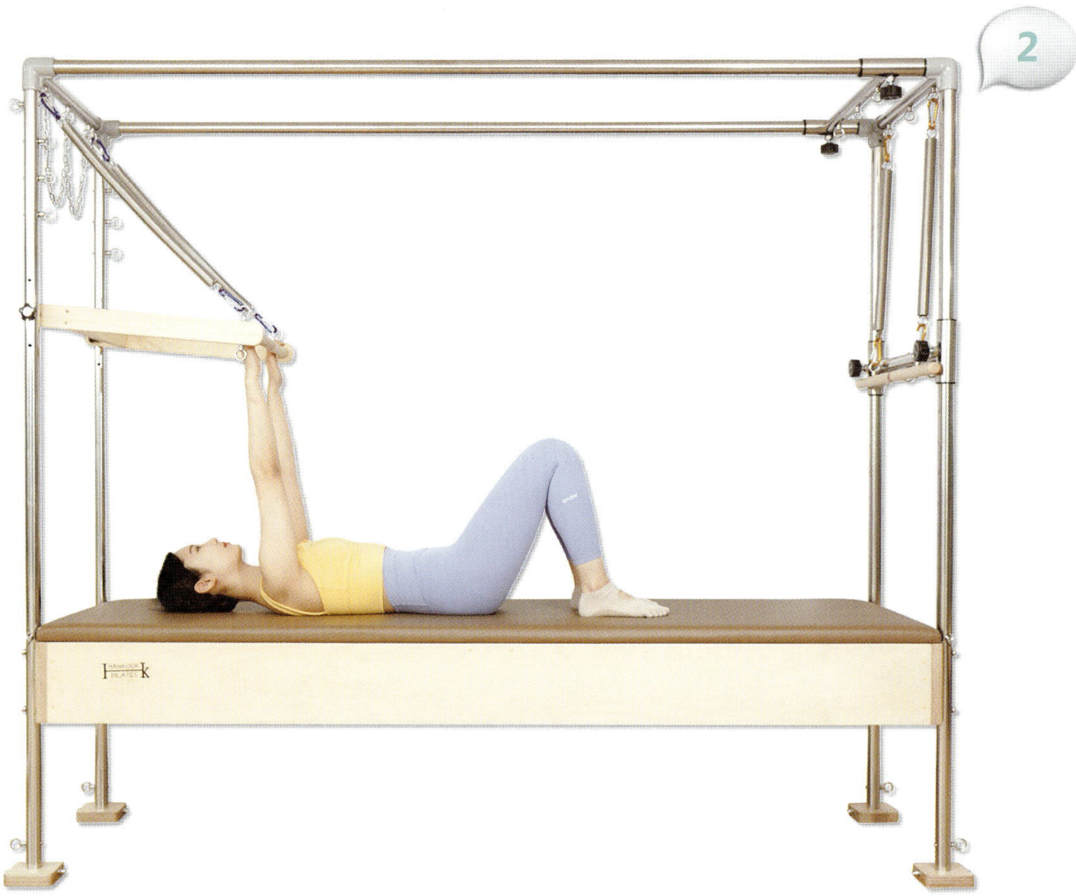
2

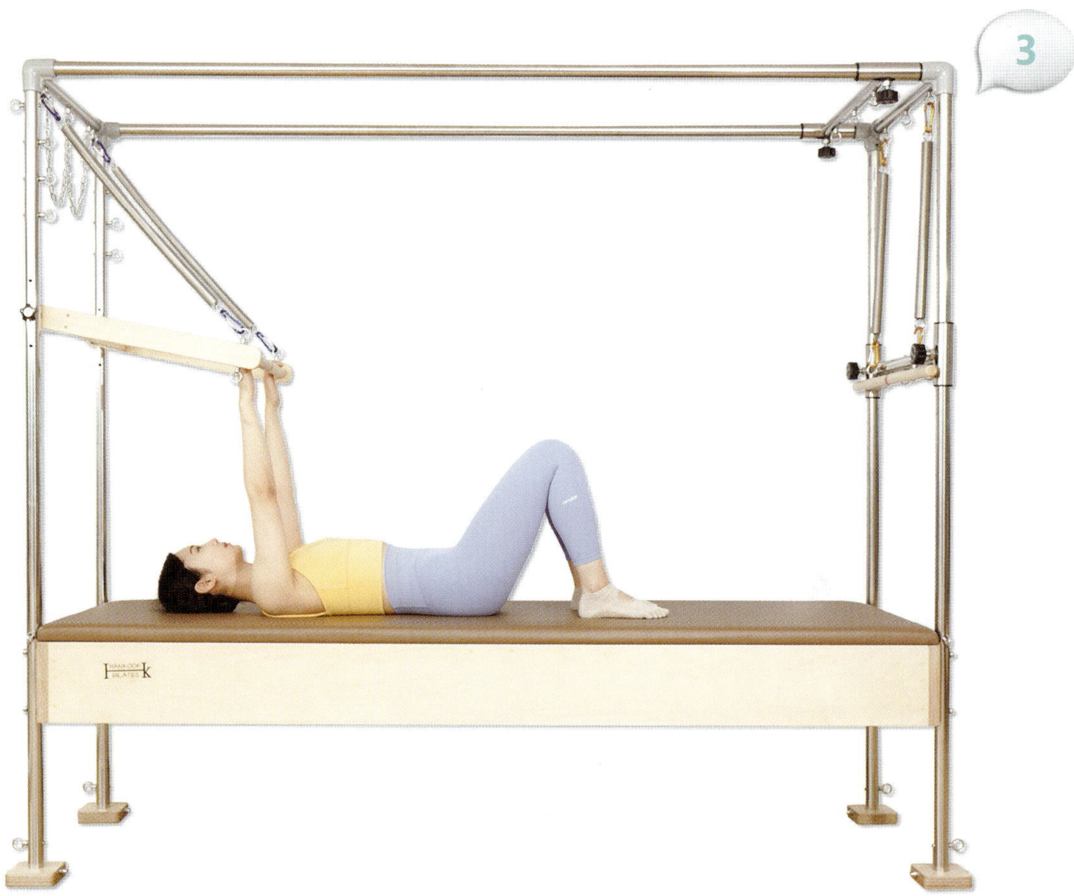
3

02 푸쉬 스루 바 풀 다운 Push thru bar pull down

시작 자세

- 무릎을 굽혀 중립 척추를 유지하며 누운 자세를 취한다.
- 양팔은 펴 푸쉬 스루 바를 잡는다(손바닥은 얼굴 반대쪽을 향하도록 한다).

운동 방법

- 들숨: 숨을 들이마시며 자세를 준비한다.
- 날숨: 팔꿈치를 굽혀 푸쉬 스루 바를 이마 쪽으로 당긴다.
- 들숨: 팔꿈치를 뻗어 푸쉬 스루 바를 되돌린다.

5~10회 반복한다.

대상 근육

- 동작분석: 팔꿉관절 굽힘/폄

주동근 팔꿉관절 굽힘: 위팔두갈래근, 위팔근, 위팔노근, 노쪽손목굽힘근, 긴손바닥근, 자쪽손목굽힘근, 원엎침근, 긴노쪽손목폄근, 짧은노쪽손목폄근

길항근 팔꿉관절 폄: 위팔세갈래근, 팔꿈치근, 뒤침근, 자쪽손목폄근, 손가락폄근, 새끼손가락폄근

주의 사항

- 어깨뼈를 가슴우리 뒤에 평평하게 유지한다.

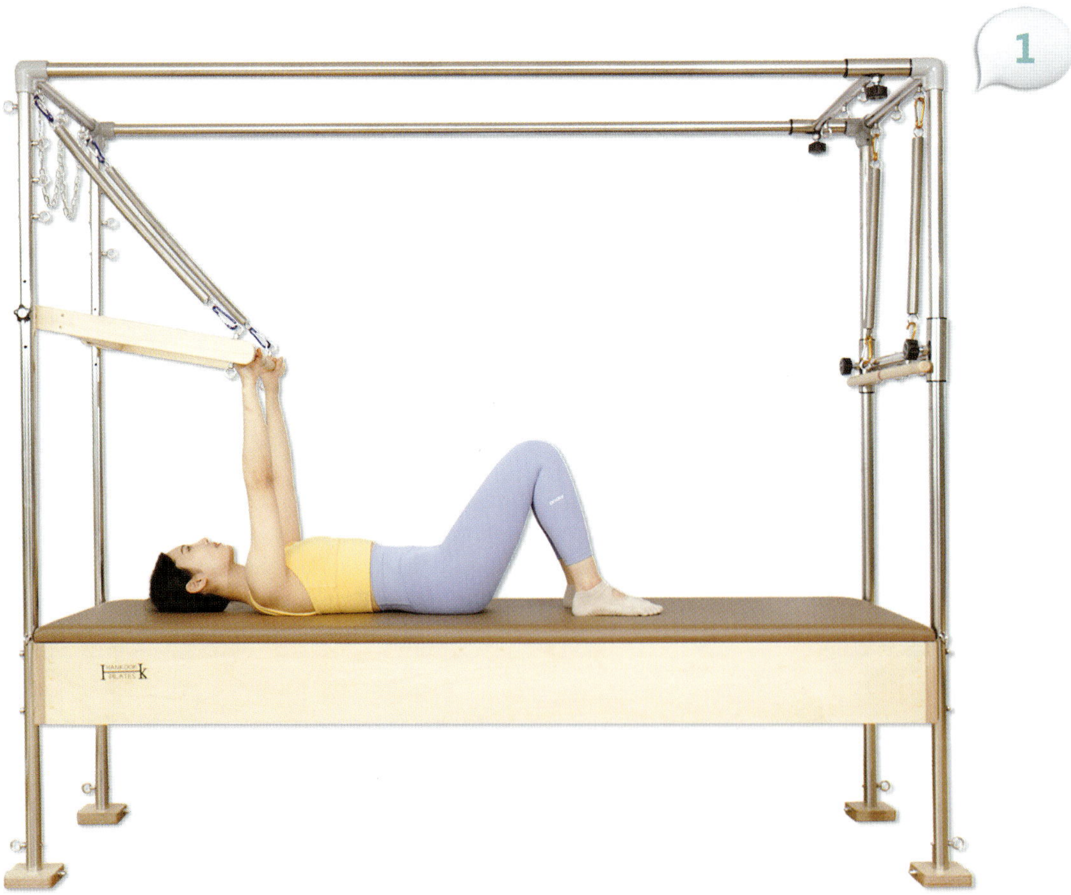

2

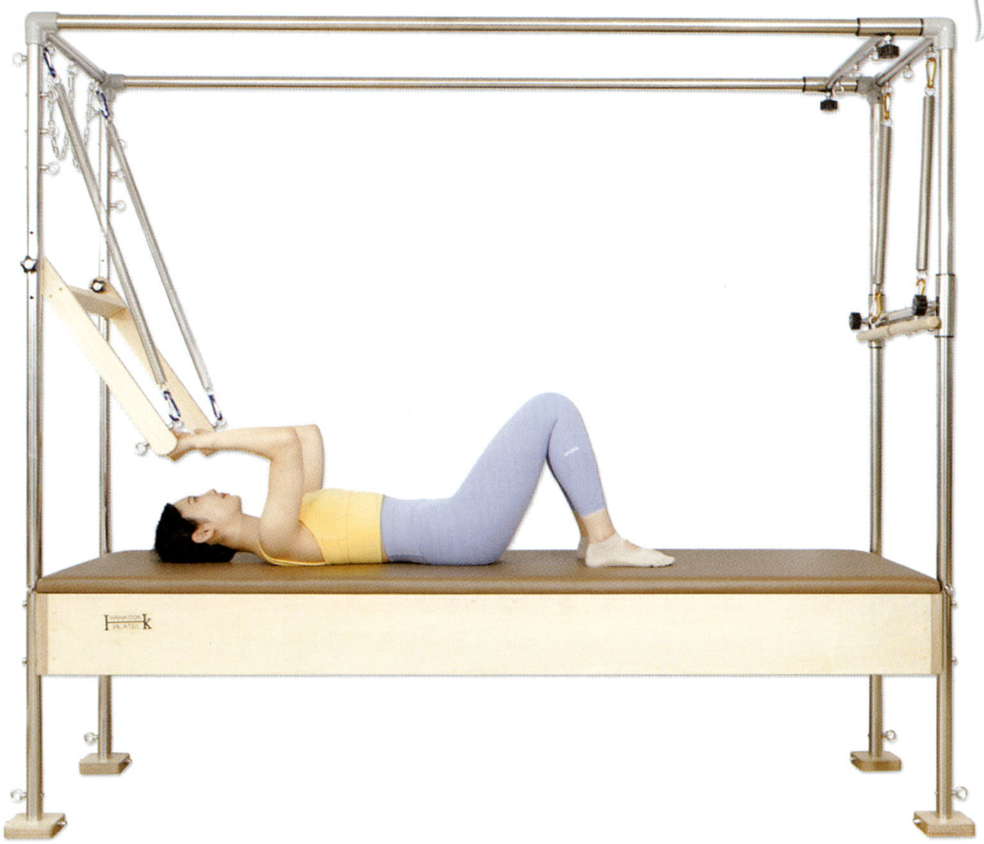

3

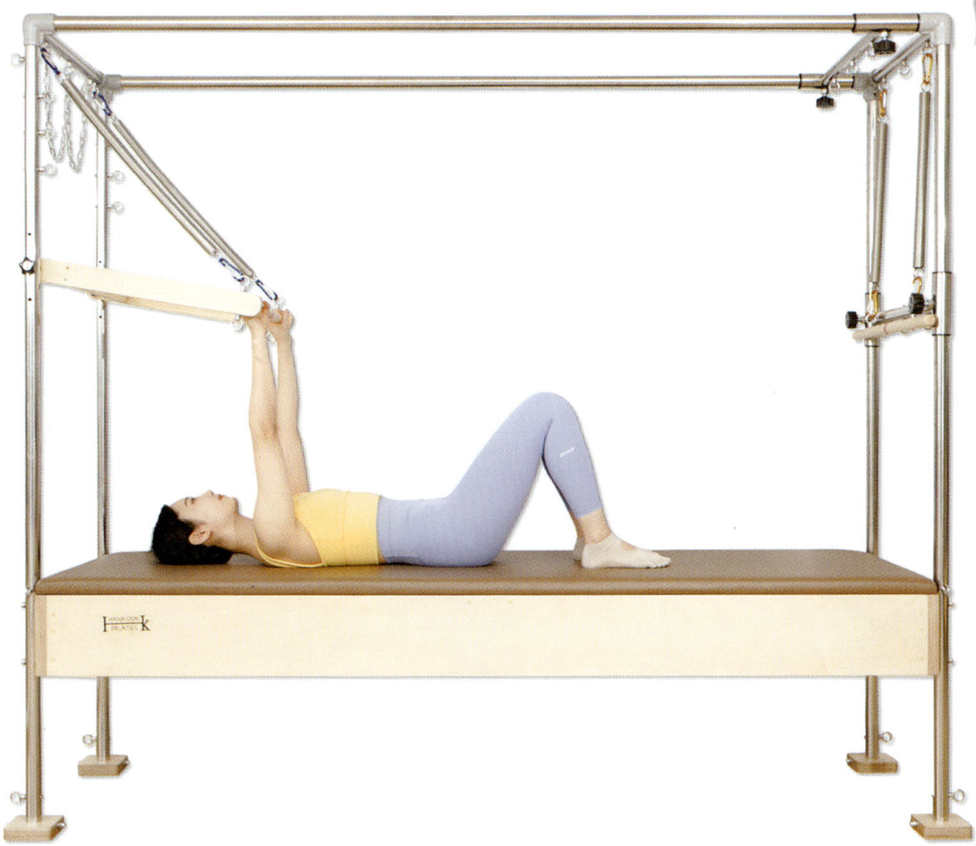

03 푸쉬 스루 바 온 백 Push thru bar on back

시작 자세

- 무릎을 굽혀 중립 척추를 유지하며 누운 자세를 취한다.
- 양팔은 펴 푸쉬 스루 바를 잡는다(손바닥은 얼굴 반대쪽을 향하도록 한다).

운동 방법

- 들숨: 팔꿈치를 굽혀 푸쉬 스루 바를 이마 쪽으로 밀어 당긴다.
- 날숨: 몸통과 어깨뼈를 안정시키고 푸쉬 스루 바를 머리 위로 민다.
- 들숨: 어깨뼈를 안정시키고 팔꿈치를 굽혀 푸쉬 스루 바를 이마 앞으로 되돌린다.
- 날숨: 어깨뼈의 안정을 유지하고 팔꿈치를 늘여 푸쉬 스루 바를 천장 쪽으로 되돌린다.

3~5회 반복한다.

대상 근육

- 동작분석: 어깨관절 폄/굽힘, 팔꿉관절 폄/굽힘

주동근 어깨관절 폄: 어깨세모근, 넓은등근, 큰원근, 큰가슴근, 위팔세갈래근
팔꿉관절 폄: 위팔세갈래근, 팔꿈치근, 뒤침근, 자쪽손목폄근, 손가락폄근, 새끼손가락폄근

길항근 어깨관절 굽힘: 어깨세모근, 큰가슴근, 부리위팔근, 위팔두갈래근
팔꿉관절 굽힘: 위팔두갈래근, 위팔근, 위팔노근, 노쪽손목굽힘근, 긴손바닥근, 자쪽손목굽힘근, 원엎침근, 긴노쪽손목폄근, 짧은노쪽손목폄근

주의 사항

- 운동하는 동안 양팔의 정렬을 유지한다.

1

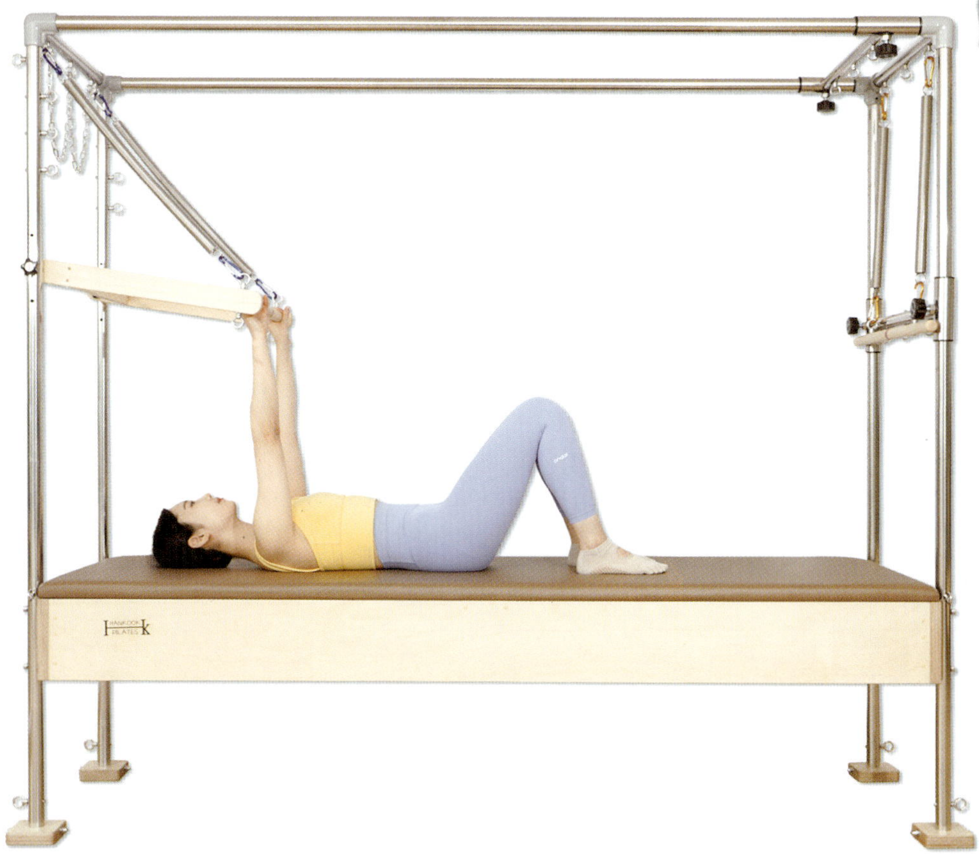

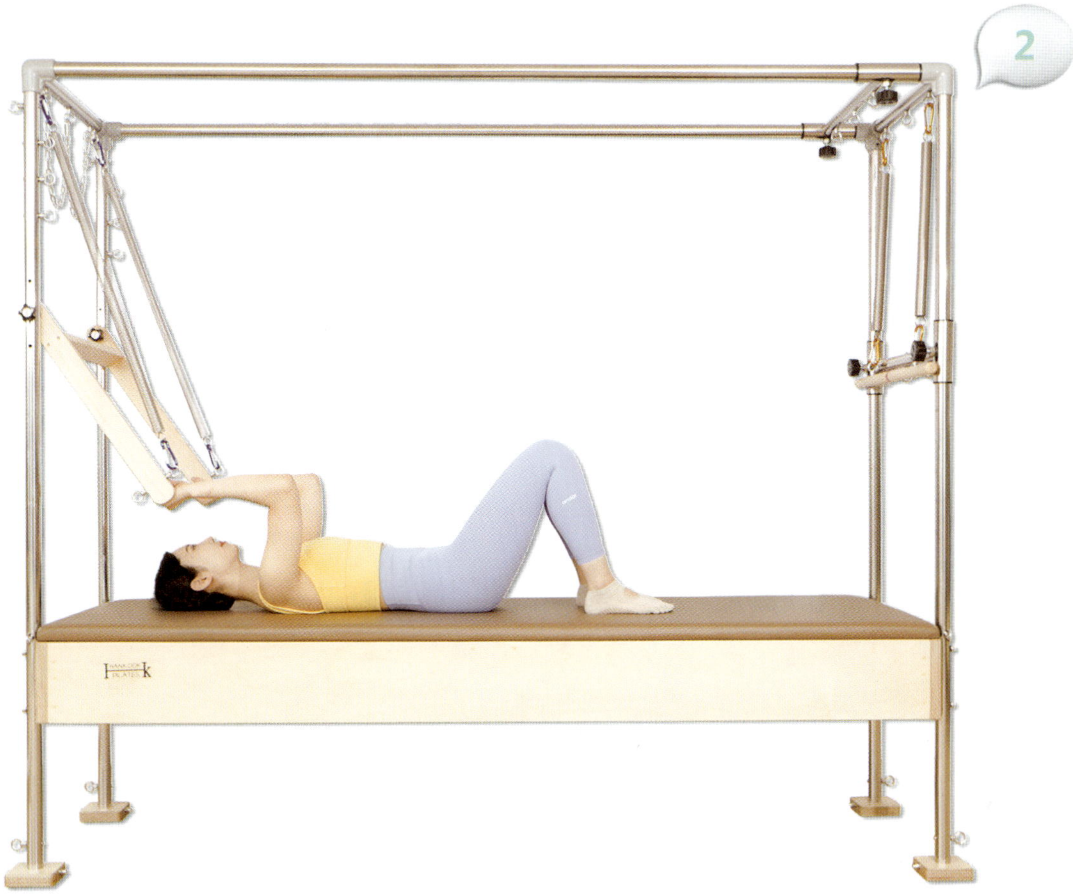
2

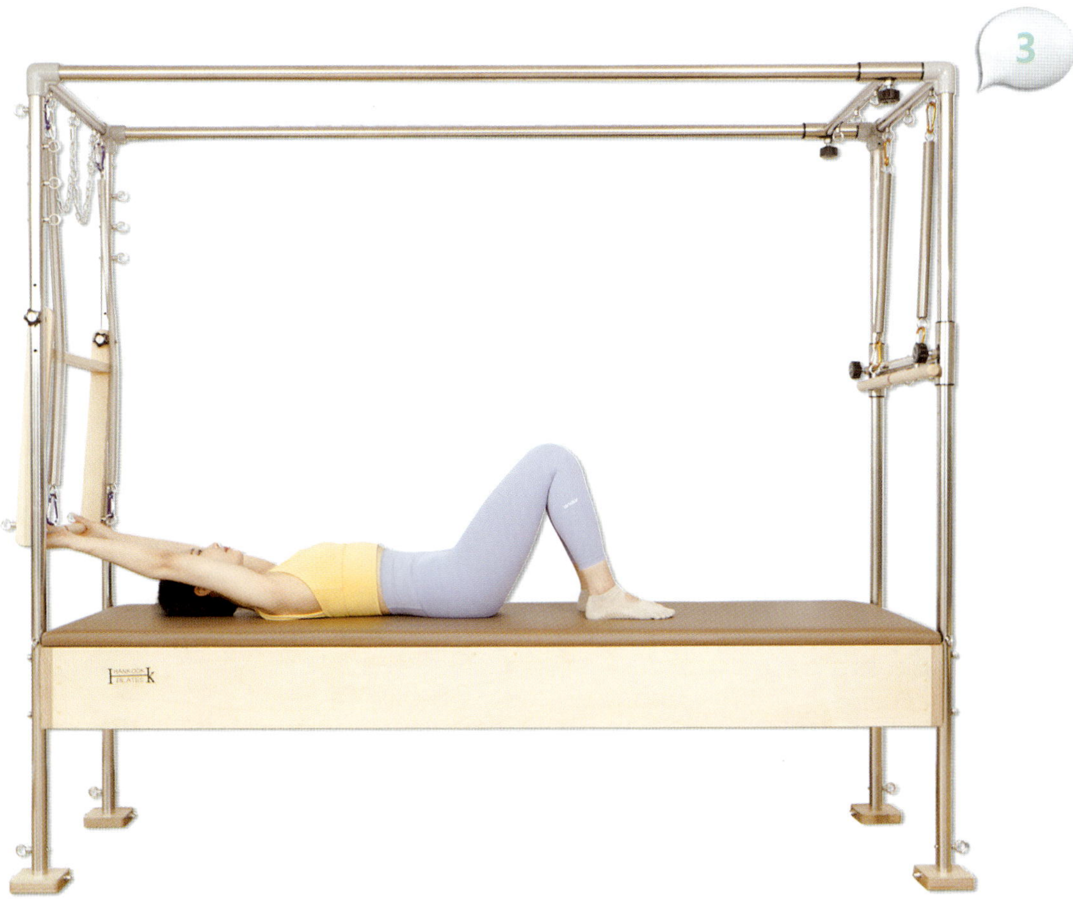
3

4

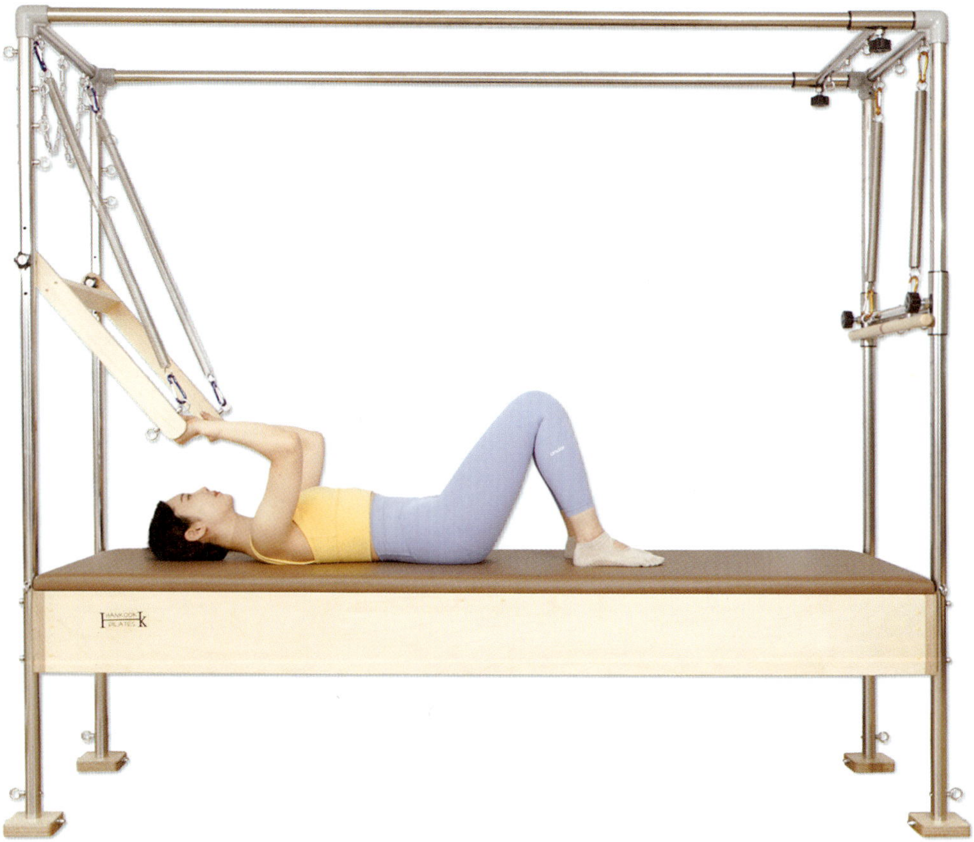

5

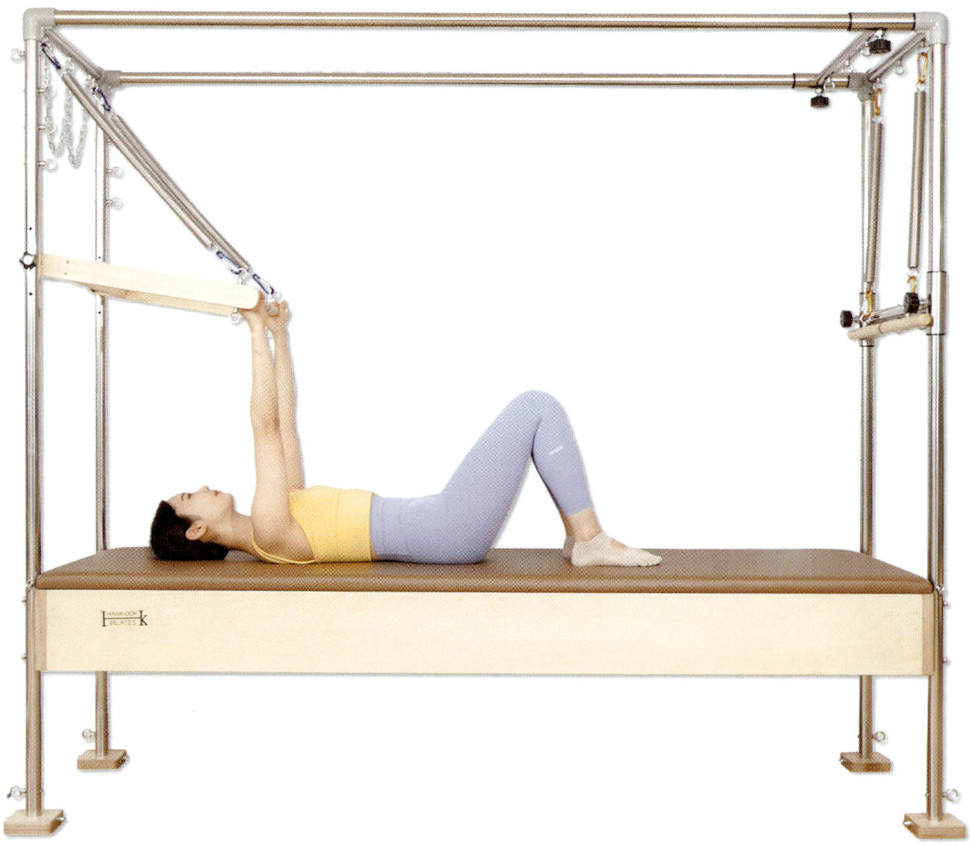

04 백 위드 롤 업 Back with roll up

시작 자세

- 무릎을 굽혀 중립 척추를 유지하며 누운 자세를 취한다.
- 양팔은 펴 푸쉬 스루 바를 잡는다(손바닥은 얼굴 반대쪽을 향하도록 한다).

운동 방법

- 들숨: 팔꿈치를 굽혀 푸쉬 스루 바를 이마 앞으로 가져온다.
- 날숨: 푸쉬 스루 바를 머리 위로 민다. 푸쉬 스루 바를 앞으로 가져오는 것을 시작으로 척추를 베드로부터 떨어뜨려 뼈 하나하나씩 연속적으로 굽혀 말아 올라간다. 동시에, 양팔을 늘여 몸통과 일직선이 되도록 다리를 들어 올리며 앉는다.
- 들숨: 골반을 뒤로 척추를 분절하며 말면서 시작하고, 허리뼈를 하나하나씩 베드 위로 말아 내린다.
- 날숨: 계속해서 척추을 연속적으로 말아 중립으로 눕고, 동시에 팔꿈치를 굽힌다. 시작 자세로 돌아온다.

3~5회 반복한다.

대상 근육

- 동작분석: 몸통 굽힘/폄, 엉덩관절 굽힘/폄

주동근 몸통 굽힘: 배곧은근, 배바깥빗근, 배속빗근
엉덩관절 굽힘: 허리근, 엉덩근, 넙다리빗근, 넙다리근막긴장근, 넙다리곧은근, 두덩근, 짧은모음근, 긴모음근, 큰모음근, 중간볼기근

길항근 몸통 폄: 엉덩갈비근, 가장긴근, 가시근, 허리네모근, 반가시근, 돌림근, 뭇갈래근, 가시사이근
엉덩관절 폄: 큰모음근, 큰볼기근, 중간볼기근, 넙다리두갈래근, 반막모양근, 반힘줄모양근

주의 사항

- 척추의 분절을 강조한다.

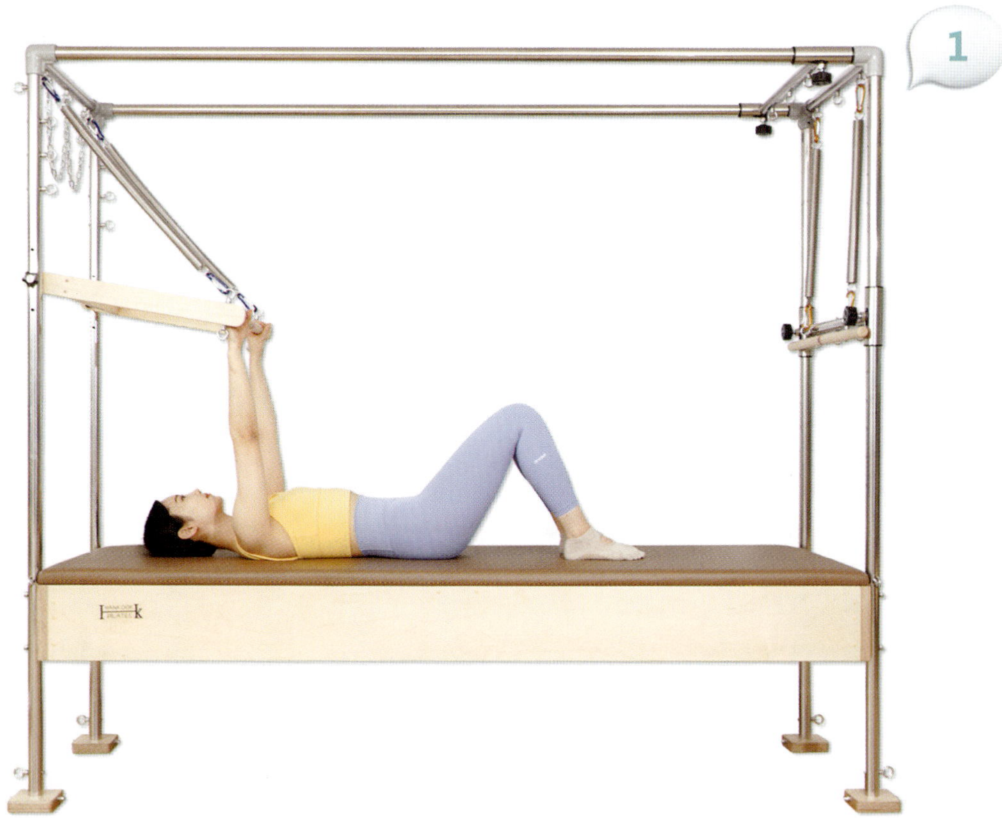

2

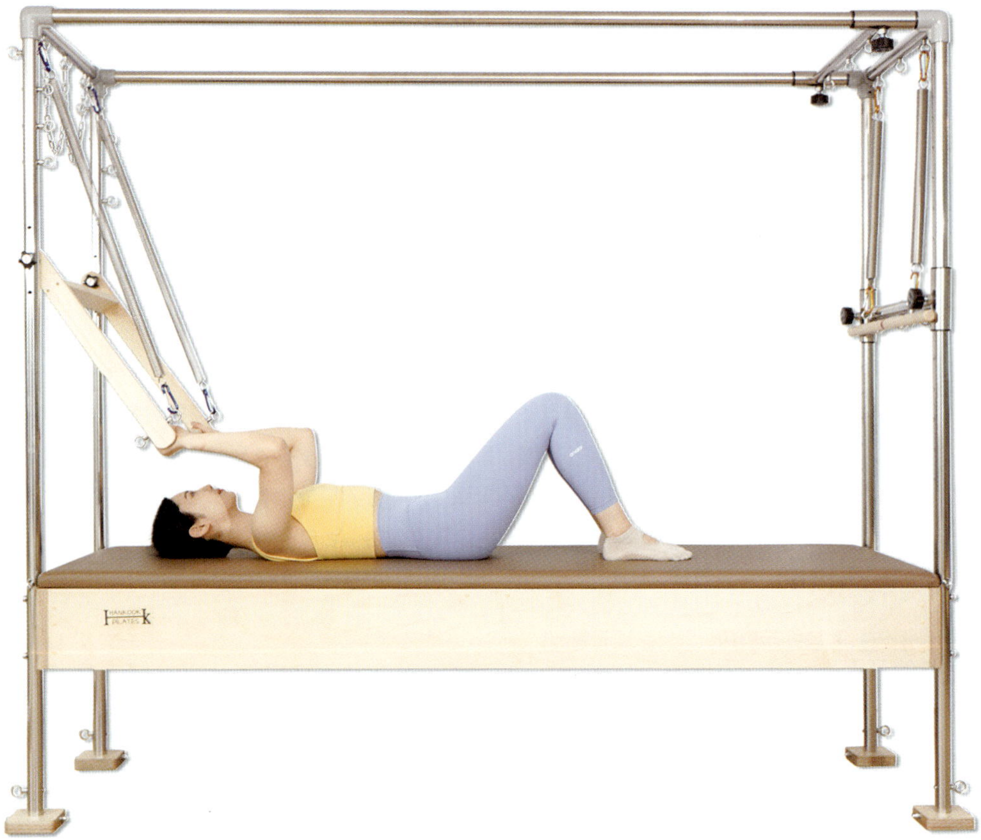

3

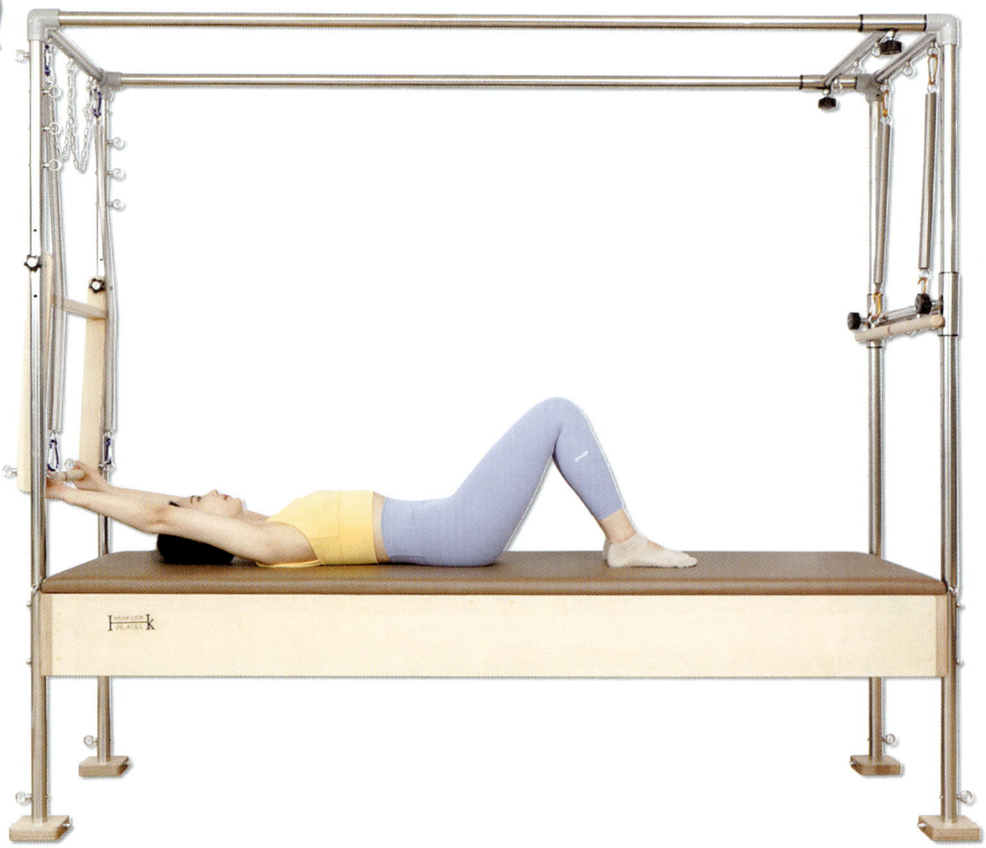

4

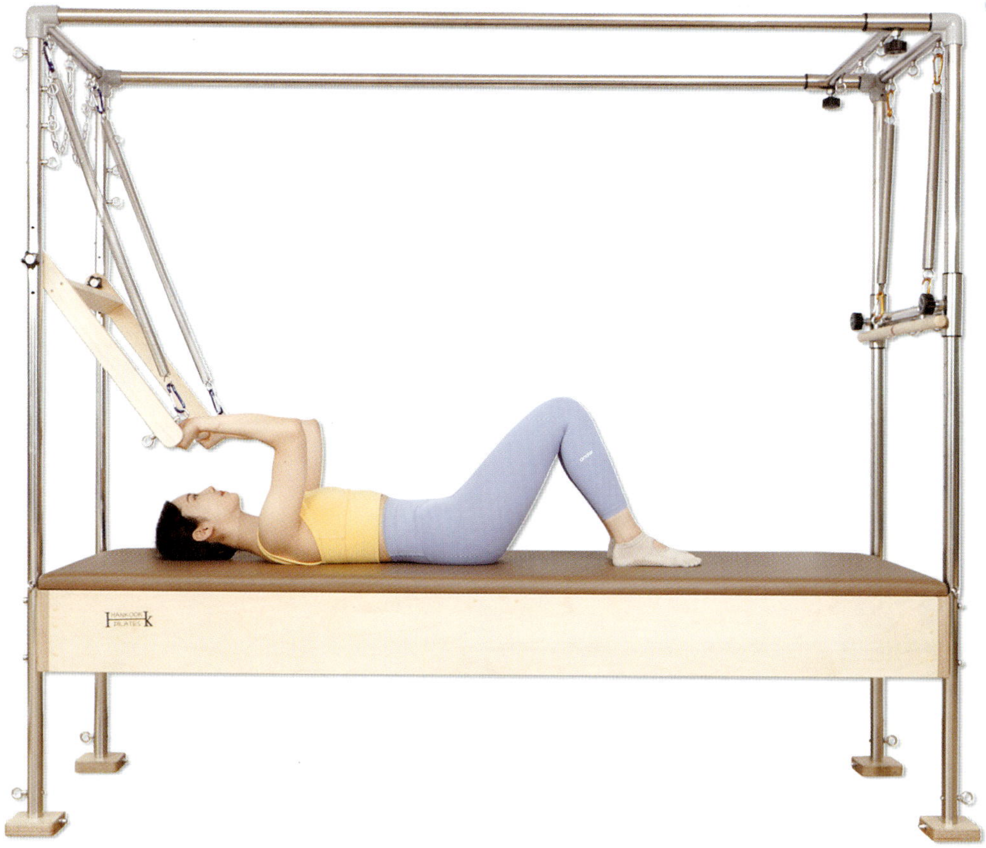

5

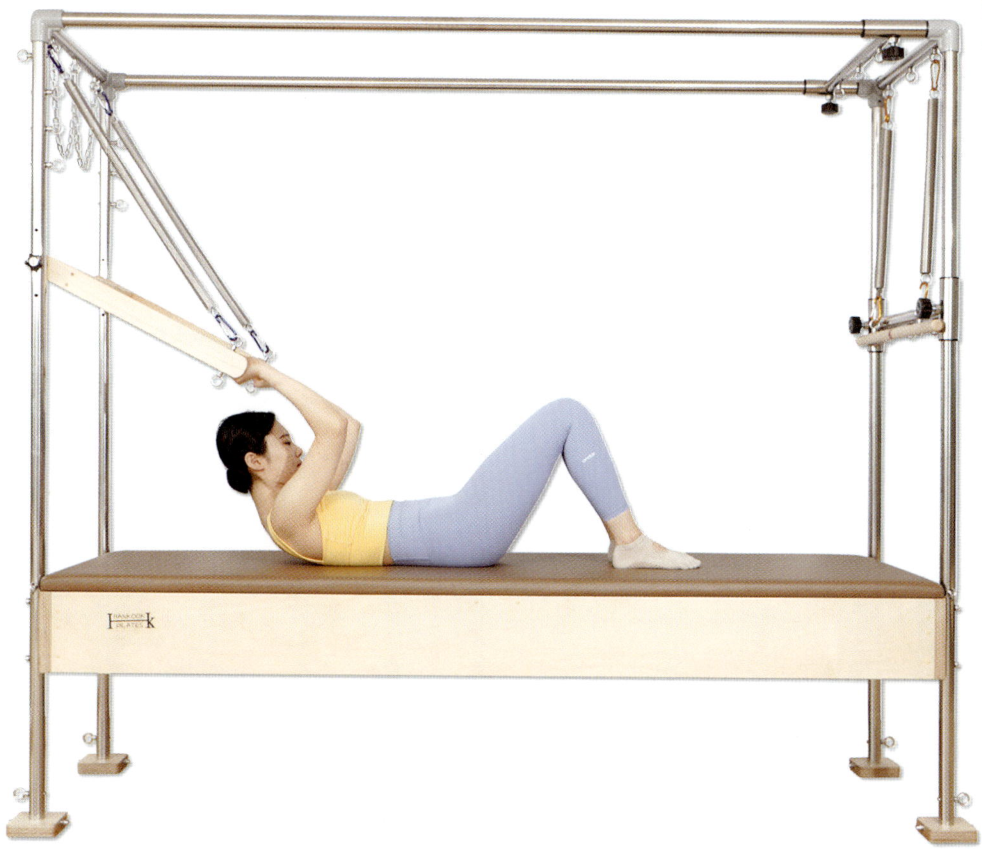

6

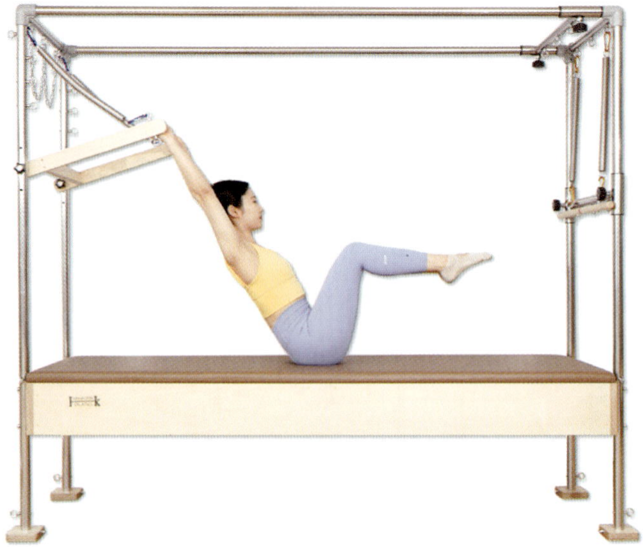

7

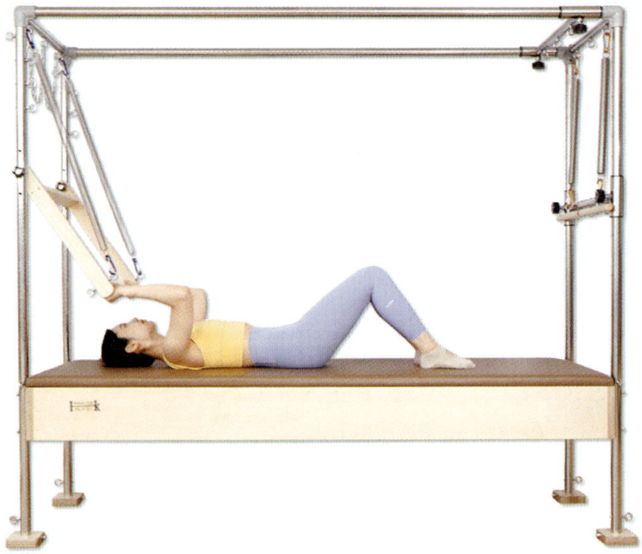

8

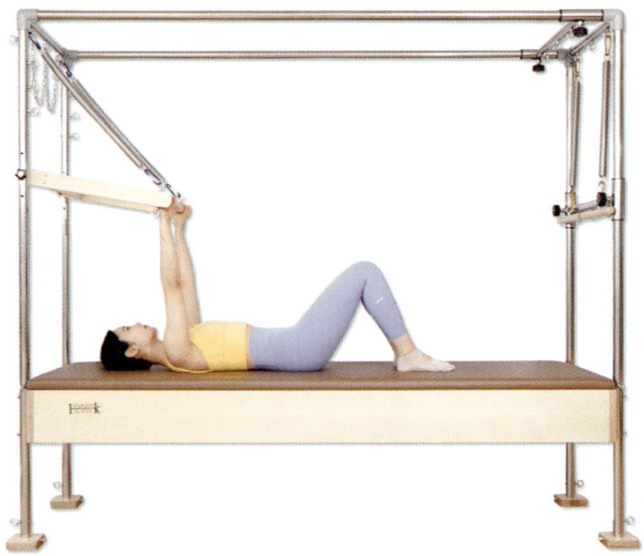

05 푸쉬 스루 바 백 위드 티저

Push thru bar back with teaser

시작 자세

- 무릎을 굽혀 중립 척추를 유지하며 누운 자세를 취한다.
- 양팔은 펴 푸쉬 스루 바를 잡는다(손바닥은 얼굴 반대쪽을 향하도록 한다).

운동 방법

- 들숨: 어깨뼈의 안정을 유지하고, 팔꿈치를 굽혀 푸쉬 스루 바를 이마 앞으로 가져온다.
- 날숨: 푸쉬 스루 바를 이마 앞에 둔 채로 머리로부터 시작해서 척추를 베드로부터 떨어뜨려 뼈 하나하나씩 연속적으로 굽혀 말아 올라간다. 무릎을 굽혀 들어 테이블 탑 자세로 둔다. 그 후 팔을 펴고 척추를 세워 다리를 완전히 펴서 V자세를 취하며, 몸무게를 궁둥뼈결절 뒤에 둔다.
- 들숨: 위앞엉덩뼈가시를 넙다리뼈의 앞으로부터 떨어뜨려 말면서 시작한다. 무릎을 가슴 쪽으로 굽히고, 팔꿈치를 굽힐 때 허리뼈를 하나하나씩 베드 위로 말아 내린다.
- 날숨: 계속해서 뼈 하나하나씩 척추를 말아 내리며 발이 캐리지에 닿도록 하고 시작 위치로 돌아온다.

5~10회 반복한다.

대상 근육

- 동작분석: 몸통 폄/굽힘, 엉덩관절 굽힘/폄

주동근 몸통 폄: 엉덩갈비근, 가장긴근, 가시근, 허리네모근, 반가시근, 돌림근, 뭇갈래근, 가시사이근
엉덩관절 굽힘: 허리근, 엉덩근, 넙다리빗근, 넙다리근막긴장근, 넙다리곧은근, 두덩근, 짧은모음근, 긴모음근, 큰모음근, 중간볼기근

길항근 몸통 굽힘: 배곧은근, 배바깥빗근, 배속빗근
엉덩관절 폄: 큰모음근, 큰볼기근, 중간볼기근, 넙다리두갈래근, 반막모양근, 반힘줄모양근

주의 사항

- 척추의 분절을 강조한다.

1

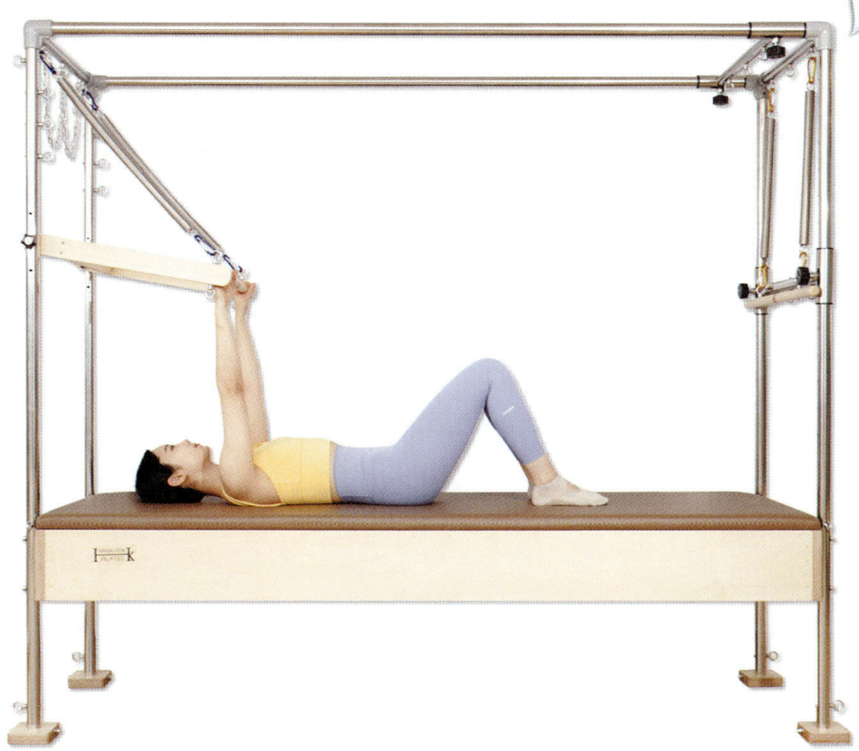

2

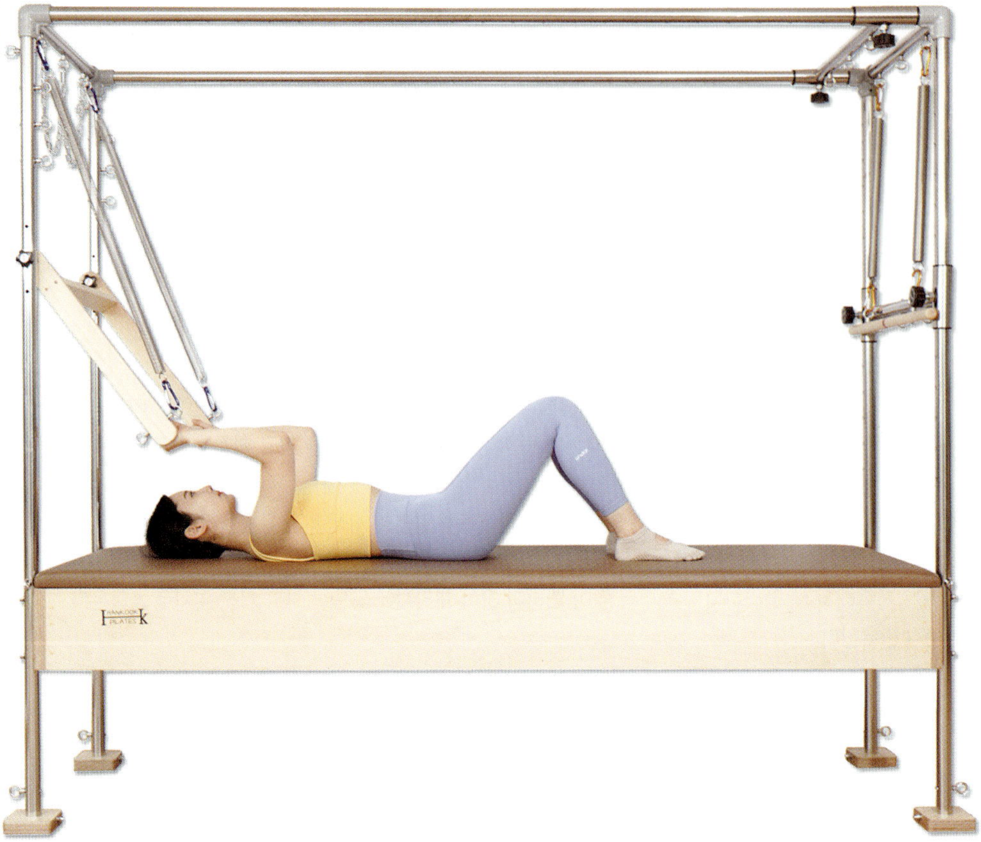

3

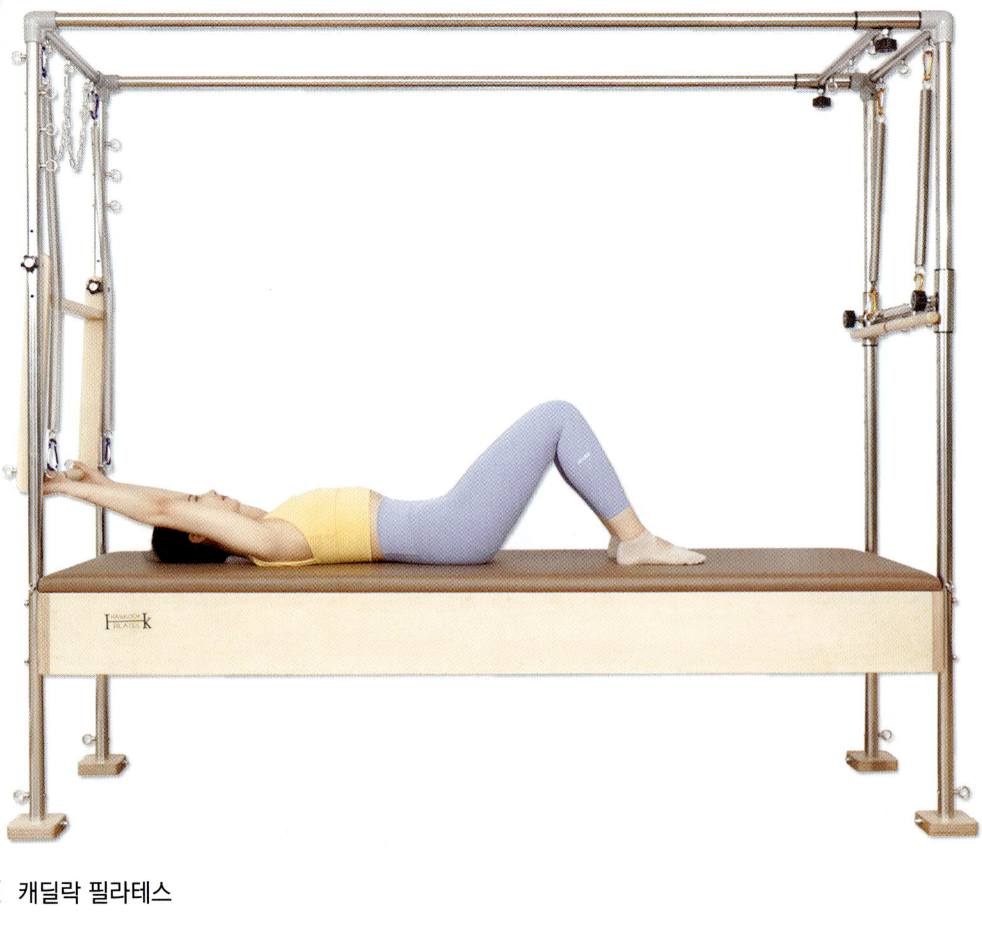

4

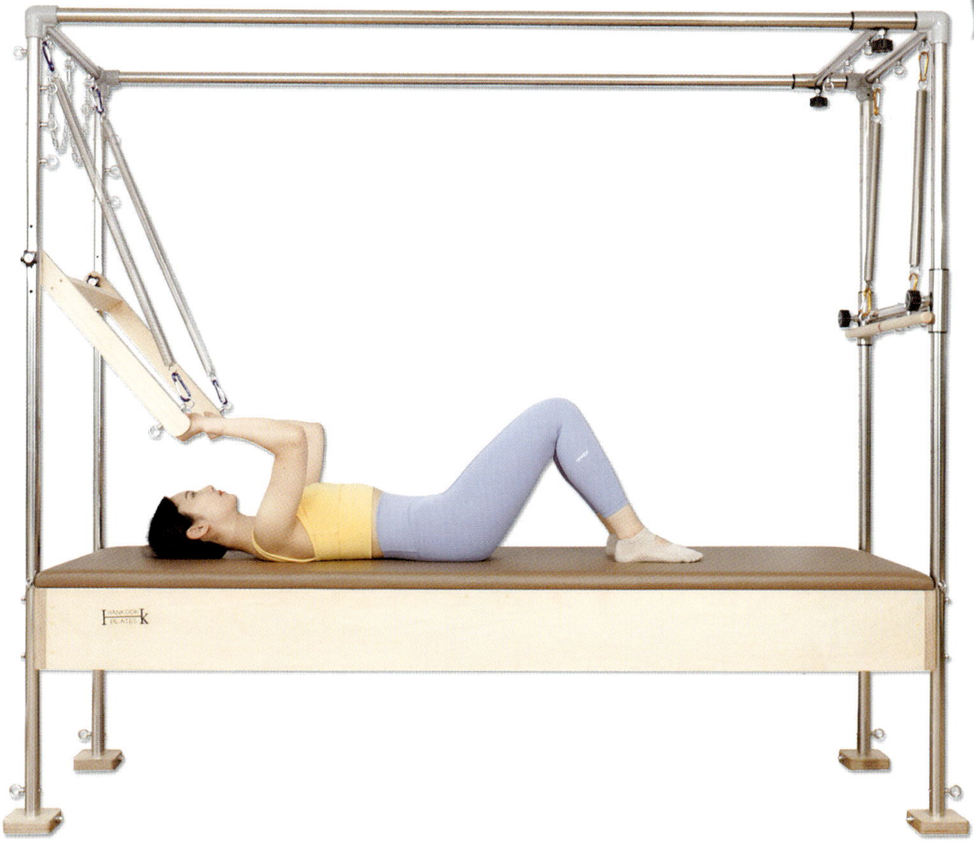

5

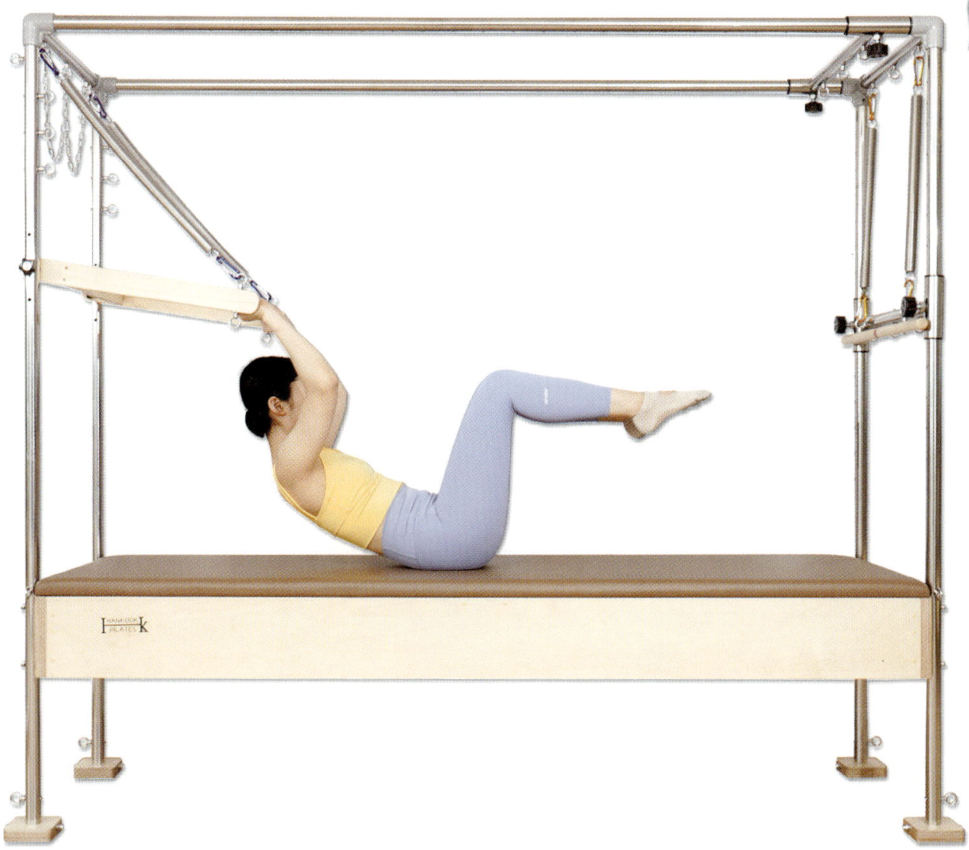

6

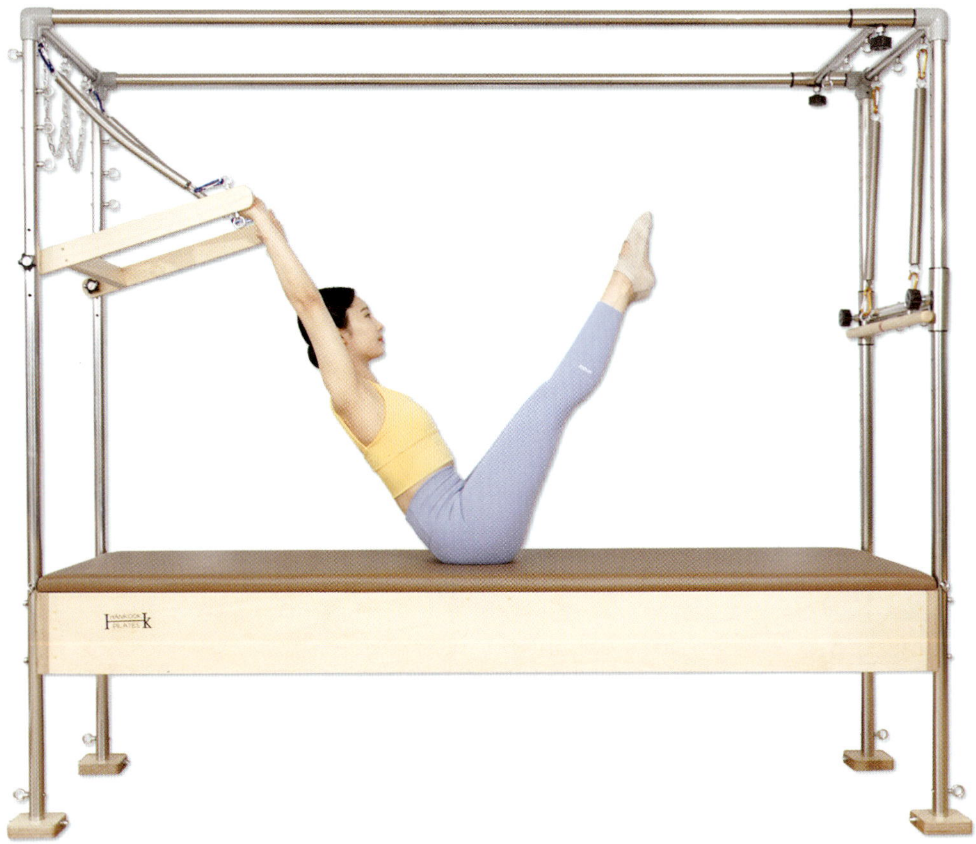

7

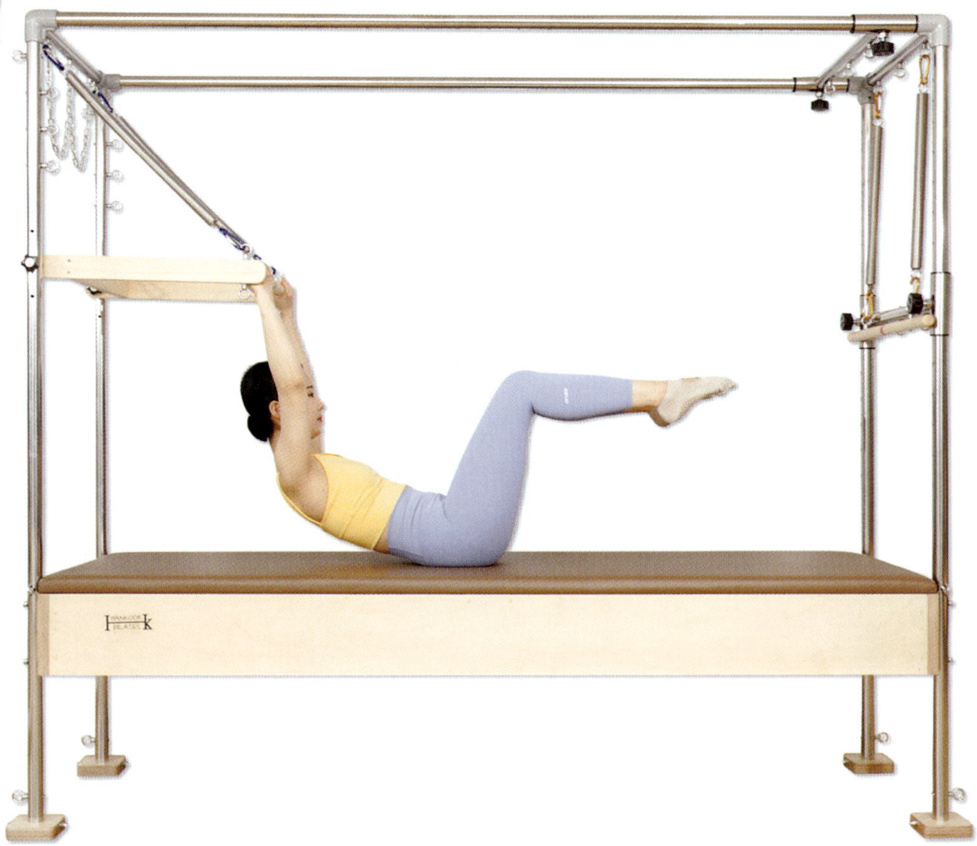

8

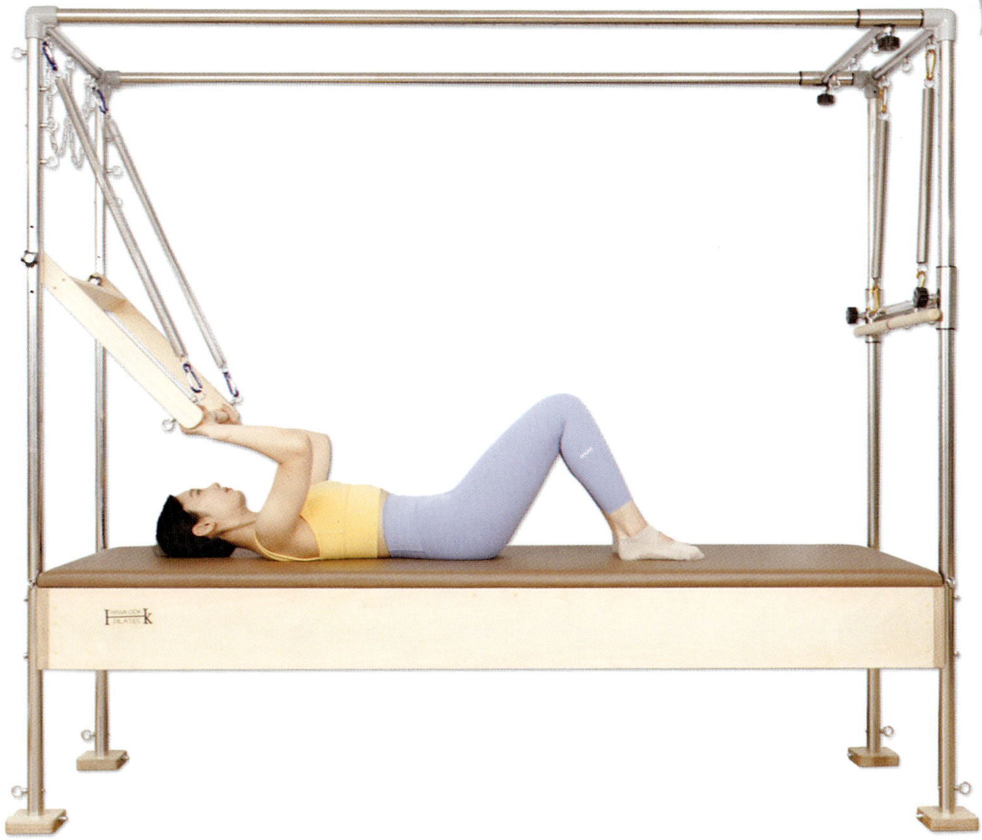

9

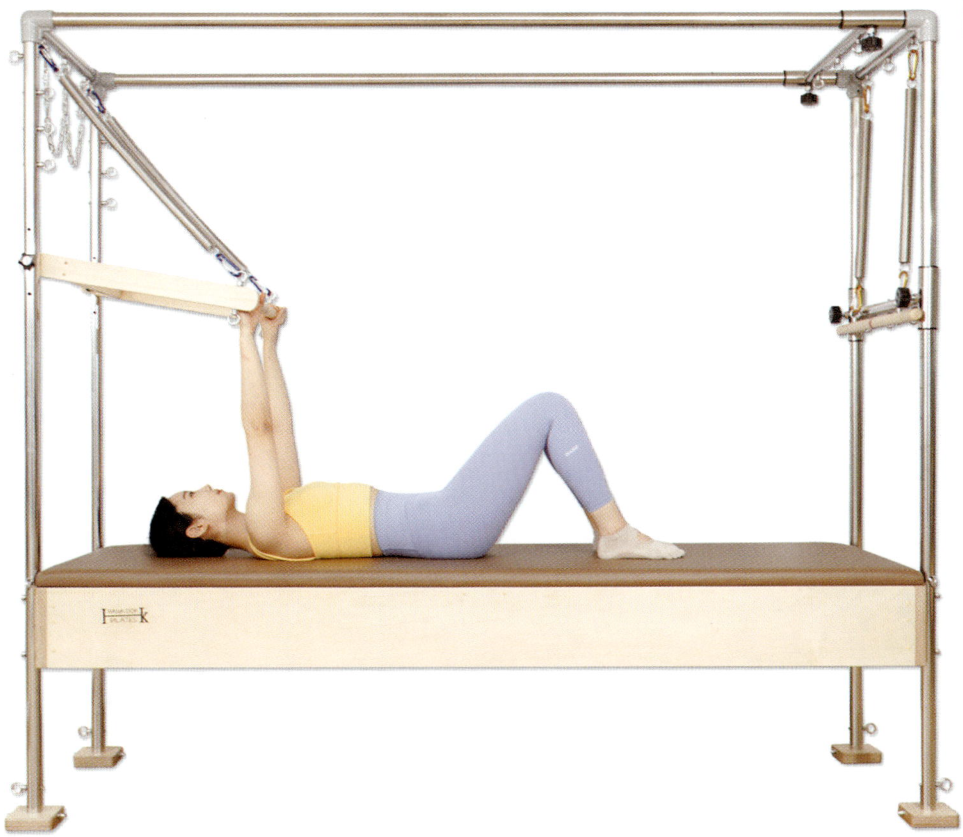

PUSH THRU BAR PRONE

01 푸쉬 스루 바 스완 다이브 Push thru bar swan dive

02 푸쉬 스루 바 위드 백 익스텐션 프렙 Push thru bar with back extension prep

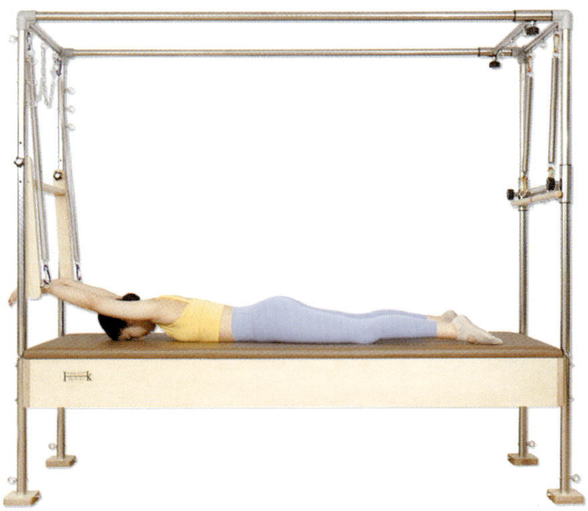

01 푸쉬 스루 바 스완 다이브

Push thru bar swan dive

시작 자세

- 엎드린 자세에서 푸쉬 스루 바를 잡는다.

운동 방법

- 들숨: 어깨뼈의 안정을 유지하며 척추를 펴하기 시작하고, 동시에 어깨를 늘일 수 있도록 푸쉬 스루 바를 눌러 내린다.
- 날숨: 척추를 편안한 상태에서 가능한 높이 늘이고, 두덩뼈를 베드로부터 들어 올리지 않도록 한다.
  계속해서 어깨뼈를 안정시키고 어깨를 계속 늘이는 동안 팔을 곧게 유지하며, 푸쉬 스루 바를 지렛대로써 사용한다.
- 들숨: 척추를 베드로 내리기를 시작하고, 어깨를 굽히기 시작한다.
- 날숨: 베드까지 내려오고, 양팔을 머리 위로 뻗은 채 유지하며 어깨뼈를 안정시킨다.

3~5회 반복한다.

대상 근육

- 동작분석: 몸통 폄/굽힘
  주동근 몸통 폄: 엉덩갈비근, 가장긴근, 가시근, 허리네모근, 반가시근, 돌림근, 뭇갈래근, 가시사이근
  길항근 몸통 굽힘: 배곧은근, 배바깥빗근, 배속빗근

주의 사항

- 골반과 척추의 중립을 유지한다.

1

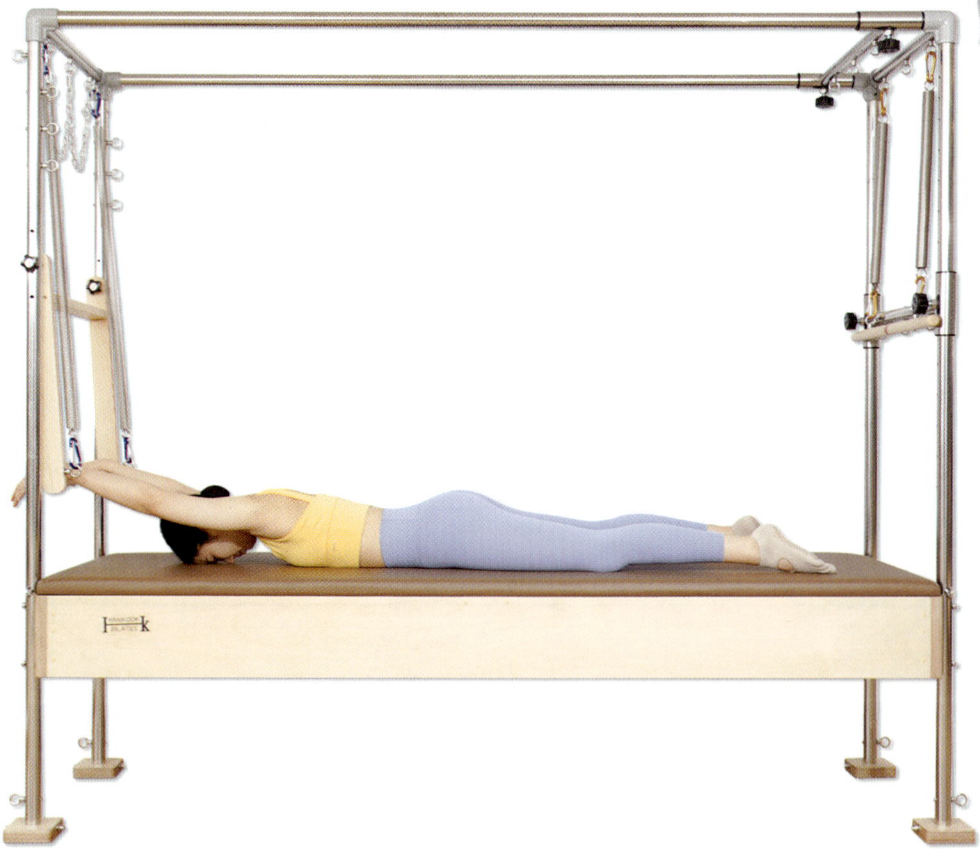

2

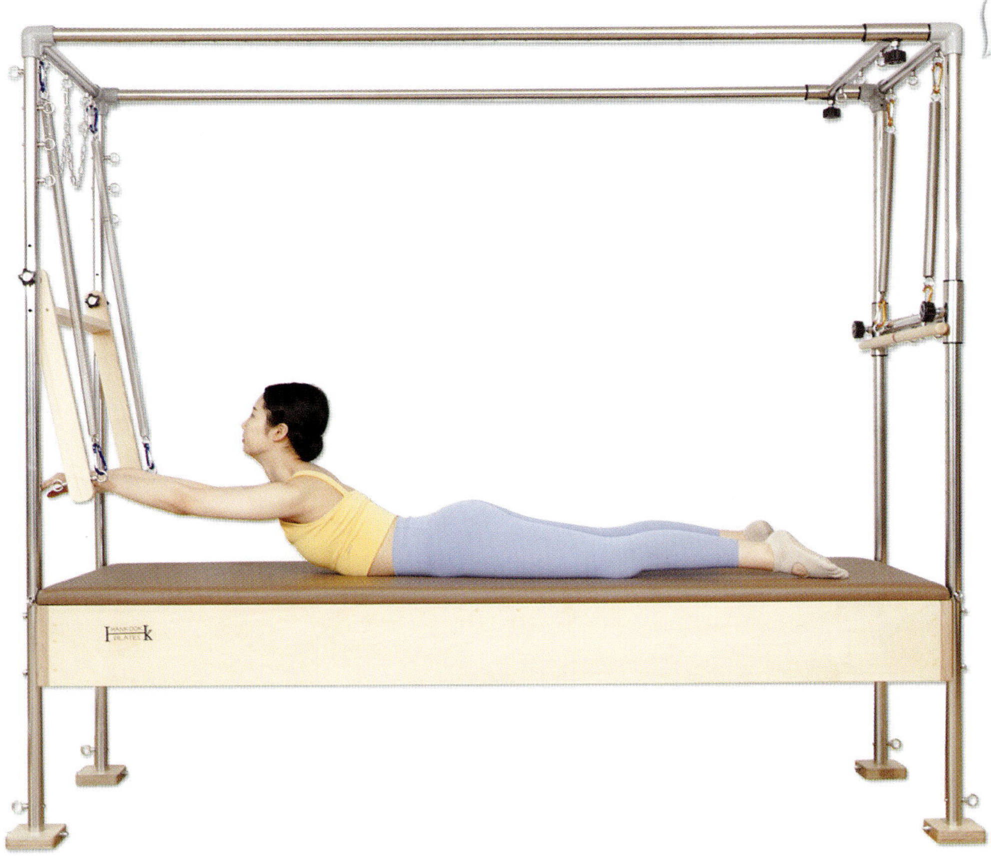

3

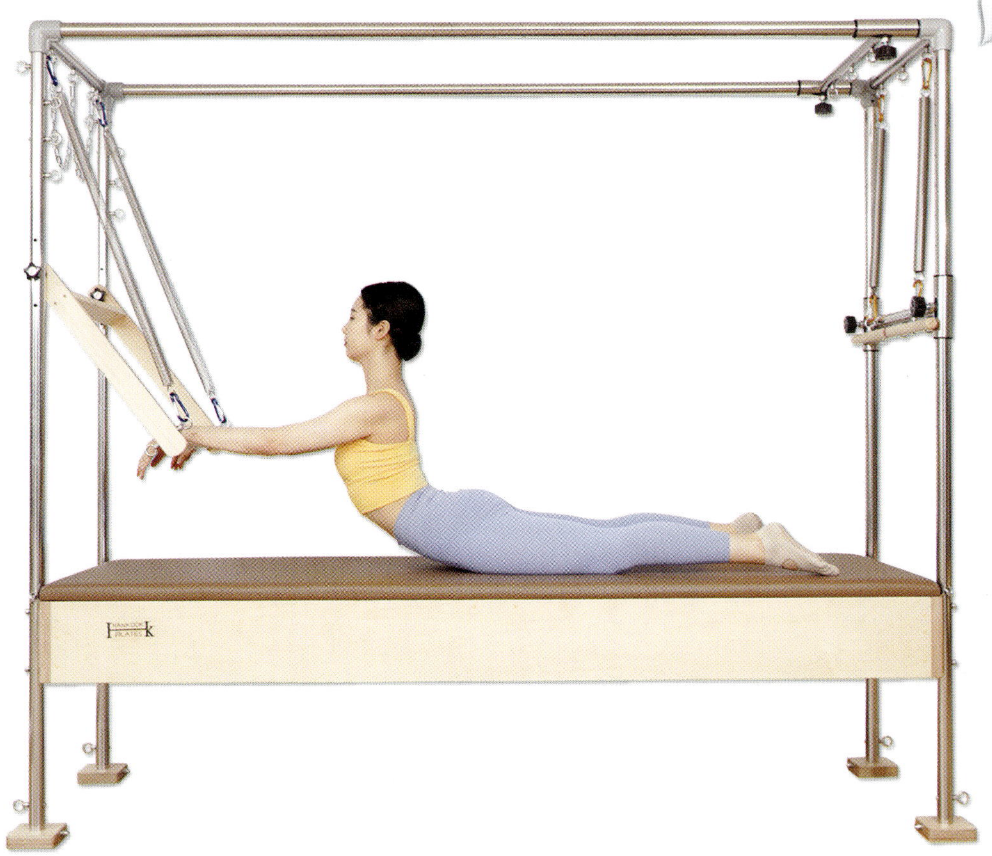

4

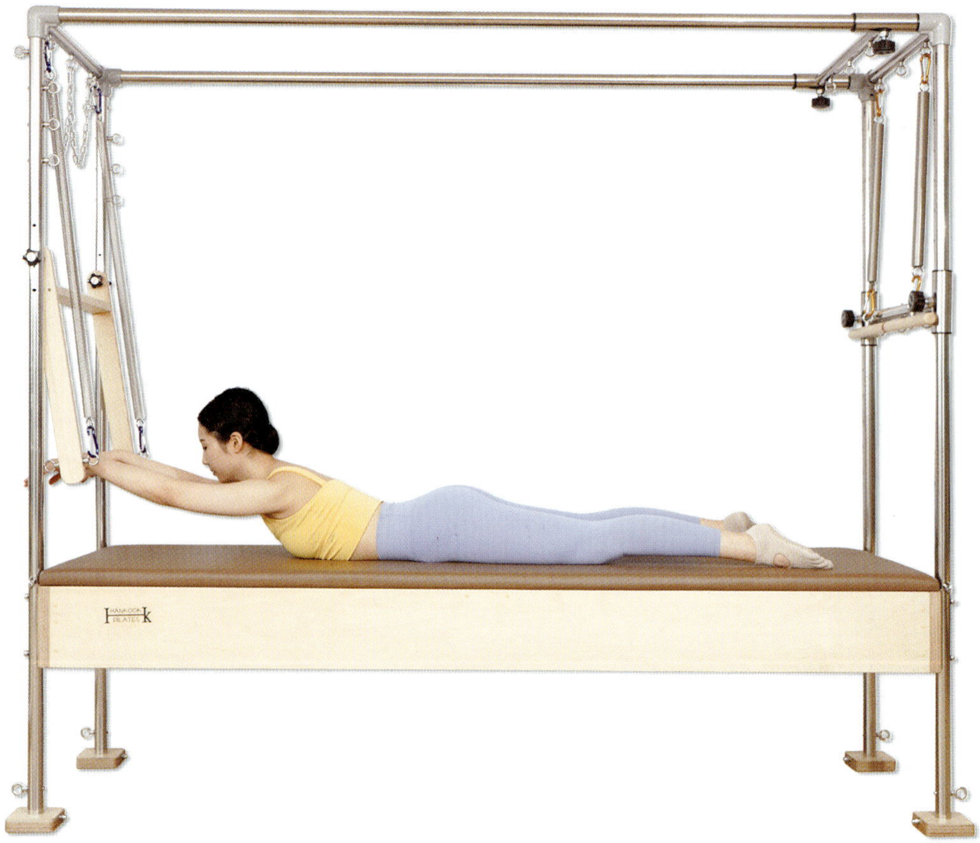

5

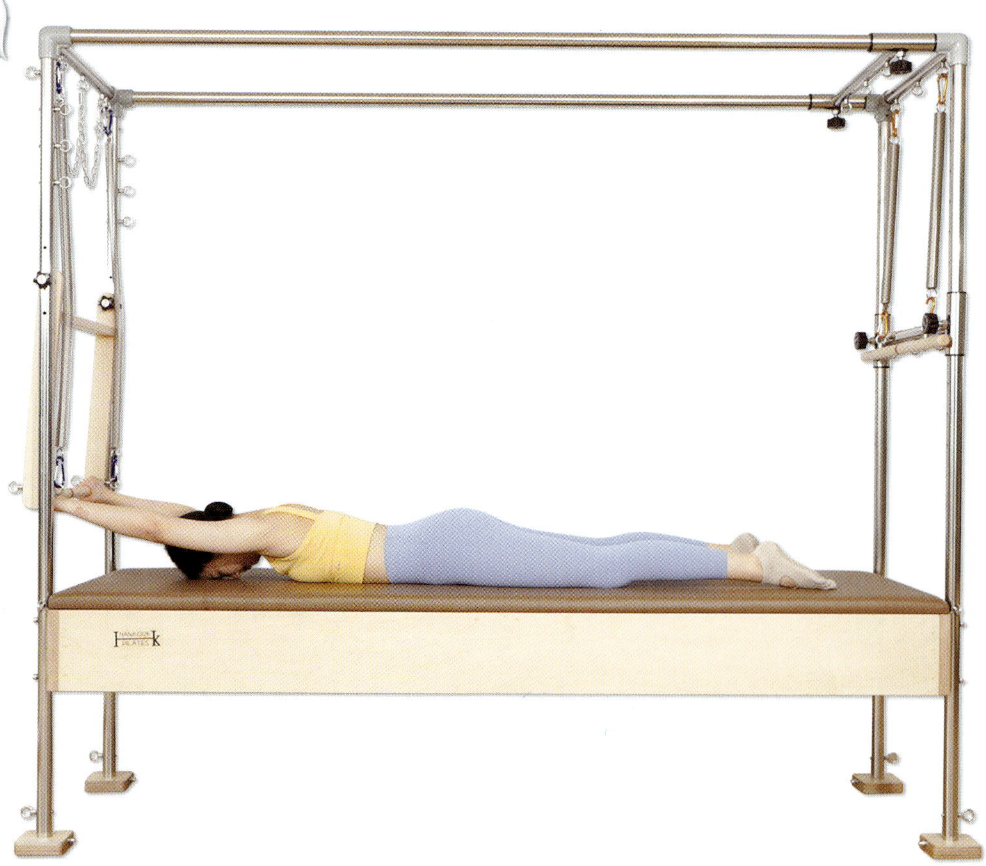

02 푸쉬 스루 바 위드 백 익스텐션 프렙

Push thru bar with back extension prep

시작 자세

- 엎드린 자세에서 푸쉬 스루 바를 잡는다.

운동 방법

- 들숨: 어깨뼈의 안정을 유지하고, 푸쉬 스루 바를 머리 뒤로 가져오기 위해 팔꿈치를 굽힌다.
- 날숨: 팔꿈치를 굽힌 채 유지하고, 등뼈를 펌한다.
- 들숨: 팔꿈치를 굽힌 채 유지하고, 등뼈를 시작 자세로 되돌린다.
- 날숨: 팔꿈치를 늘이고 푸쉬 스루 바를 머리 위로 누른다.

3~5회 반복한다.

대상 근육

- 동작분석: 팔꿉관절 굽힘/폄, 어깨뼈 들임/내밈

주동근 팔꿉관절 굽힘: 위팔두갈래근, 위팔근, 위팔노근, 노쪽손목굽힘근, 긴손바닥근, 자쪽손목굽힘근, 원엎침근, 긴노쪽손목폄근, 짧은노쪽손목폄근

어깨뼈 들임: 등세모근, 마름근, 어깨올림근

길항근 팔꿉관절 폄: 위팔세갈래근, 팔꿈치근, 뒤침근, 자쪽손목폄근, 손가락폄근, 새끼손가락폄근

어깨뼈 내밈: 작은가슴근, 앞톱니근

주의 사항

- 골반과 척추의 중립을 유지한다.

1

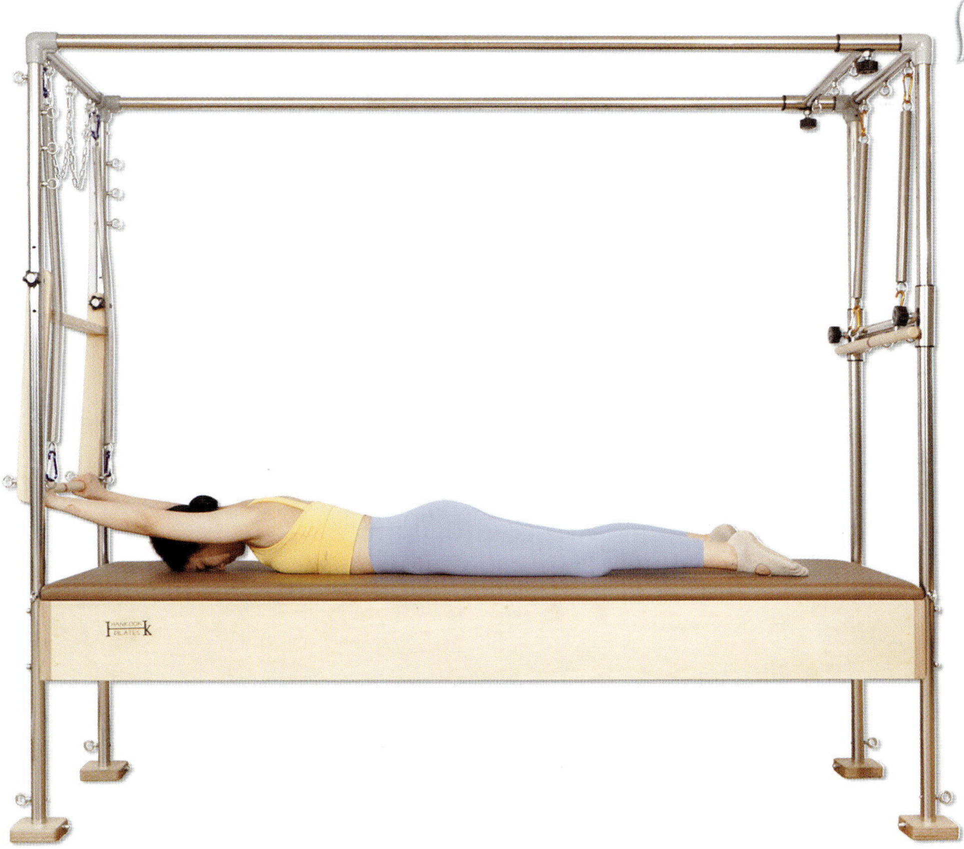

2

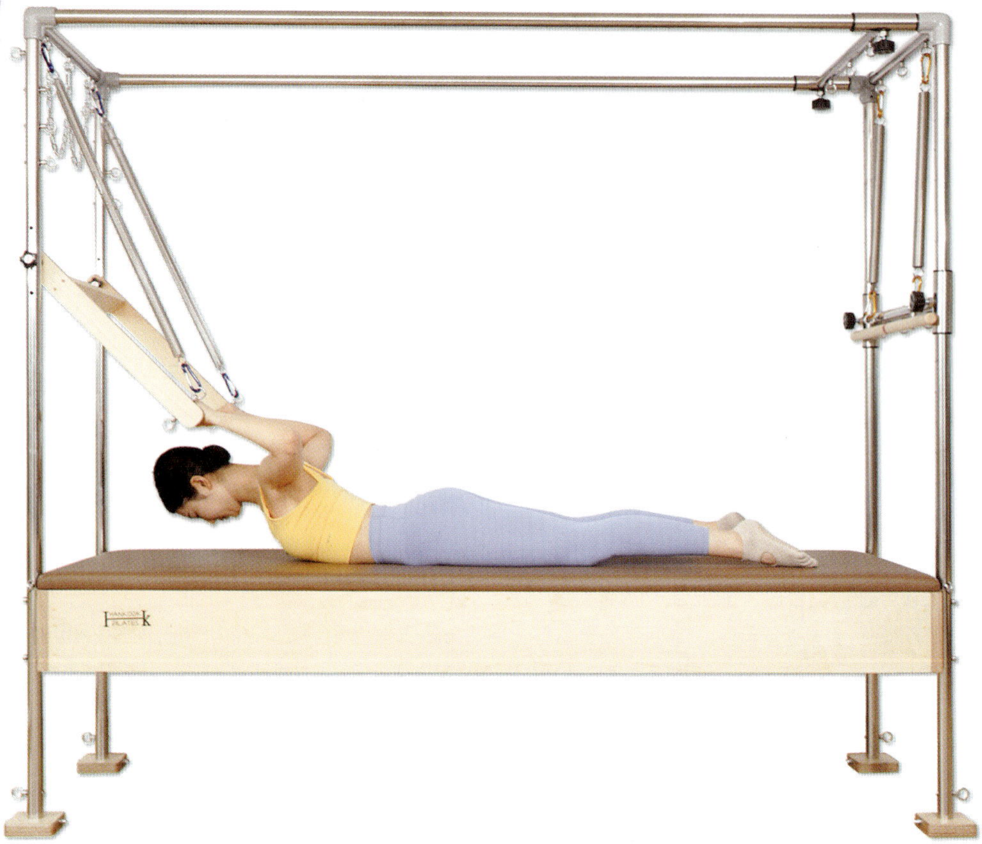

3

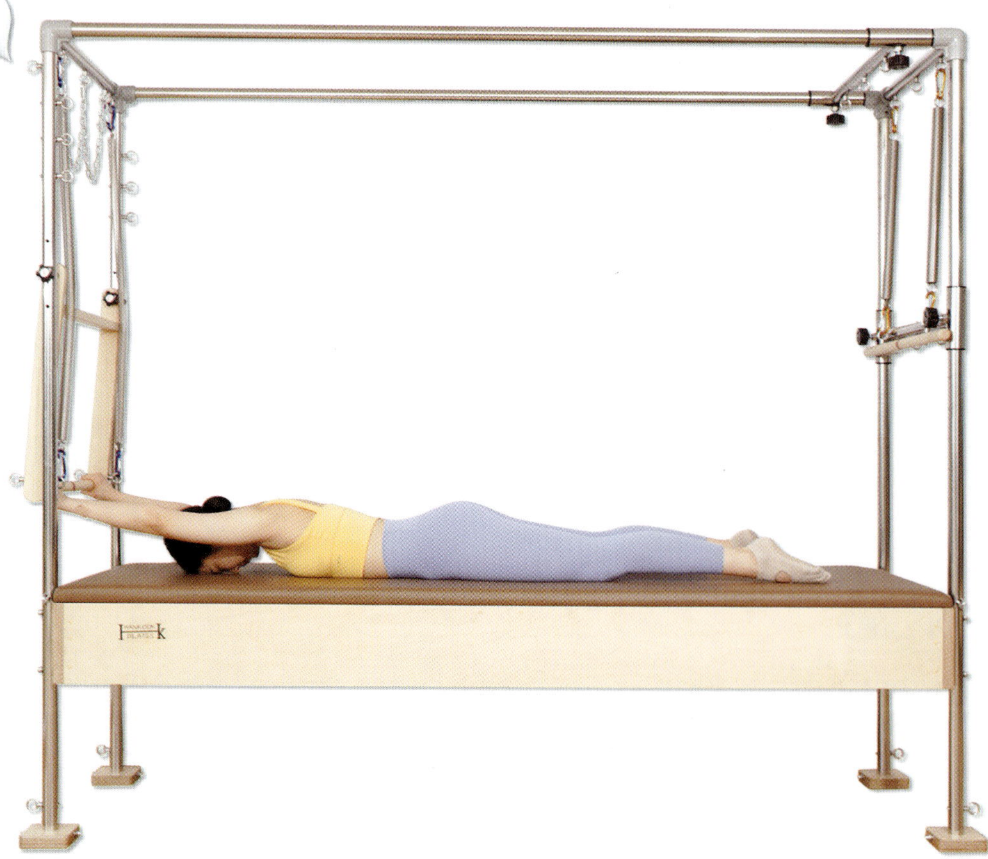

CHAPTER 10

TRAPEZE

01 브릿지 위드 트래피즈 앤 풀 다운-알디비 Bridge with trapeze and pull down-RDB

02 런지 스트레치 닐링 Lunge stretches kneeling

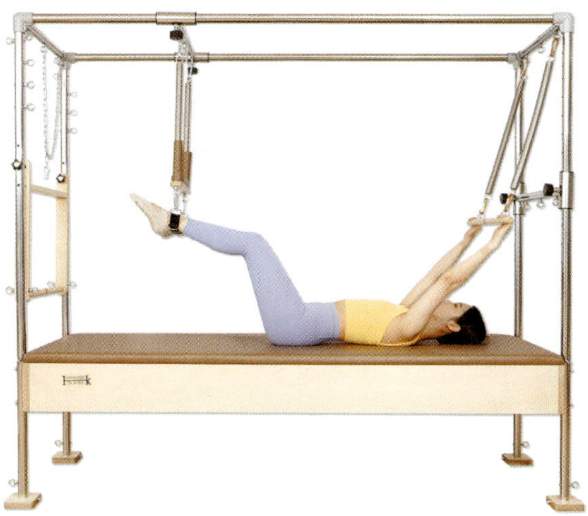

01 브릿지 위드 트래피즈 앤 풀 다운-알디비

Bridge with trapeze and pull down-RDB

시작 자세

- 누운 자세에서 롤 다운 바를 잡고 다리는 그네 스트랩에 올린다.

운동 방법

- 들숨: 숨을 들이마시며 자세를 준비한다.
- 날숨: 허리뼈는 중립적이고 엉덩관절은 최대한 늘인 채로, 꼬리부터 시작해서 가슴 상단에 안착할 때까지 척추를 베드로부터 떨어뜨려 연속적으로 뼈 하나하나씩 굽혀 말아 올린다. 동시에 어깨뼈를 안정되게 유지하고 팔을 곧게 펴 롤 다운 바를 엉덩이 쪽으로 눌러 내린다(5초 동안 자세를 유지한다).
- 들숨: 가슴으로부터 시작해서 척추를 베드 위로 연속적으로 굽혀 말아 내려 중립이 되도록 한다. 동시에 롤 다운 바를 조절하여 시작 자세로 되돌아온다.

5회 반복한다.

대상 근육

- 동작분석: 몸통 폄/굽힘, 엉덩관절 폄/굽힘

주동근 몸통 폄: 엉덩갈비근, 가장긴근, 가시근, 허리네모근, 반가시근, 돌림근, 뭇갈래근, 가시사이근
엉덩관절 폄: 큰모음근, 큰볼기근, 중간볼기근, 넙다리두갈래근, 반막모양근, 반힘줄모양근

길항근 몸통 굽힘: 배곧은근, 배바깥빗근, 배속빗근
엉덩관절 굽힘: 허리근, 엉덩근, 넙다리빗근, 넙다리근막긴장근, 넙다리곧은근, 두덩근, 짧은모음근, 긴모음근, 큰모음근, 중간볼기근

주의 사항

- 5초 동안 자세를 유지할 때 천천히 숨을 쉬고, 숨을 참지 않도록 한다.
- 말아 올리는 동안 척추뼈가 연속적으로 떨어지도록 하고, 말아 내릴 때 척추뼈를 연속적으로 접촉하도록 한다.

1

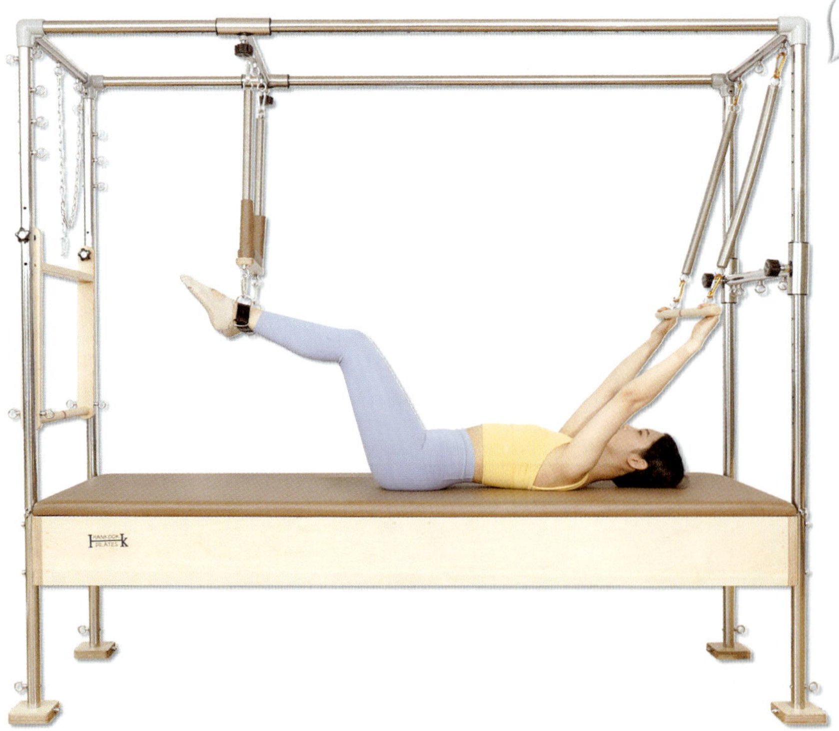

2

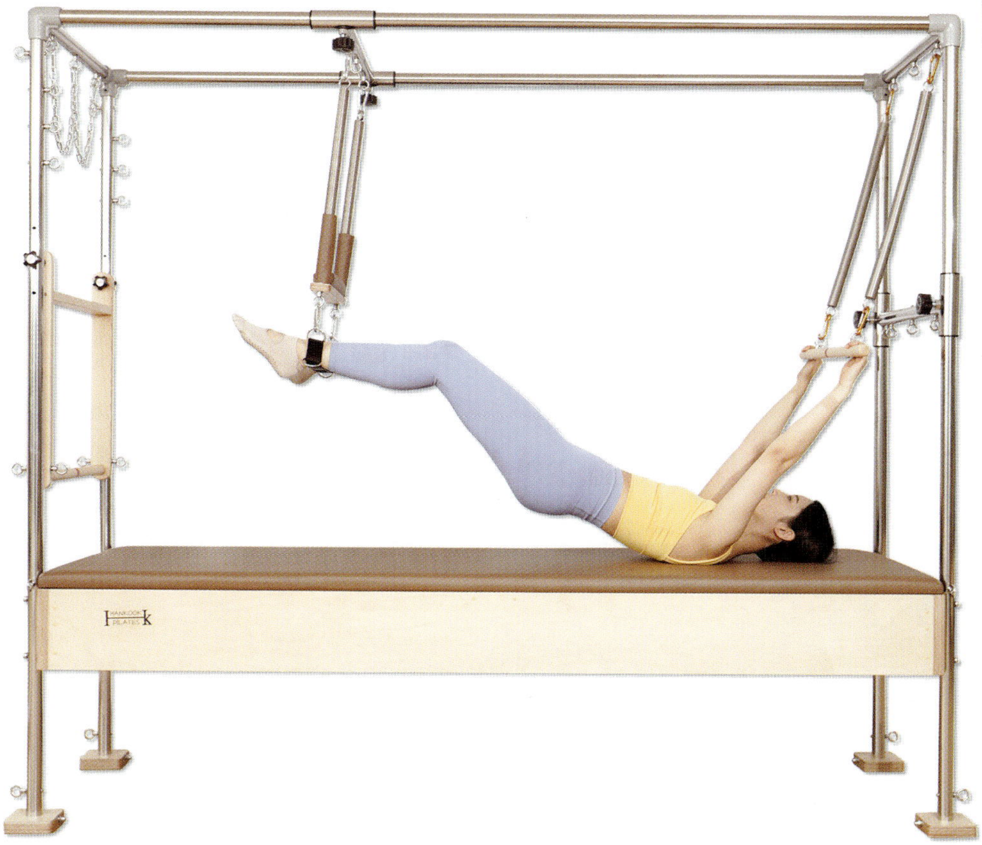

3

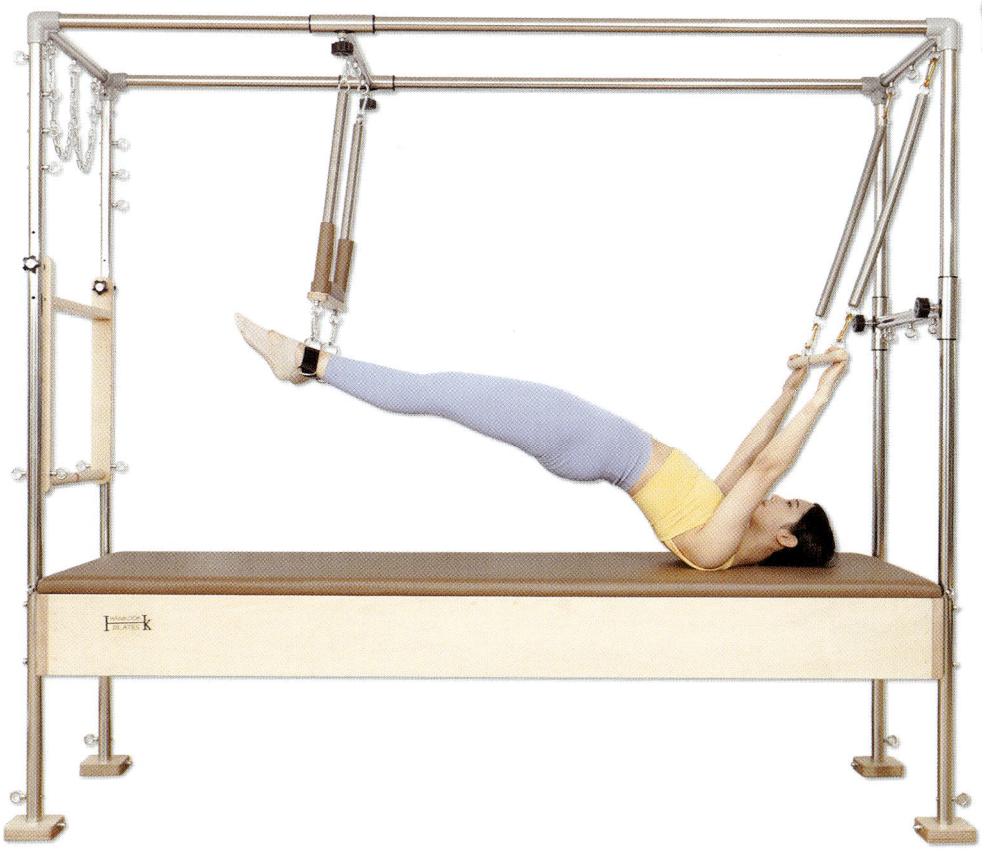

4

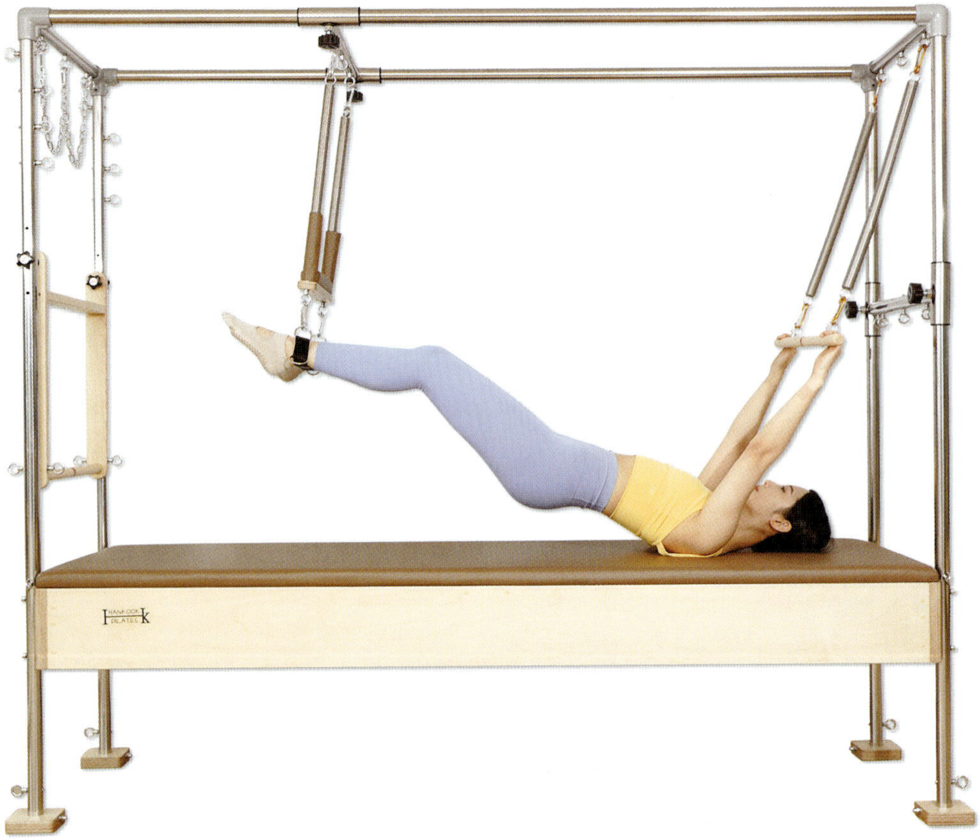

5

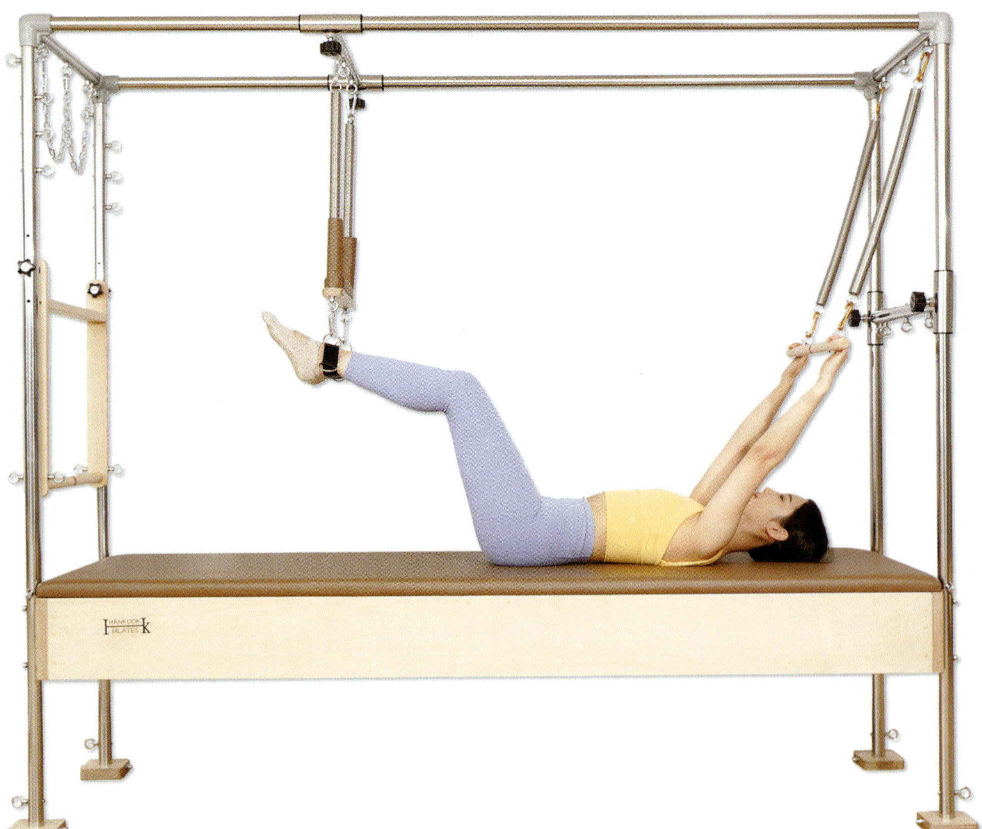

02 런지 스트레치 닐링 Lunge stretches kneeling

시작 자세

Front

- 한쪽 무릎을 꿇고, 반대쪽 무릎을 펴 그네 스트랩에 올린 자세를 취한다.

Side

- 측면 자세에서 한쪽 무릎을 꿇고 반대쪽 무릎을 펴 그네 스트랩에 올린 자세를 취한다.

운동 방법

Front

- 들숨: 숨을 들이마시며 자세를 준비한다.
- 날숨: 운동하는 다리를 곧게 유지하고, 그네 스트랩을 눌러 내린다.
- 들숨: 자세를 유지한다.
- 날숨: 골반을 수평으로 평평하게 유지한 채로 몸무게를 가능한 멀리 앞으로 보낸다.
- 들숨: 다리를 들어 올려 시작 자세로 돌아온다.

3회 반복한다. 반대 방향도 실시한다.

Side

- 들숨: 숨을 들이마시며 자세를 준비한다.
- 날숨: 운동하는 다리를 곧게 유지하고 그네 스트랩을 눌러 내린다.
- 들숨: 자세를 유지한다.
- 날숨: 골반을 수평으로 평평하게 유지한 채로 몸무게를 가능한 멀리 앞으로 보낸다.
- 들숨: 다리를 들어 올려 시작 자세로 돌아온다.

3회 반복한다. 반대 방향도 실시한다.

대상 근육

- 동작분석: 엉덩관절 굽힘/폄, 엉덩관절 모음/벌림

주동근 엉덩관절 굽힘: 허리근, 엉덩근, 넙다리빗근, 넙다리근막긴장근, 넙다리곧은근, 두덩근, 짧은모음근, 긴모음근, 큰모음근, 중간볼기근

엉덩관절 모음: 두덩근, 짧은모음근, 긴모음근

길항근 엉덩관절 폄: 큰모음근, 큰볼기근, 중간볼기근, 넙다리두갈래근, 반막모양근, 반힘줄모양근

엉덩관절 벌림: 넙다리빗근, 넙다리근막긴장근, 궁둥구멍근, 큰볼기근, 중간볼기근, 작은볼기근

주의 사항

- 중립 자세를 유지한다.

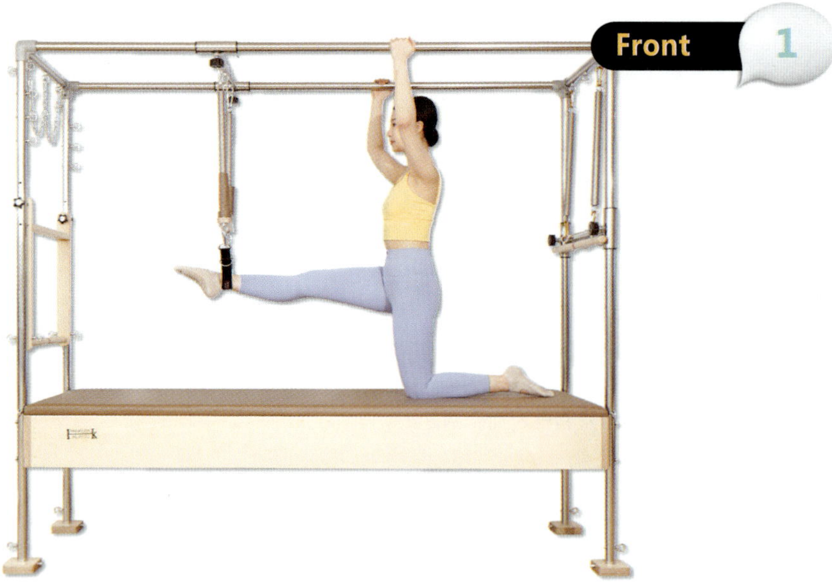
Front
1

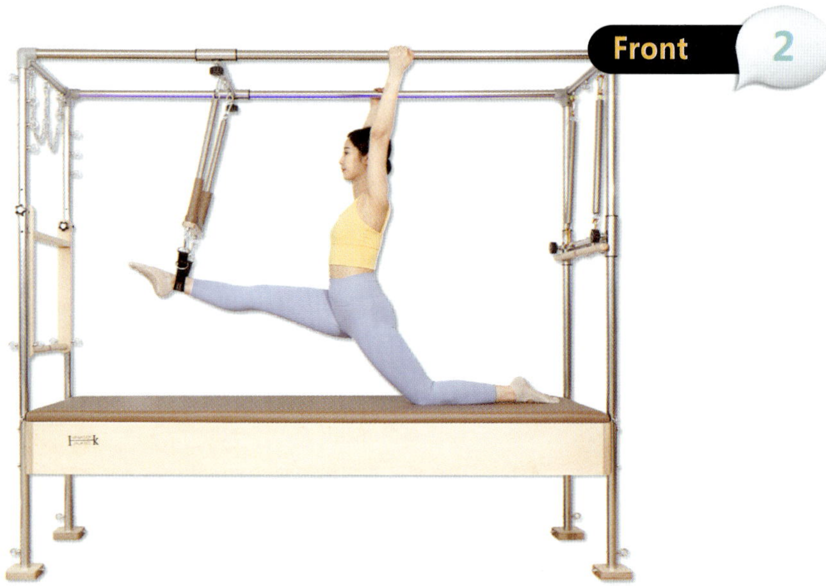
Front
2

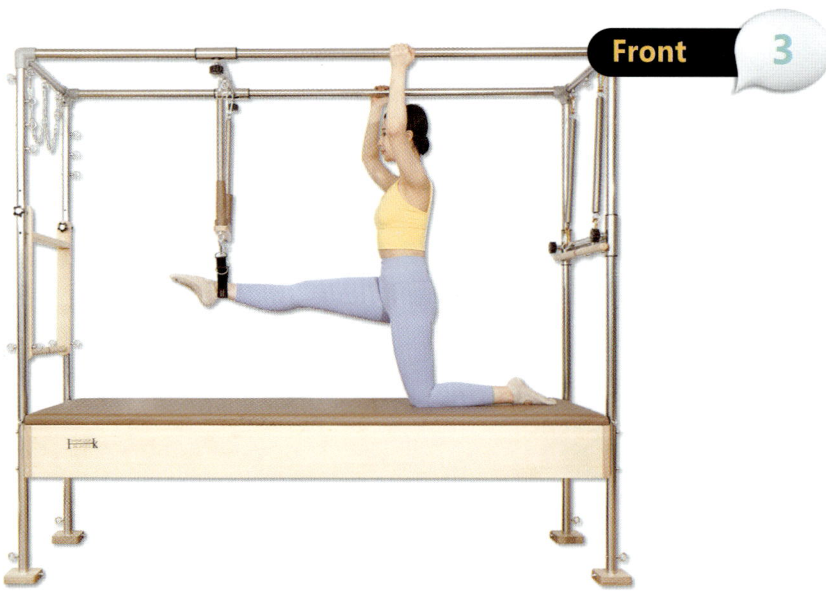
Front
3

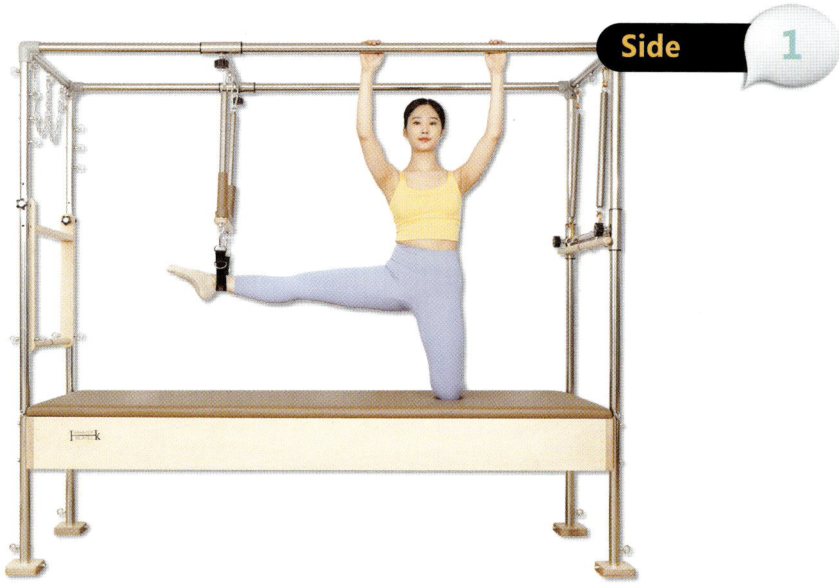
Side
1

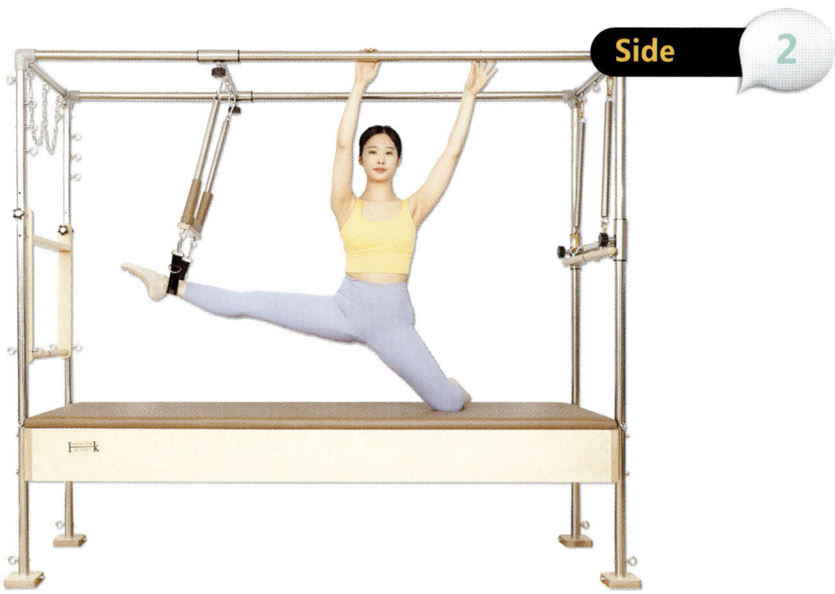
Side
2

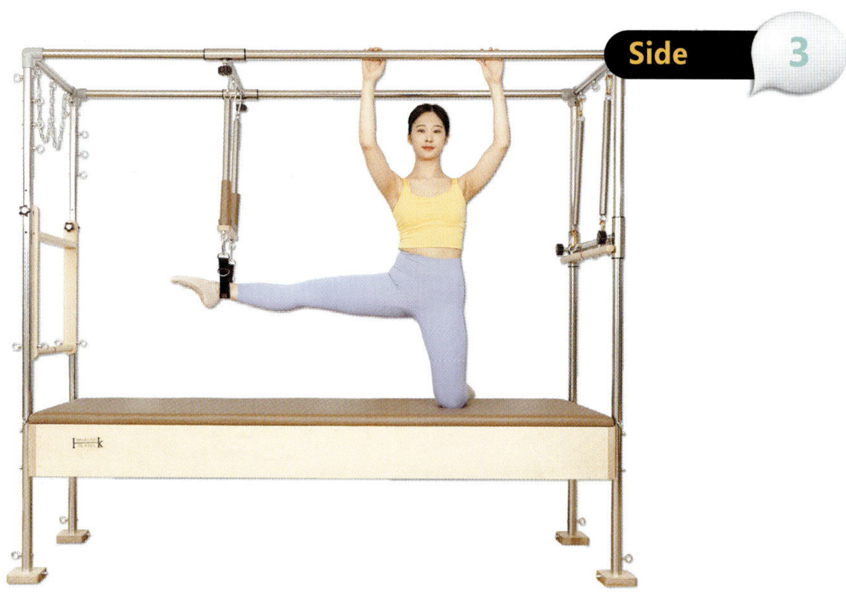
Side
3

CHAPTER 11

WORK AT TOWER END WITH BOTTOM LOADED SPRINGS

01 투 핏 온 바 Two feet on bar

02 원 풋 온 바 One foot on bar

03 카프 스트레치 Calf stretch

04 러닝 Running

05 프랜스(얼터네이트) Prances (alternate)

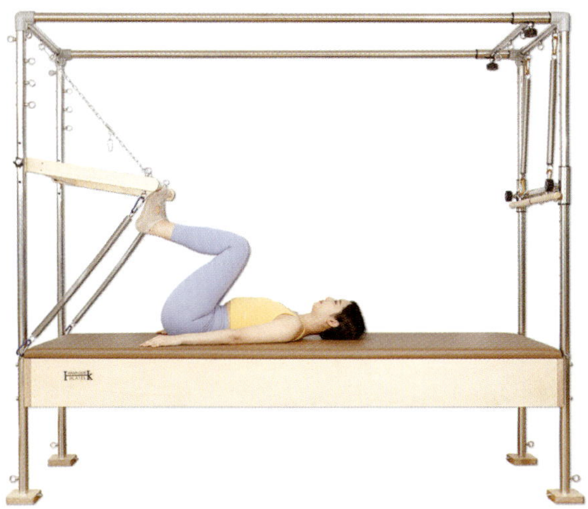

01 투 핏 온 바 Two feet on bar

Toes

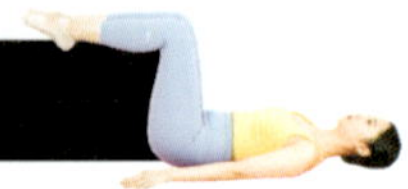

시작 자세

- 누운 자세를 취한다.
- 발가락을 푸쉬 스루 바에 대고, 다리를 평행하게 모음시키고, 무릎을 굽힘시킨다.

운동 방법

- 들숨: 숨을 들이마시며 자세를 준비한다.
- 날숨: 푸쉬 스루 바를 밀기 위해 코어의 힘을 이용하면서 무릎을 펴하고 신장시킨다.
- 들숨: 무릎과 엉덩관절을 굽힘시키고, 푸쉬 스루 바가 되돌아오는 것을 조절한다.

10~30회 반복한다.

대상 근육

- 동작분석: 엉덩관절 폄/굽힘, 무릎관절 폄/굽힘, 발목관절 폄/굽힘

주동근 엉덩관절 폄: 큰모음근, 큰볼기근, 중간볼기근, 넙다리두갈래근, 반막모양근, 반힘줄모양근
무릎관절 폄: 넙다리곧은근, 가쪽넓은근, 중간넓은근, 안쪽넓은근
발목관절 폄: 장딴지근, 가자미근, 장딴지빗근, 긴종아리근, 짧은종아리근, 뒤정강근, 긴발가락굽힘근, 긴엄지굽힘근

길항근 엉덩관절 굽힘: 허리근, 엉덩근, 넙다리빗근, 넙다리근막긴장근, 넙다리곧은근, 두덩근, 짧은모음근, 긴모음근, 큰모음근, 중간볼기근
무릎관절 굽힘: 넙다리빗근, 두덩정강근, 넙다리두갈래근, 반막모양근, 반힘줄모양근, 오금근, 장딴지근
발목관절 굽힘: 앞정강근, 긴발가락폄근, 긴엄지폄근, 셋째종아리근

주의 사항

- 다리의 정렬을 유지한다.

1

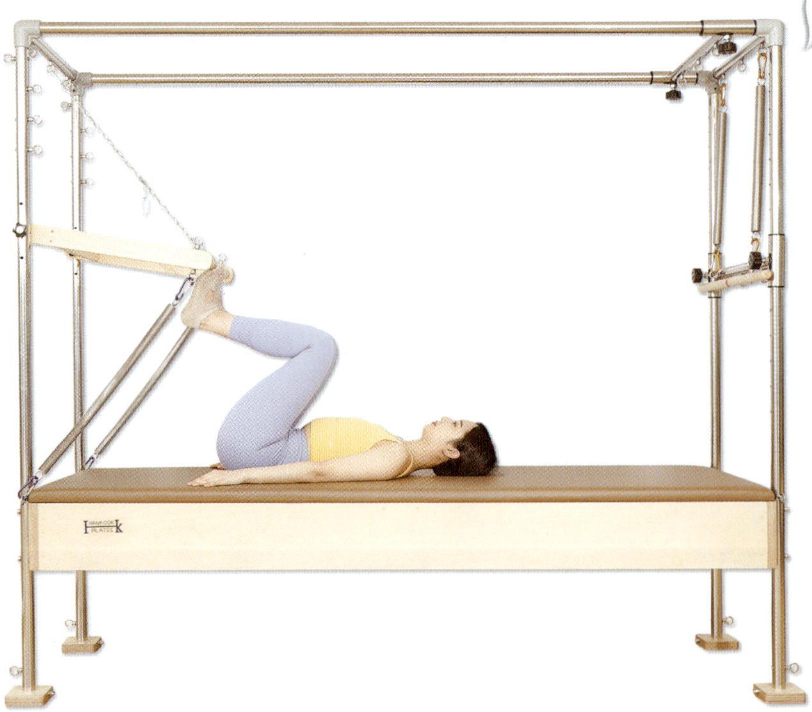

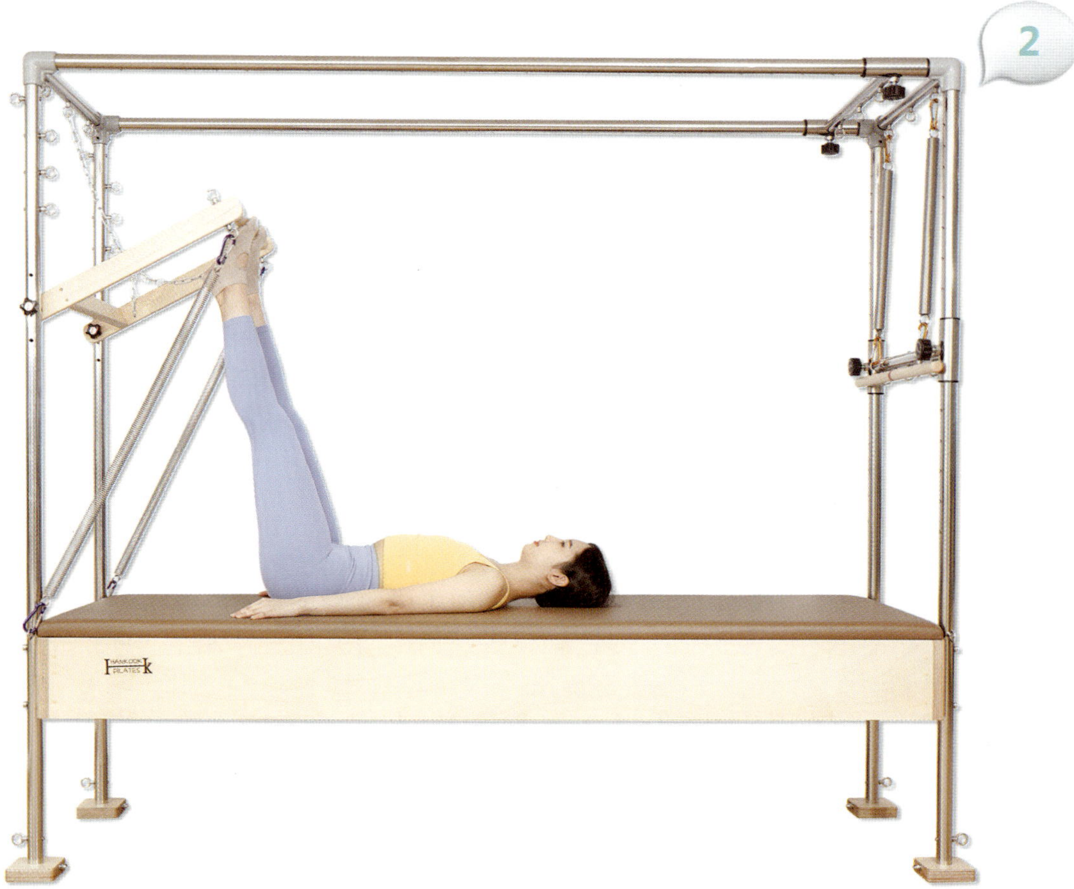
2

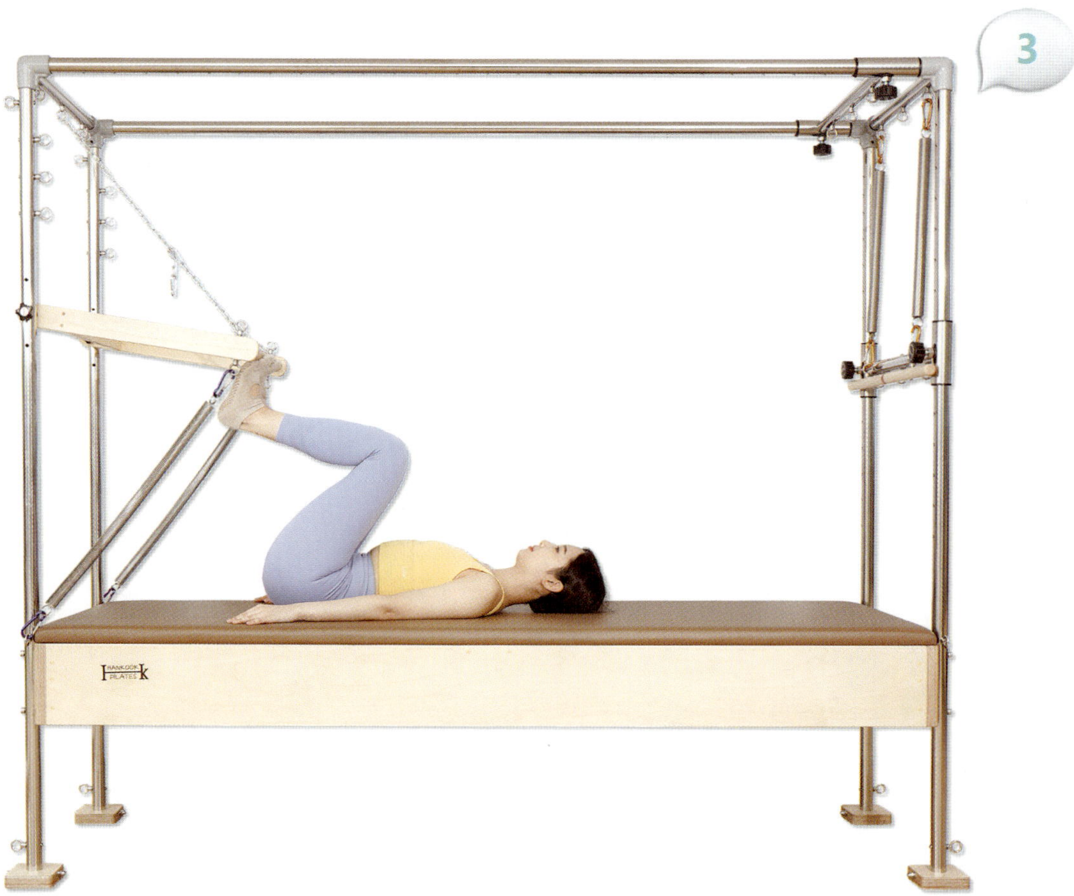
3

Heels

시작 자세

- 누운 자세를 취한다.
- 발뒤꿈치를 푸쉬 스루 바에 대고, 발목은 굽힘한다. 다리를 평행하게 모음시키고, 무릎을 굽힘시킨다.

운동 방법

- 들숨: 숨을 들이마시며 자세를 준비한다.
- 날숨: 푸쉬 스루 바를 밀기 위해 코어의 힘을 이용하면서 무릎을 폄하고 신장시킨다.
- 들숨: 무릎과 엉덩관절을 굽힘시키고, 푸쉬 스루 바가 되돌아오는 것을 조절한다.

10~30회 반복한다.

대상 근육

- 동작분석: 엉덩관절 폄/굽힘, 무릎관절 폄/굽힘, 발목관절 굽힘/폄

주동근 엉덩관절 폄: 큰모음근, 큰볼기근, 중간볼기근, 넙다리두갈래근, 반막모양근, 반힘줄모양근
무릎관절 폄: 넙다리곧은근, 가쪽넓은근, 중간넓은근, 안쪽넓은근
발목관절 굽힘: 앞정강근, 긴발가락폄근, 긴엄지폄근, 셋째종아리근

길항근 엉덩관절 굽힘: 허리근, 엉덩근, 넙다리빗근, 넙다리근막긴장근, 넙다리곧은근, 두덩근, 짧은모음근, 긴모음근, 큰모음근, 중간볼기근
무릎관절 굽힘: 넙다리빗근, 두덩정강근, 넙다리두갈래근, 반막모양근, 반힘줄모양근, 오금근, 장딴지근
발목관절 폄: 장딴지근, 가자미근, 장딴지빗근, 긴종아리근, 짧은종아리근, 뒤정강근, 긴발가락굽힘근, 긴엄지굽힘근

주의 사항

- 운동하는 동안 가슴우리와 어깨뼈의 안정을 유지한다.
- 무릎, 발목관절과 발 중앙의 정렬을 유지한다.

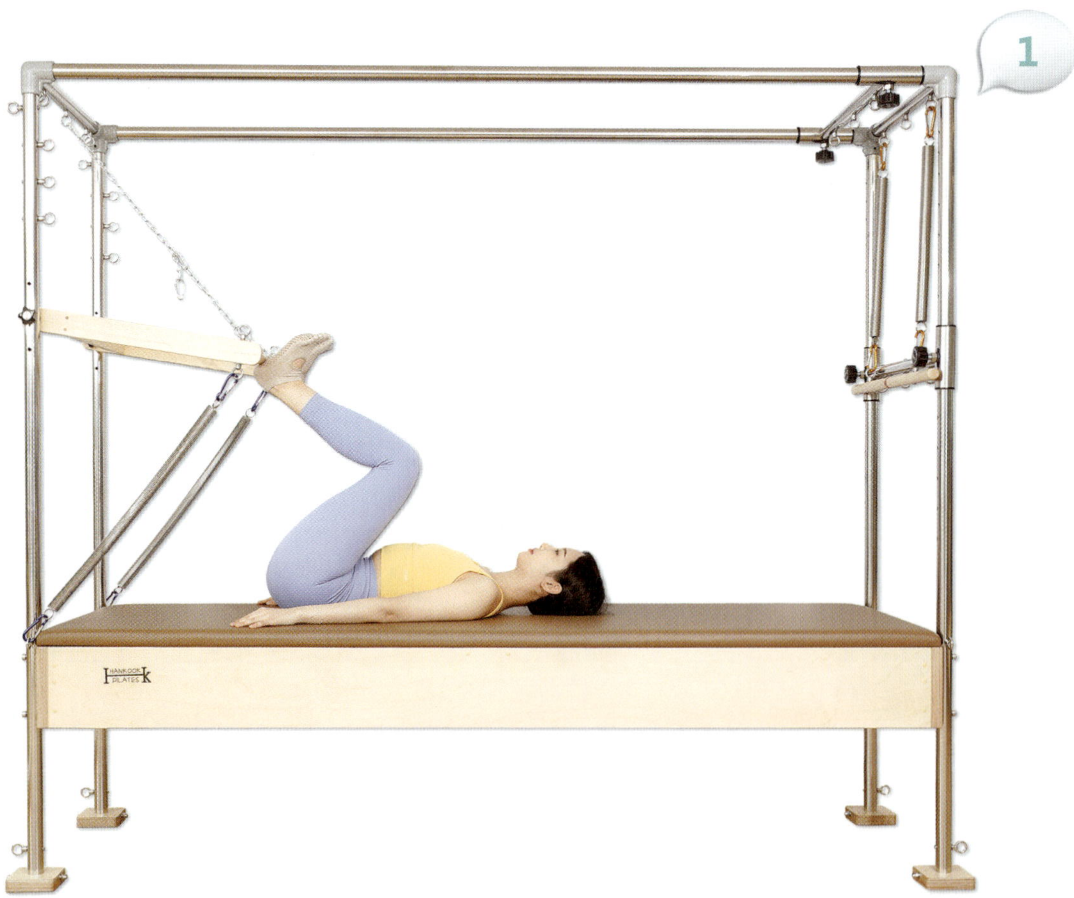

2

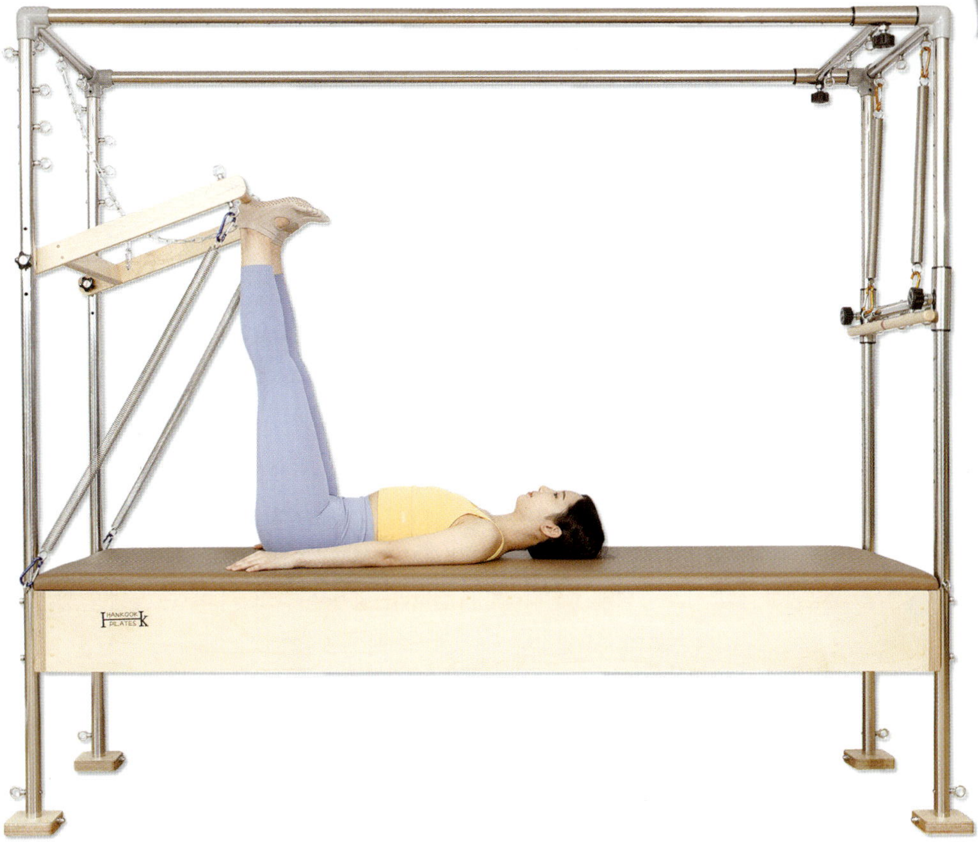

3

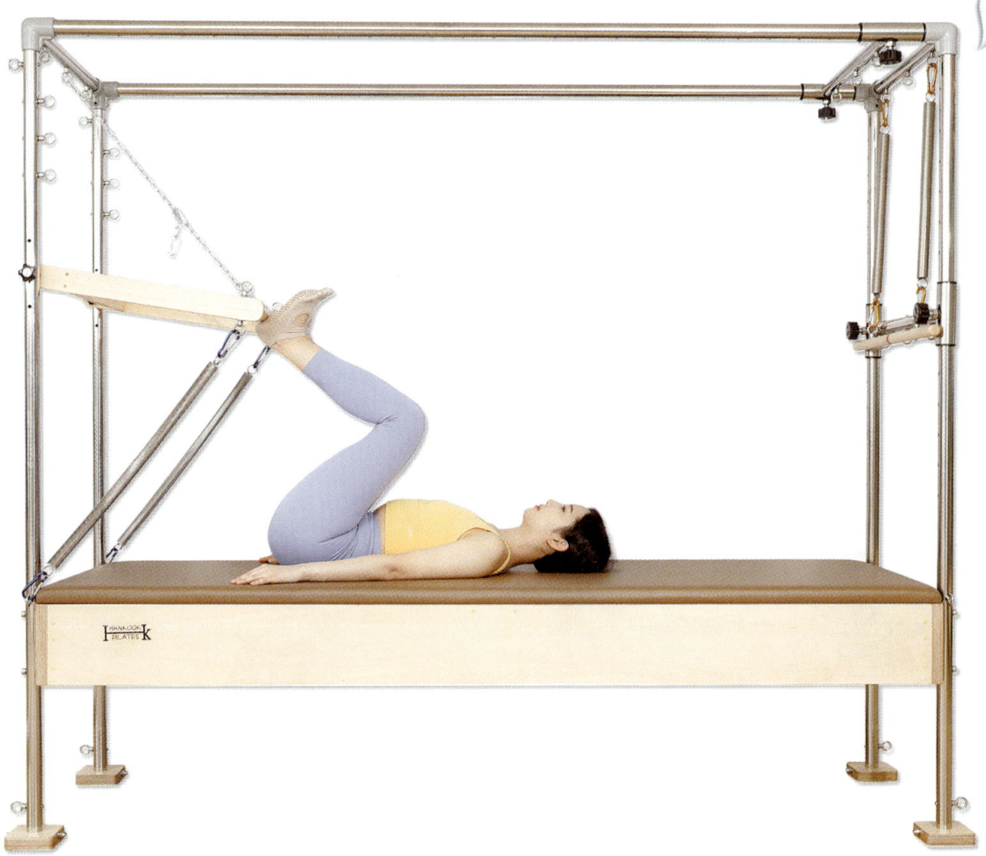

Parallel

시작 자세

- 누운 자세를 취한다.
- 발의 중앙 부분을 푸쉬 스루 바에 대고 발목을 굽힌다. 다리를 평행하게 모음시키고 무릎을 굽힘시킨다.

운동 방법

- 들숨: 숨을 들이마시며 자세를 준비한다.
- 날숨: 푸쉬 스루 바를 밀기 위해 코어의 힘을 이용하면서 무릎을 펴하고 신장시킨다.
- 들숨: 무릎과 엉덩관절을 굽힘시키고, 푸쉬 스루 바가 되돌아오는 것을 조절한다.

10~30회 반복한다.

대상 근육

- 동작분석: 엉덩관절 폄/굽힘, 무릎관절 폄/굽힘, 발목관절 굽힘/폄

주동근 엉덩관절 폄: 큰모음근, 큰볼기근, 중간볼기근, 넙다리두갈래근, 반막모양근, 반힘줄모양근
무릎관절 폄: 넙다리곧은근, 가쪽넓은근, 중간넓은근, 안쪽넓은근
발목관절 굽힘: 앞정강근, 긴발가락폄근, 긴엄지폄근, 셋째종아리근

길항근 엉덩관절 굽힘: 허리근, 엉덩근, 넙다리빗근, 넙다리근막긴장근, 넙다리곧은근, 두덩근, 짧은모음근, 긴모음근, 큰모음근, 중간볼기근
무릎관절 굽힘: 넙다리빗근, 두덩정강근, 넙다리두갈래근, 반막모양근, 반힘줄모양근, 오금근, 장딴지근
발목관절 폄: 장딴지근, 가자미근, 장딴지빗근, 긴종아리근, 짧은종아리근, 뒤정강근, 긴발가락굽힘근, 긴엄지굽힘근

주의 사항

- 운동하는 동안 가슴우리와 어깨뼈의 안정을 유지한다.
- 무릎, 발목관절과 발 중앙의 정렬을 유지한다.

1

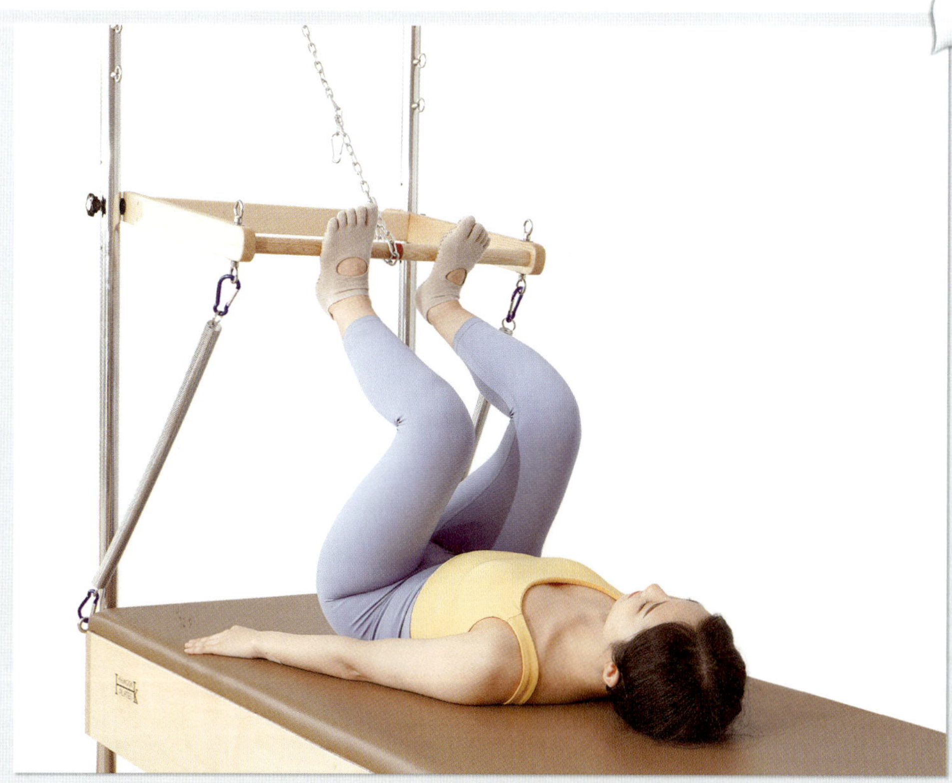

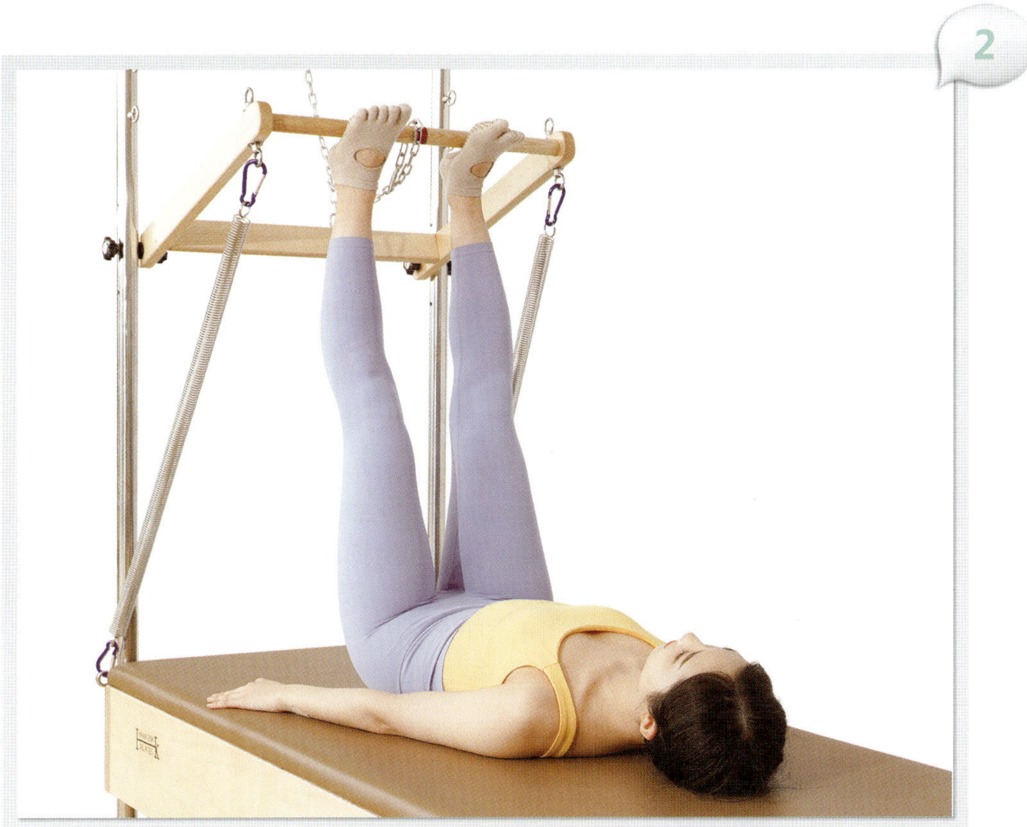

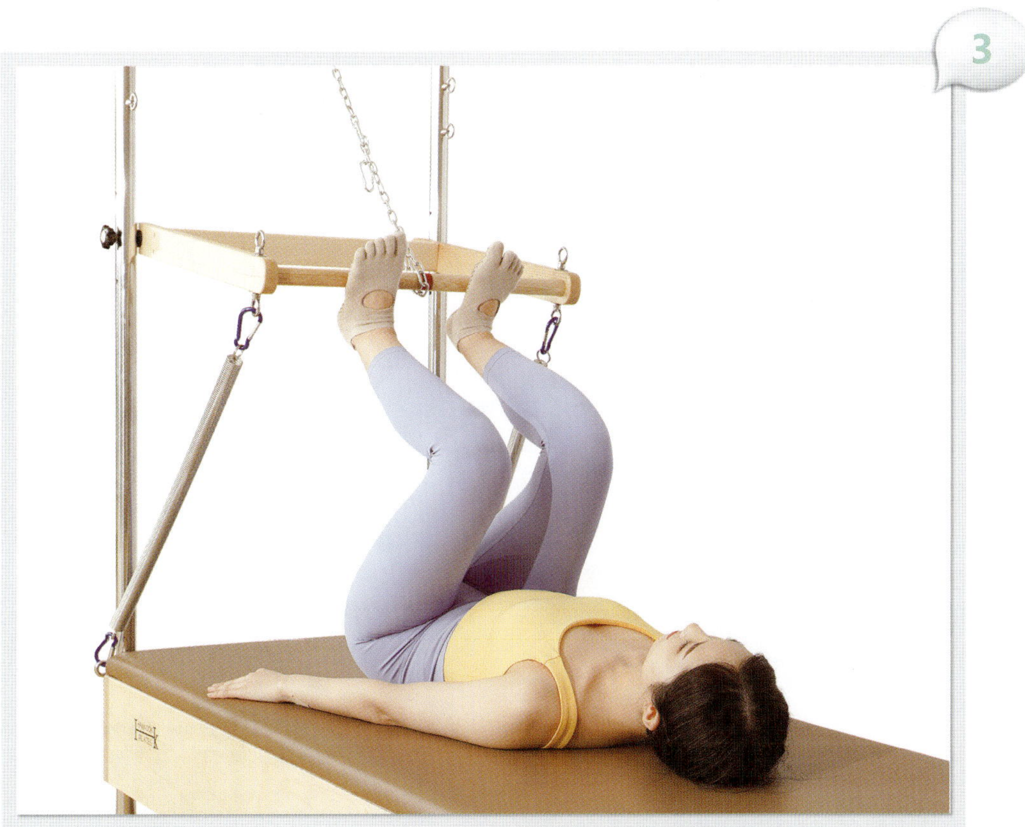

Turnout

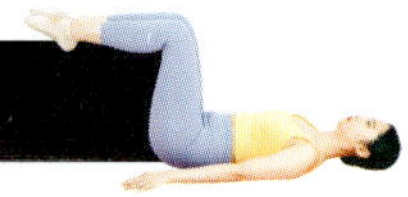

시작 자세

- 누운 자세를 취한다.
- 발가락을 푸쉬 스루 바에 대고, 양 발뒤꿈치를 붙인다(v).

운동 방법

- 들숨: 숨을 들이마시며 자세를 준비한다.
- 날숨: 푸쉬 스루 바를 밀기 위해 코어의 힘을 이용하면서 무릎을 펴하고 신장시킨다.
- 들숨: 무릎과 엉덩관절을 굽힘시키고, 푸쉬 스루 바가 되돌아오는 것을 조절한다.

10~30회 반복한다.

대상 근육

- 동작분석: 엉덩관절 가쪽돌림/안쪽돌림, 엉덩관절 모음/벌림

주동근 엉덩관절 가쪽돌림: 허리근, 엉덩근, 넙다리빗근, 짧은모음근, 큰볼기근, 중간볼기근, 궁둥구멍근, 위쌍둥이근, 아래쌍둥이근, 속폐쇄근, 넙다리네모근, 넙다리두갈래근

엉덩관절 모음: 두덩근, 짧은모음근, 긴모음근, 두덩정강근, 큰모음근, 큰볼기근, 위쌍둥이근, 아래쌍둥이근, 속폐쇄근, 바깥폐쇄근, 넙다리네모근

길항근 엉덩관절 안쪽돌림: 넙다리근막긴장근, 중간볼기근, 작은볼기근, 반막모양근, 반힘줄모양근

엉덩관절 벌림: 넙다리빗근, 넙다리근막긴장근, 궁둥구멍근, 큰볼기근, 중간볼기근, 작은볼기근

주의 사항

- 뒤꿈치를 들어 올리거나 내리지 않고 뒤꿈치를 모은 상태에서 유지한다.

1

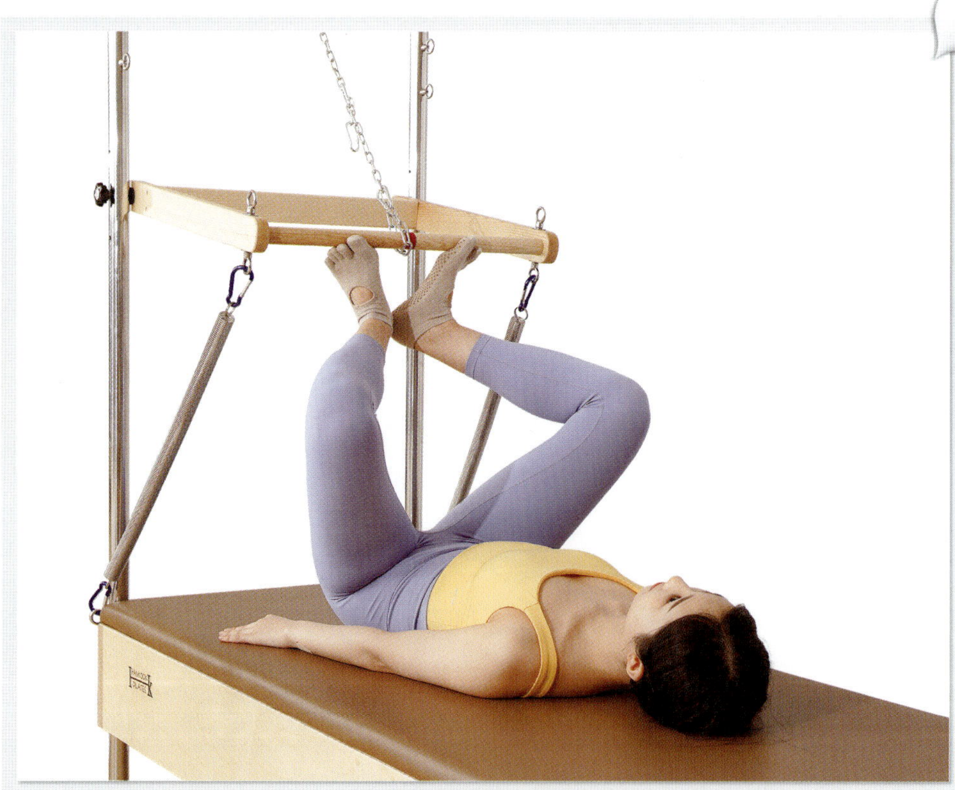

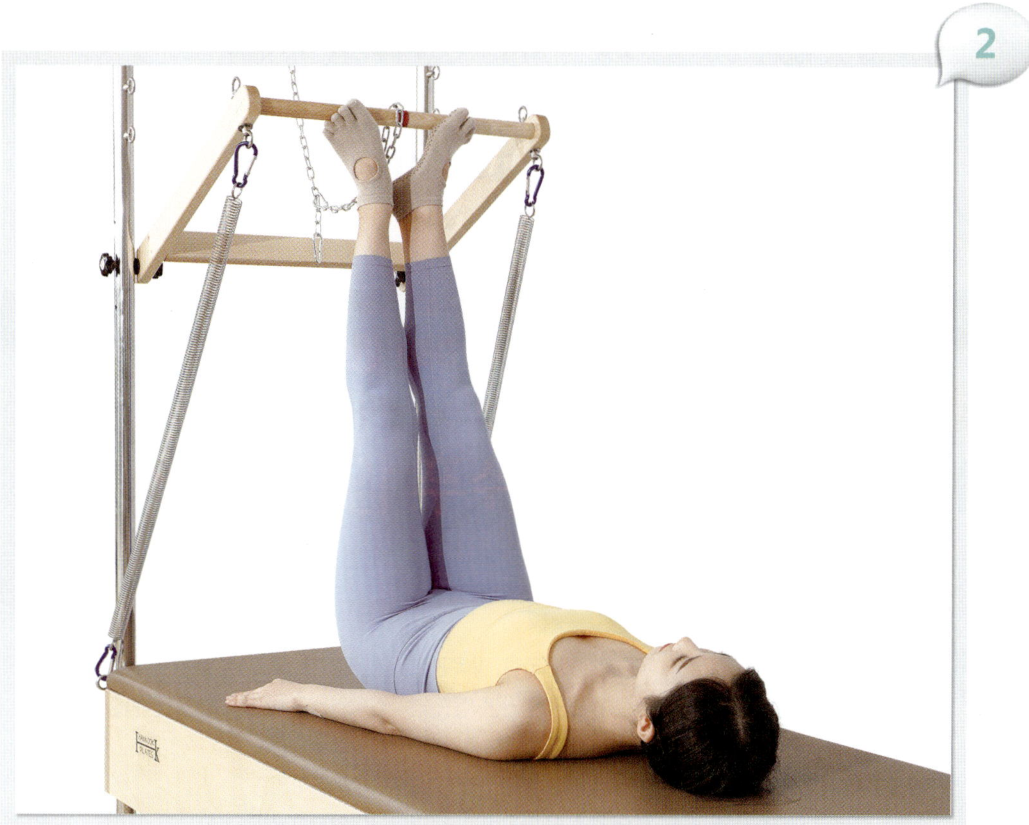
2

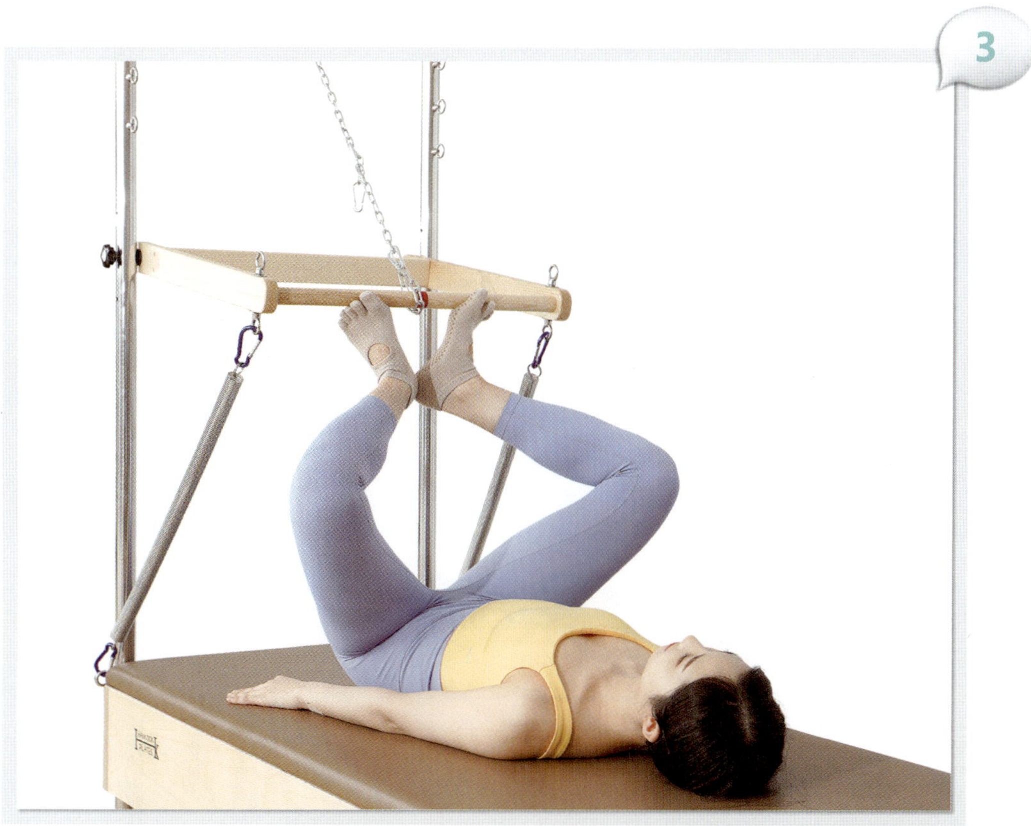
3

02 원풋온바 One foot on bar

Toes

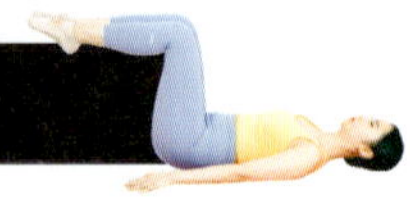

시작 자세

- 누운 자세를 취한다.
- 푸쉬 스루 바에 한 발의 볼을 댄다.

운동 방법

- 들숨: 숨을 들이마시며 자세를 준비한다.
- 날숨: 한쪽 다리로 푸쉬 스루 바를 밀기 위해 코어의 힘을 이용하면서 무릎을 펴하고 신장시킨다.
- 들숨: 무릎과 엉덩관절을 굽힘시키고, 푸쉬 스루 바가 되돌아오는 것을 조절한다.

10~30회 반복한다.

대상 근육

- 동작분석: 엉덩관절 폄/굽힘, 무릎관절 폄/굽힘, 발목관절 굽힘/폄

주동근 엉덩관절 폄: 큰모음근, 큰볼기근, 중간볼기근, 넙다리두갈래근, 반막모양근, 반힘줄모양근
무릎관절 폄: 넙다리곧은근, 가쪽넓은근, 중간넓은근, 안쪽넓은근
발목관절 굽힘: 앞정강근, 긴발가락폄근, 긴엄지폄근, 셋째종아리근

길항근 엉덩관절 굽힘: 허리근, 엉덩근, 넙다리빗근, 넙다리근막긴장근, 넙다리곧은근, 두덩근, 짧은모음근, 긴모음근, 큰모음근, 중간볼기근
무릎관절 굽힘: 넙다리빗근, 두덩정강근, 넙다리두갈래근, 반막모양근, 반힘줄모양근, 오금근, 장딴지근
발목관절 폄: 장딴지근, 가자미근, 장딴지빗근, 긴종아리근, 짧은종아리근, 뒤정강근, 긴발가락굽힘근, 긴엄지굽힘근

주의 사항

- 다리의 정렬을 유지한다.

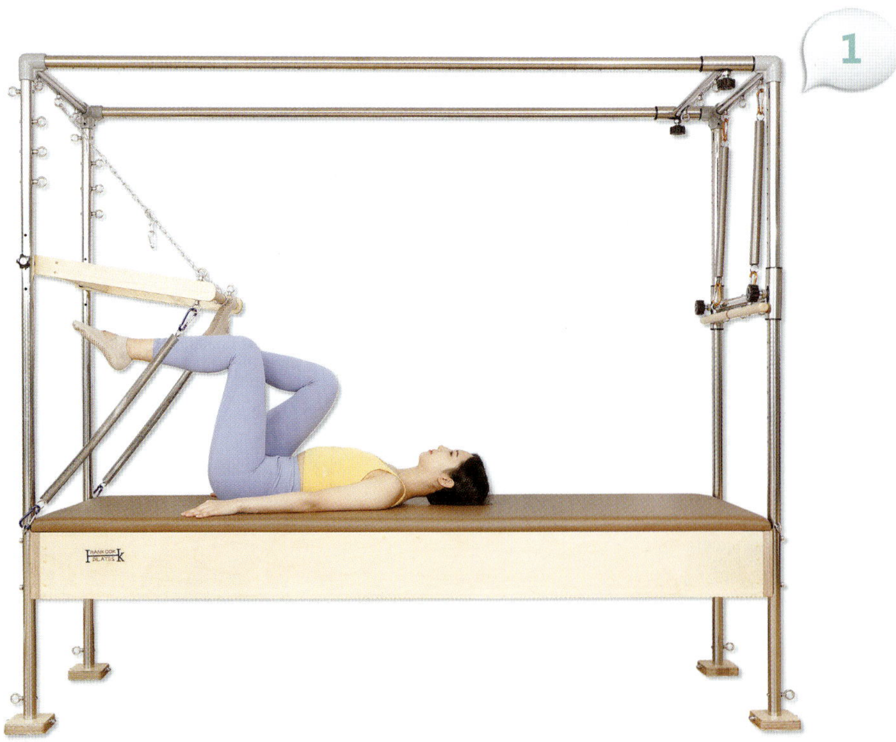

2

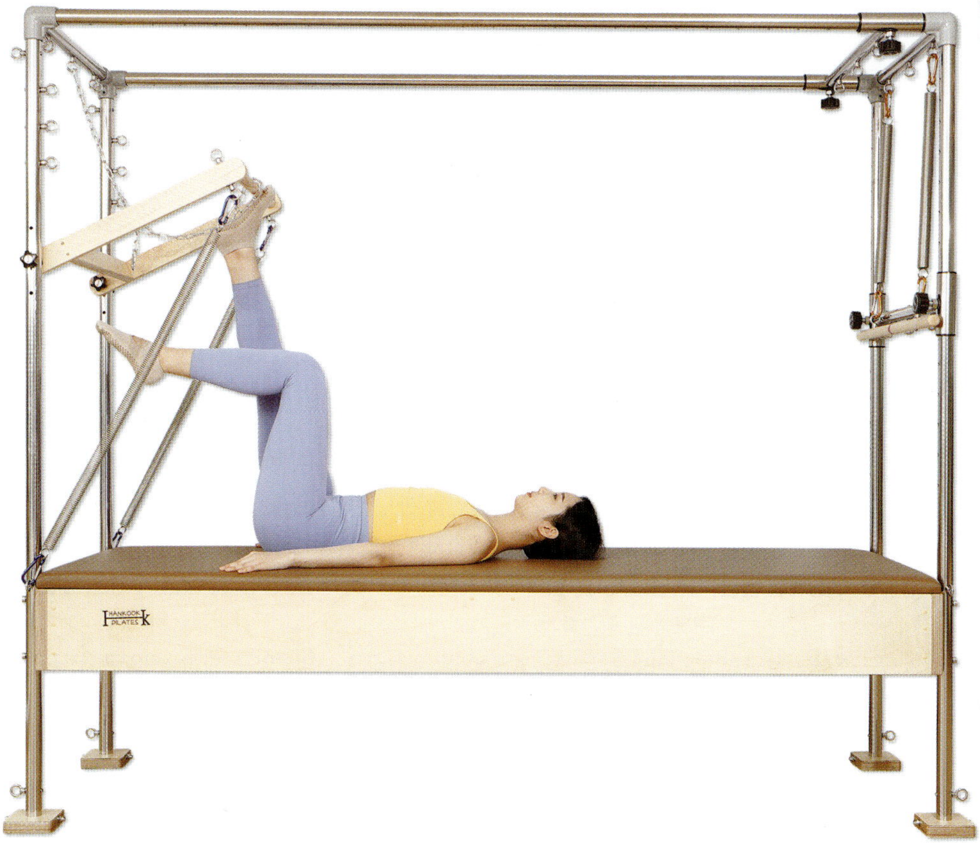

3

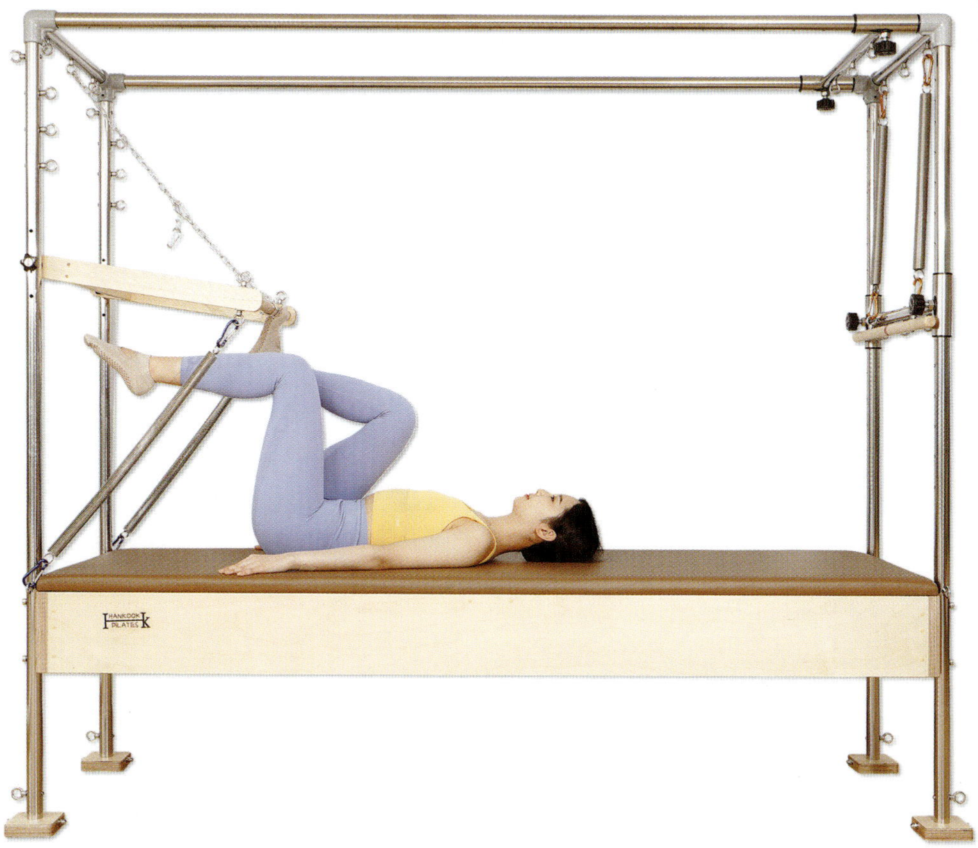

Heels

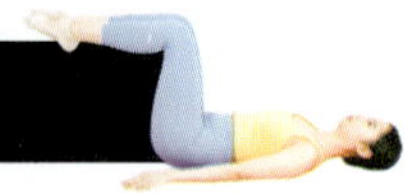

시작 자세

- 누운 자세를 취한다.
- 푸쉬 스루 바에 한 발의 뒤꿈치를 댄다.

운동 방법

- 들숨: 숨을 들이마시며 자세를 준비한다.
- 날숨: 한쪽 다리로 푸쉬 스루 바를 밀기 위해 코어의 힘을 이용하면서 무릎을 펴하고 신장시킨다.
- 들숨: 무릎과 엉덩관절을 굽힘시키고, 푸쉬 스루 바가 되돌아오는 것을 조절한다.

10~30회 반복한다.

대상 근육

- 동작분석: 엉덩관절 폄/굽힘, 무릎관절 폄/굽힘, 발목관절 굽힘/폄

주동근 엉덩관절 폄: 큰모음근, 큰볼기근, 중간볼기근, 넙다리두갈래근, 반막모양근, 반힘줄모양근
무릎관절 폄: 넙다리곧은근, 가쪽넓은근, 중간넓은근, 안쪽넓은근
발목관절 굽힘: 앞정강근, 긴발가락폄근, 긴엄지폄근, 셋째종아리근

길항근 엉덩관절 굽힘: 허리근, 엉덩근, 넙다리빗근, 넙다리근막긴장근, 넙다리곧은근, 두덩근, 짧은모음근, 긴모음근, 큰모음근, 중간볼기근
무릎관절 굽힘: 넙다리빗근, 두덩정강근, 넙다리두갈래근, 반막모양근, 반힘줄모양근, 오금근, 장딴지근
발목관절 폄: 장딴지근, 가자미근, 장딴지빗근, 긴종아리근, 짧은종아리근, 뒤정강근, 긴발가락굽힘근, 긴엄지굽힘근

주의 사항

- 다리의 정렬을 유지한다.

1

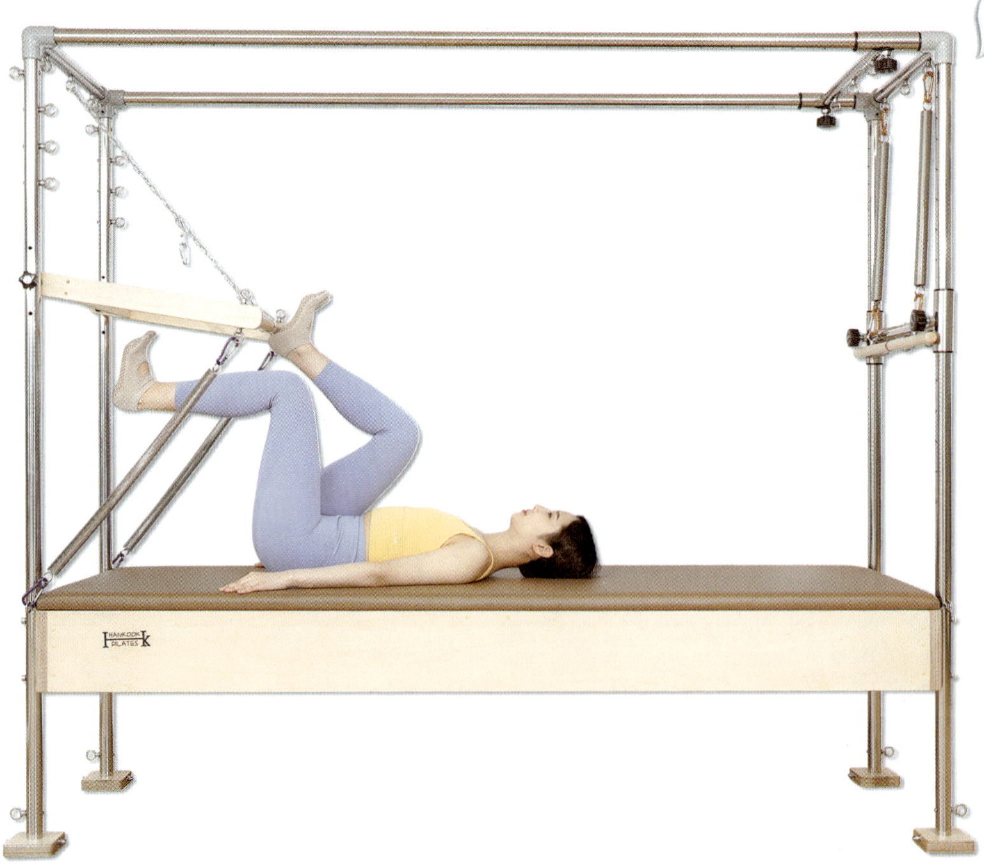

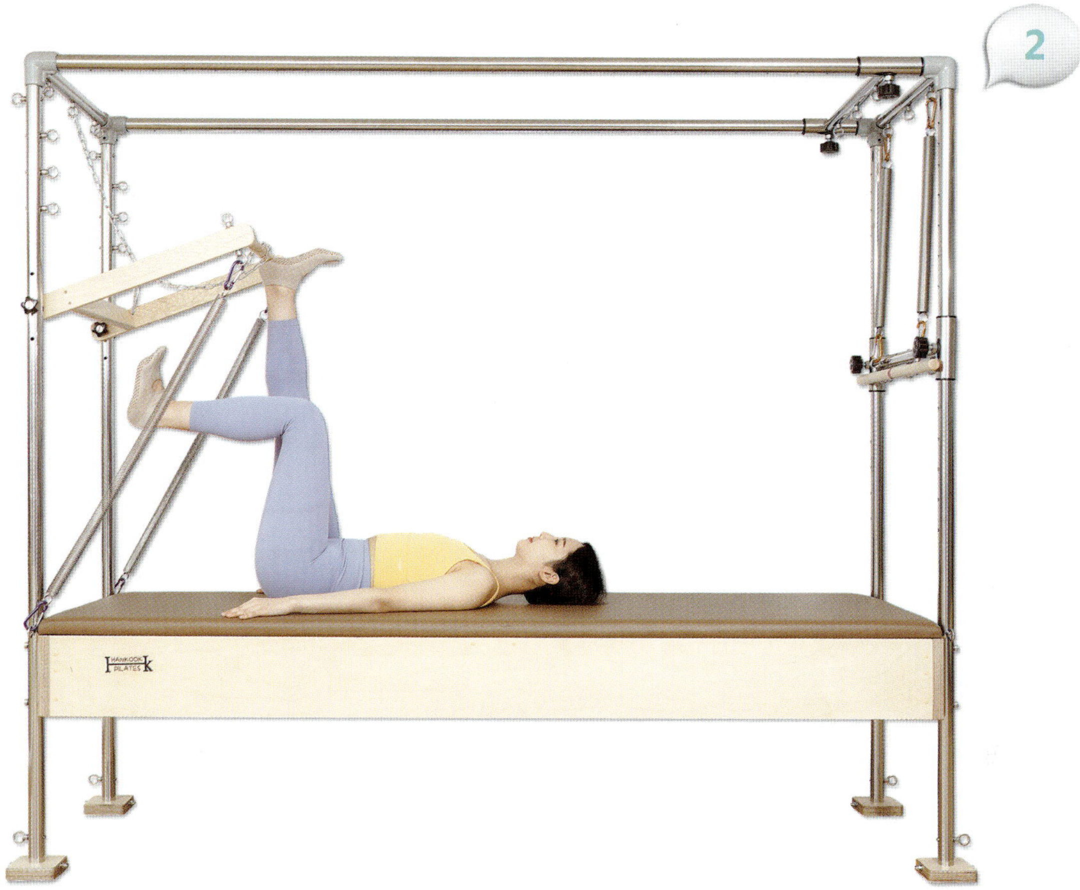
2
HANKOOK PILATES

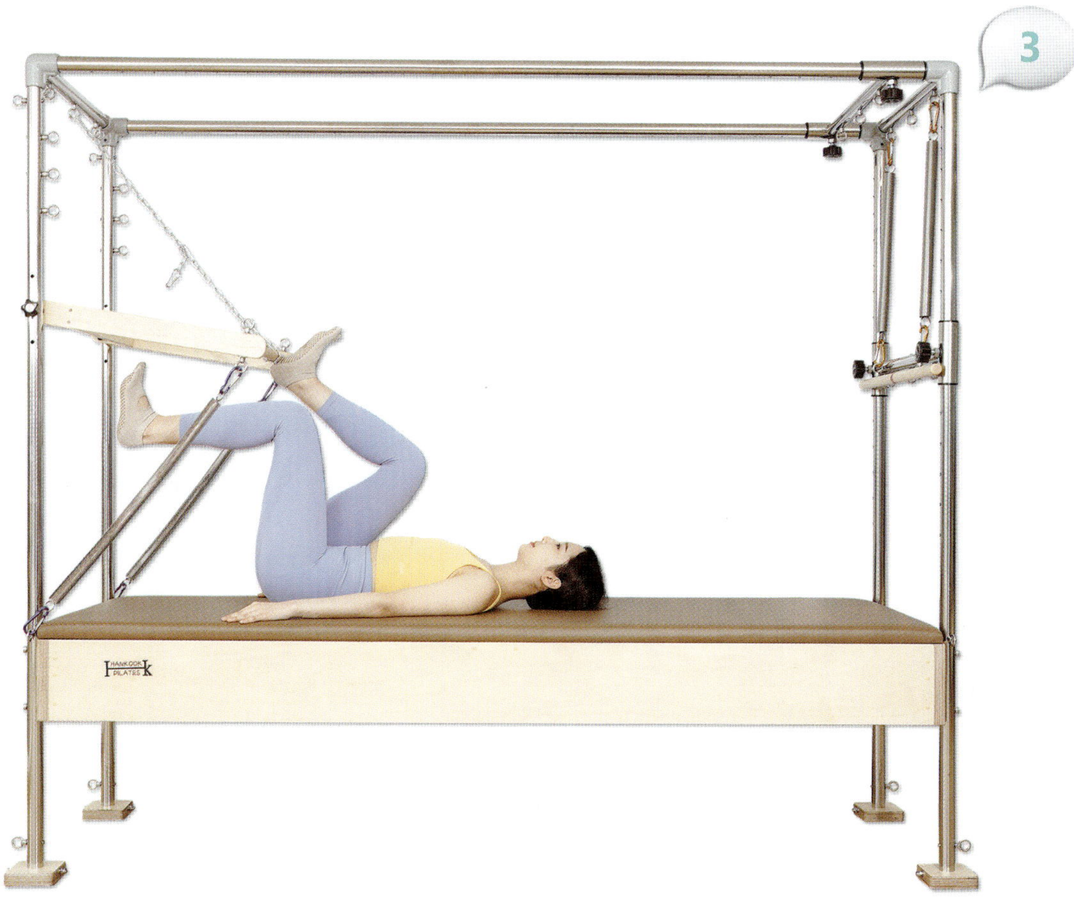
3
HANKOOK PILATES

03 카프 스트레치 Calf stretch

Double

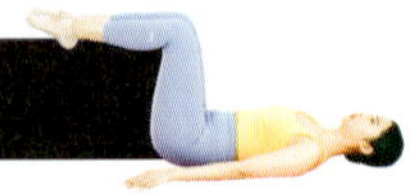

시작 자세

• 누운 자세에서 다리의 정렬을 유지하고, 무릎을 굽혀 푸쉬 스루 바에 두 발의 발가락을 댄다.

운동 방법

• 들숨: 숨을 들이마시며 자세를 준비한다.
• 날숨: 무릎은 폄하고 발바닥굽힘을 유지한다. 발등굽힘하면서 푸쉬 스루 바 아래로 발뒤꿈치를 낮춘다.
• 들숨: 발바닥굽힘을 유지한다.
• 날숨: 무릎을 굽혀 시작자세로 돌아온다.

5~10회씩 5세트를 반복한다.

대상 근육

• 동작분석: 엉덩관절 폄/굽힘, 무릎관절 폄/굽힘, 발목관절 폄/굽힘

주동근 엉덩관절 폄: 큰모음근, 큰볼기근, 중간볼기근, 넙다리두갈래근, 반막모양근, 반힘줄모양근
무릎관절 폄: 넙다리곧은근, 가쪽넓은근, 중간넓은근, 안쪽넓은근
발목관절 폄: 장딴기근, 가자미근, 장딴지빗근, 긴종아리근, 짧은종아리근, 뒤정강근, 긴발가락굽힘근, 긴엄지굽힘근

길항근 엉덩관절 굽힘: 허리근, 엉덩근, 넙다리빗근, 넙다리근막긴장근, 넙다리곧은근, 두덩근, 짧은모음근, 긴모음근, 큰모음근, 중간볼기근
무릎관절 굽힘: 넙다리빗근, 두덩정강근, 넙다리두갈래근, 반막모양근, 반힘줄모양근, 오금근, 장딴지근
발목관절 굽힘: 앞정강근, 긴발가락폄근, 긴엄지폄근, 셋째종아리근

주의 사항

• 뒤꿈치가 내려갈 때 중립 골반을 유지한다.

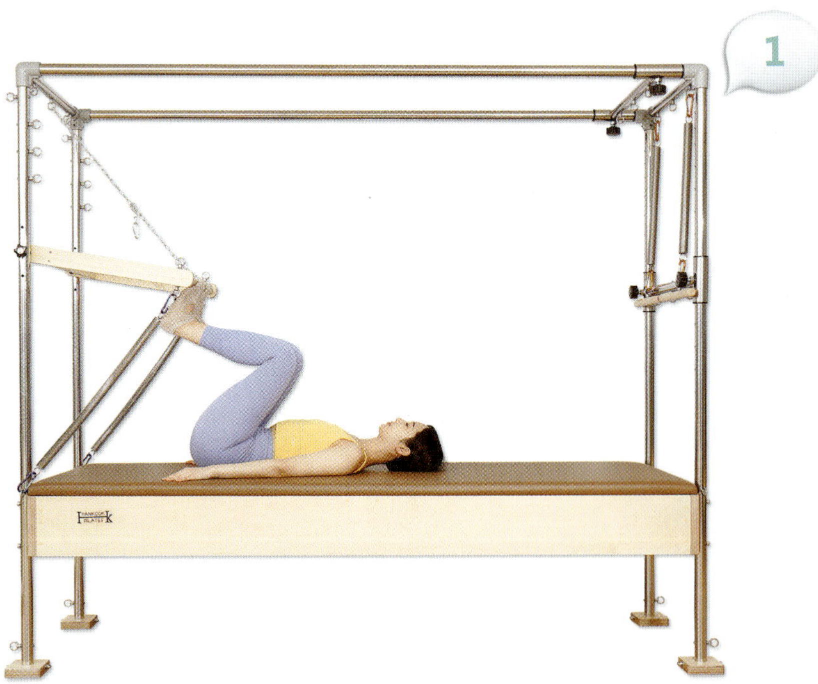

2

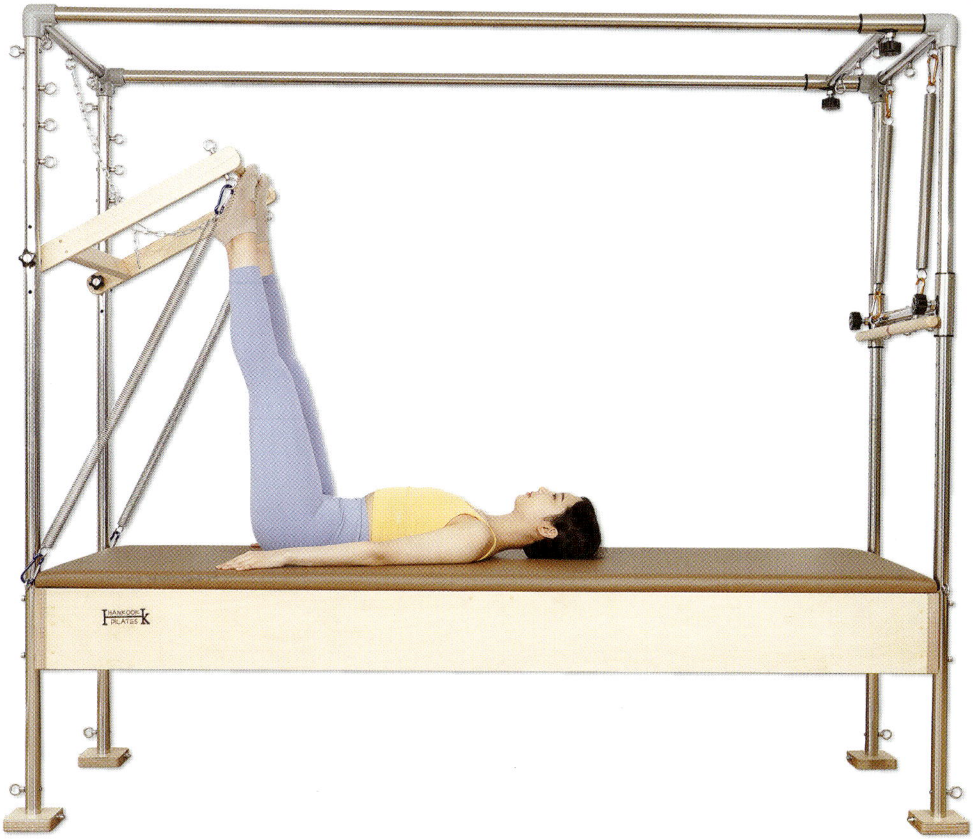

3

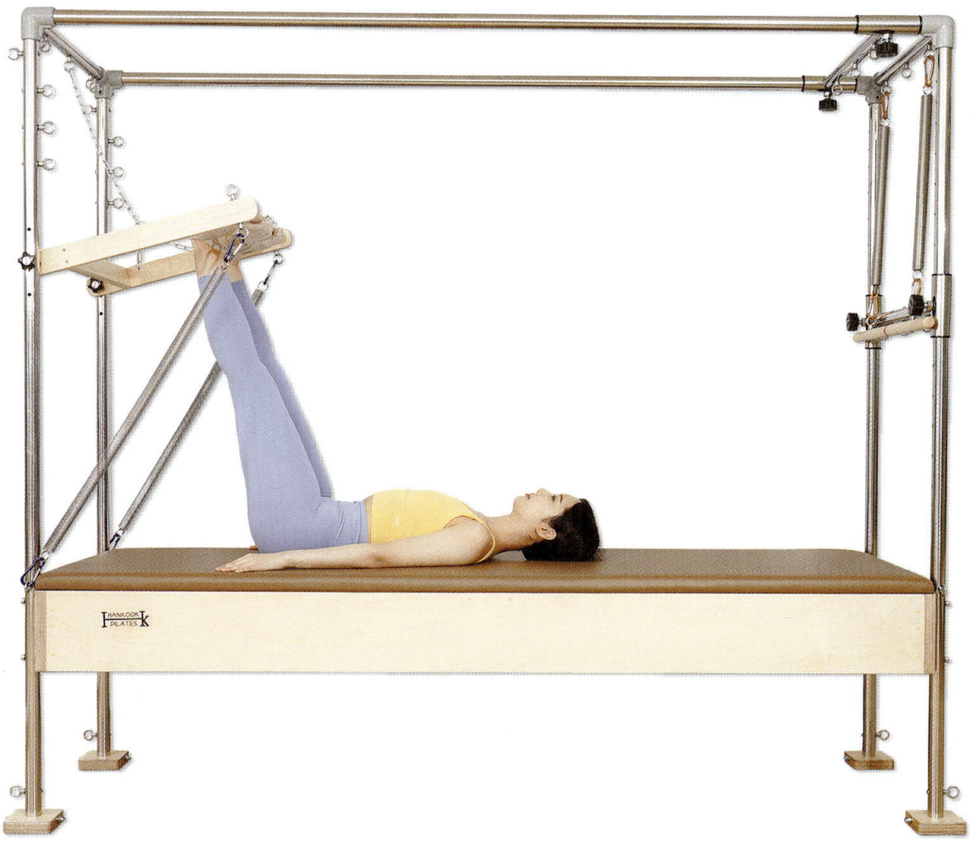

4

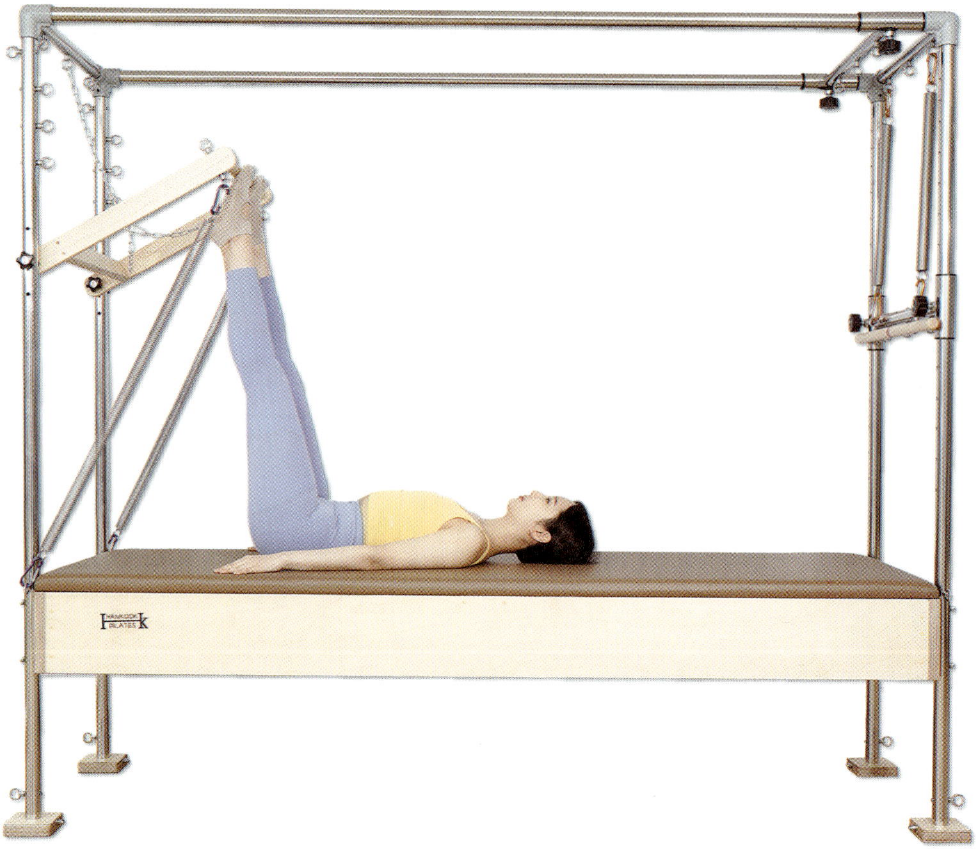

5

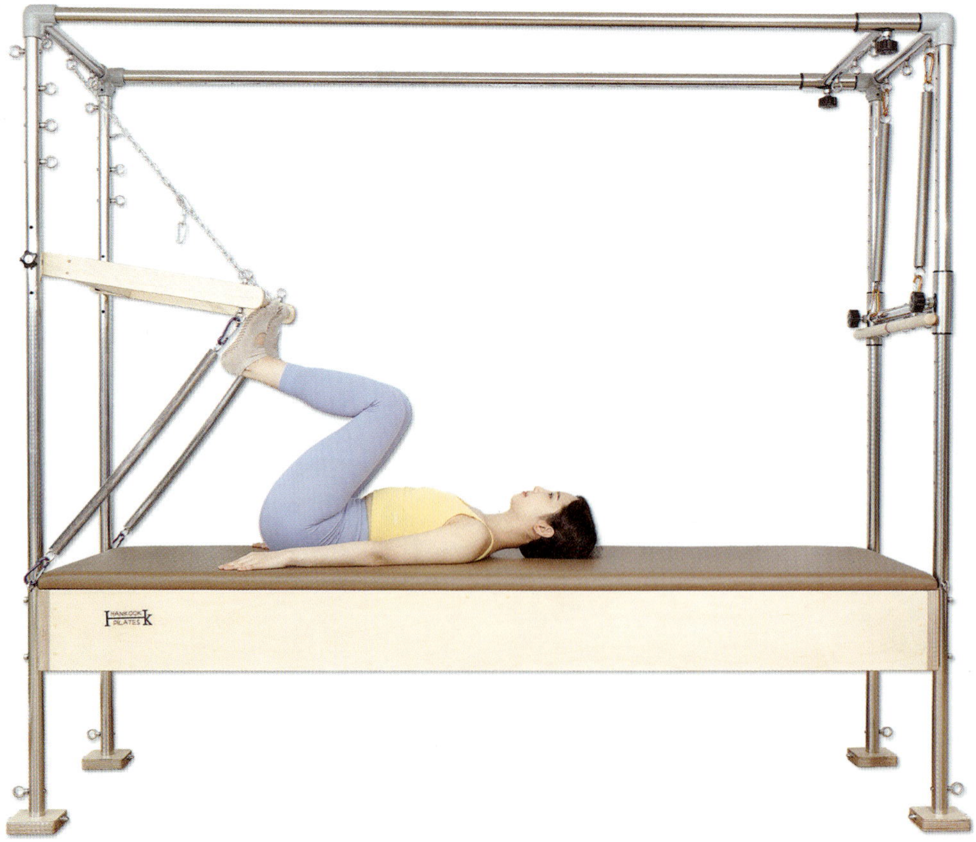

Single

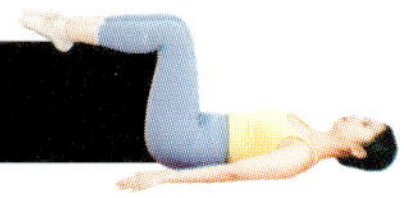

시작 자세

- 누운 자세에서 정렬을 유지하고, 무릎을 굽혀 푸쉬 스루 바에 한 발의 볼을 댄다.

운동 방법

- 들숨: 숨을 들이마시며 자세를 준비한다.
- 날숨: 한쪽 무릎을 펴하고 발바닥굽힘을 유지한다. 발등굽힘하면서 푸쉬 스루 바 아래로 발뒤꿈치를 낮춘다.
- 들숨: 발바닥굽힘을 유지한다.
- 날숨: 무릎을 굽혀 시작 자세로 돌아온다.

5~10회씩 5세트를 반복한다.

대상 근육

- 동작분석: 엉덩관절 폄/굽힘, 무릎관절 폄/굽힘, 발목관절 폄/굽힘

주동근 엉덩관절 폄: 큰모음근, 큰볼기근, 중간볼기근, 넙다리두갈래근, 반막모양근, 반힘줄모양근
무릎관절 폄: 넙다리곧은근, 가쪽넓은근, 중간넓은근, 안쪽넓은근
발목관절 폄: 장딴기근, 가자미근, 장딴지빗근, 긴종아리근, 짧은종아리근, 뒤정강근, 긴발가락굽힘근, 긴엄지굽힘근

길항근 엉덩관절 굽힘: 허리근, 엉덩근, 넙다리빗근, 넙다리근막긴장근, 넙다리곧은근, 두덩근, 짧은모음근, 긴모음근, 큰모음근, 중간볼기근
무릎관절 굽힘: 넙다리빗근, 두덩정강근, 넙다리두갈래근, 반막모양근, 반힘줄모양근, 오금근, 장딴지근
발목관절 굽힘: 앞정강근, 긴발가락폄근, 긴엄지폄근, 셋째종아리근

주의 사항

- 뒤꿈치가 내려갈 때 중립 골반을 유지한다.

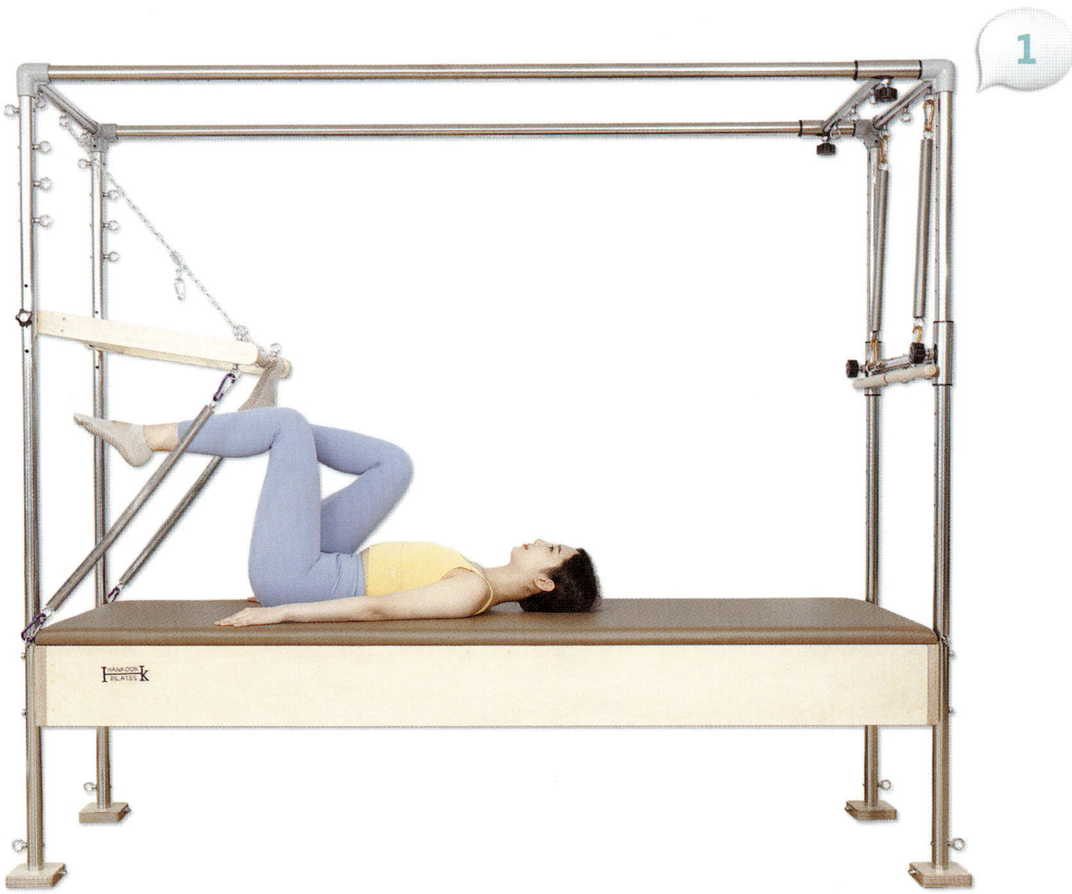

2

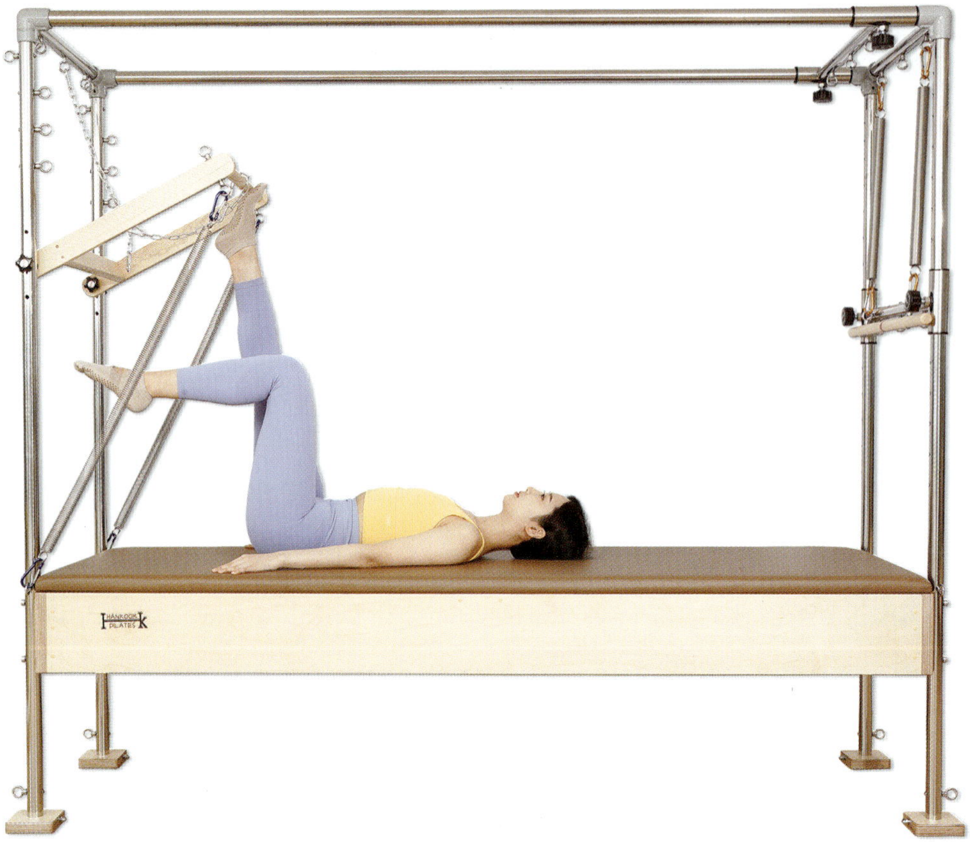

3

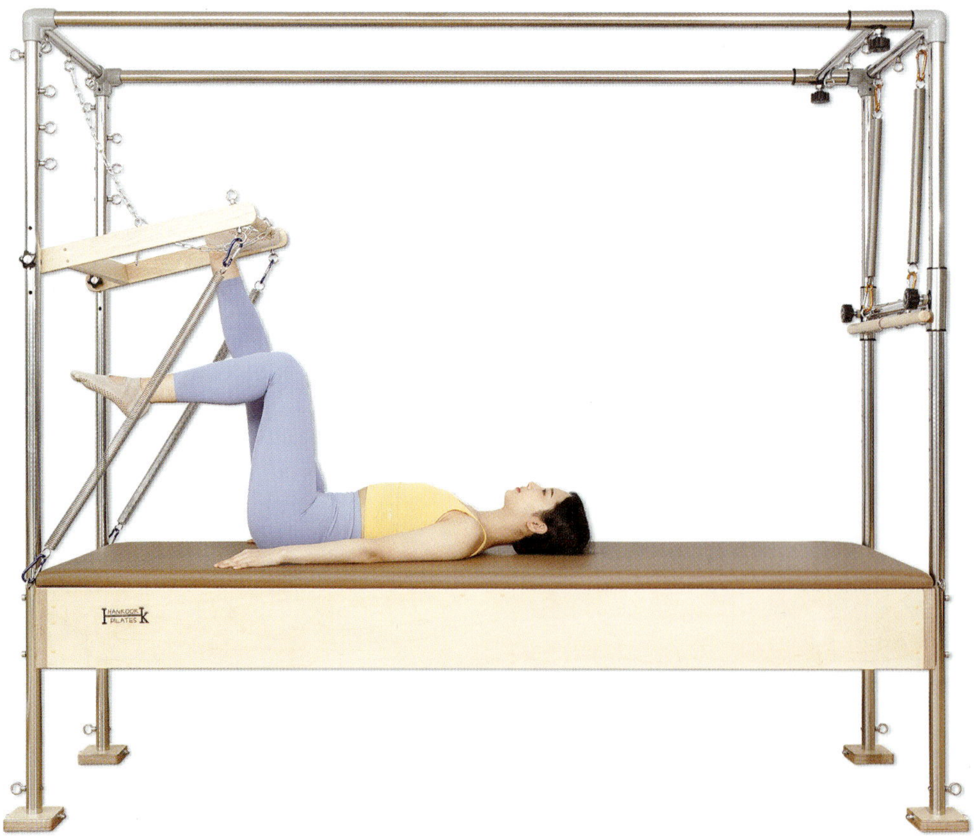

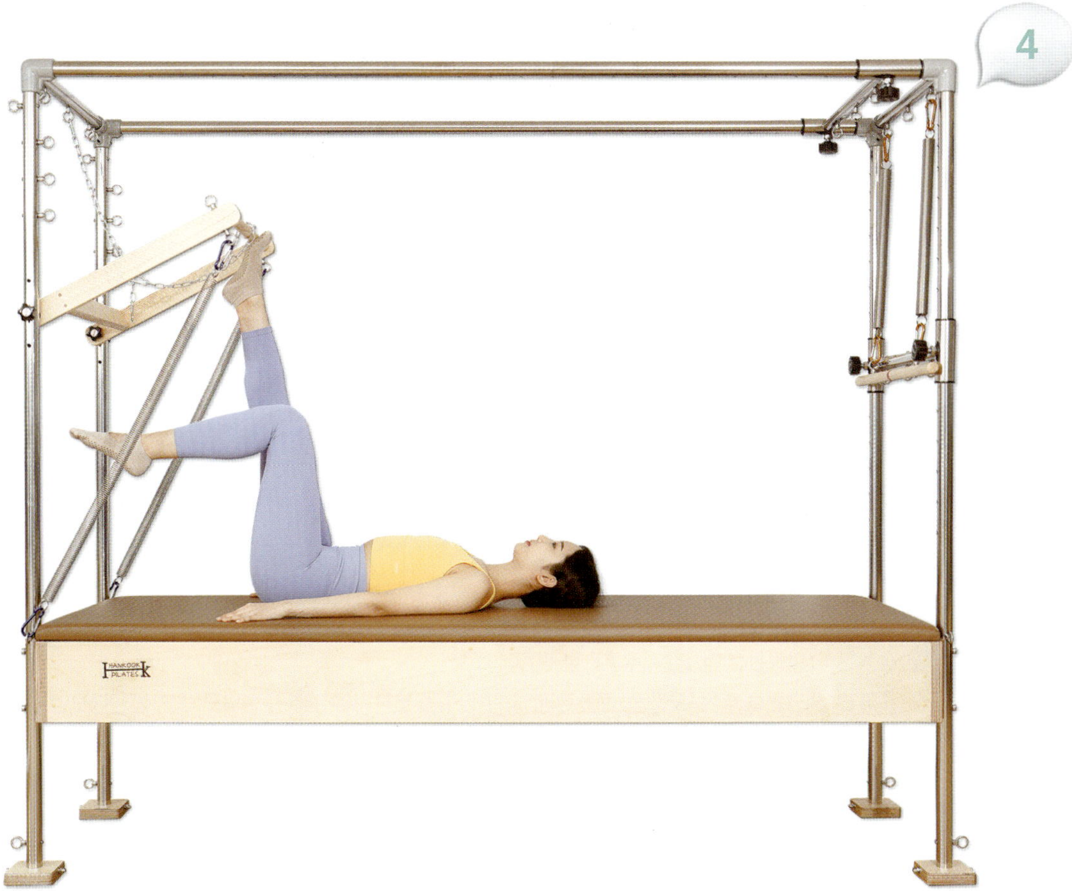
4

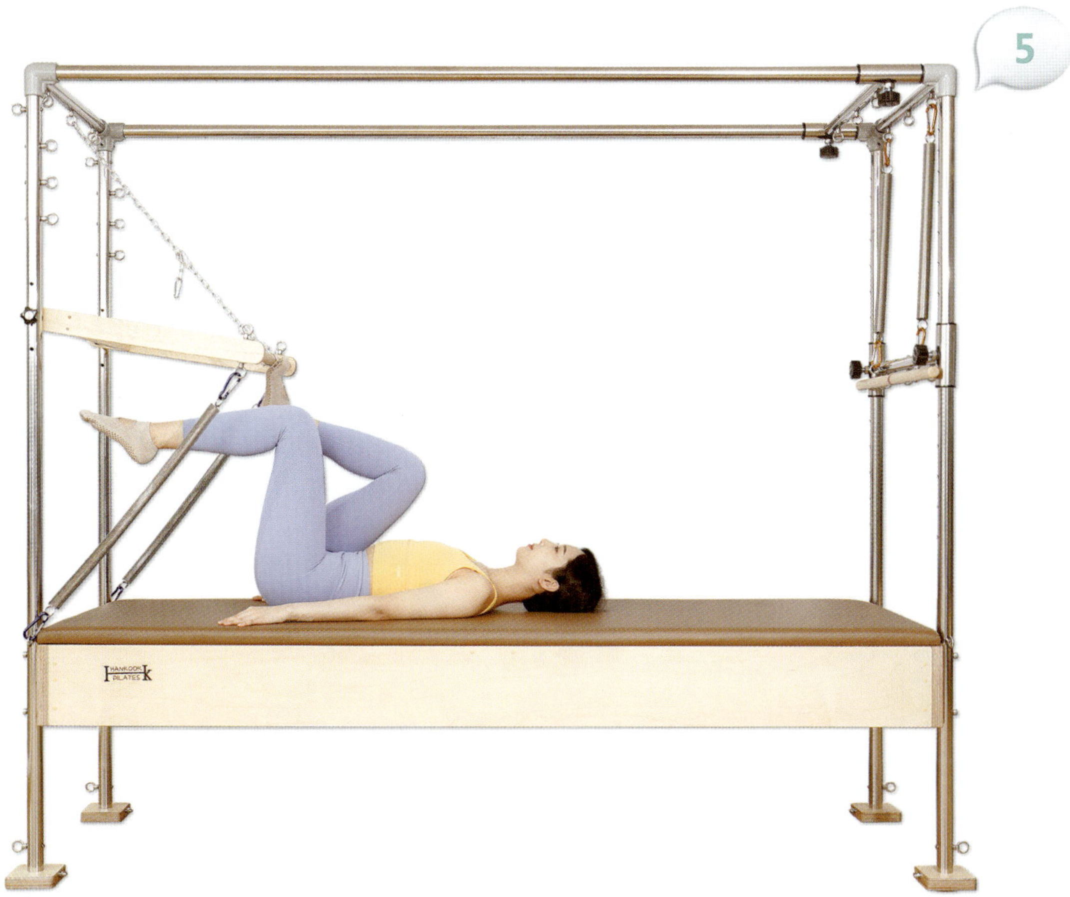
5

04 러닝 Running

시작 자세

- 누운 자세를 취한다.
- 푸쉬 스루 바에 두 발의 발가락을 댄다.

운동 방법

- 들숨: 양쪽 무릎을 폄하여 푸쉬 스루 바를 밀어 올린다.
- 날숨: 한쪽 무릎은 폄을 유지하고, 반대쪽 무릎을 굽힘하는 동안(발바닥굽힘을 유지하고), 푸쉬 스루 바 아래로 뒤꿈치를 낮춘다(발등굽힘).
- 들숨: 양쪽 다리를 교대로 반대쪽 무릎을 펴고 뒤꿈치를 올린다(발바닥굽힘).

20~60회 반복한다. 시작 자세로 돌아온다.

대상 근육

- 동작분석: 엉덩관절 폄/굽힘, 무릎관절 폄/굽힘

주동근 엉덩관절 폄: 큰모음근, 큰볼기근, 중간볼기근, 넙다리두갈래근, 반막모양근, 반힘줄모양근
무릎관절 폄: 넙다리곧은근, 가쪽넓은근, 중간넓은근, 안쪽넓은근

길항근 엉덩관절 굽힘: 허리근, 엉덩근, 넙다리빗근, 넙다리근막긴장근, 넙다리곧은근, 두덩근, 짧은모음근, 긴모음근, 큰모음근, 중간볼기근
무릎관절 굽힘: 넙다리빗근, 두덩정강근, 넙다리두갈래근, 반막모양근, 반힘줄모양근

주의 사항

- 발바닥굽힘할 때 과다폄되는 것을 주의한다.
- 골반과 척추의 정렬을 유지한다.

1

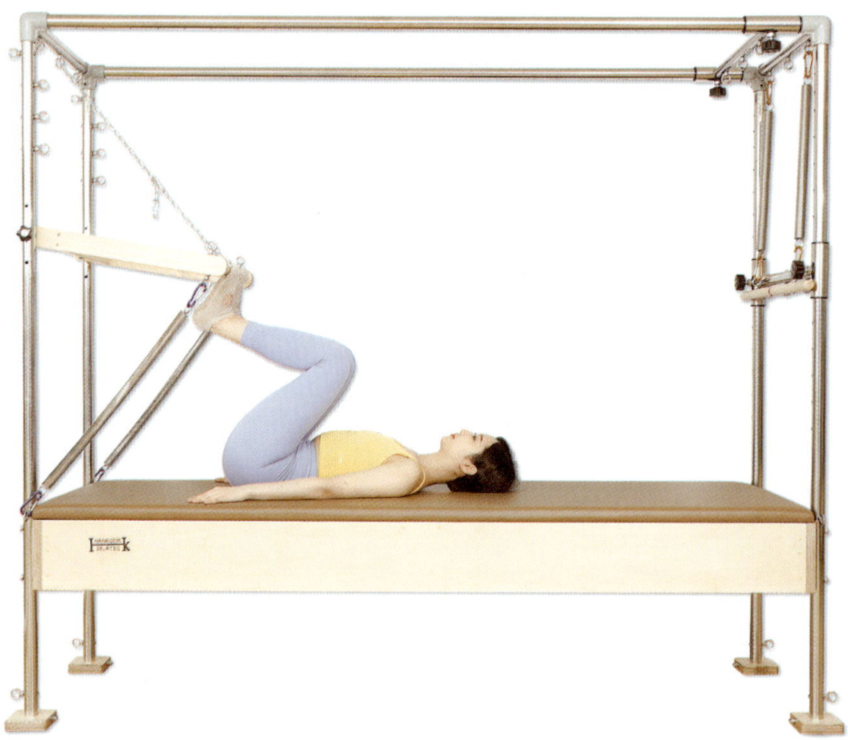

2

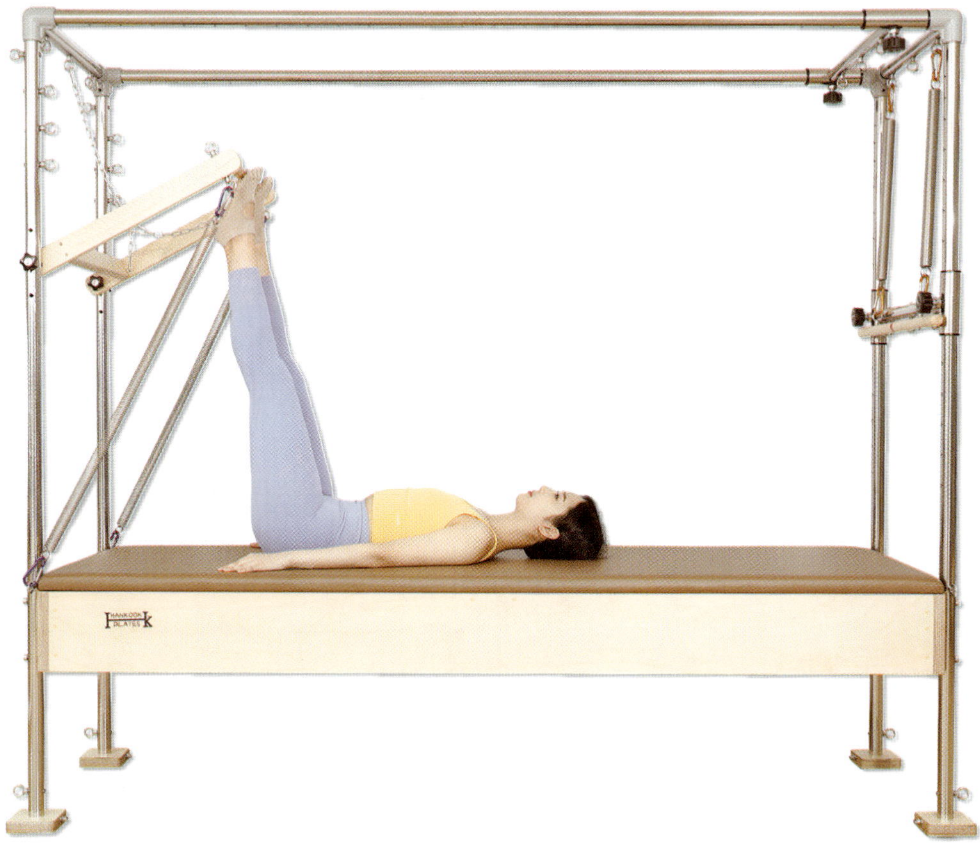

3

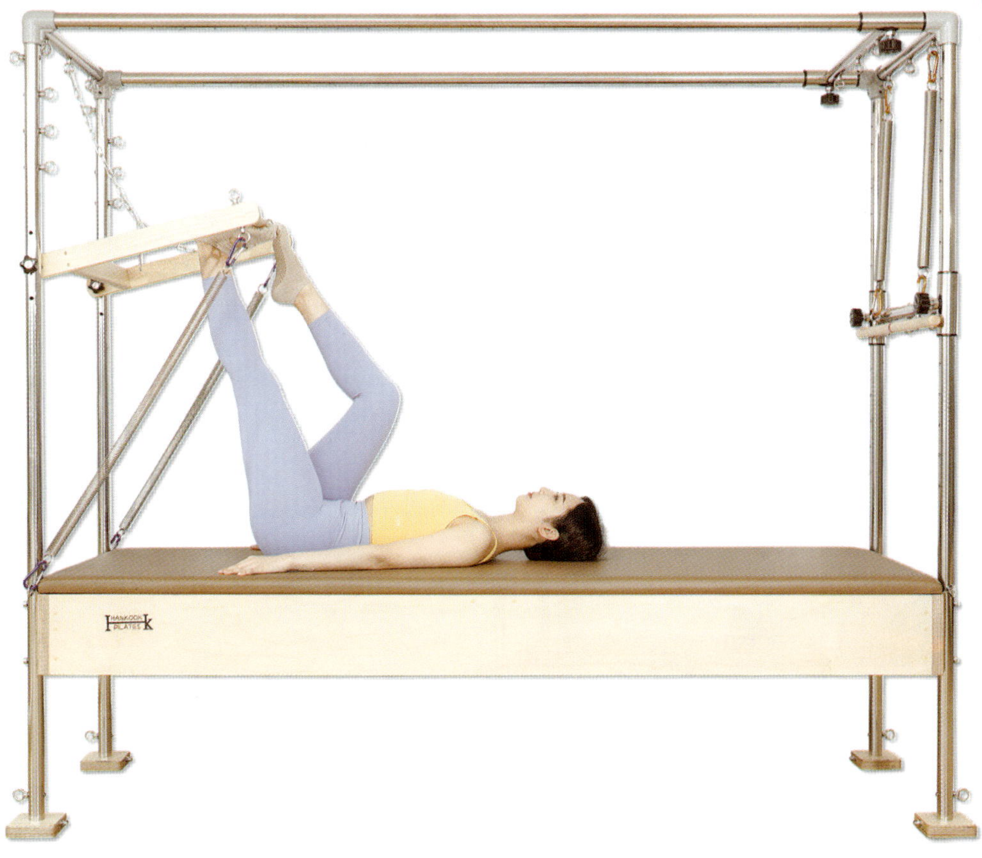

4

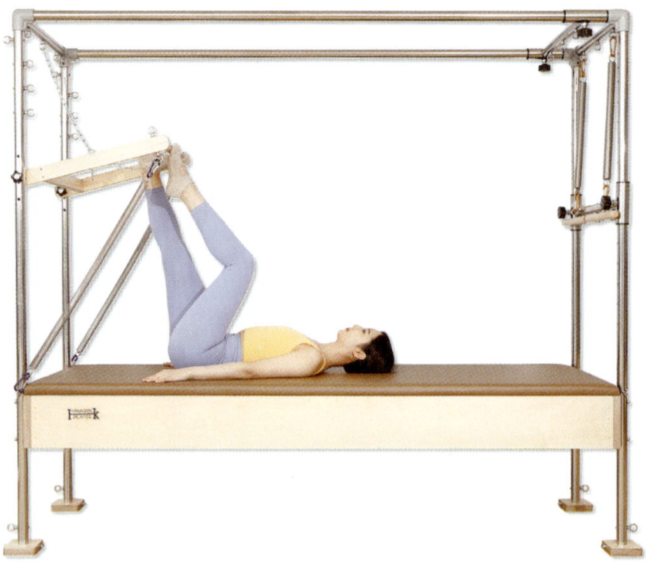

5

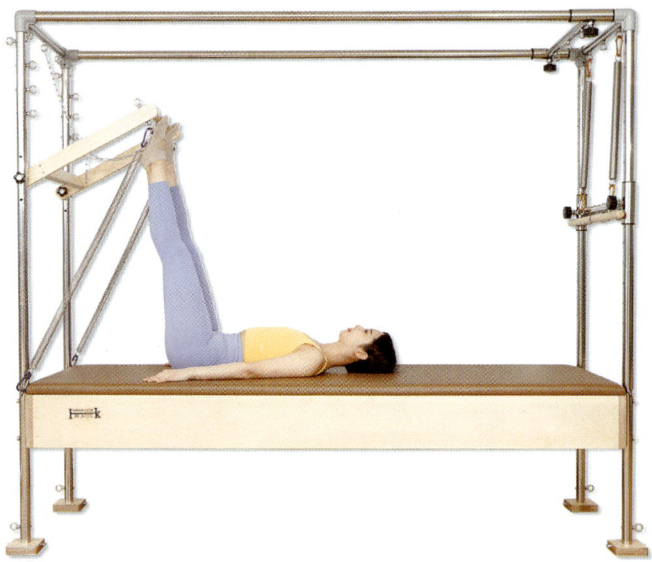

6

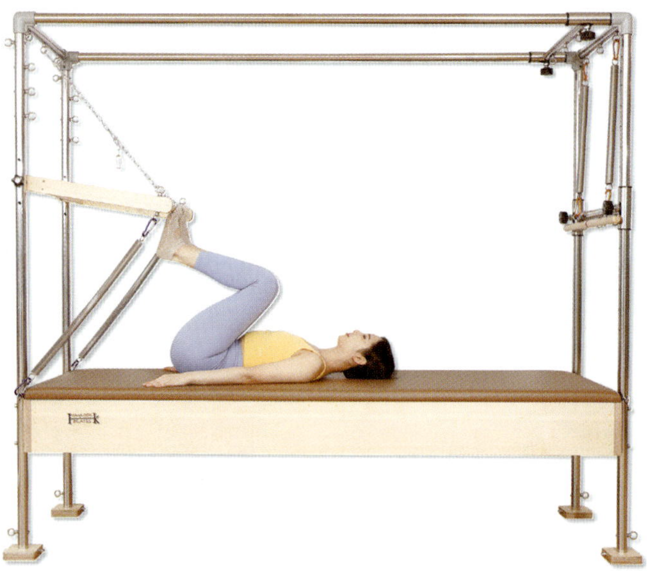

05 프랜스(얼터네이트) Prances (alternate)

시작 자세

- 누운 자세를 취한다.
- 푸쉬 스루 바에 두 발의 발가락을 댄다.

운동 방법

- 들숨: 양쪽 무릎을 펴하여 푸쉬 스루 바를 밀어 올린다.
- 날숨: 한쪽의 무릎은 폄을 유지하고 반대쪽 무릎 굽힘하는 동안(발바닥굽힘을 유지하고), 푸쉬 스루 바 아래로 뒤꿈치를 낮춘다(발등굽힘).
- 들숨: 양쪽 다리를 직선으로 되돌리기 위하여 반대쪽 무릎을 펴고 뒤꿈치를 올린다(발바닥굽힘).

20~60회 반복한다. 시작 자세로 돌아온다.

대상 근육

- 동작분석: 엉덩관절 폄/굽힘, 무릎관절 폄/굽힘

주동근 엉덩관절 폄: 큰모음근, 큰볼기근, 중간볼기근, 넙다리두갈래근, 반막모양근, 반힘줄모양근
무릎관절 폄: 넙다리곧은근, 가쪽넓은근, 중간넓은근, 안쪽넓은근

길항근 엉덩관절 굽힘: 허리근, 엉덩근, 넙다리빗근, 넙다리근막긴장근, 넙다리곧은근, 두덩근, 짧은모음근, 긴모음근, 큰모음근, 중간볼기근
무릎관절 굽힘: 넙다리빗근, 두덩정강근, 넙다리두갈래근, 반막모양근, 반힘줄모양근

주의 사항

- 발바닥굽힘할 때 과다폄되는 것을 주의한다.
- 골반과 척추의 정렬을 유지한다.

1

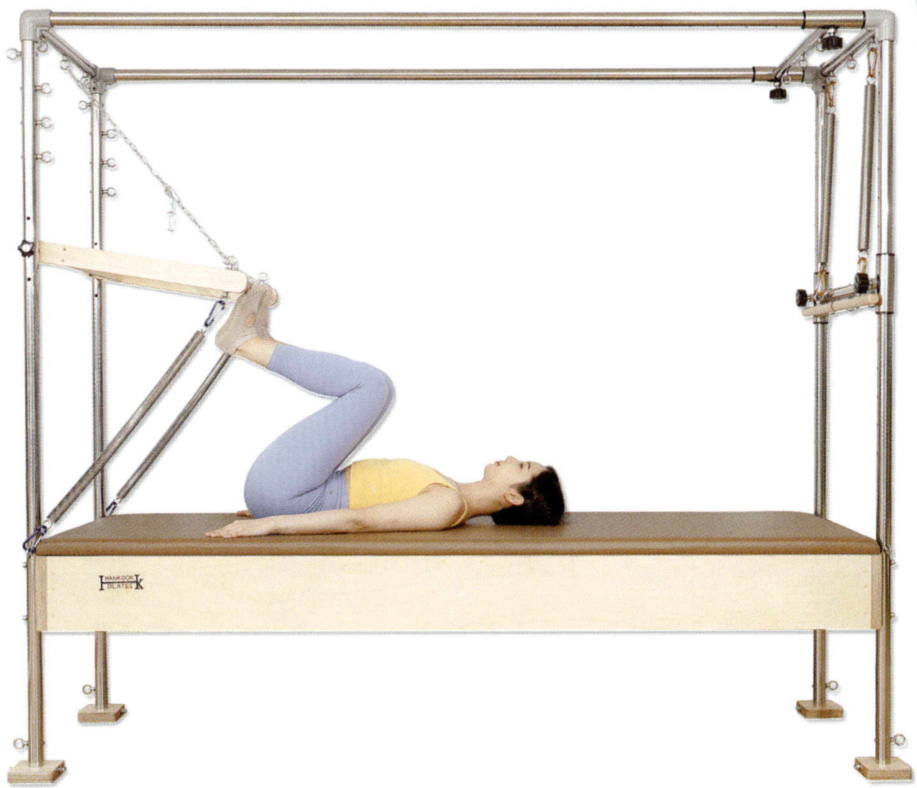

2

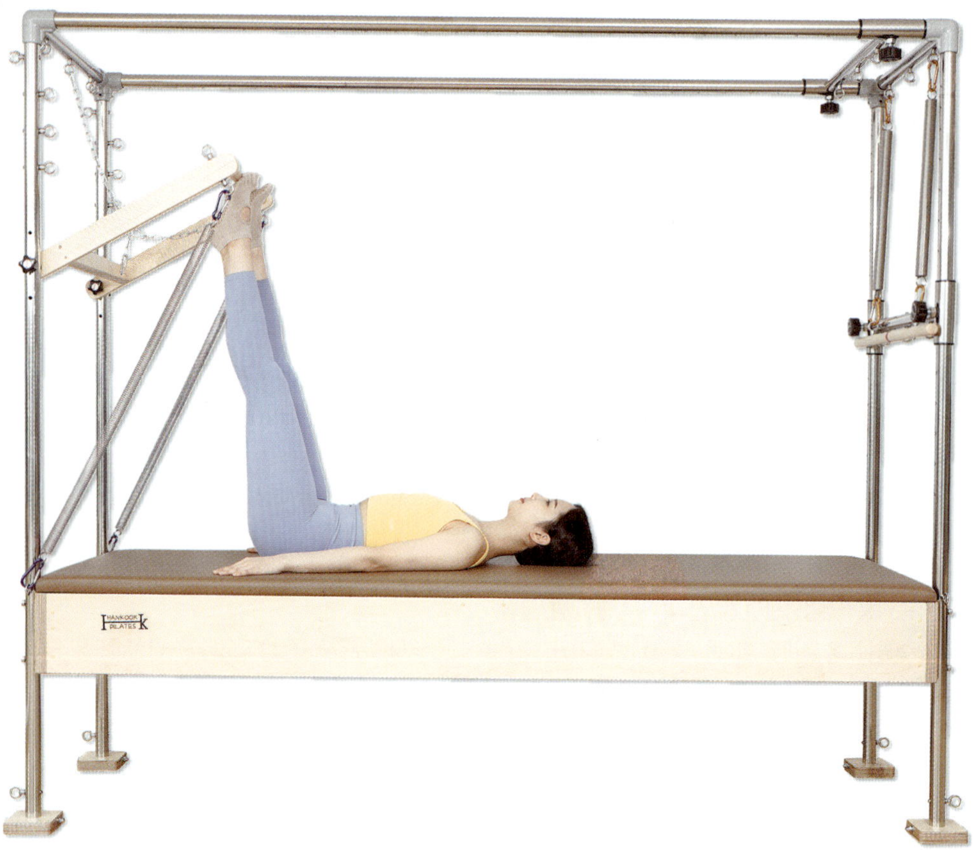

3

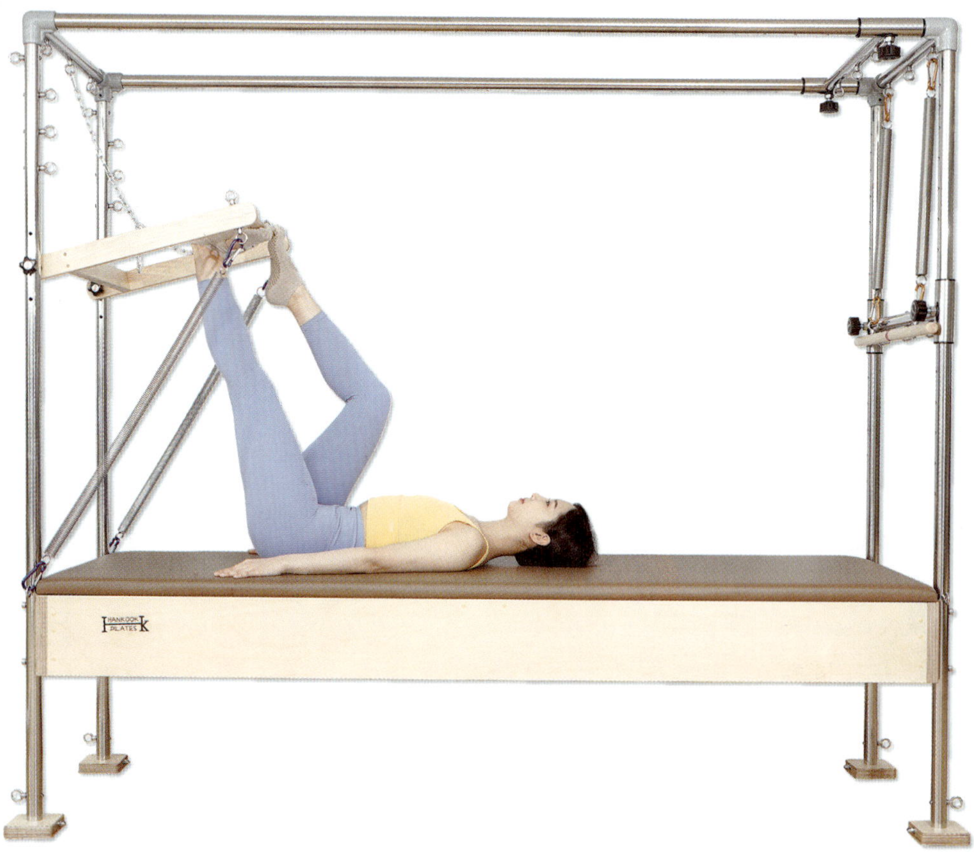

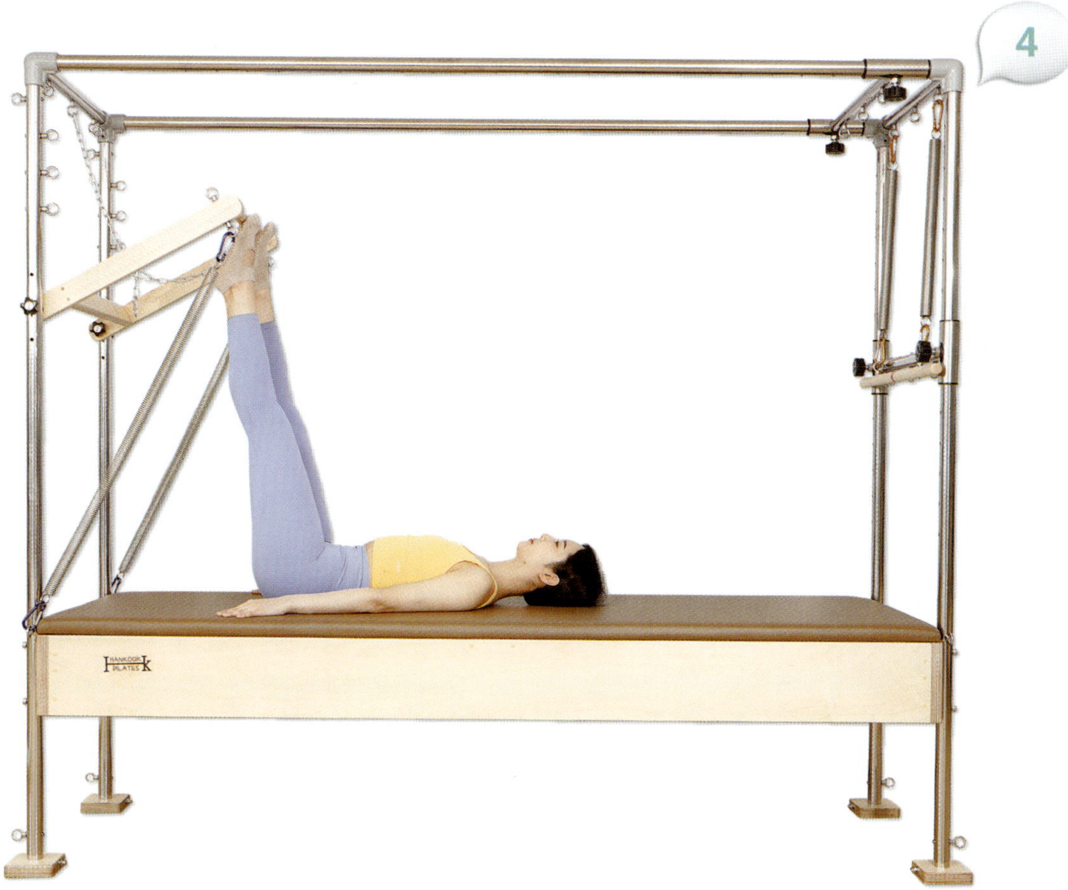
4

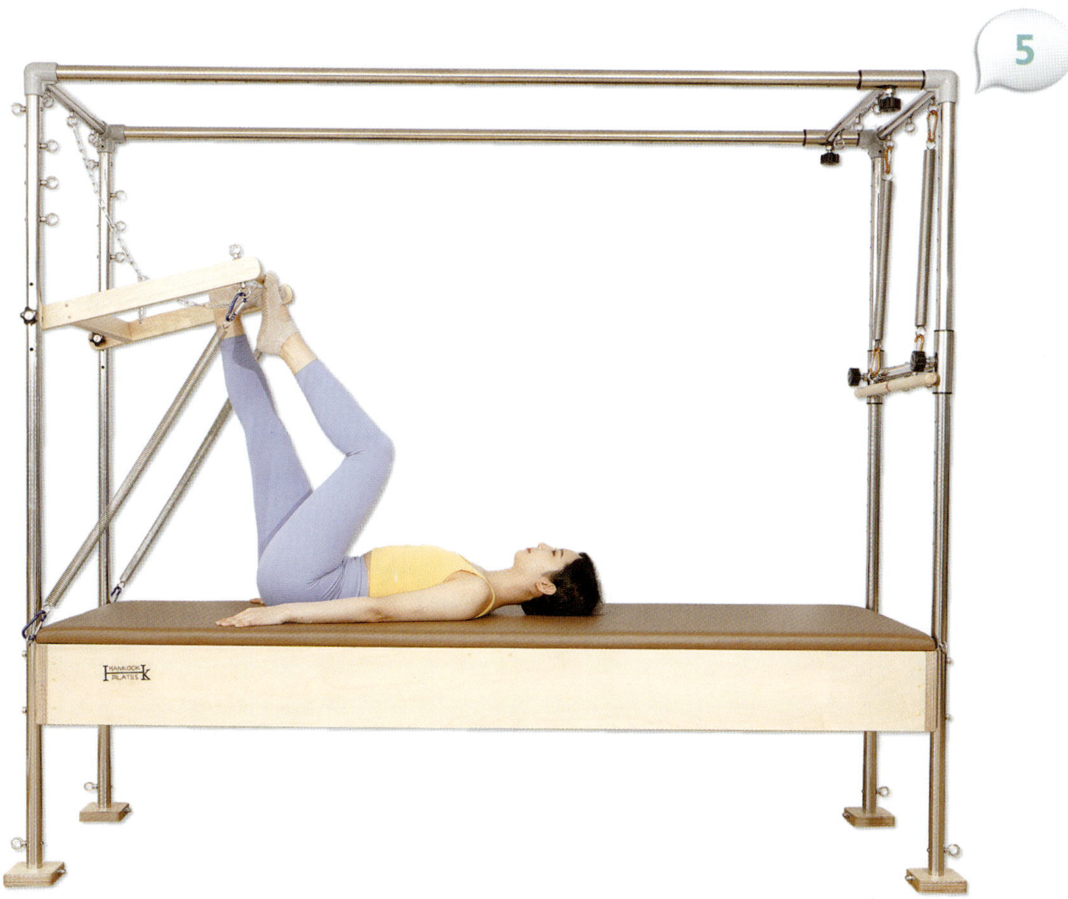
5

6

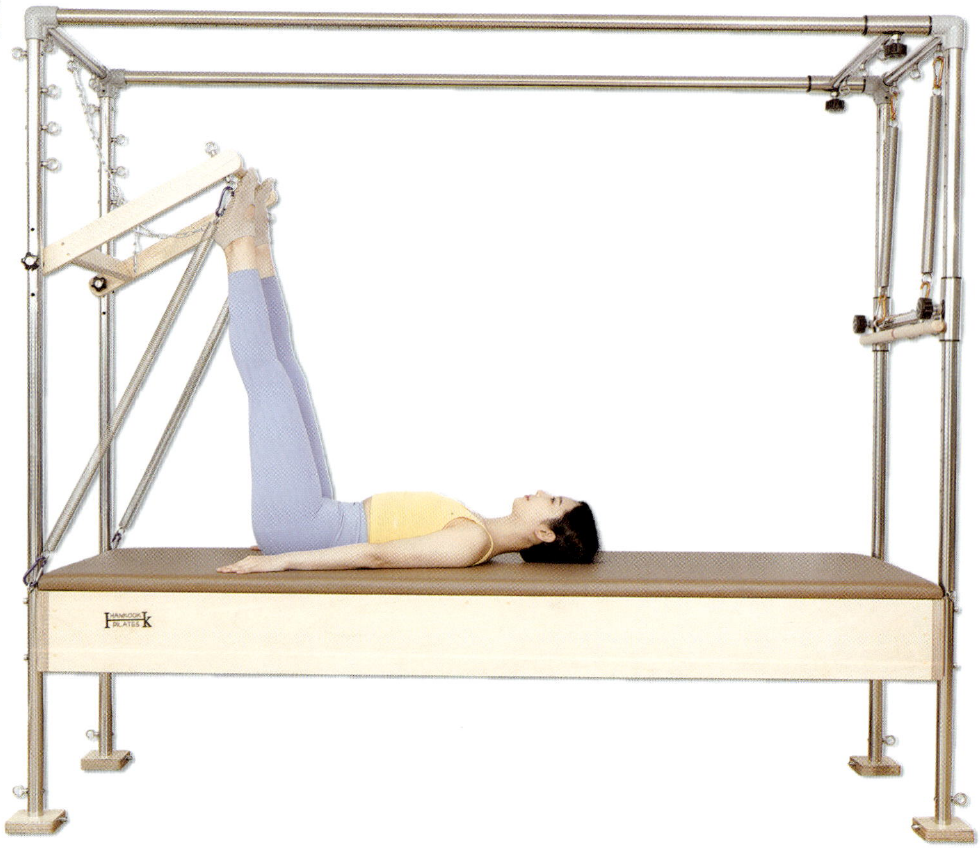

7

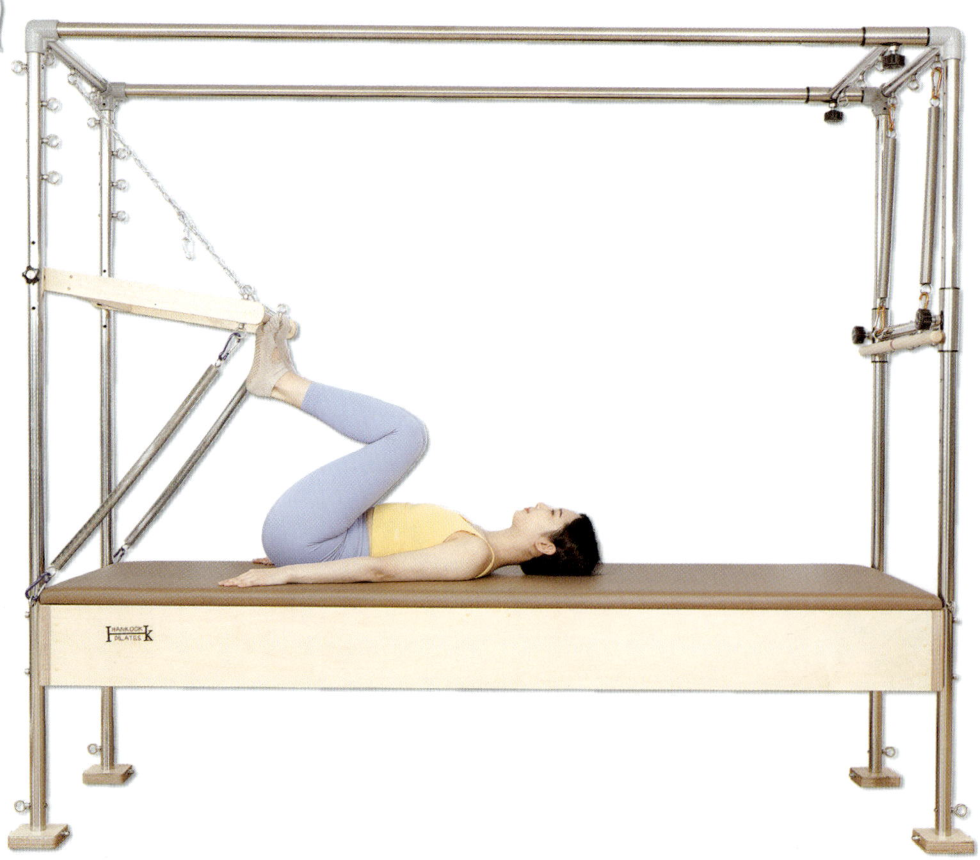

CHAPTER 12

WORK AT OPEN END LYING SUPINE WITH HEAD AT OPEN END

01 트라이셉스 Triceps

02 암즈 사이드 Arms side

03 암즈 다운 Arms down

04 암 서클즈 Arm circles

05 컬 업 Curl up

06 헌드레즈 Hundreds

07 코디네이션 Coordination

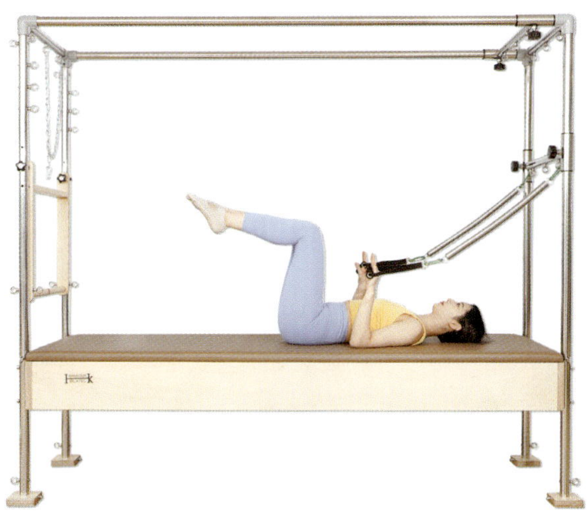

01 트라이셉스 Triceps

시작 자세

- 테이블 탑 자세로 누워 팔꿈치를 굽혀 스트랩을 잡는다.

운동 방법

- 들숨: 숨을 들이마시며 자세를 준비한다.
- 날숨: 팔꿈치를 펴면서 스프링을 바닥으로 당긴다.
- 들숨: 팔꿈치를 굽히면서 스프링을 조절하여 시작 자세로 되돌아온다.

10회 반복한다.

대상 근육

- 동작분석: 팔꿉관절 폄/굽힘

주동근 팔꿉관절 폄: 위팔세갈래근, 팔꿈치근, 뒤침근, 자쪽손목폄근, 손가락폄근, 새끼손가락폄근

길항근 팔꿉관절 굽힘: 위팔두갈래근, 위팔근, 위팔노근, 노쪽손목굽힘근, 긴손바닥근, 자쪽손목굽힘근, 원엎침근, 긴노쪽손목폄근, 짧은노쪽손목폄근

주의 사항

- 어깨뼈의 안정성을 유지한다.
- 팔꿈치가 과다폄되지 않고 손목이 꺾이지 않도록 한다.
- 다리의 테이블 탑 자세를 운동 내내 유지한다.

1

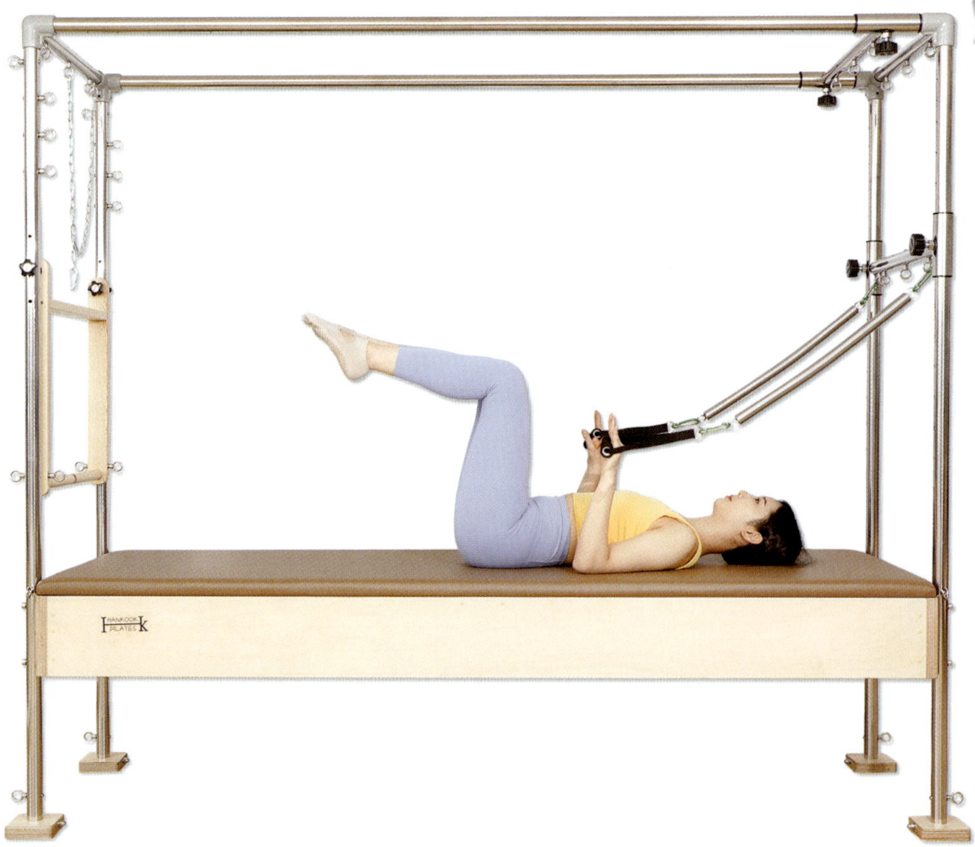

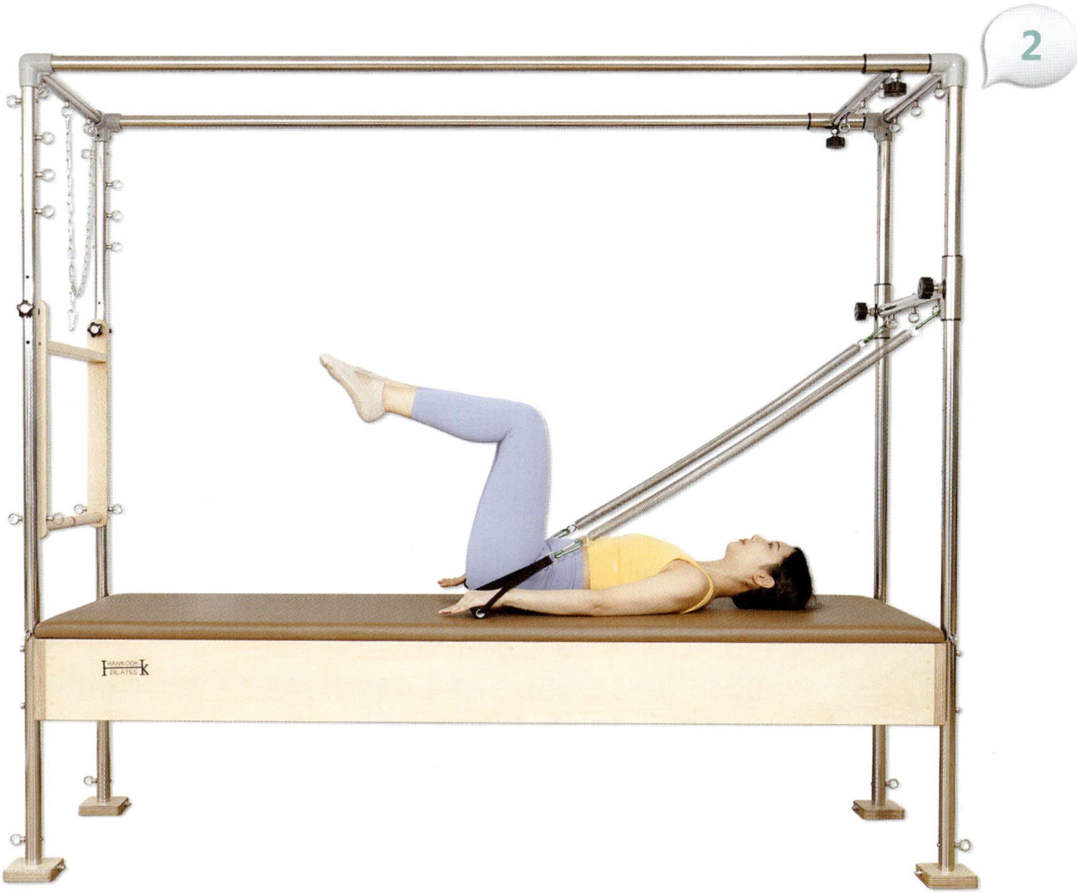
2

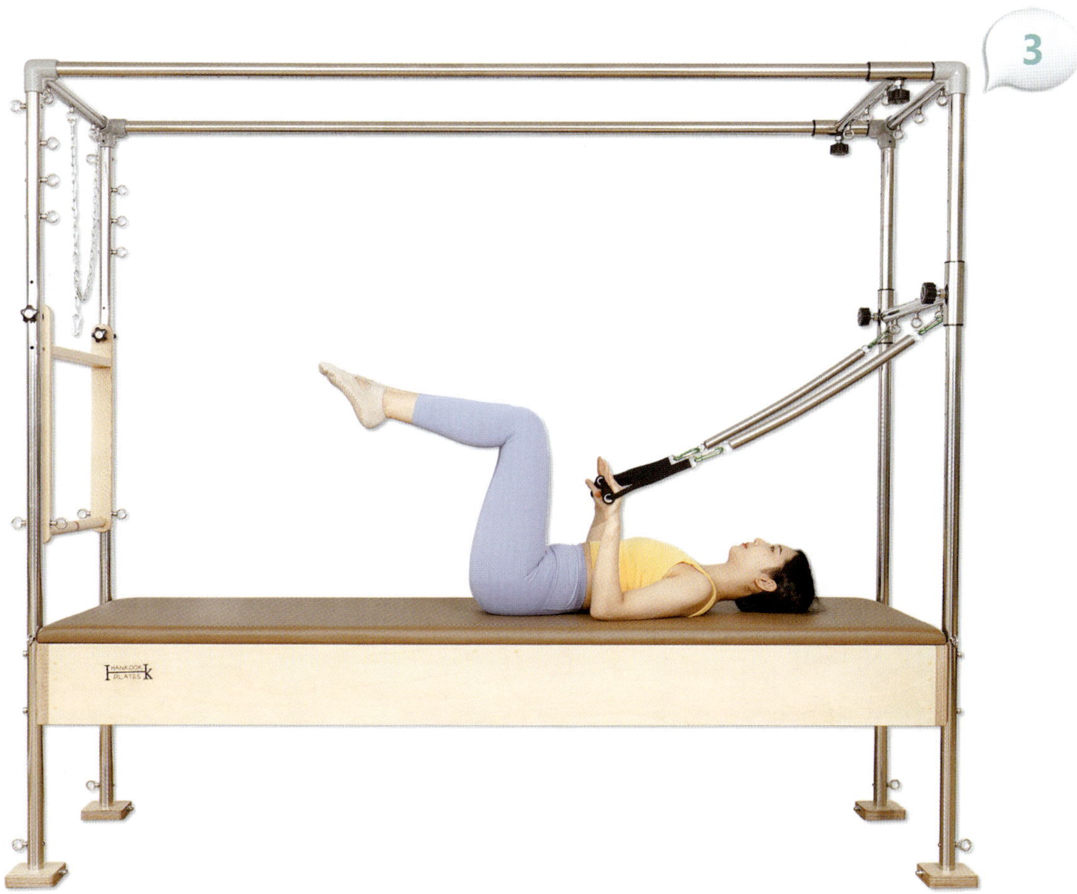
3

02 암즈 사이드 Arms side

시작 자세

- 테이블 탑 자세로 누워 양팔을 펴 스트랩을 잡는다.

운동 방법

- 들숨: 팔을 곧게 뻗고 어깨뼈를 고정시키고, 팔을 곧바로 엉덩이 측면에서 멀어지도록 자세를 취한다(벌림).
- 날숨: 팔을 곧게 유지하고, 엉덩이 쪽으로 팔을 당긴다(모음).
- 들숨: 시작 자세로 돌아간다.

10~30회 반복한다.

대상 근육

- 동작분석: 어깨관절 수평벌림/수평모음, 어깨관절 모음/벌림

주동근 어깨관절 수평벌림: 어깨세모근, 가시아래근, 넓은등근, 작은원근
어깨관절 모음: 큰가슴근, 넓은등근, 큰원근, 작은원근, 부리위팔근, 위팔두갈래근

길항근 어깨관절 수평모음: 큰가슴근, 어깨세모근
어깨관절 벌림: 어깨세모근, 가시위근, 큰가슴근

주의 사항

- 어깨뼈의 안정성을 유지한다.
- 팔꿈치가 과다폄되지 않고 손목이 꺾이지 않도록 한다.
- 다리의 테이블 탑 자세를 운동 내내 유지한다.

1

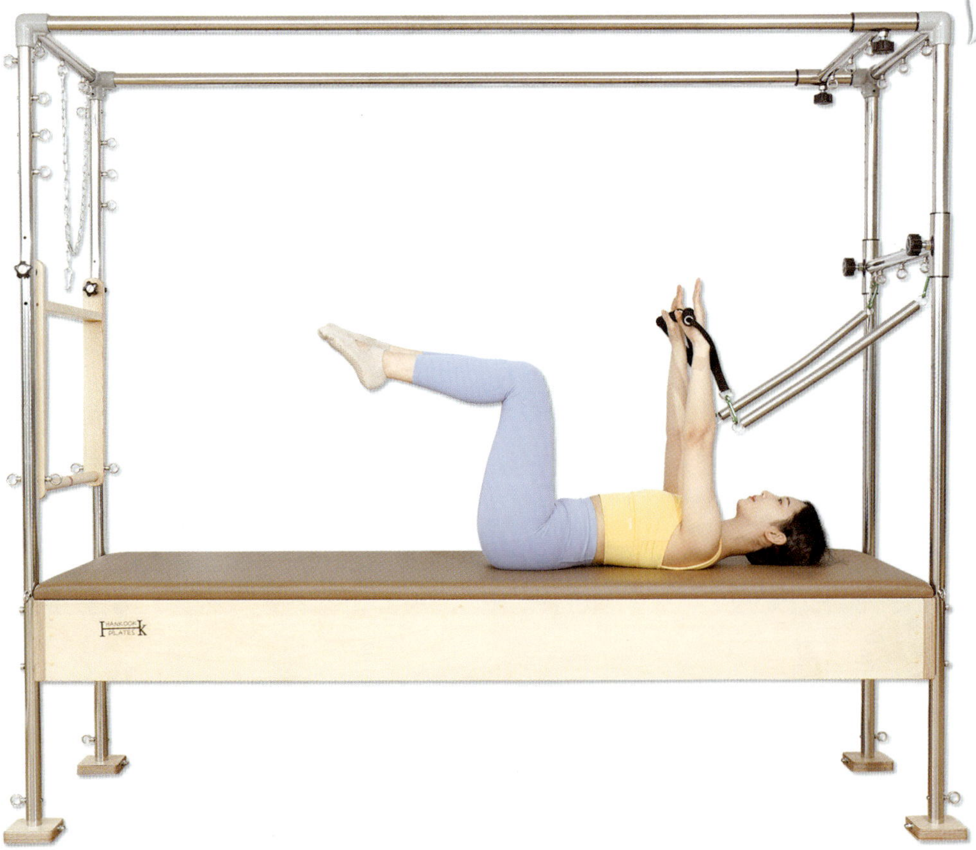

2

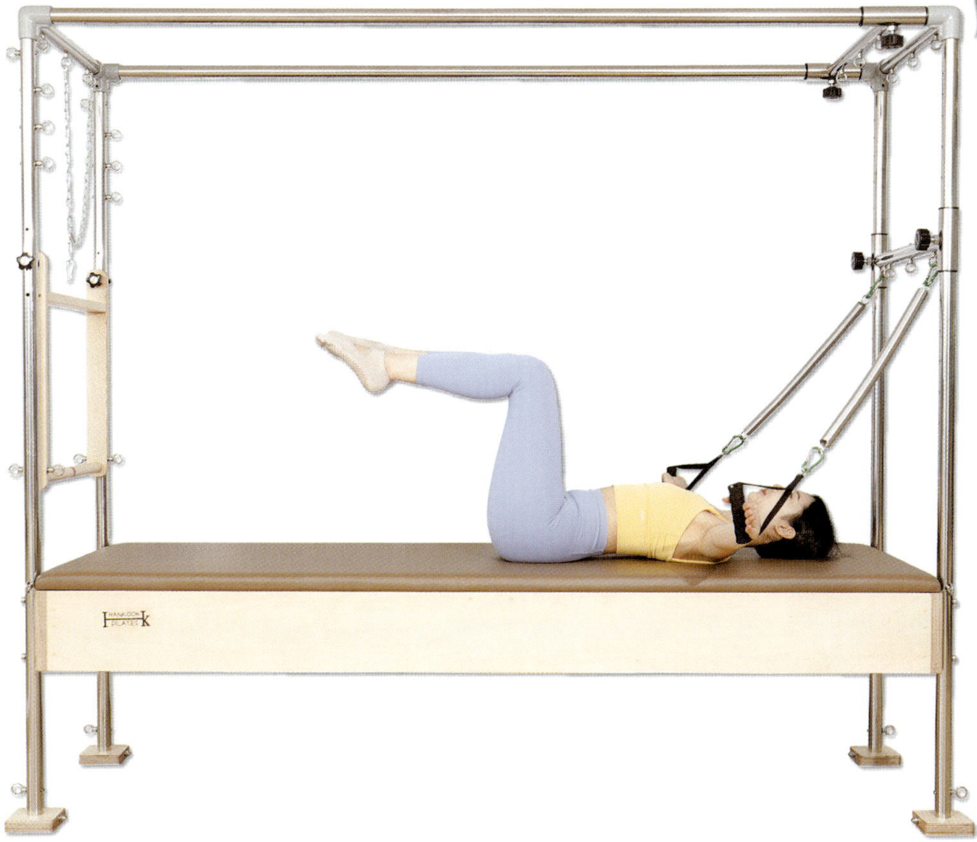

3

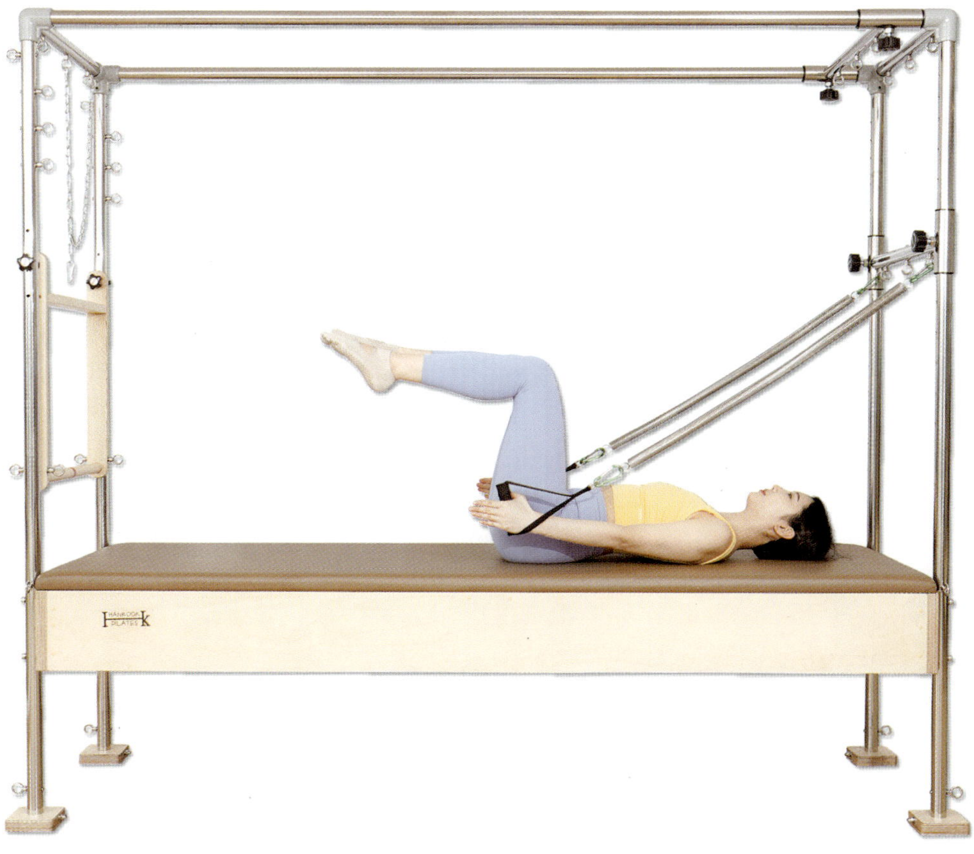

4

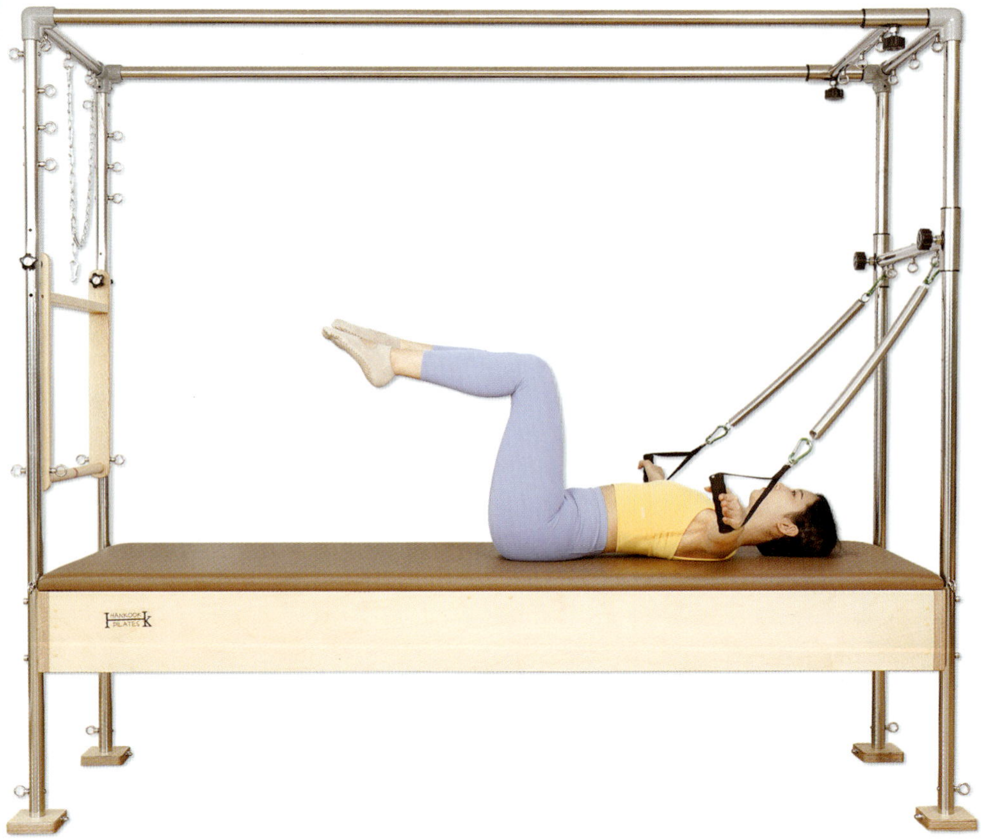

5

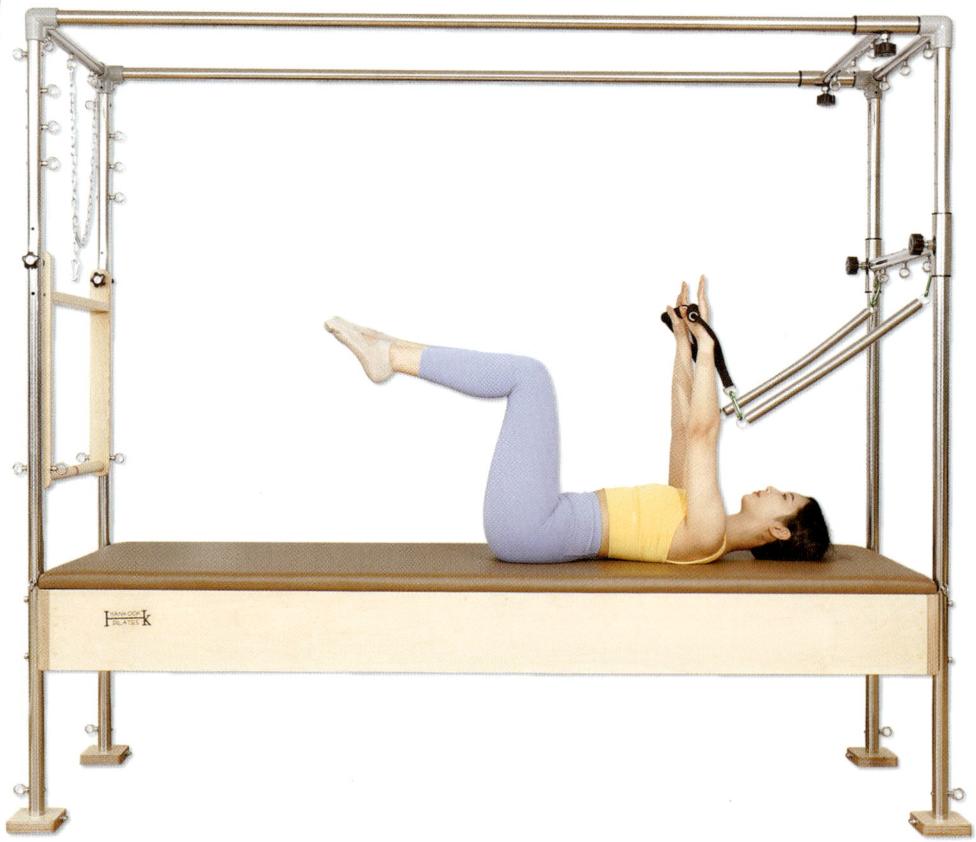

03 암즈 다운 Arms down

시작 자세

- 테이블 탑 자세로 누워 양팔을 펴 스트랩을 잡는다.

운동 방법

- 들숨: 팔을 똑바로 유지하고 어깨뼈를 안정시키고 팔은 천장으로 향하게 한다.
- 날숨: 팔을 똑바로 유지하고 골반 옆으로 내린다.
- 들숨: 팔이 천장으로 되돌아오는 것을 조절한다.

10~30회 반복한다.

대상 근육

- 동작분석: 어깨관절 폄/굽힘

  주동근 어깨관절 폄: 어깨세모근, 넓은등근, 큰원근, 큰가슴근, 위팔세갈래근

  길항근 어깨관절 굽힘: 어깨세모근, 큰가슴근, 부리위팔근, 위팔두갈래근

주의 사항

- 어깨뼈의 안정성을 유지한다.
- 팔꿈치가 과다폄되지 않고 손목이 꺾이지 않도록 한다.
- 다리의 테이블 탑 자세를 운동 내내 유지한다.

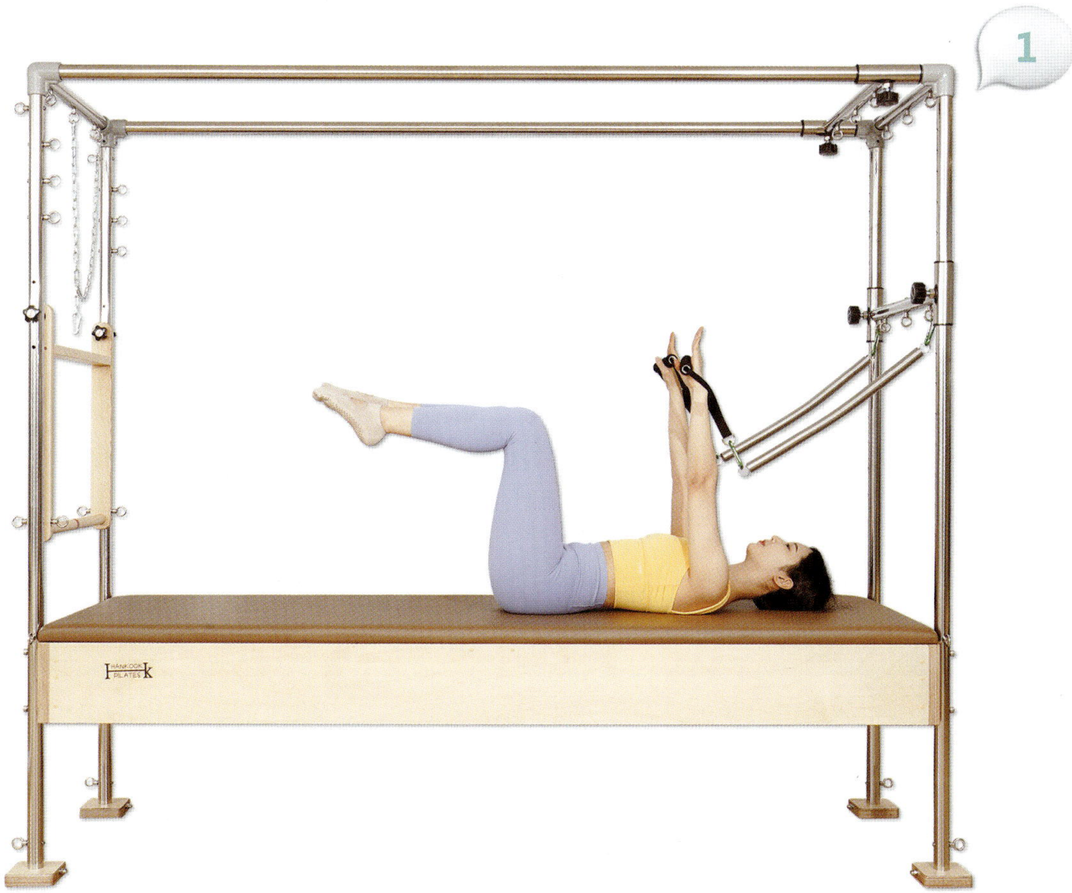

2

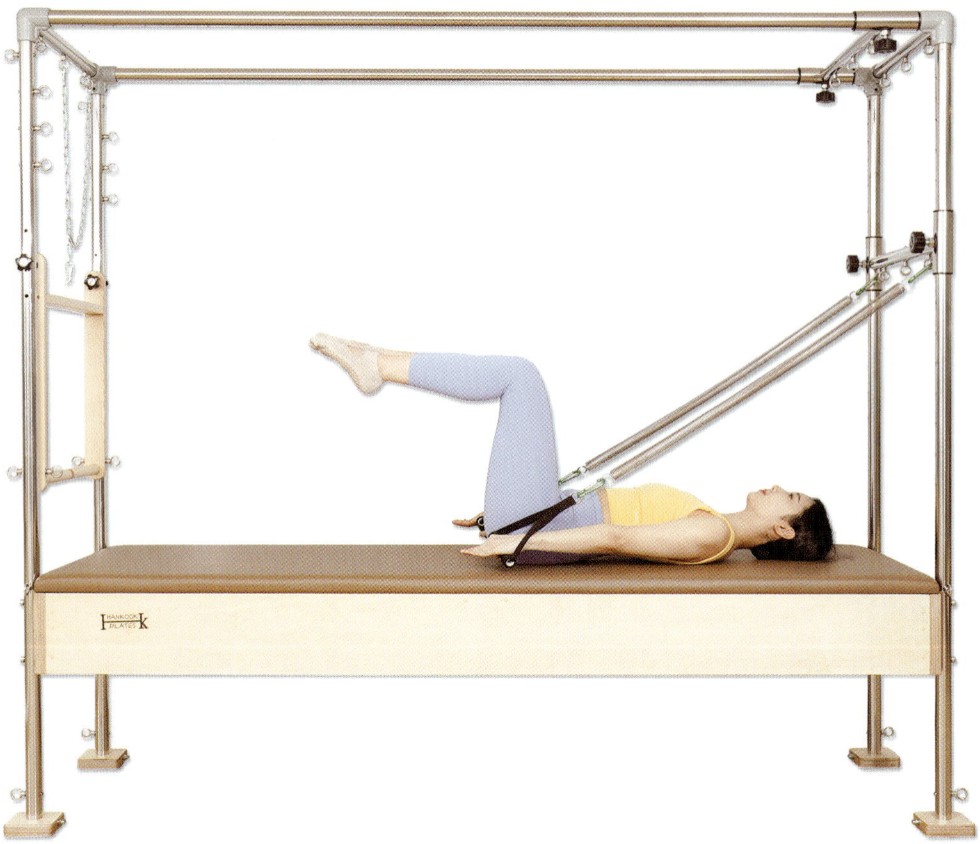

3

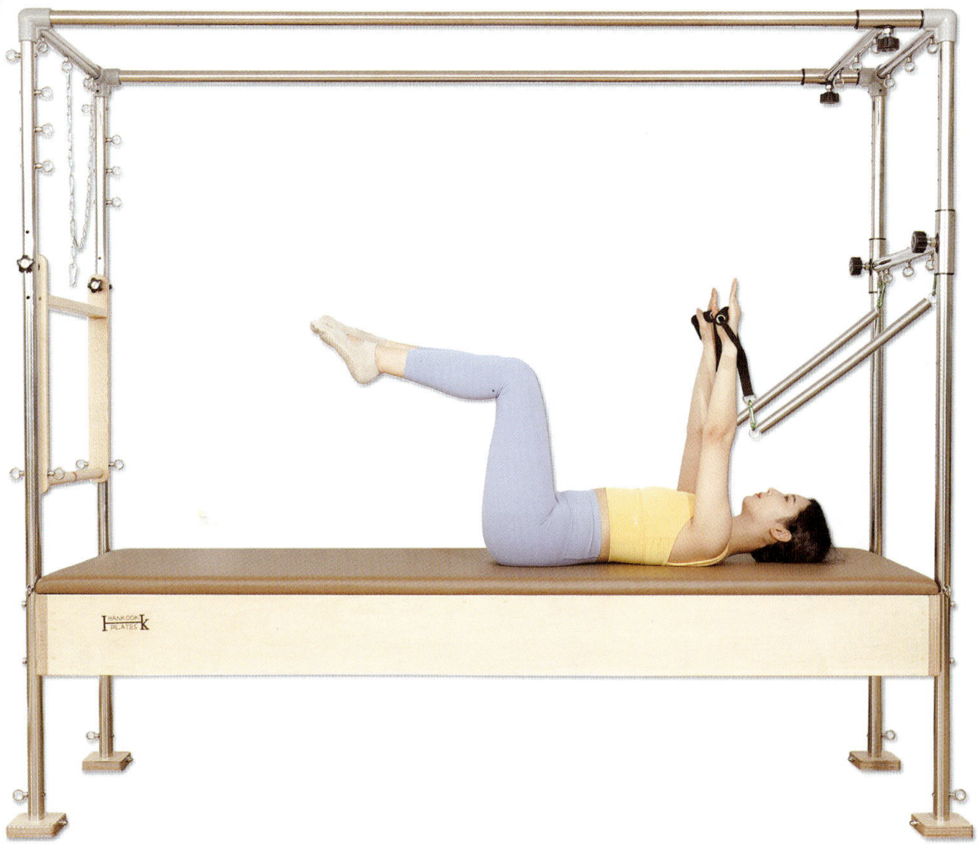

04 암 서클즈 Arms circles

시작 자세

- 테이블 탑 자세로 누워 양팔을 펴 스트랩을 잡는다.

운동 방법

- 들숨: 팔을 곧게 뻗고 어깨뼈를 안정시키고 팔을 천장 쪽을 향하게 한다.
- 날숨: 팔을 곧게 유지하고 양옆으로 벌리면서 원을 그려 엉덩이 쪽으로 당긴다.
- 들숨: 시작 자세로 돌아온다.

각 방향에서 5회씩 반복한다.

대상 근육

- 동작분석: 어깨관절 수평모음/수평벌림, 어깨관절 모음/벌림, 어깨관절 굽힘/폄

주동근 어깨관절 수평모음: 큰가슴근, 어깨세모근
어깨관절 모음: 큰가슴근, 넓은등근, 큰원근, 작은원근, 부리위팔근, 위팔두갈래근
어깨관절 굽힘: 어깨세모근, 큰가슴근, 부리위팔근, 위팔두갈래근

길항근 어깨관절 수평벌림: 어깨세모근, 가시아래근, 넓은등근, 작은원근
어깨관절 벌림: 어깨세모근, 가시위근, 큰가슴근
어깨관절 폄: 어깨세모근, 넓은등근, 큰원근, 큰가슴근, 위팔세갈래근

주의 사항

- 어깨뼈의 안정성을 유지한다.
- 팔꿈치가 과다폄되지 않고 손목이 꺾이지 않도록 한다.
- 다리의 테이블 탑 자세를 운동 내내 유지한다.

1

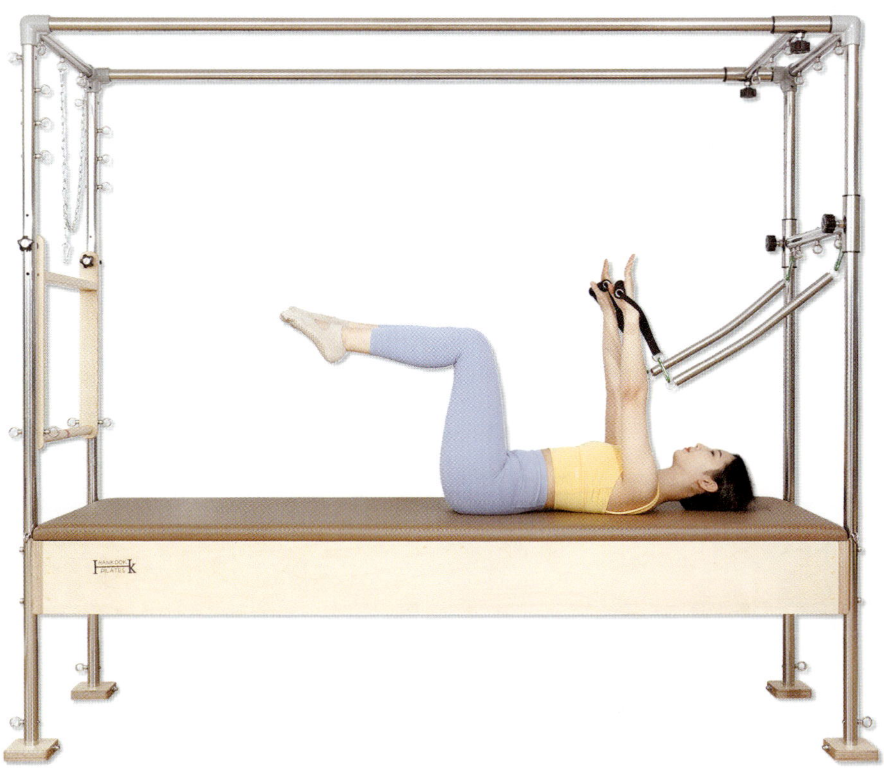

2

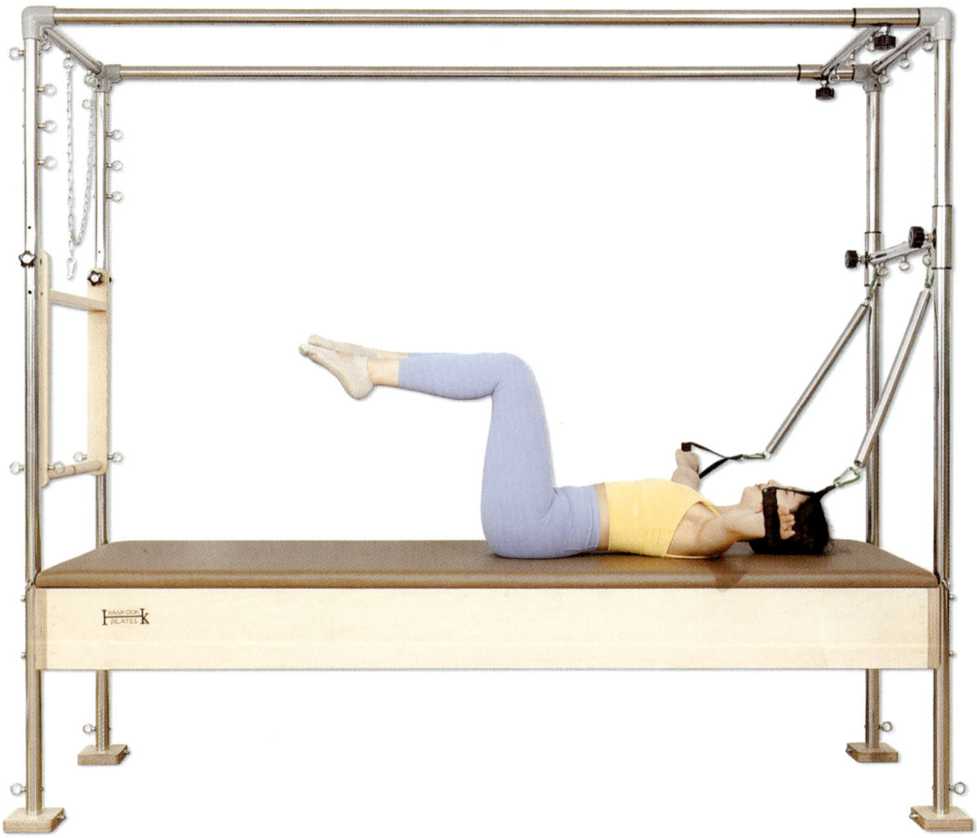

3

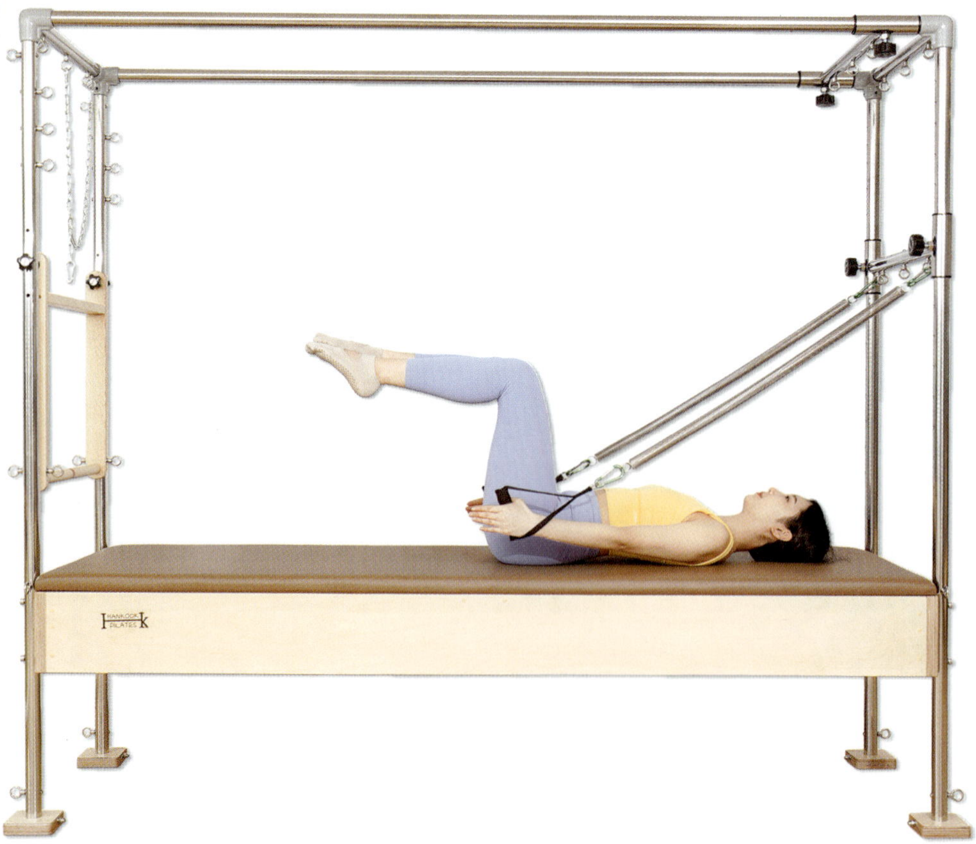

4

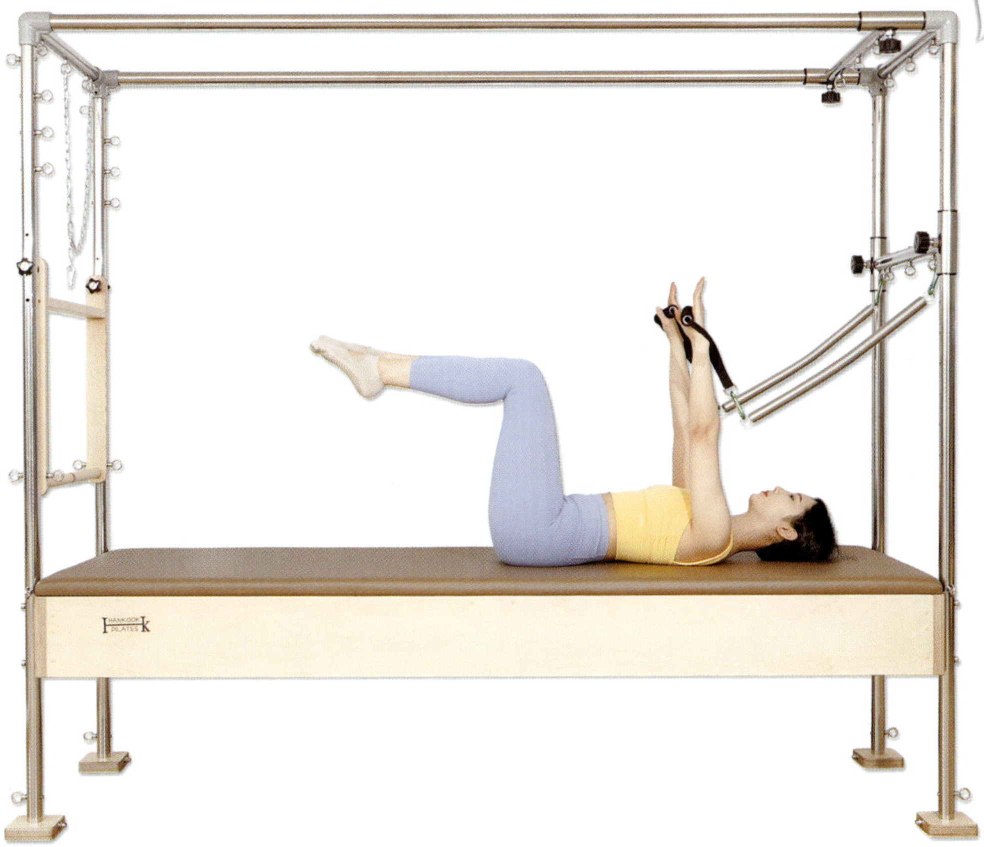

5

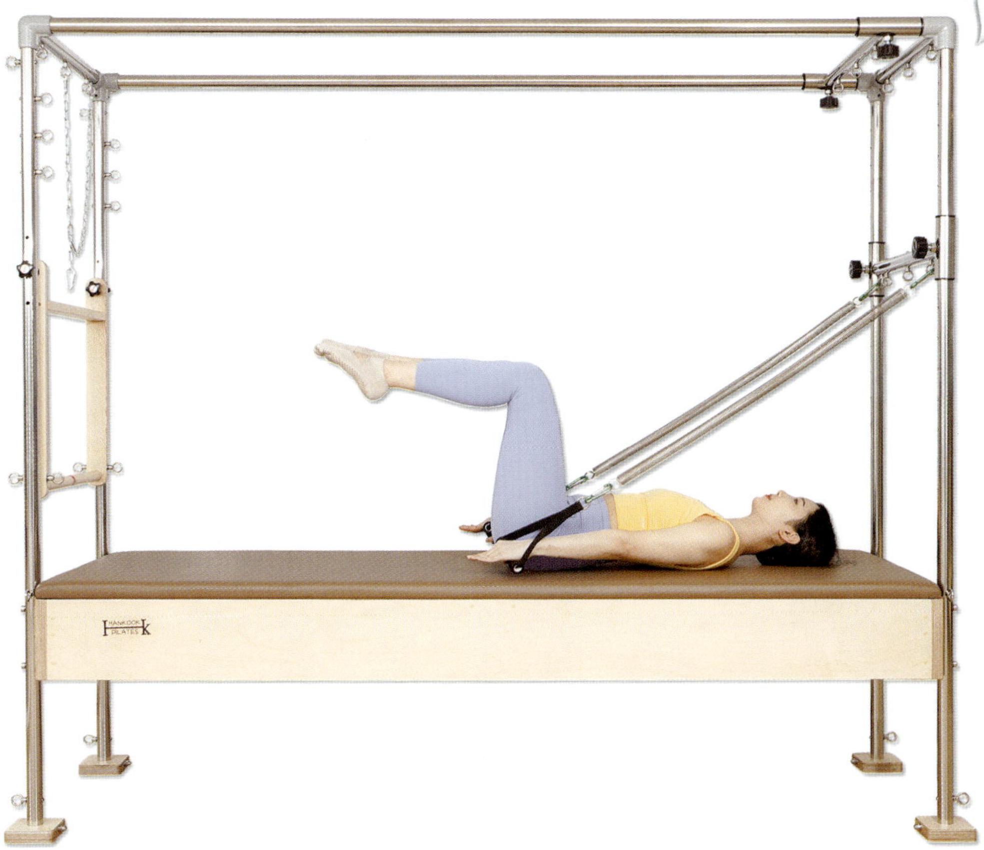

6

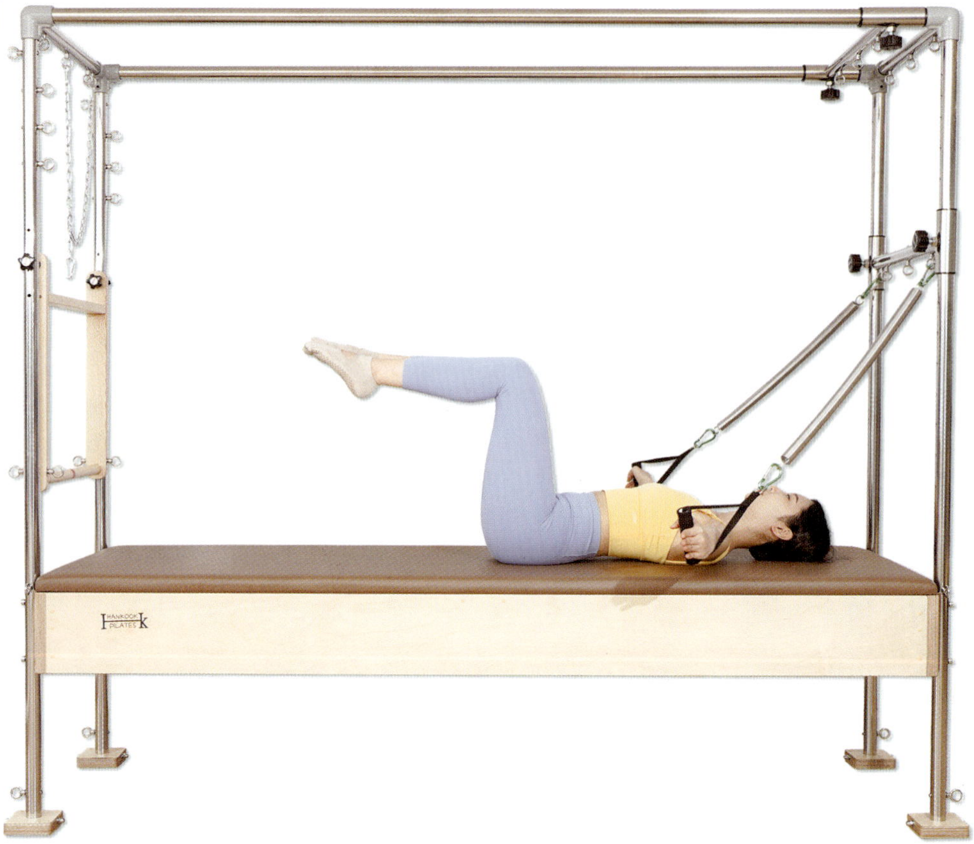

7

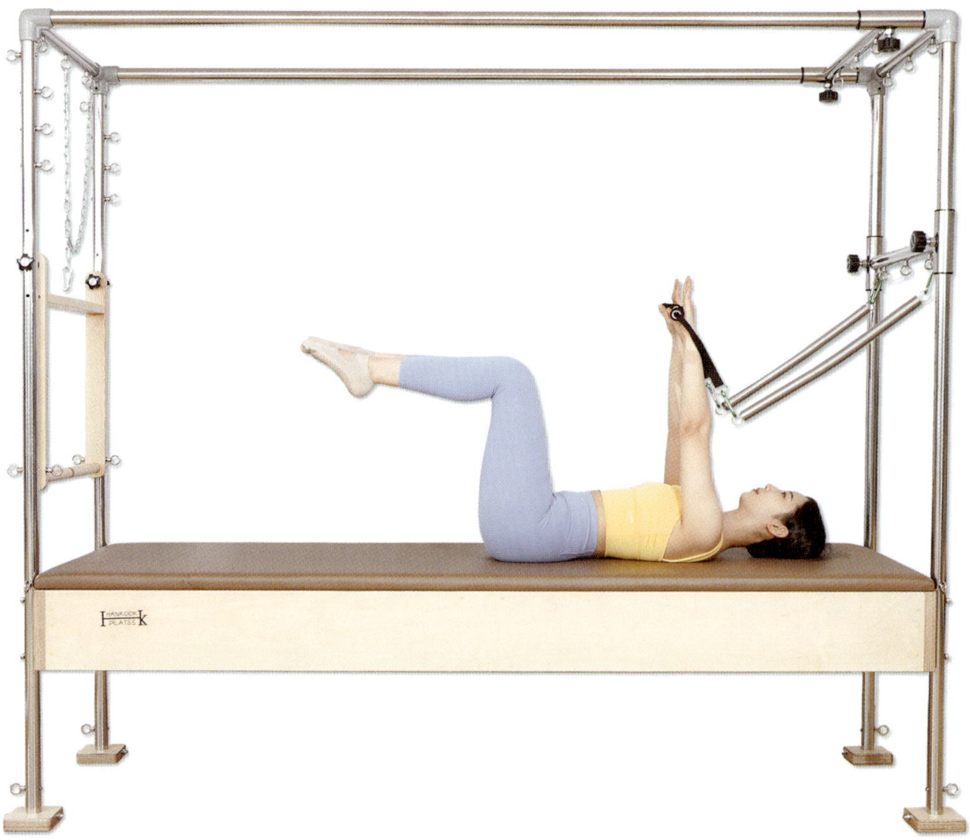

05 컬 업 Curl up

시작 자세

- 테이블 탑 자세로 누워 양팔을 펴 스트랩을 잡는다.

운동 방법

- 들숨: 숨을 들이마시며 자세를 준비한다.
- 날숨: 목의 뒷부분을 길게 하고, 어깨뼈를 안정시키고 목뼈를 굽힘하고, 등뼈를 굽힘하기 위해 배근육을 수축시킨다. 동시에 팔꿈치를 펴고, 팔을 골반 옆에 닿게 한다.
- 들숨: 3~5초 동안 상체 굽힘과 어깨뼈 및 골반의 안정성을 유지한다.
- 날숨: 시작위치로 돌아온다.

5~20회 반복한다.

대상 근육

- 동작분석: 몸통 굽힘/폄, 어깨관절 폄/굽힘

주동근 몸통 굽힘: 배곧은근, 배바깥빗근, 배속빗근
어깨관절 폄: 어깨세모근, 넓은등근, 큰원근, 큰가슴근, 위팔세갈래근

길항근 몸통 폄: 엉덩갈비근, 가장긴근, 가시근, 허리네모근, 반가시근, 돌림근, 뭇갈래근, 가시사이근
어깨관절 굽힘: 어깨세모근, 큰가슴근, 부리위팔근, 위팔두갈래근

주의 사항

- 목의 긴장을 피하기 위해 등뼈, 가슴우리, 어깨뼈를 안정시킨다.
- 팔꿈치가 과다폄되지 않고 손목이 꺾이지 않도록 한다.
- 다리의 테이블 탑 자세를 운동 내내 유지한다.

1

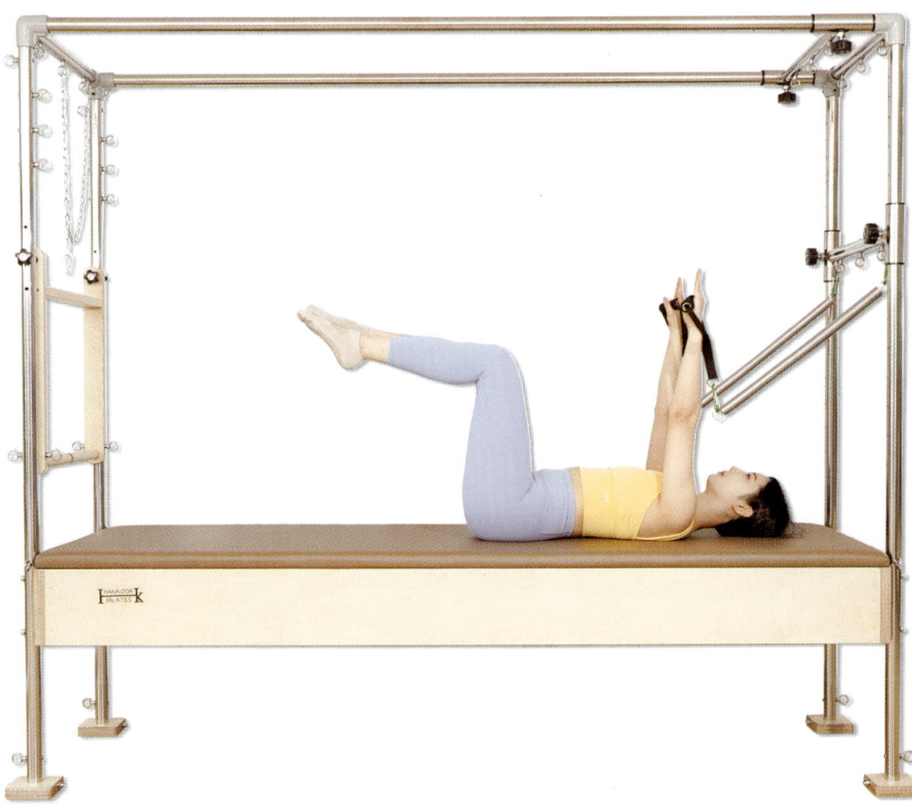

2

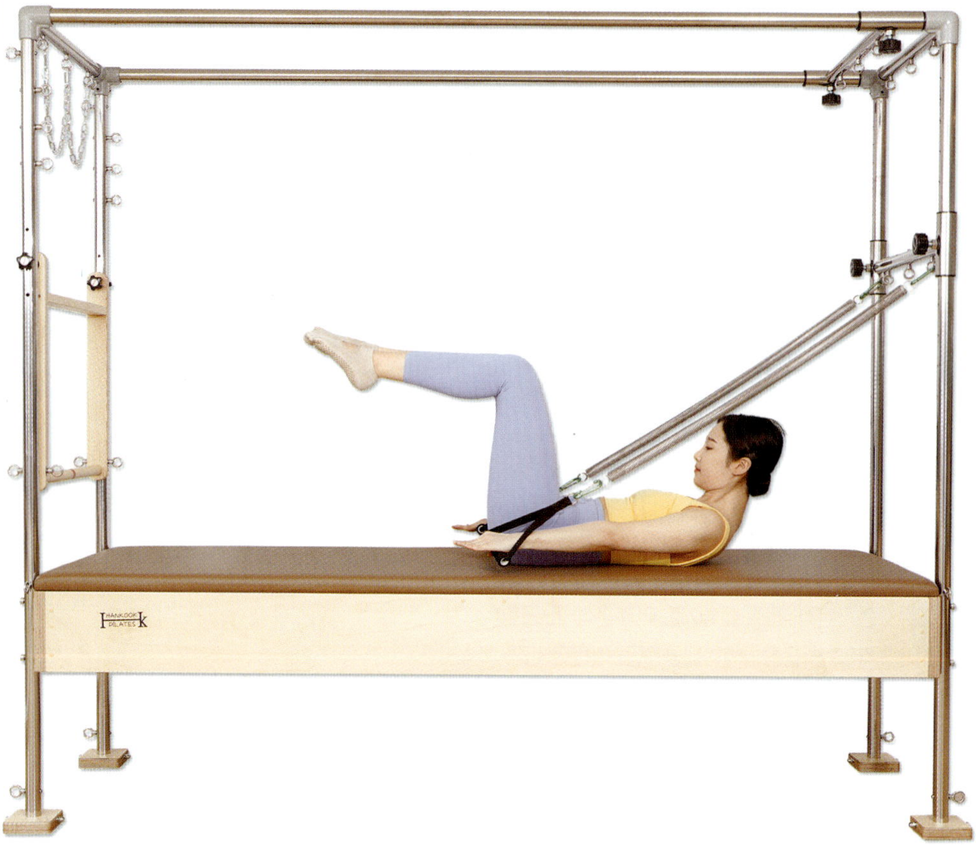

3

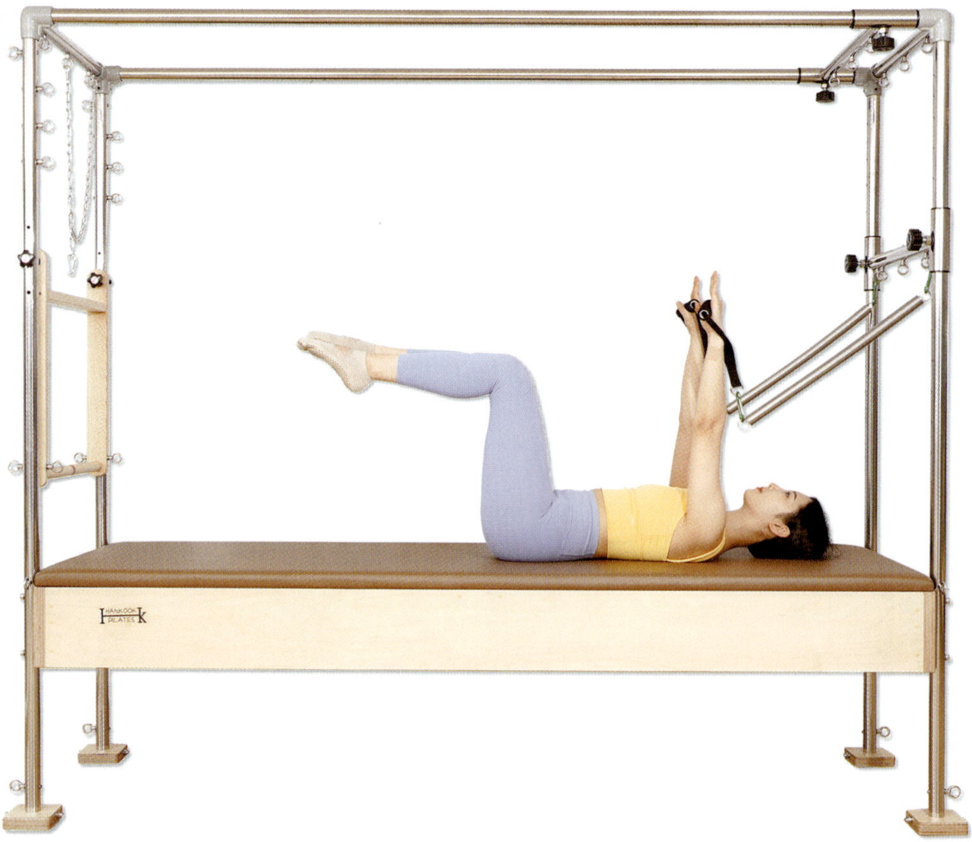

06 헌드레즈 Hundreds

시작 자세

- 테이블 탑 자세로 누워 양팔을 펴 스트랩을 잡는다.

운동 방법

- 들숨: 숨을 들이마시며 자세를 준비한다.
- 날숨: 목뼈를 굽힘하고, 등뼈를 굽힘하기 위해 배근육을 수축시킨다. 동시에 팔꿈치를 펴고, 팔을 골반 옆에 닿게 한다.
- 들숨: 3초 동안 자세를 유지한다. 팔을 작게 위아래로 운동하는 동안, 상체 굽힘과 어깨뼈 및 골반의 안정성을 유지한다.
- 날숨: 팔을 계속해서 운동하는 동안 5까지 센다.
- 들숨: 팔을 계속해서 운동하는 동안 5까지 센다.

10세트(총 100번)를 실시한다. 시작 자세로 돌아온다.

대상 근육

- 동작분석: 몸통 굽힘/폄

  주동근 몸통 굽힘: 배곧은근, 배바깥빗근, 배속빗근

  길항근 몸통 폄: 엉덩갈비근, 가장긴근, 가시근, 허리네모근, 반가시근, 돌림근, 뭇갈래근, 가시사이근

주의 사항

- 목의 긴장을 피하기 위해 등뼈, 가슴우리, 어깨뼈를 안정시킨다.
- 팔꿈치가 과다폄되지 않고 손목이 꺾이지 않도록 한다.
- 다리의 테이블 탑 자세를 운동 내내 유지한다.
- 변형: 허리뼈 및 골반의 안정성을 유지할 수 있는 만큼 접촉된 부분까지 대각선으로 다리를 편다.

1

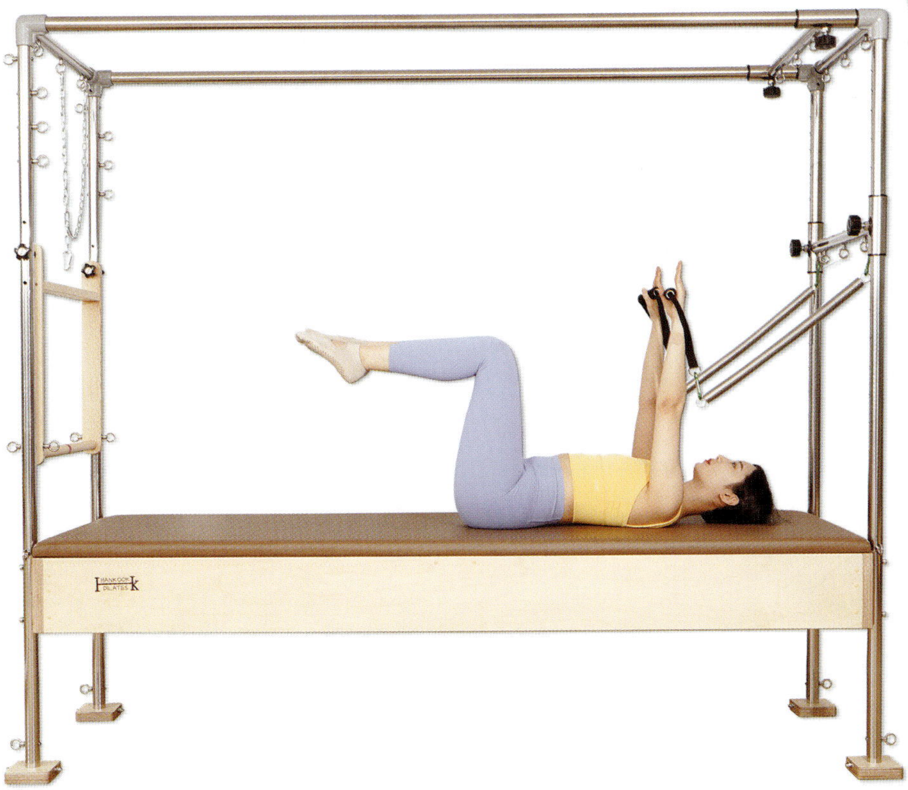

2

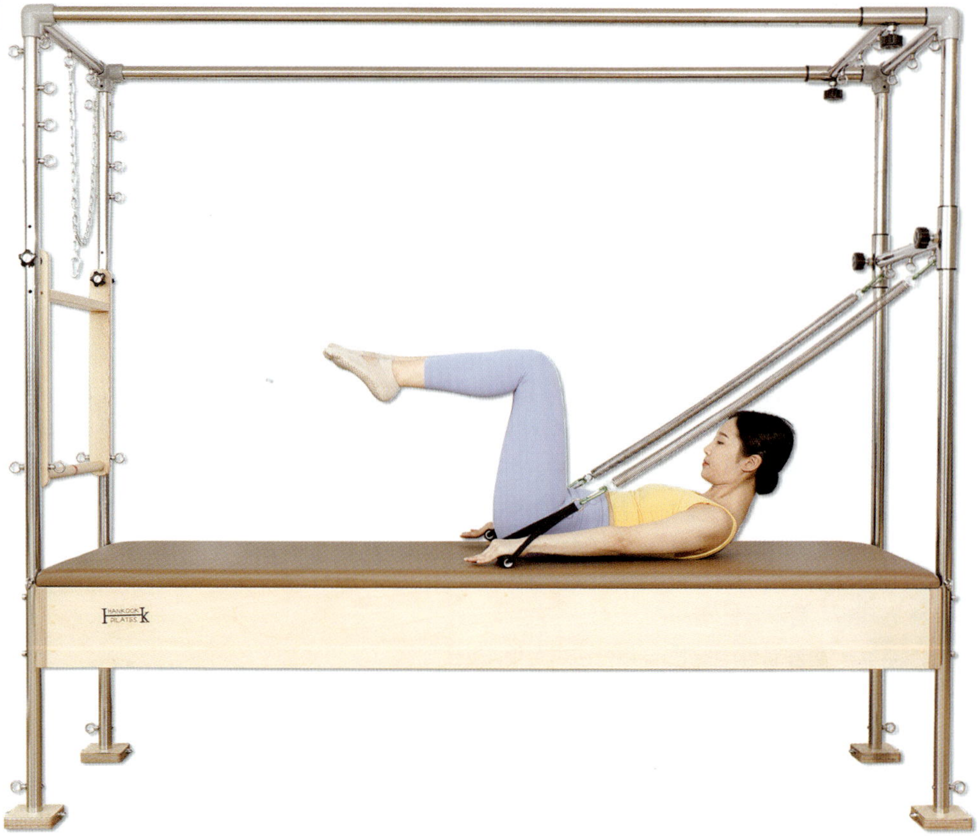

3

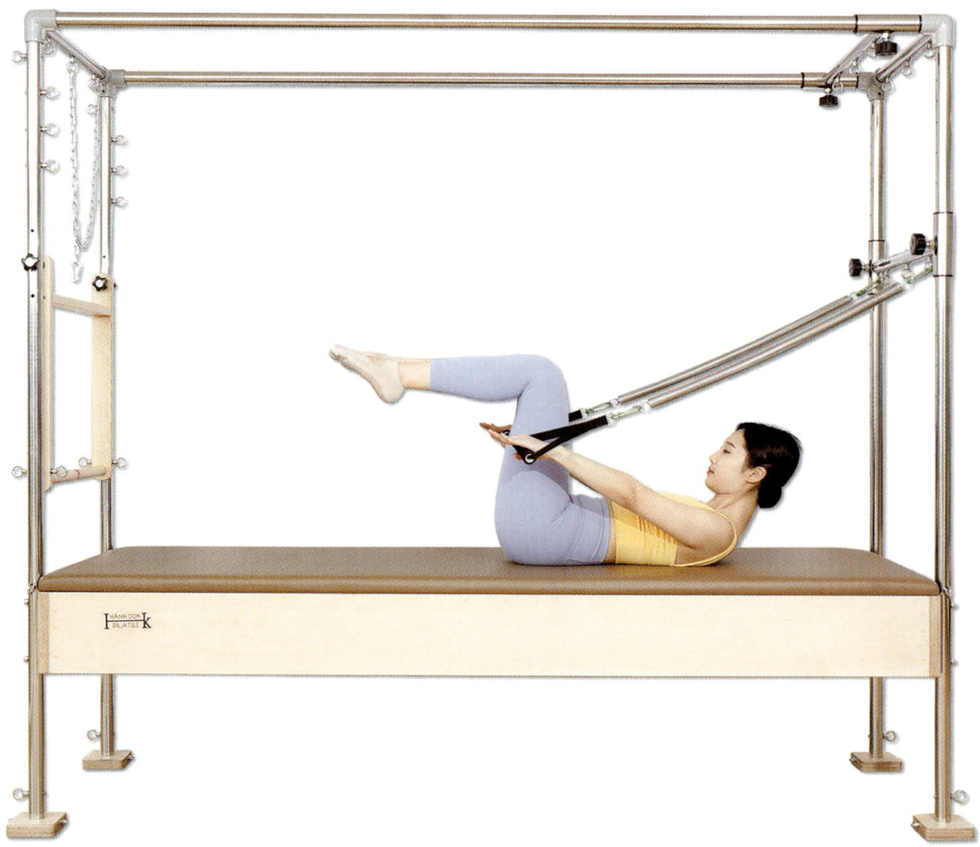

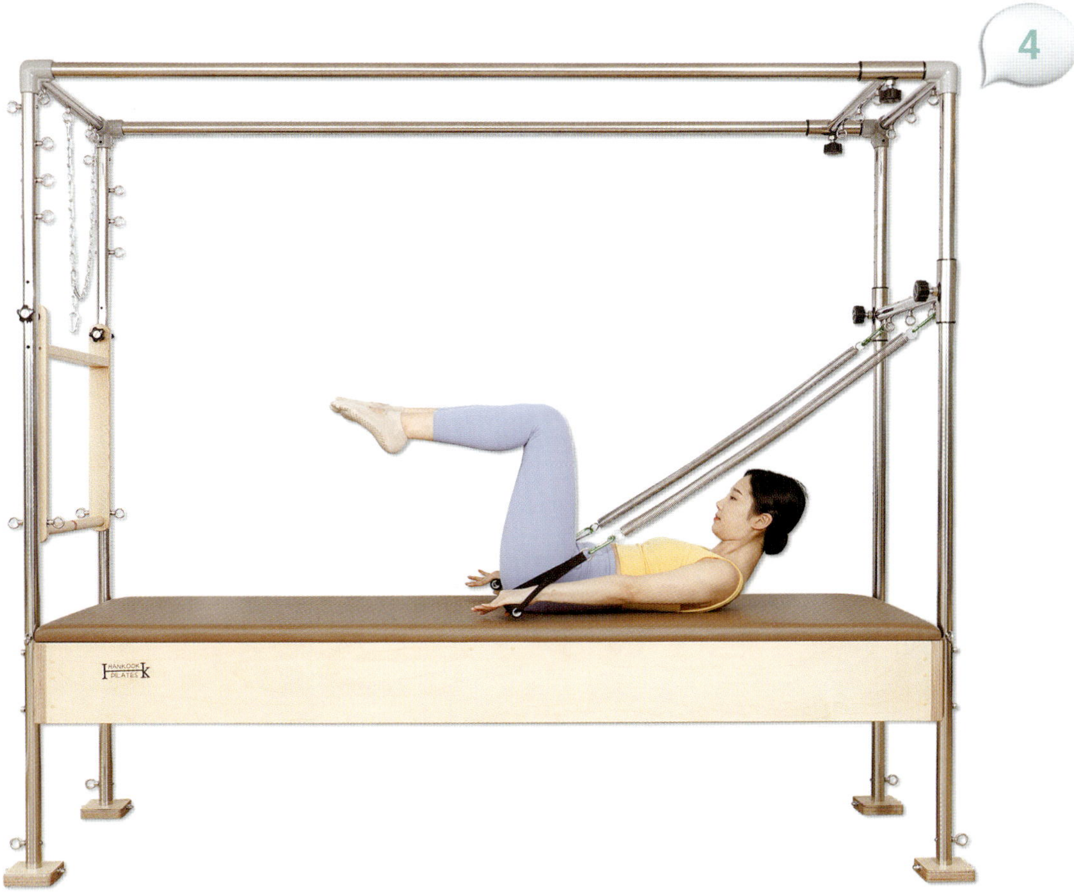

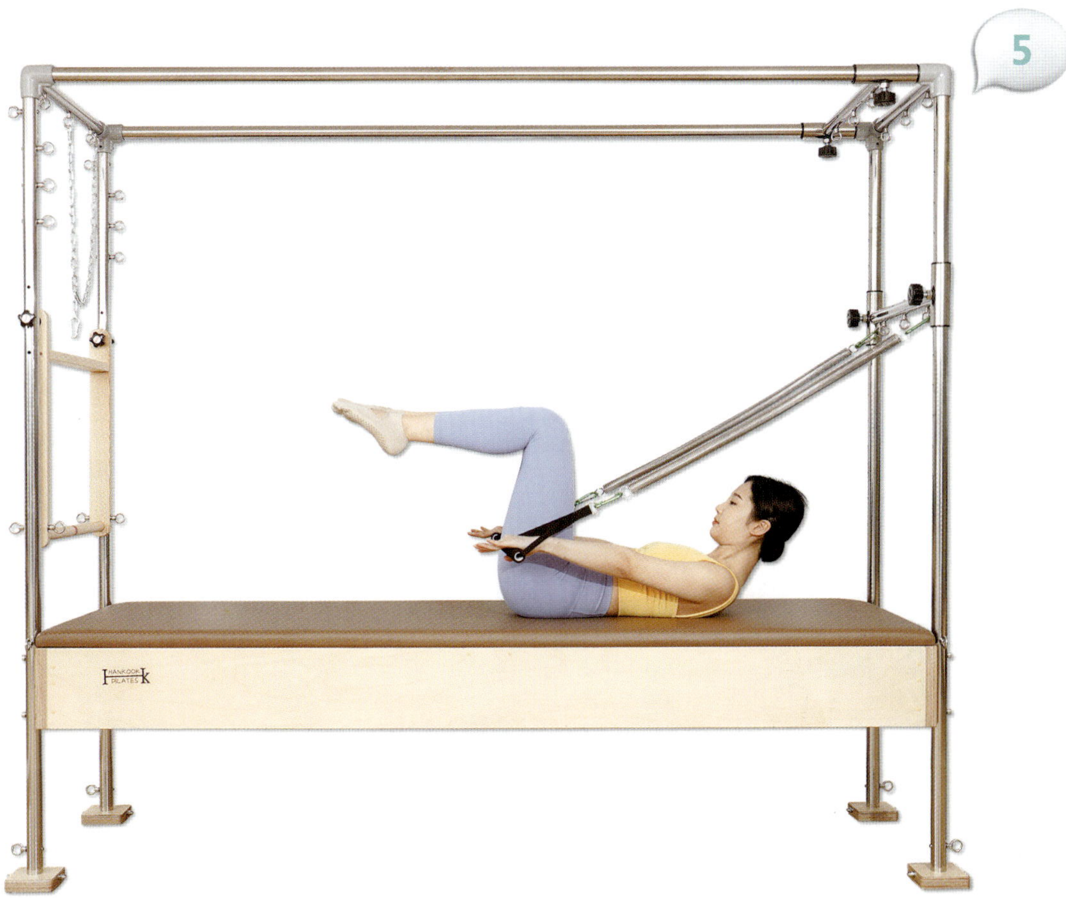

6

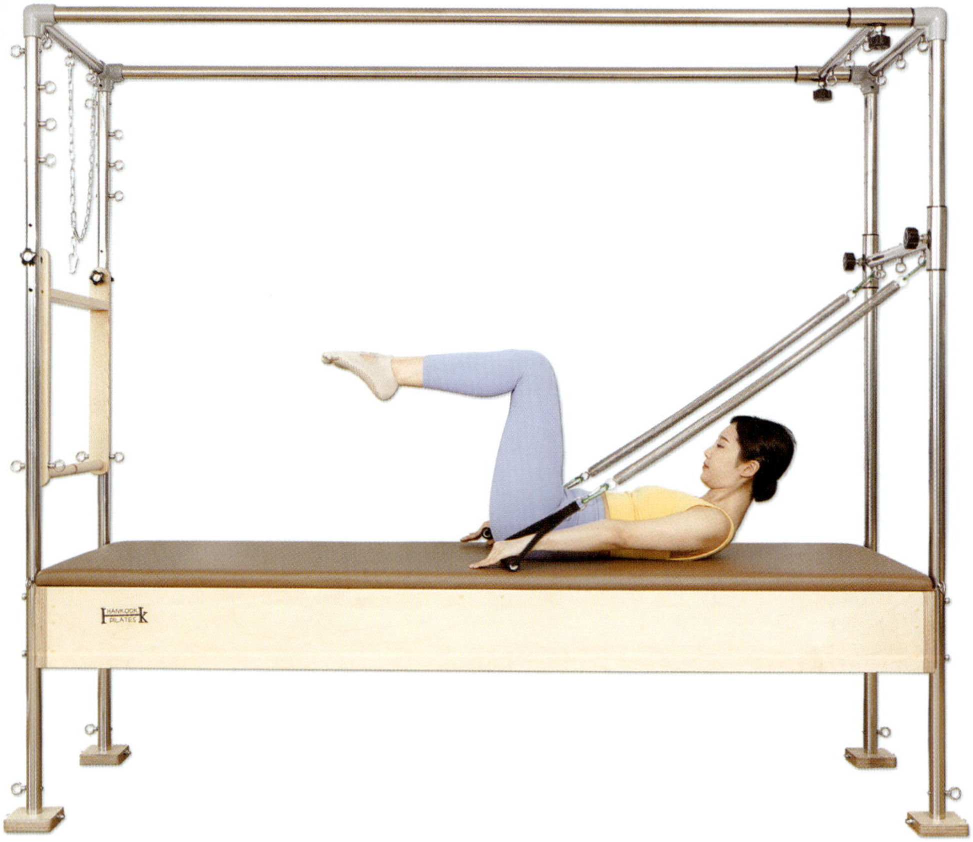

7

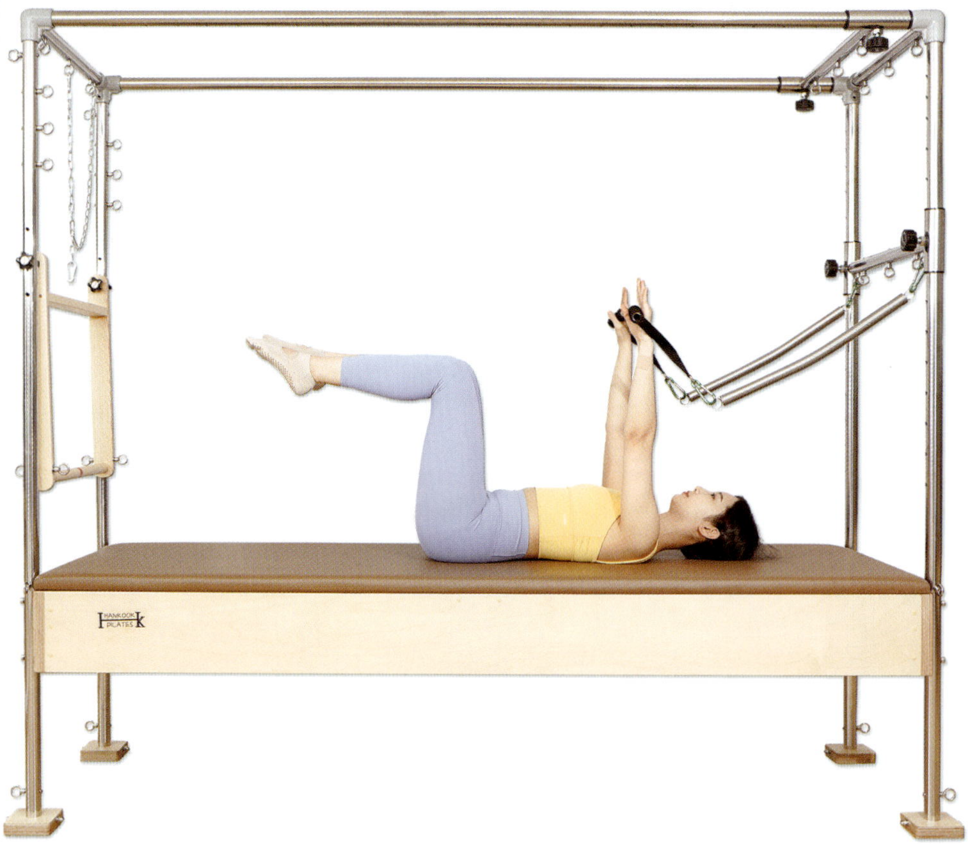

07 코디네이션 Coordination

시작 자세

• 테이블 탑 자세로 누워 양팔을 펴 스트랩을 잡는다.

운동 방법

• 들숨: 숨을 들이마시며 자세를 준비한다.
• 날숨: 목의 뒷부분을 길게 하고, 어깨뼈를 안정시키고 목뼈와 등뼈를 굽힘하기 위해 배근육을 수축시킨다. 동시에 팔꿈치를 펴고, 팔을 골반 옆에 닿게 한다. 무릎을 펴고 다리를 길게 위로 올려 동시에 다리를 벌렸다 붙인다.
• 들숨: 시작위치로 돌아온다.

10~30회 반복한다.

대상 근육

• 동작분석: 무릎관절 폄/굽힘, 발목관절 굽힘/폄, 엉덩관절 모음/벌림

주동근 무릎관절 폄: 넙다리곧은근, 가쪽넓은근, 중간넓은근, 안쪽넓은근
발목관절 굽힘: 앞정강근, 긴발가락폄근, 긴엄지폄근, 셋째종아리근
엉덩관절 모음: 두덩근, 짧은모음근, 긴모음근, 두덩정강근, 큰모음근, 큰볼기근, 위쌍둥이근, 아래쌍둥이근, 속폐쇄근, 바깥폐쇄근, 넙다리네모근

길항근 무릎관절 굽힘: 넙다리빗근, 두덩정강근, 넙다리두갈래근, 반막모양근, 반힘줄모양근, 오금근, 장딴지근
발목관절 폄: 장딴지근, 가자미근, 장딴지빗근, 긴종아리근, 짧은종아리근, 뒤정강근, 긴발가락굽힘근, 긴엄지굽힘근
엉덩관절 벌림: 넙다리빗근, 넙다리근막긴장근, 궁둥구멍근, 큰볼기근, 중간볼기근, 작은볼기근

주의 사항

• 목의 긴장을 피하기 위해 등뼈, 가슴우리, 어깨뼈를 안정시키고, 골반의 안정을 유지한다.
• 팔꿈치가 과다폄되지 않고 손목이 꺾이지 않도록 한다.
• 다리의 테이블 탑 자세를 운동 내내 유지한다.
• 다리를 벌릴 때는 벌림근육에 집중하고, 다리를 모을 때는 모음근육에 집중하여 동작한다.

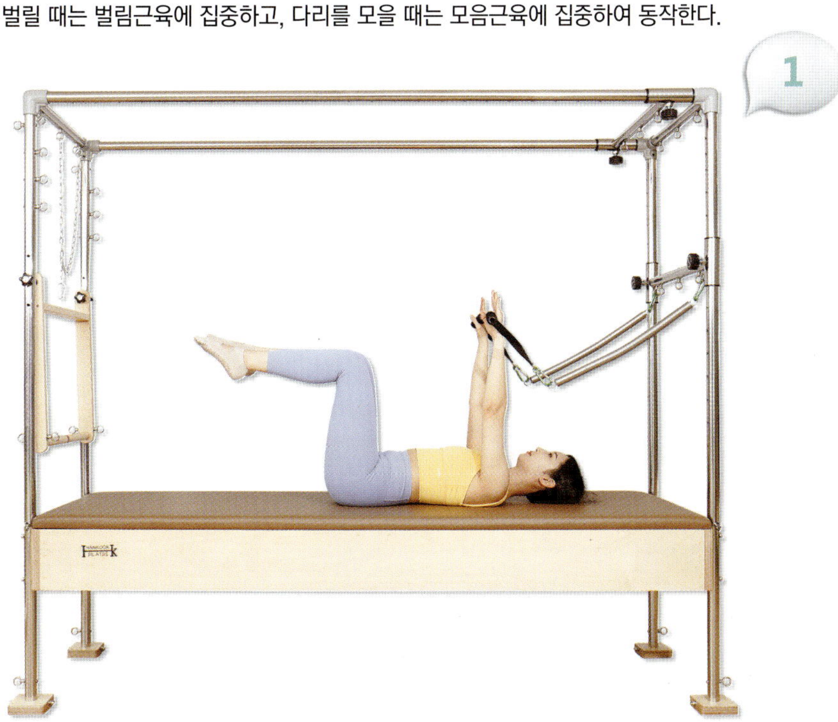

2

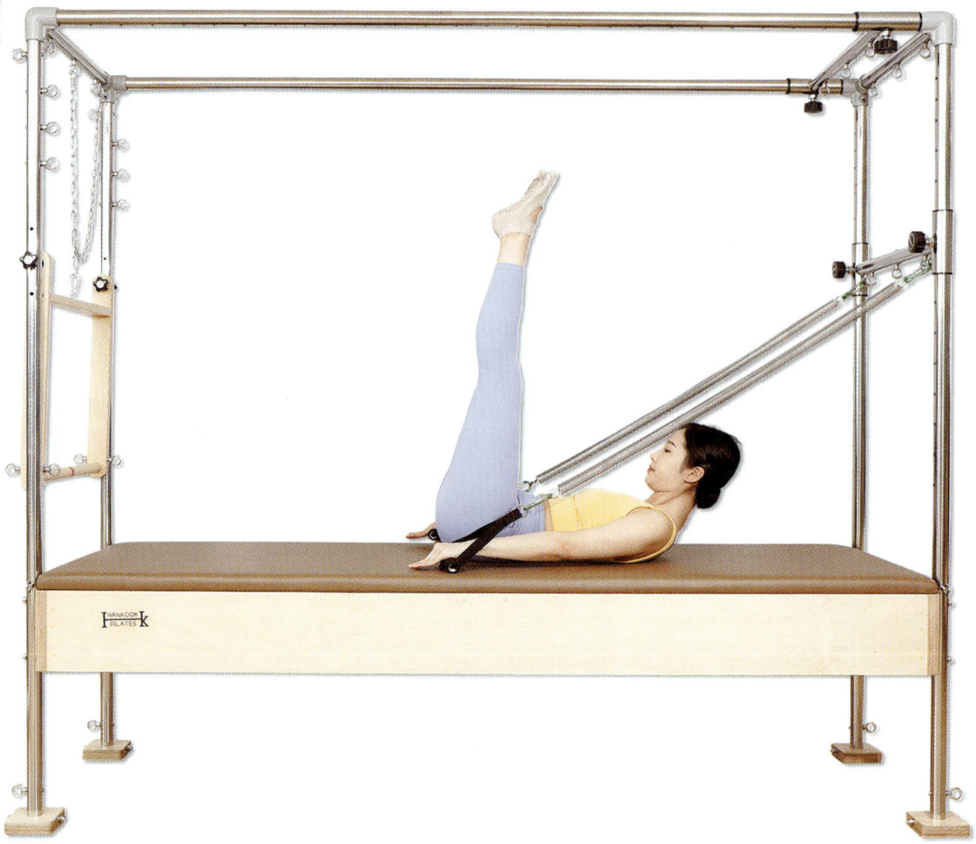

3

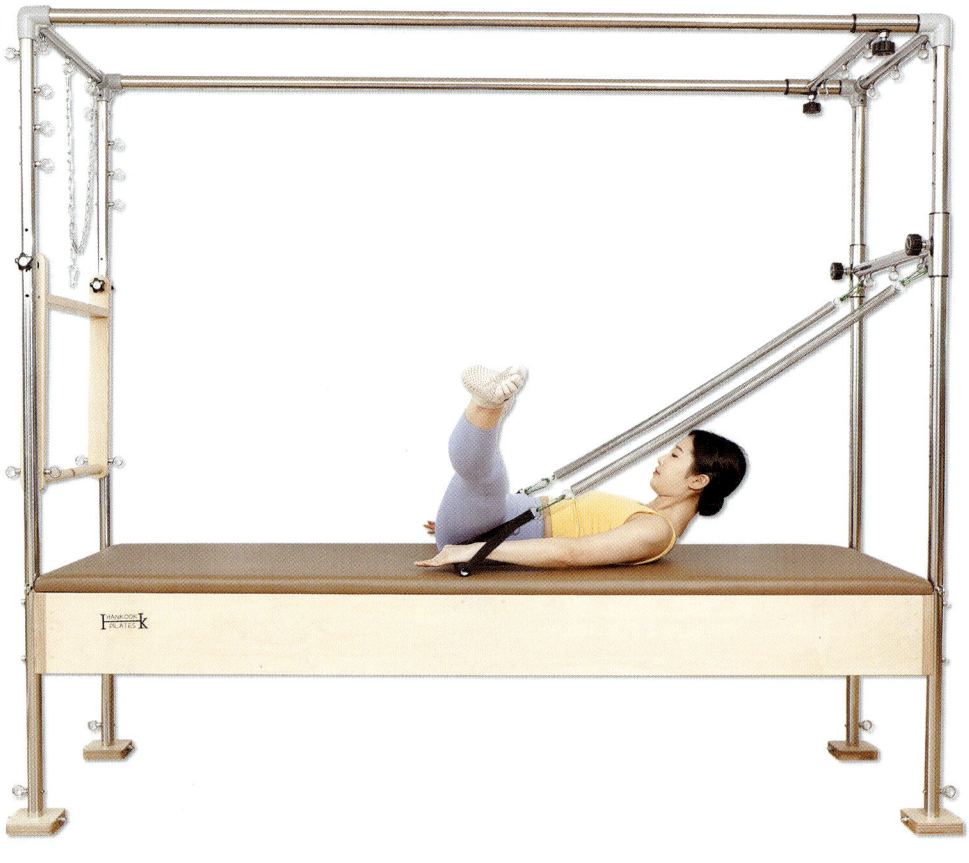

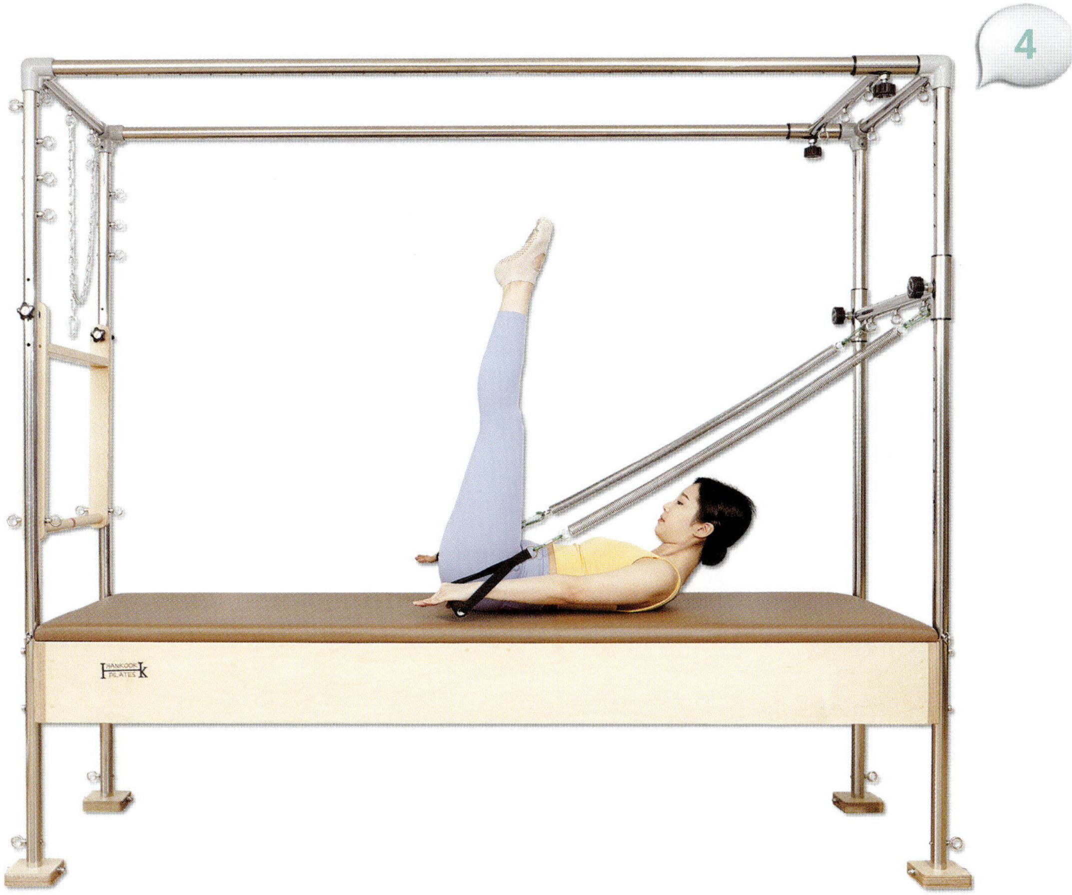
4

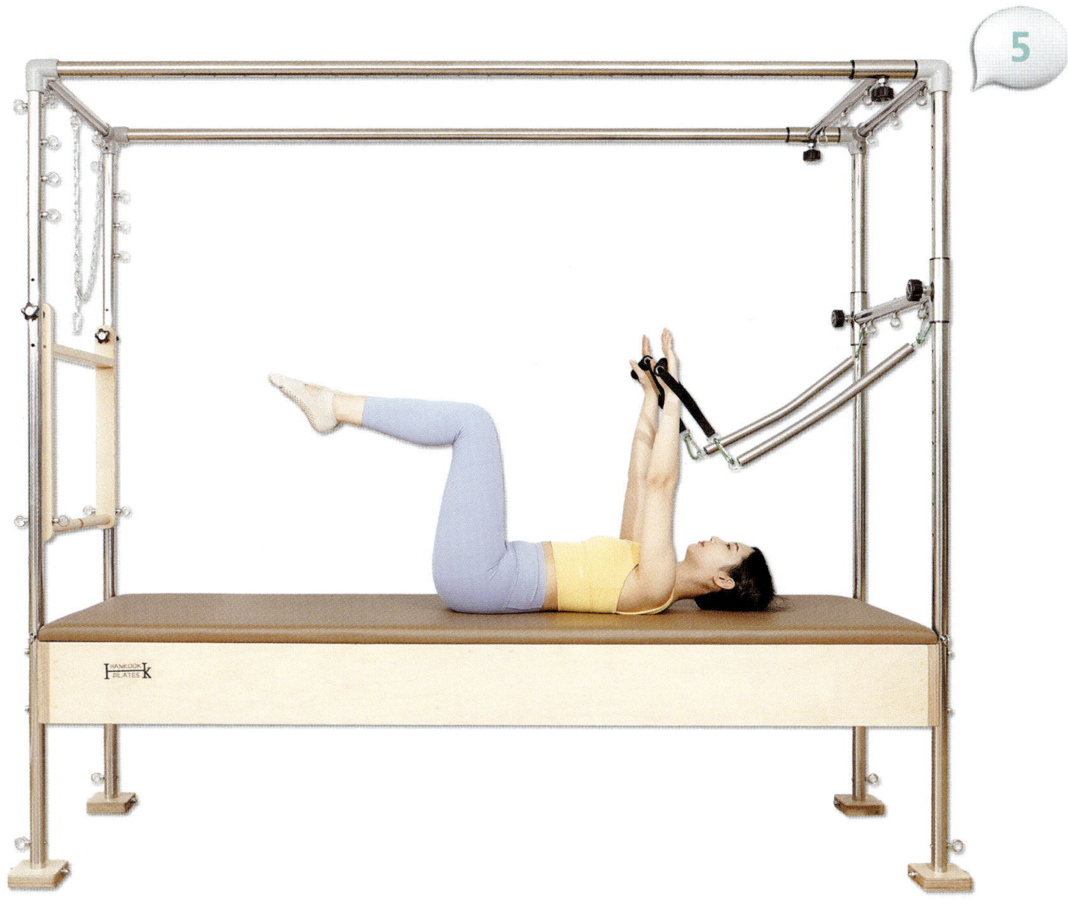
5

CHAPTER 13

LEG SPRINGS

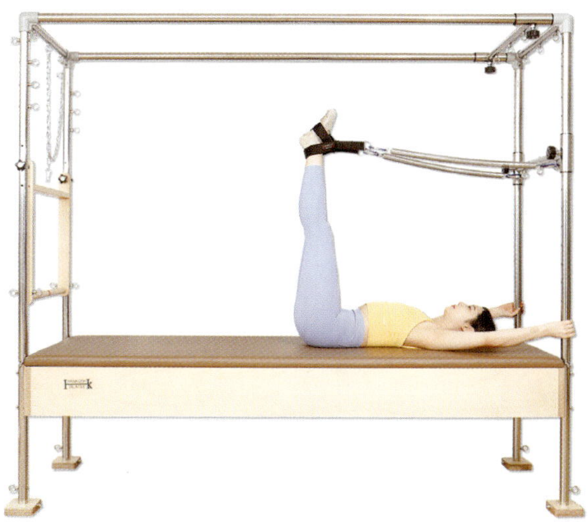

01 더블 햄스트링 Double hamstring

시작 자세

- 양손으로 바를 잡고 누운 자세를 취한다.
- 두 다리에 스트랩을 끼워 90°로 올린다(중립 골반을 유지한다).

운동 방법

- 들숨: 숨을 들이마시며 자세를 준비한다.
- 날숨: 발목을 발바닥굽힘한다. 엉덩관절을 펌하며 허리가 들리지 않을 때까지 다리를 내린다.
- 들숨: 엉덩관절을 굽힘하고, 발목을 발등굽힘하고 시작 자세로 돌아온다.

5~10회 반복한다.

대상 근육

- 동작분석: 엉덩관절 폄/굽힘

주동근 엉덩관절 폄: 큰모음근, 큰볼기근, 중간볼기근, 넙다리두갈래근, 반막모양근, 반힘줄모양근

길항근 엉덩관절 굽힘: 허리근, 엉덩근, 넙다리빗근, 넙다리근막긴장근, 넙다리곧은근, 두덩근, 짧은모음근, 긴모음근, 큰모음근, 중간볼기근

주의 사항

- 베드에서 엉치뼈 부분이 떨어지지 않도록 유지한다.
- 골반의 중립을 유지한다.

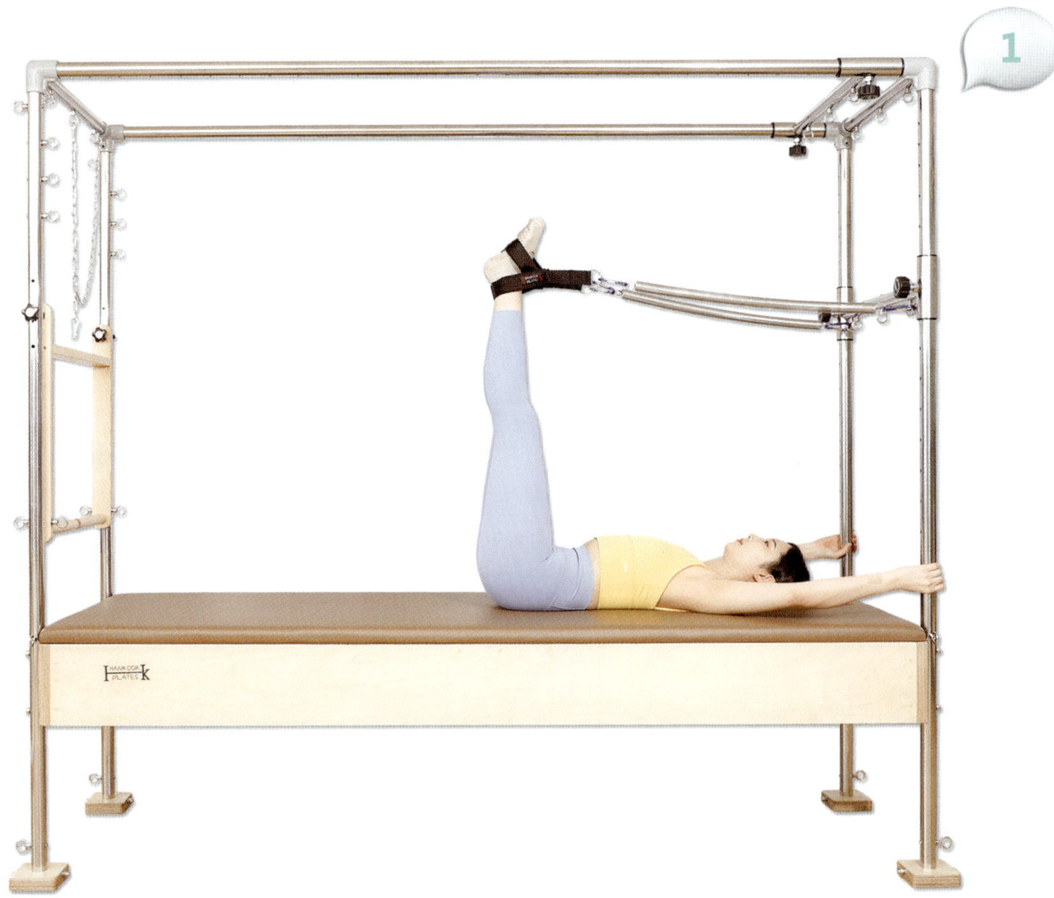

2

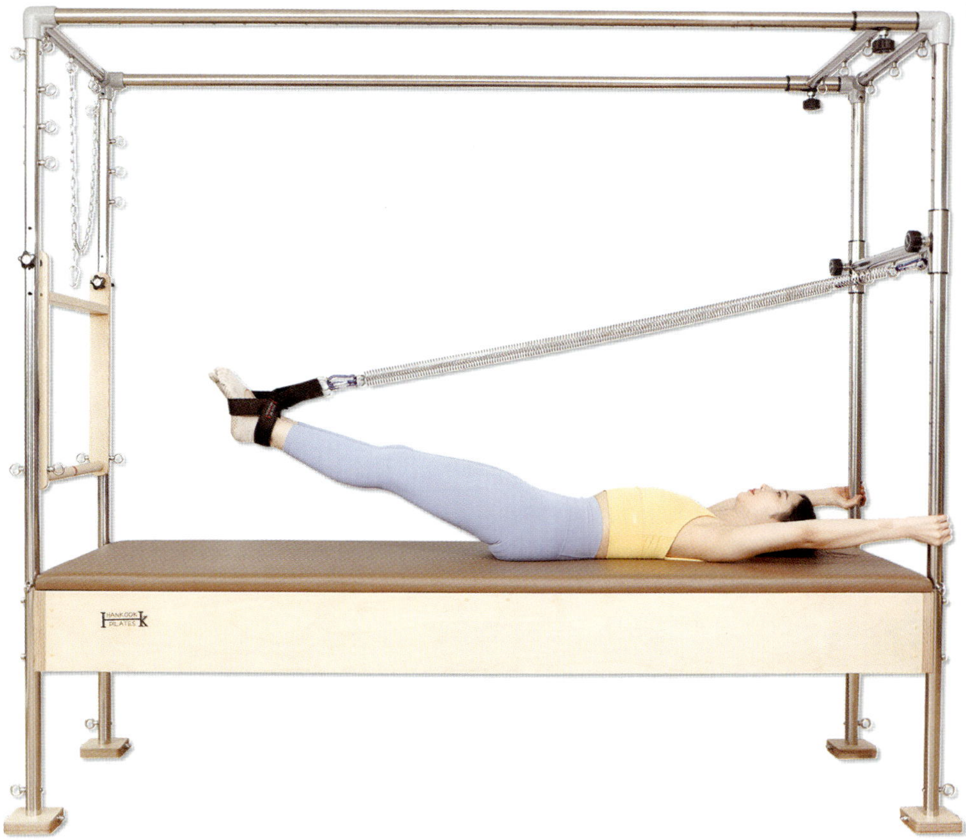

3

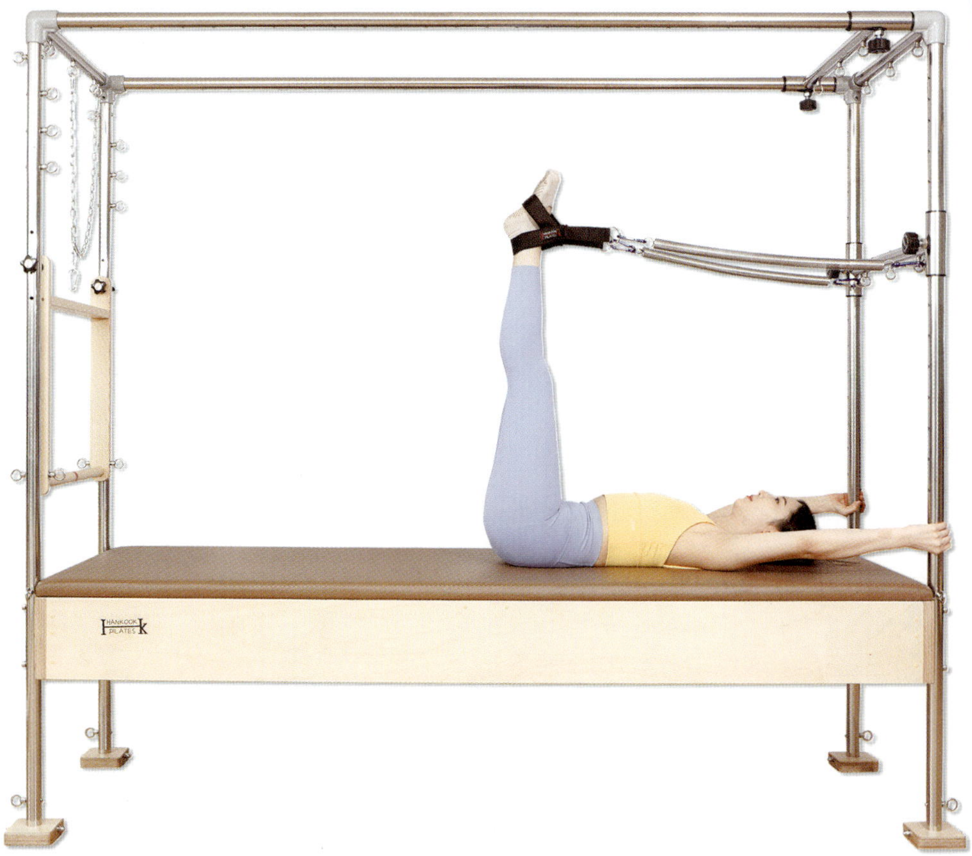

02 햄스트링 코디네이션 Hamstring coordination

시작 자세

- 양손으로 바를 잡고 누운 자세를 취한다.
- 두 다리에 스트랩을 끼워 90°로 올린다(중립 골반을 유지한다).

운동 방법

- 들숨: 숨을 들이마시며 자세를 준비한다.
- 날숨: 두 다리를 90°로 굽힘하고 대각선으로 무릎을 펌한다.
- 들숨: 시작위치로 돌아온다.

6회 반복한다.

대상 근육

- 동작분석: 무릎관절 굽힘/폄, 엉덩관절 폄/굽힘

주동근 무릎관절 굽힘: 넙다리빗근, 두덩정강근, 넙다리두갈래근, 반막모양근, 반힘줄모양근, 오금근, 장딴지근

엉덩관절 폄: 큰모음근, 큰볼기근, 중간볼기근, 넙다리두갈래근, 반막모양근, 반힘줄모양근

길항근 무릎관절 폄: 넙다리곧은근, 가쪽넓은근, 중간넓은근, 안쪽넓은근

엉덩관절 굽힘: 허리근, 엉덩근, 넙다리빗근, 넙다리근막긴장근, 넙다리곧은근, 두덩근, 짧은모음근, 긴모음근, 큰모음근, 중간볼기근

주의 사항

- 다리를 폄할 때, 골반을 안정시키기 위해 코어를 사용한다.
- 베드에서 엉치뼈 부분이 떨어지지 않도록 유지한다.
- 골반의 중립을 유지한다.
- 넙다리뒤근에 집중한다.

1

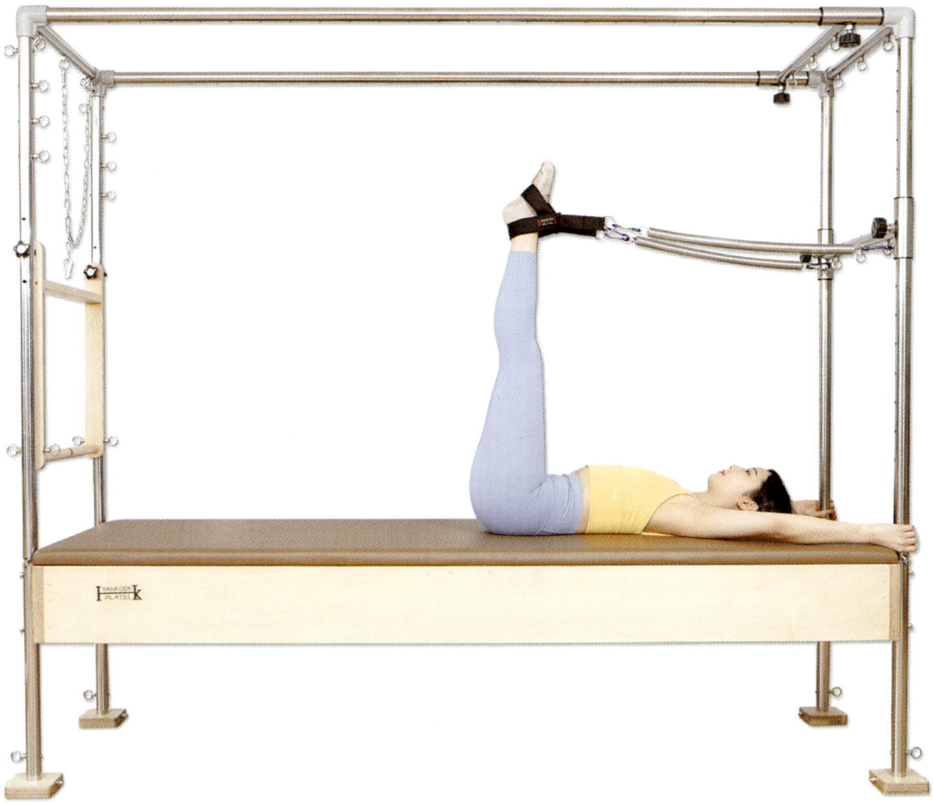

2

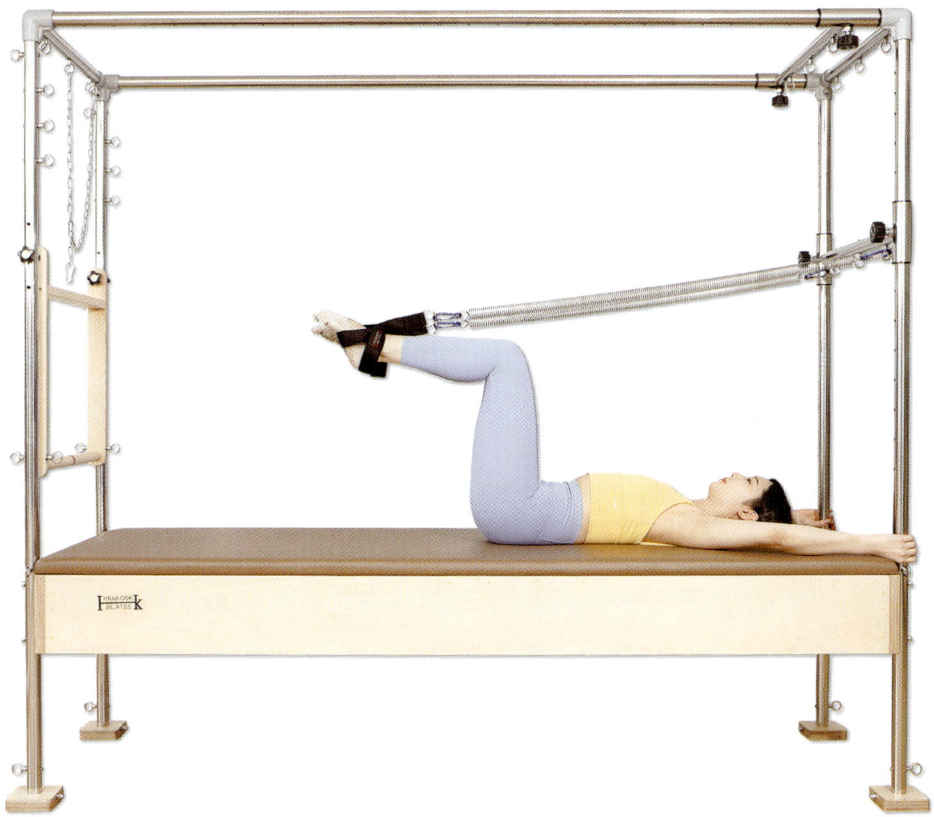

3

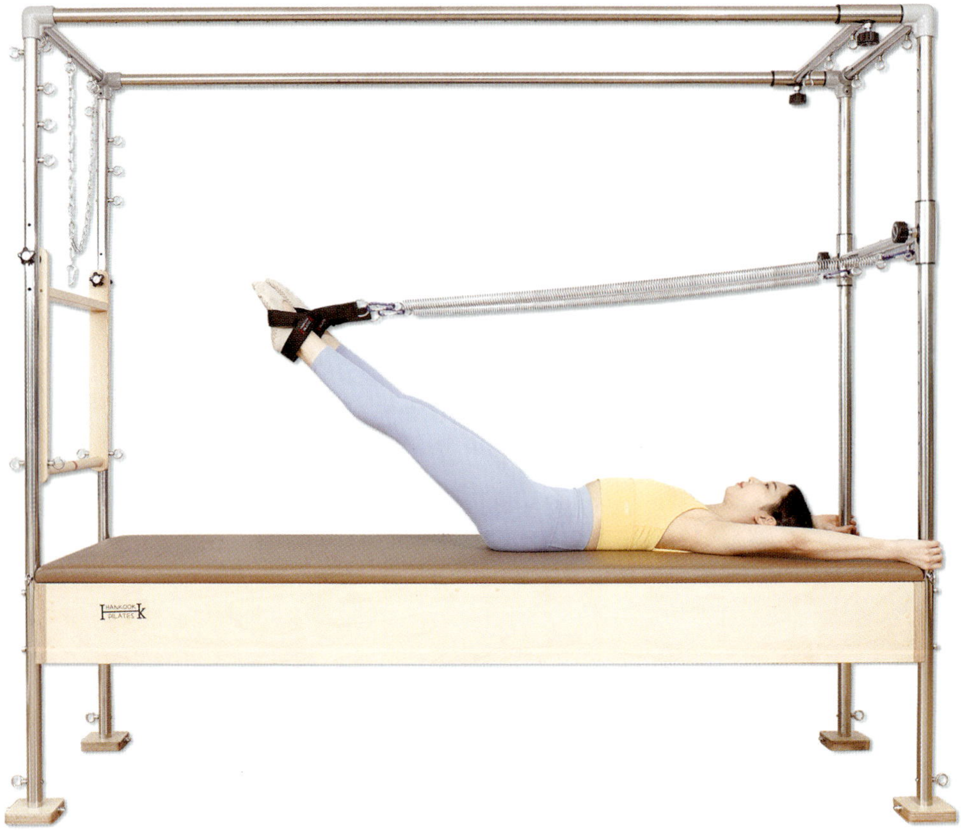

4

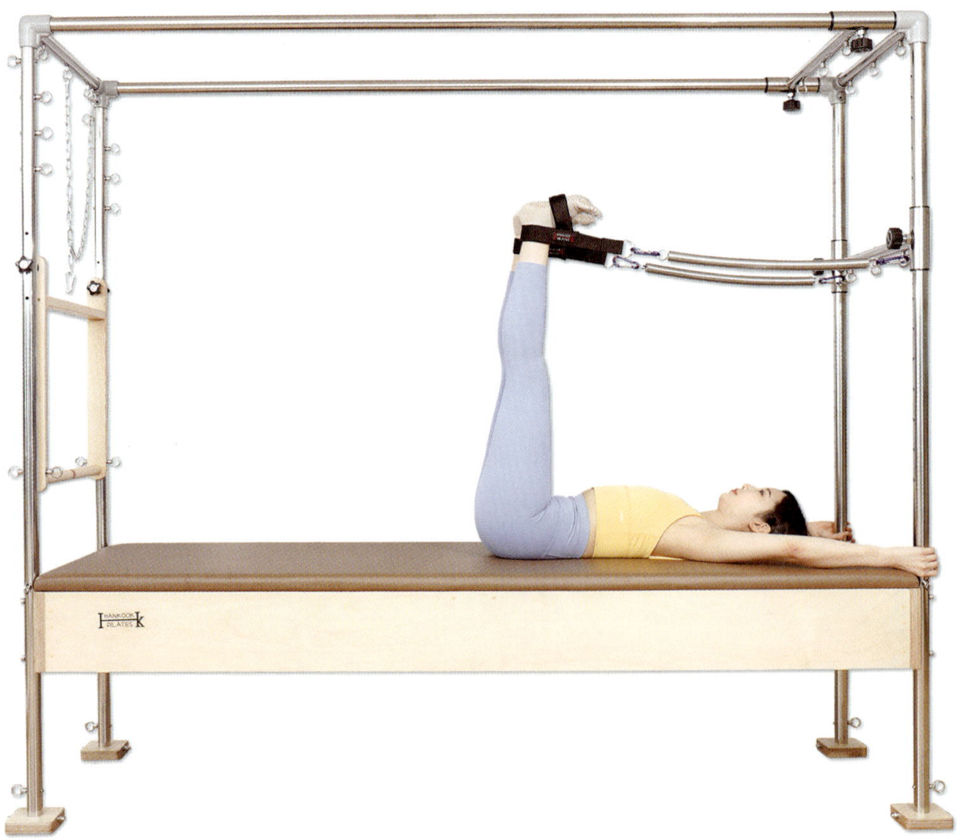

03 스몰 프로그 Small frogs

시작 자세

- 양손으로 바를 잡고 누운 자세를 취한다.
- 두 다리에 스트랩을 끼워 위로 올린다(중립 골반을 유지한다).

운동 방법

- 들숨: 양쪽 발뒤꿈치를 붙이고 바깥벌림과 바깥돌림을 유지하고 몸통을 향해 다리를 접는다(프로그 자세). 넙다리뒤근은 길어지며 골반을 중립을 향해 이동한다.
- 날숨: 프로그 자세에서 접힌 다리를 몸통으로부터 멀어지게 대각선으로 뻗는다(두 무릎을 붙이도록 노력한다).
- 들숨: 시작위치로 돌아온다.

5회 반복한다. 반대로 시행한다.

대상 근육

- 동작분석: 무릎관절 굽힘/폄, 엉덩관절 굽힘/폄, 엉덩관절 모음/벌림

주동근 무릎관절 굽힘: 넙다리빗근, 두덩정강근, 넙다리두갈래근, 반막모양근, 반힘줄모양근, 오금근, 장딴지근
엉덩관절 굽힘: 허리근, 엉덩근, 넙다리빗근, 넙다리근막긴장근, 넙다리곧은근, 두덩근, 짧은모음근, 긴모음근, 큰모음근, 중간볼기근
엉덩관절 모음: 두덩근, 짧은모음근, 긴모음근, 두덩정강근, 큰모음근, 큰볼기근, 위쌍둥이근, 아래쌍둥이근, 속폐쇄근, 바깥폐쇄근, 넙다리네모근

길항근 무릎관절 폄: 넙다리곧은근, 가쪽넓은근, 중간넓은근, 안쪽넓은근
엉덩관절 폄: 큰모음근, 큰볼기근, 중간볼기근, 넙다리두갈래근, 반막모양근, 반힘줄모양근
엉덩관절 벌림: 넙다리빗근, 넙다리근막긴장근, 궁둥구멍근, 큰볼기근, 중간볼기근, 작은볼기근

주의 사항

- 다리를 펼 때, 골반을 안정시키기 위해 코어를 사용한다.
- 베드에서 엉치뼈 부분이 떨어지지 않도록 유지한다.
- 골반의 중립을 유지한다.

1

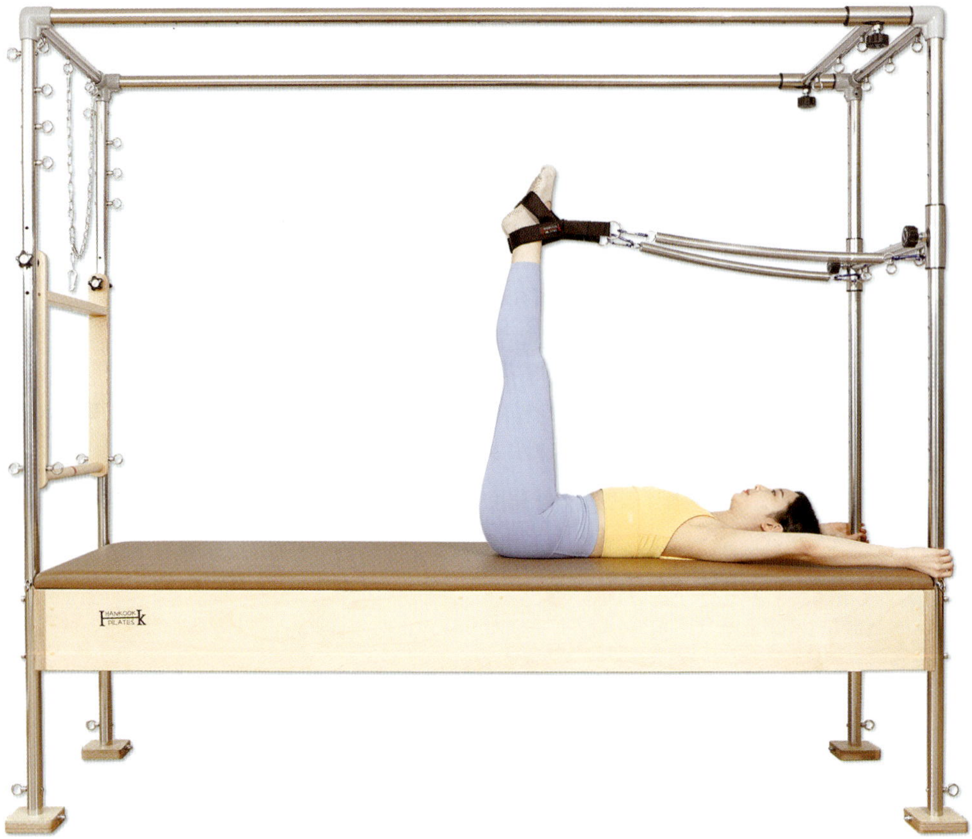

2

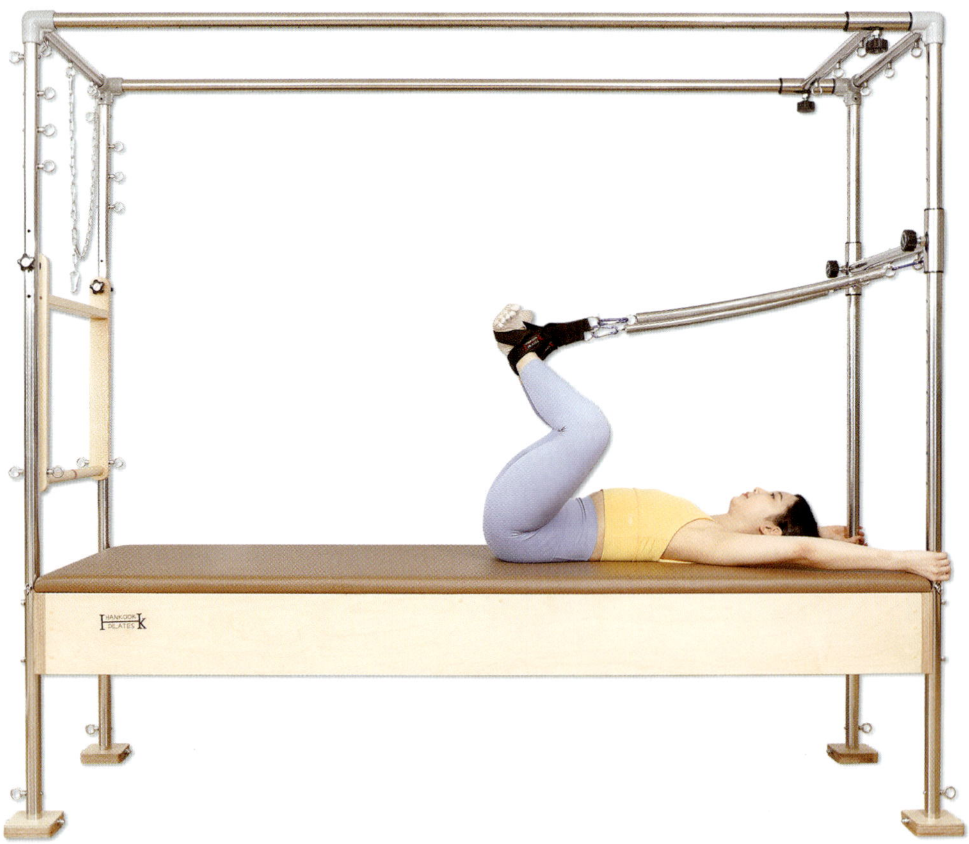

3

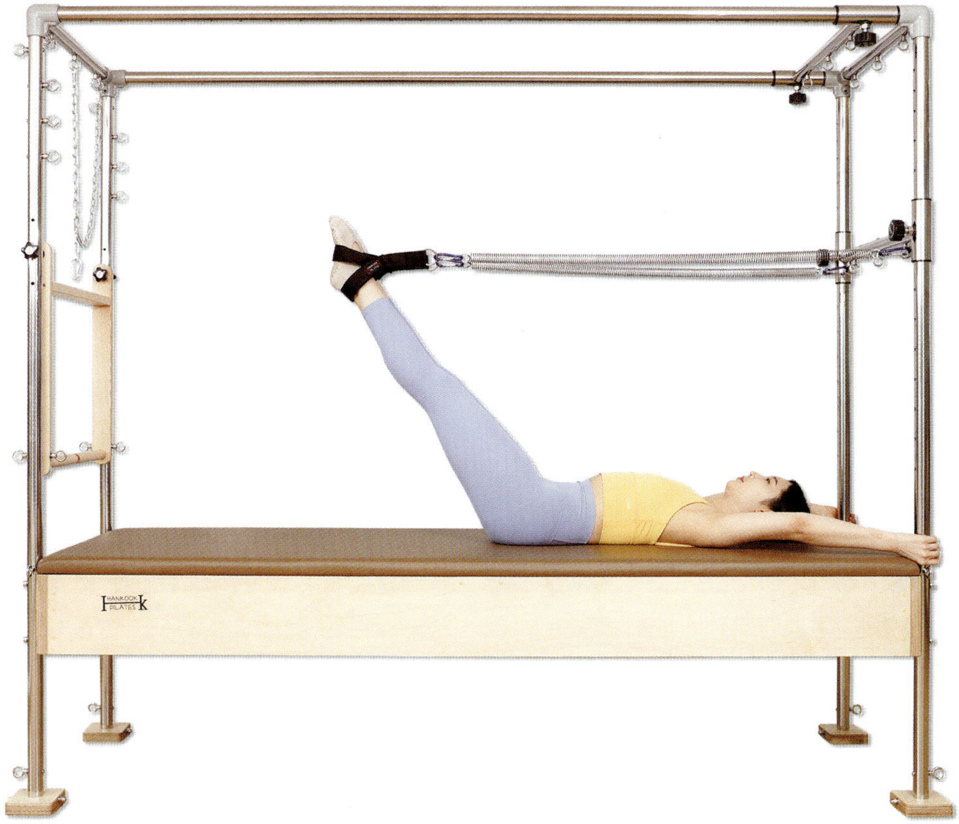

4

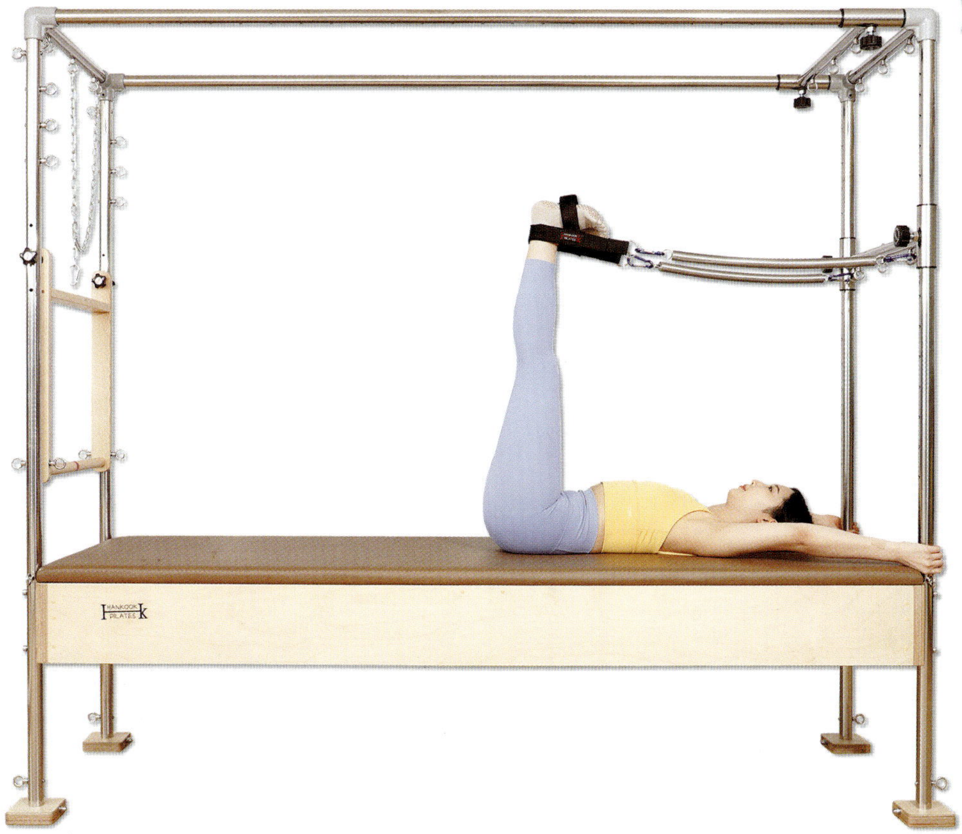

04 익스텐디드 프로그 Extended frogs

시작 자세

- 양손으로 바를 잡고 누운 자세를 취한다.
- 두 다리에 스트랩을 끼워 위로 올린다(중립 골반을 유지한다).

운동 방법

- 들숨: 숨을 들이마시며 자세를 준비한다.
- 날숨: 양쪽 다리를 바깥쪽으로 벌리면서 양쪽 발뒤꿈치를 붙이고, 바깥벌림과 바깥돌림을 유지하고 몸 쪽으로 다리를 접는다(프로그 자세). 다리를 벌림하여 대각선 방향으로 뻗는다.
- 날숨: 다리를 붙이면서 위로 올려 시작 자세로 돌아온다.

5회 반복한다.

반대

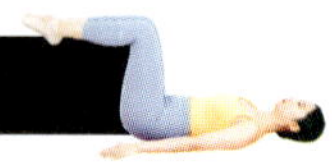

- 들숨: 숨을 들이마시며 자세를 준비한다.
- 날숨: 두 다리를 대각선 방향으로 내리고 벌림한다.
- 들숨: 양쪽 뒤꿈치를 붙이며 프로그 자세를 취한다.
- 날숨: 무릎을 펴하고 위로 올려 시작 자세로 돌아온다.

5회 반복한다.

대상 근육

- 동작분석: 엉덩관절 폄/굽힘, 엉덩관절 벌림/모음, 무릎관절 폄/굽힘

주동근 엉덩관절 폄: 큰모음근, 큰볼기근, 중간볼기근, 넙다리두갈래근, 반막모양근, 반힘줄모양근
엉덩관절 벌림: 넙다리빗근, 넙다리근막긴장근, 궁둥구멍근, 큰볼기근, 중간볼기근, 작은볼기근
무릎관절 폄: 넙다리곧은근, 가쪽넓은근, 중간넓은근, 안쪽넓은근

길항근 엉덩관절 굽힘: 허리근, 엉덩근, 넙다리빗근, 넙다리근막긴장근, 넙다리곧은근, 두덩근, 짧은모음근, 긴모음근, 큰모음근, 중간볼기근
엉덩관절 모음: 두덩근, 짧은모음근, 긴모음근, 두덩정강근, 큰모음근, 큰볼기근, 위쌍둥이근, 아래쌍둥이근, 속폐쇄근, 바깥폐쇄근, 넙다리네모근
무릎관절 굽힘: 넙다리빗근, 두덩정강근, 넙다리두갈래근, 반막모양근, 반힘줄모양근, 오금근, 장딴지근

주의 사항

- 베드에서 엉치뼈 부분이 떨어지지 않도록 유지한다.
- 골반의 중립을 유지한다.

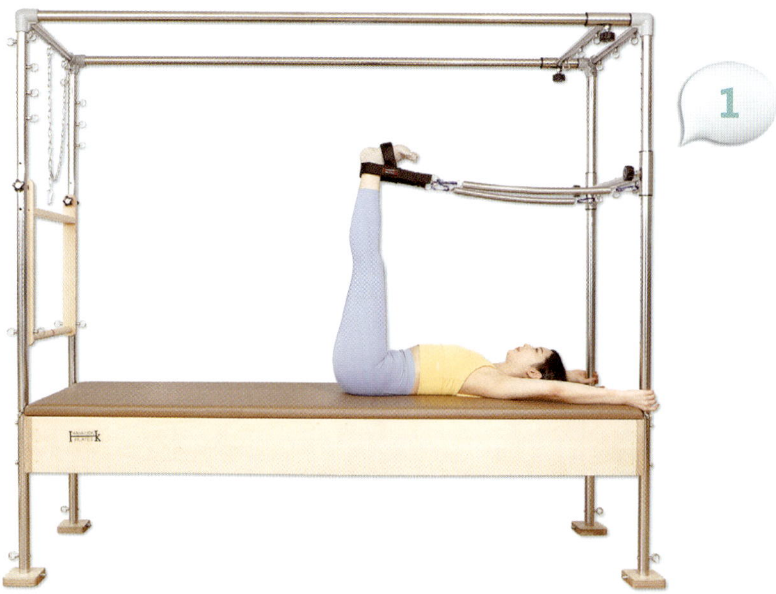

2

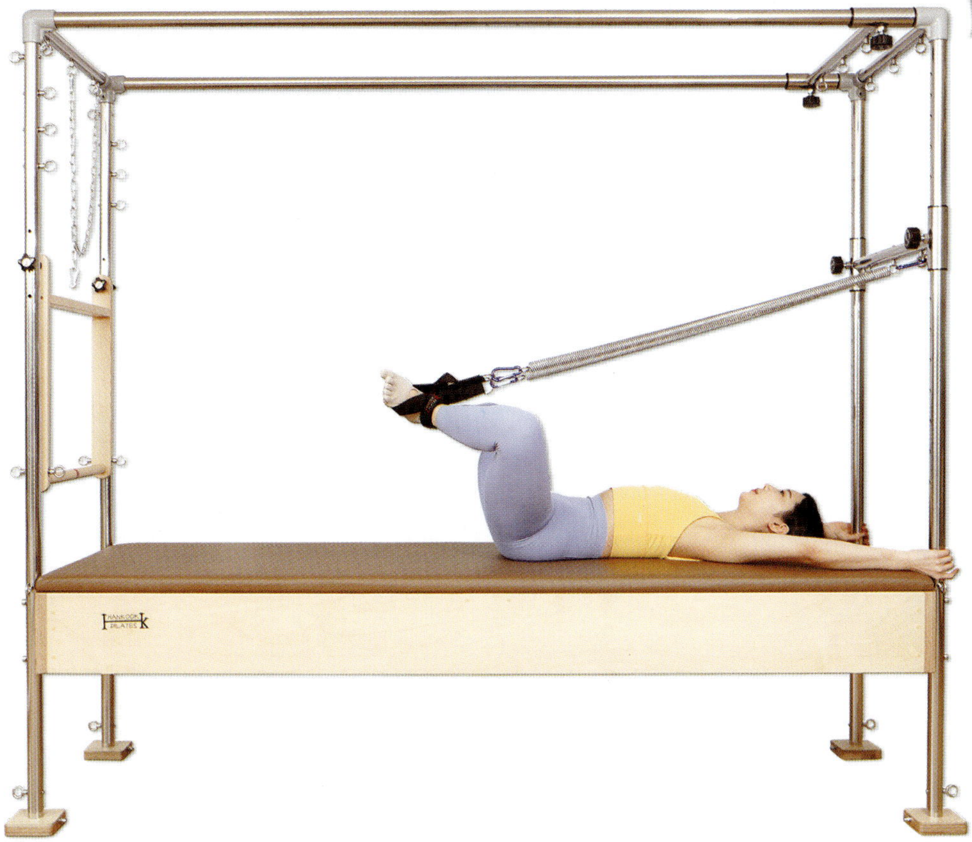

3

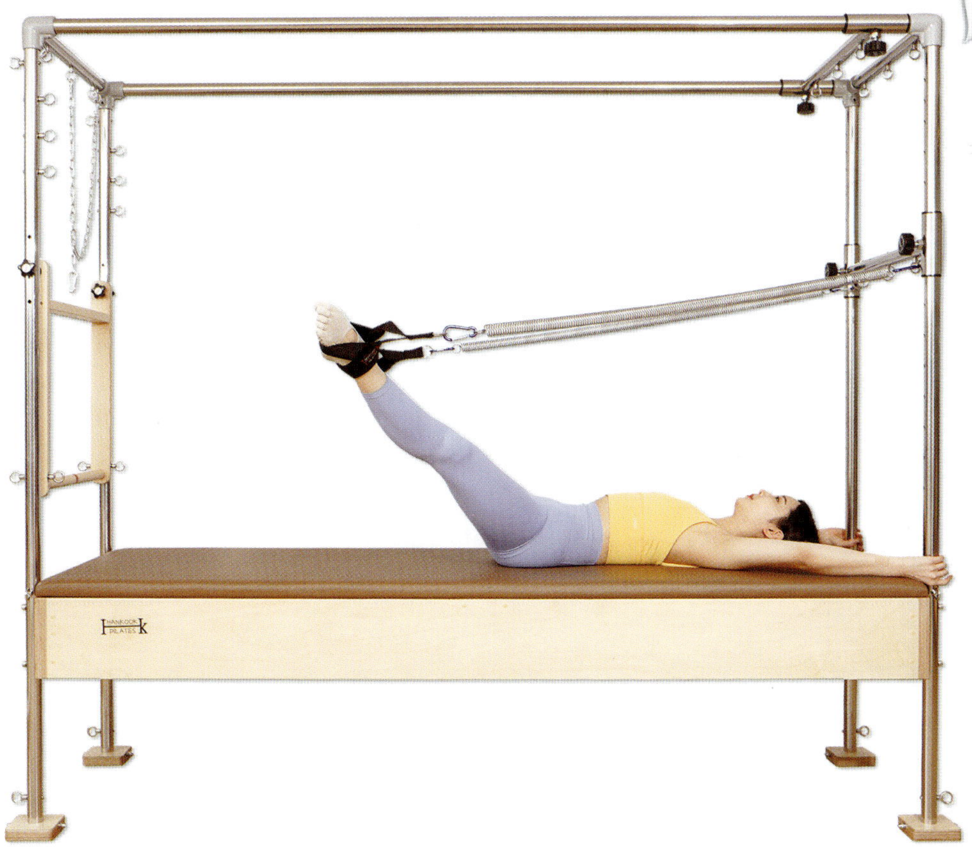

4

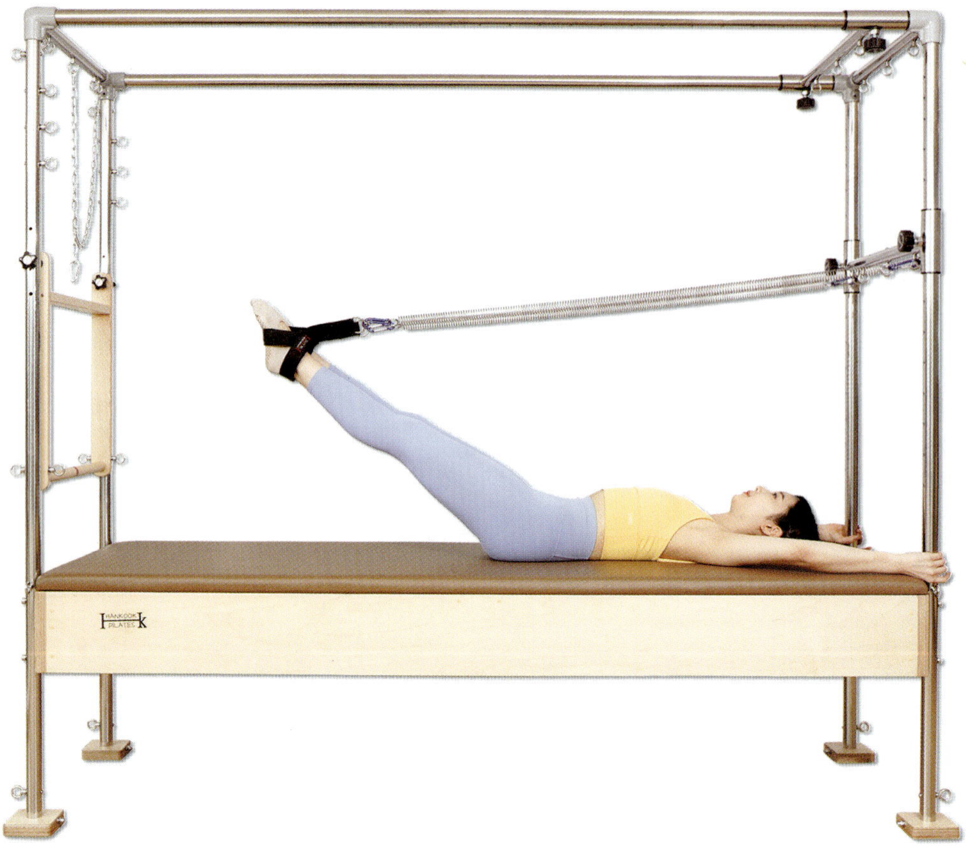

5

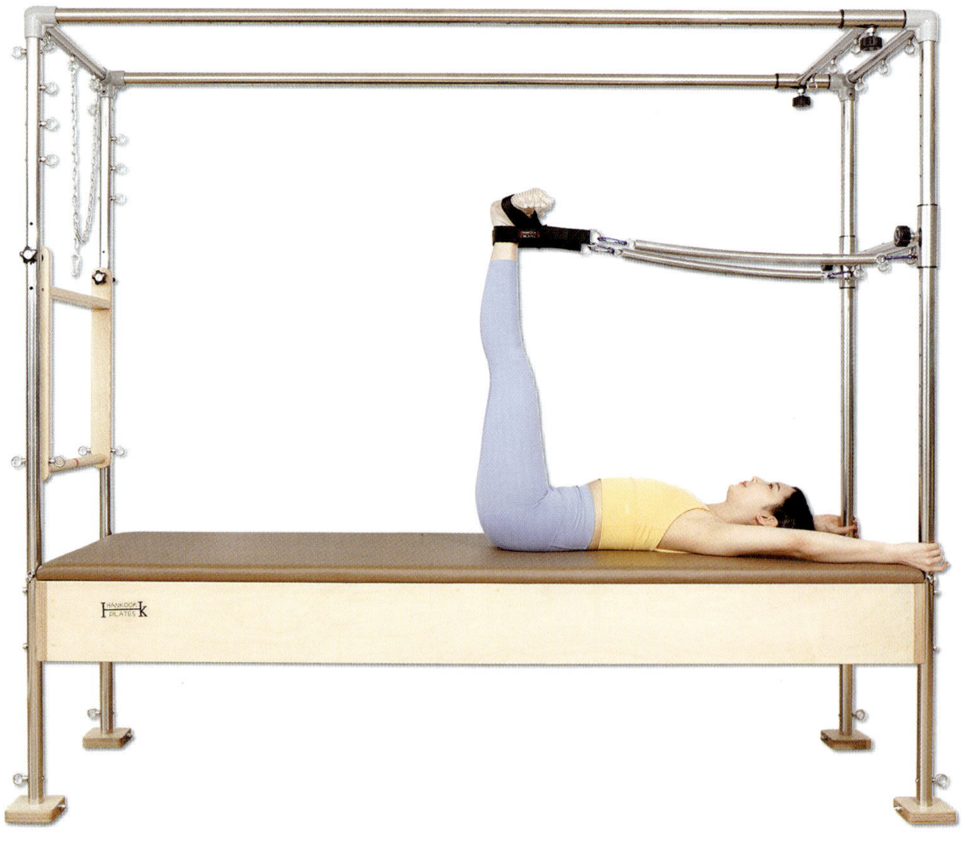

반대 1

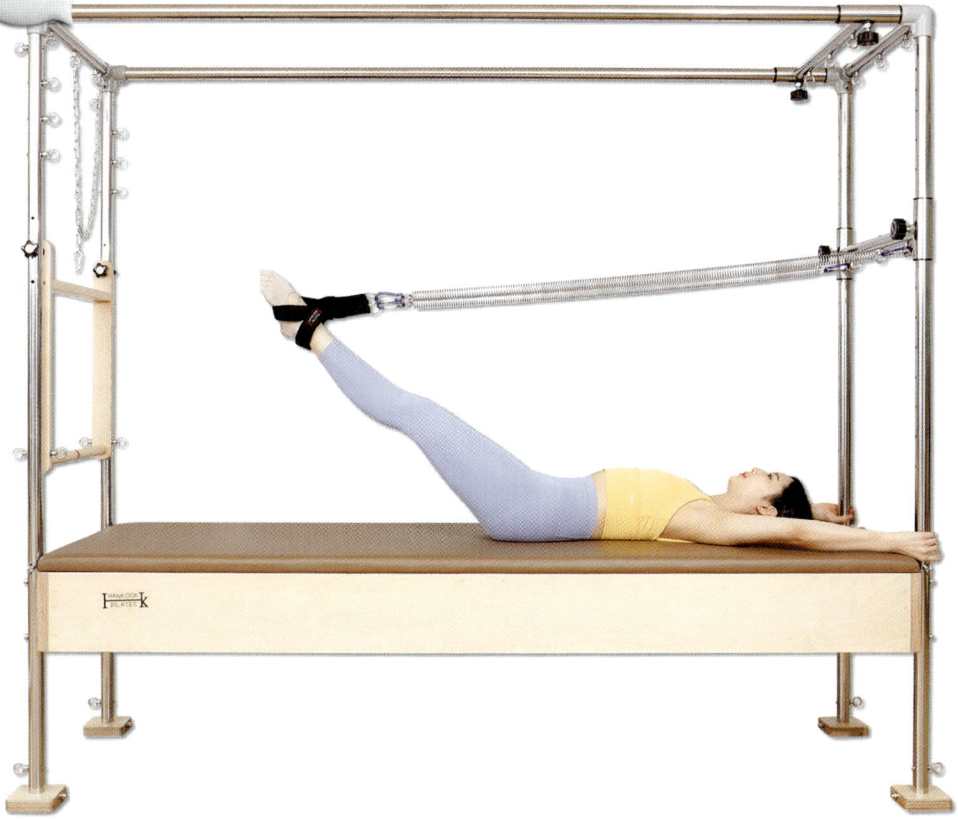

반대 2

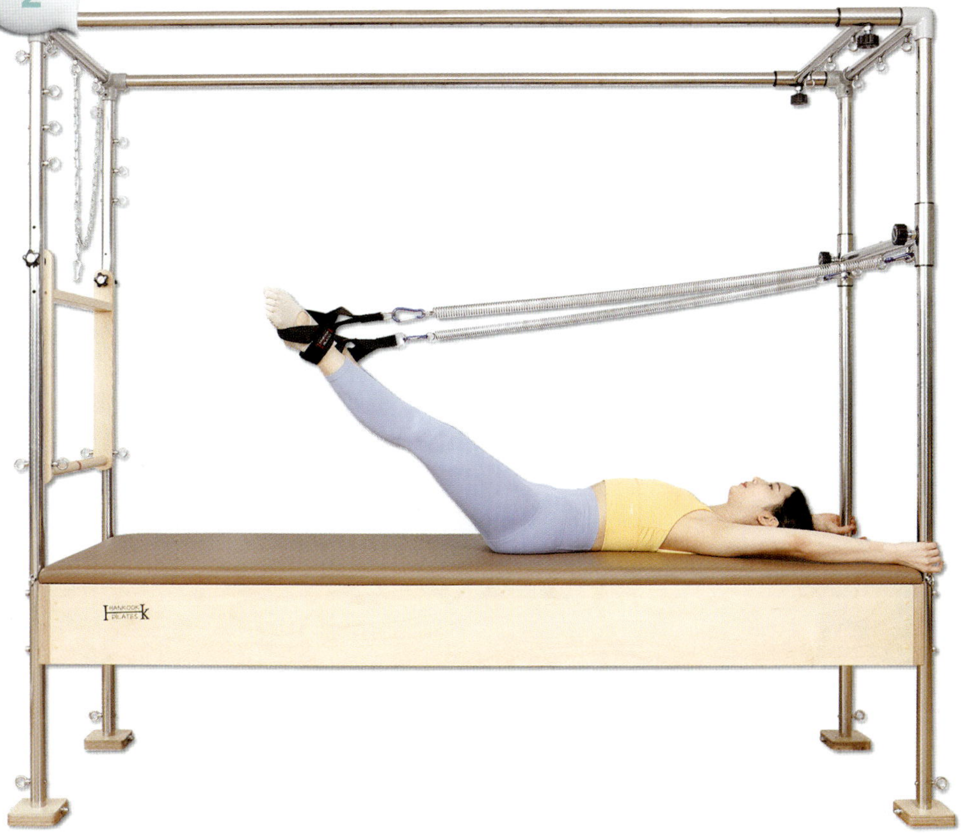

반대 3

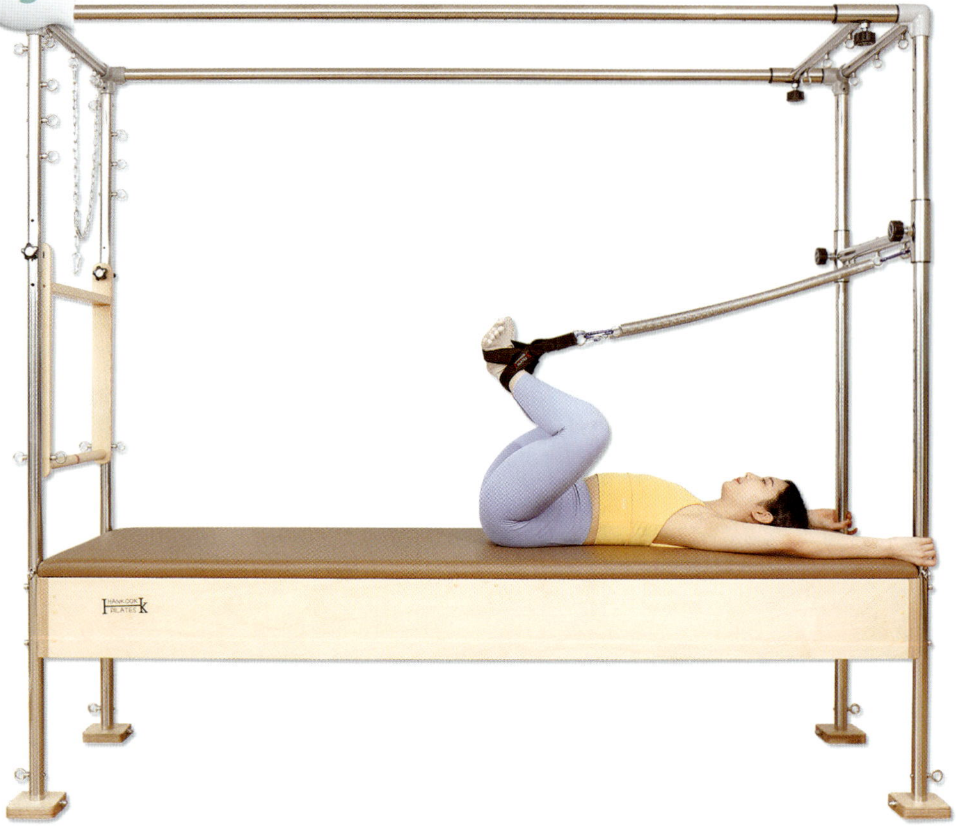

반대 4

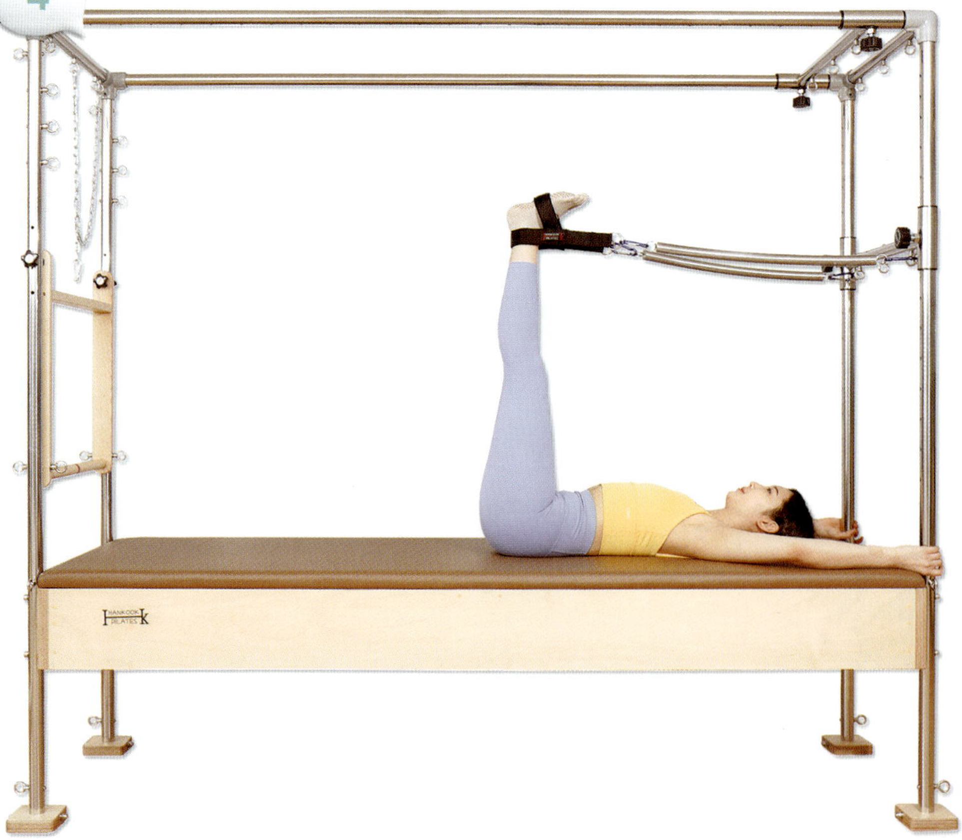

05 레그 써클 Leg circles

시작 자세

- 양손으로 바를 잡고 누운 자세를 취한다.
- 두 다리에 스트랩을 끼워 90°로 올린다(중립 골반을 유지한다).

운동 방법

- 들숨: 다리를 일직선으로 유지한다.
- 날숨: 다리를 벌림하고 원을 그린다. 동시에 가슴과 허리 부분을 베드에 밀착한다. 원의 기저부에서 다리를 모음한다.
- 들숨: 시작위치로 돌아온다.

반대

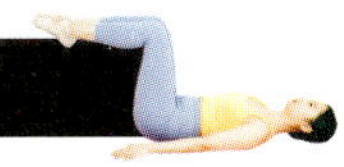

- 들숨: 다리를 모음한 상태로 유지하고, 몸통으로부터 떨어지도록 다리를 밑으로 누른다. 동시에 허리 부분을 베드에 밀착한다.
- 날숨: 다리를 벌림하고 원을 그리며 올라온다. 원의 꼭대기에서 다리를 모음한다.
- 들숨: 시작위치로 돌아온다.

양쪽으로 10회 반복한다.

대상 근육

- 동작분석: 엉덩관절 벌림/모음, 엉덩관절 폄/굽힘, 발목관절 굽힘/폄

주동근
엉덩관절 벌림: 넙다리빗근, 넙다리근막긴장근, 궁둥구멍근, 큰볼기근, 중간볼기근, 작은볼기근
엉덩관절 폄: 큰모음근, 큰볼기근, 중간볼기근, 넙다리두갈래근, 반막모양근, 반힘줄모양근
발목관절 굽힘: 앞정강근, 긴발가락폄근, 긴엄지폄근, 셋째종아리근

길항근
엉덩관절 모음: 두덩근, 짧은모음근, 긴모음근, 두덩정강근, 큰모음근, 큰볼기근, 위쌍둥이근, 아래쌍둥이근, 속폐쇄근, 바깥폐쇄근, 넙다리네모근
엉덩관절 굽힘: 허리근, 엉덩근, 넙다리빗근, 넙다리근막긴장근, 넙다리곧은근, 두덩근, 짧은모음근, 긴모음근, 큰모음근, 중간볼기근
발목관절 폄: 장딴지근, 가자미근, 장딴지빗근, 긴종아리근, 짧은종아리근, 뒤정강근, 긴발가락굽힘근, 긴엄지굽힘근

주의 사항

- 베드에서 엉치뼈 부분이 떨어지지 않도록 유지한다.
- 골반의 중립을 유지한다.

1

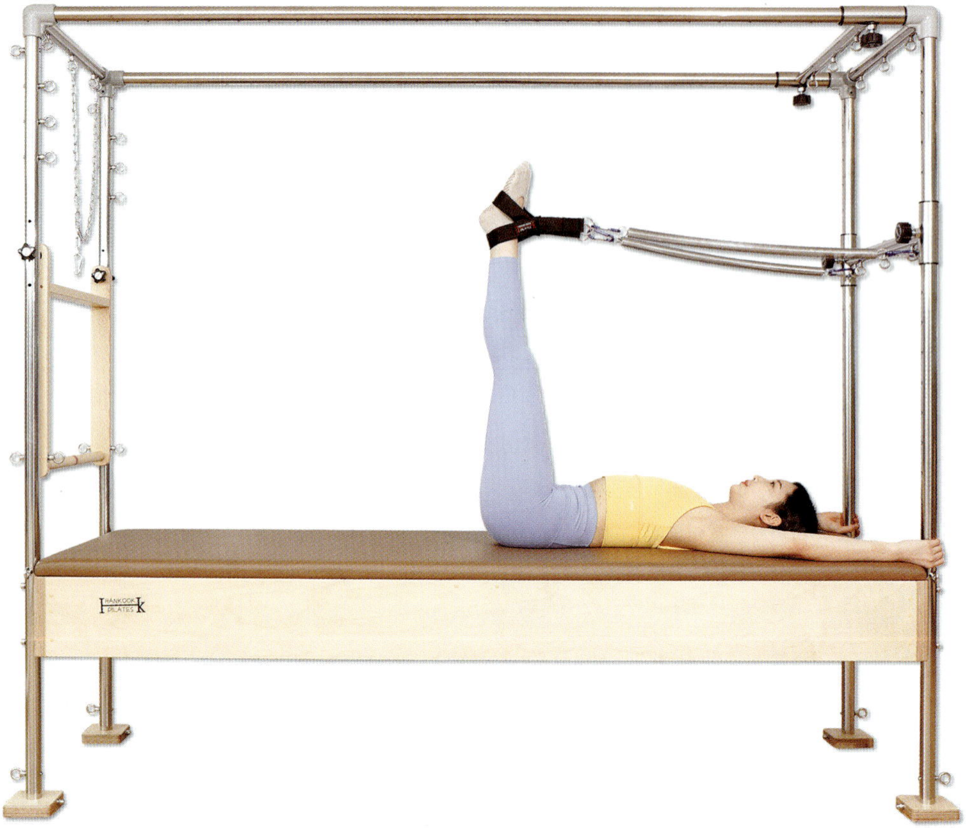

2

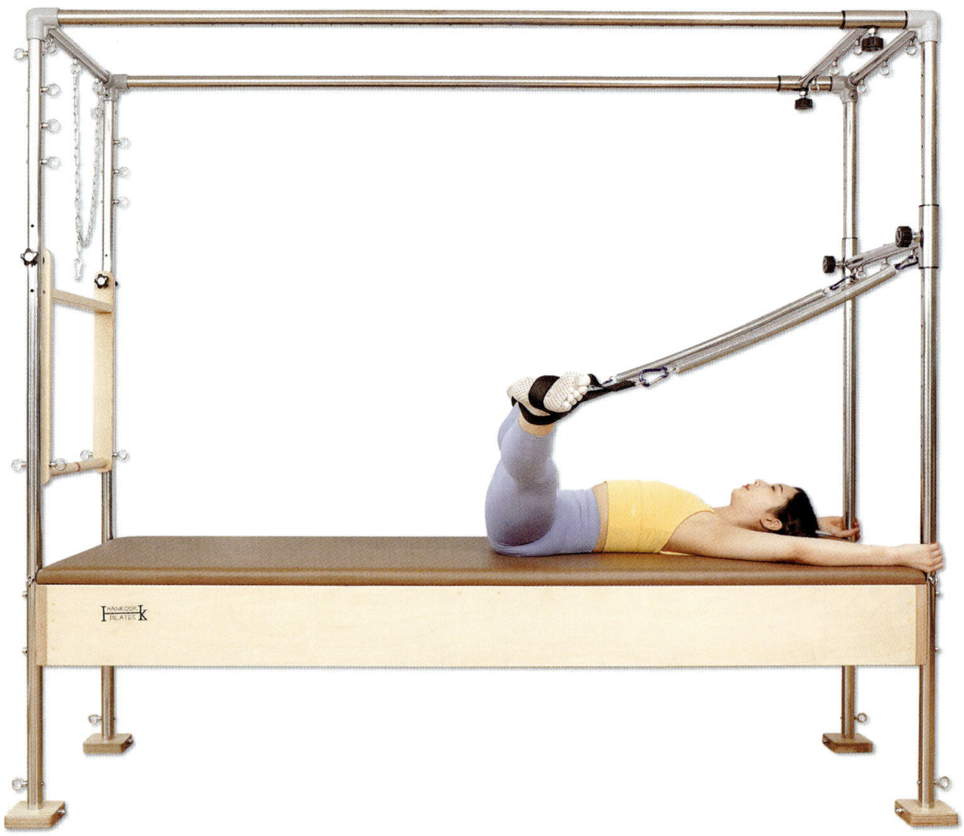

3

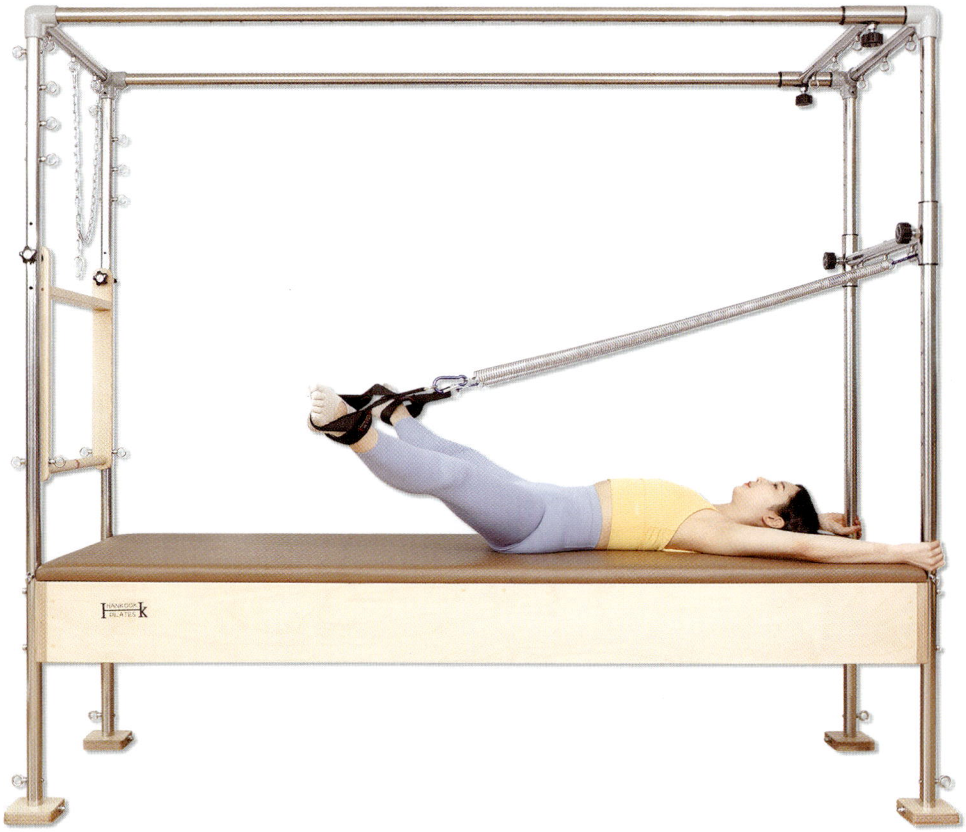

4

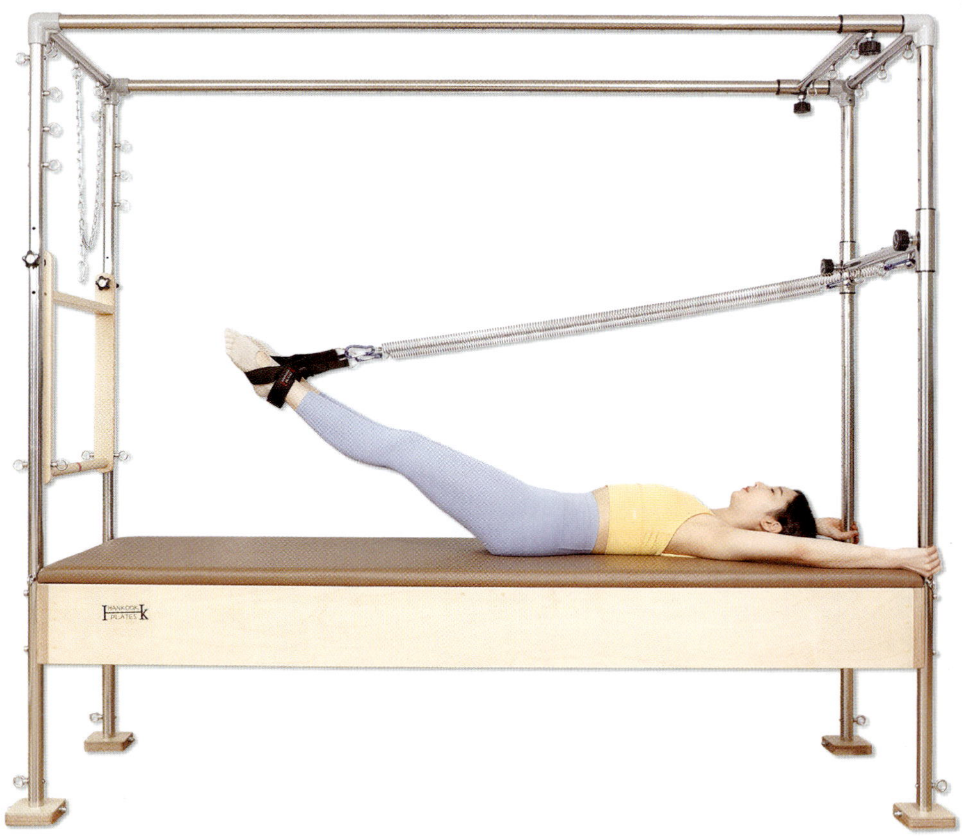

5

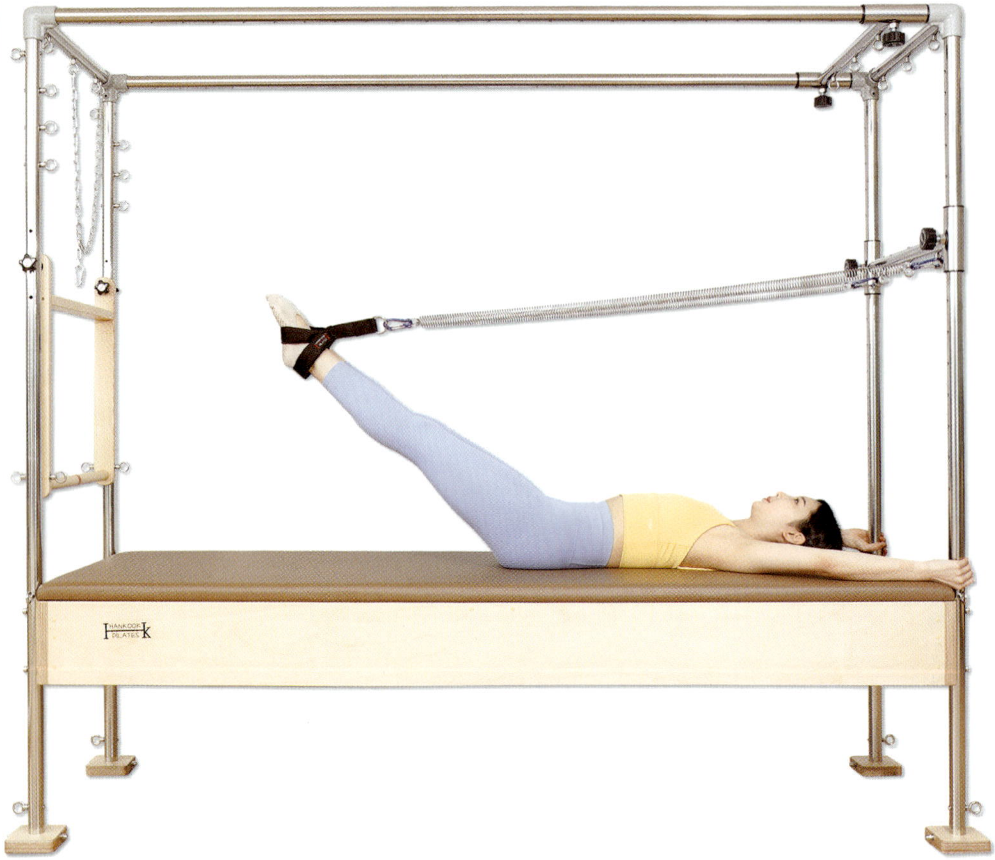

6

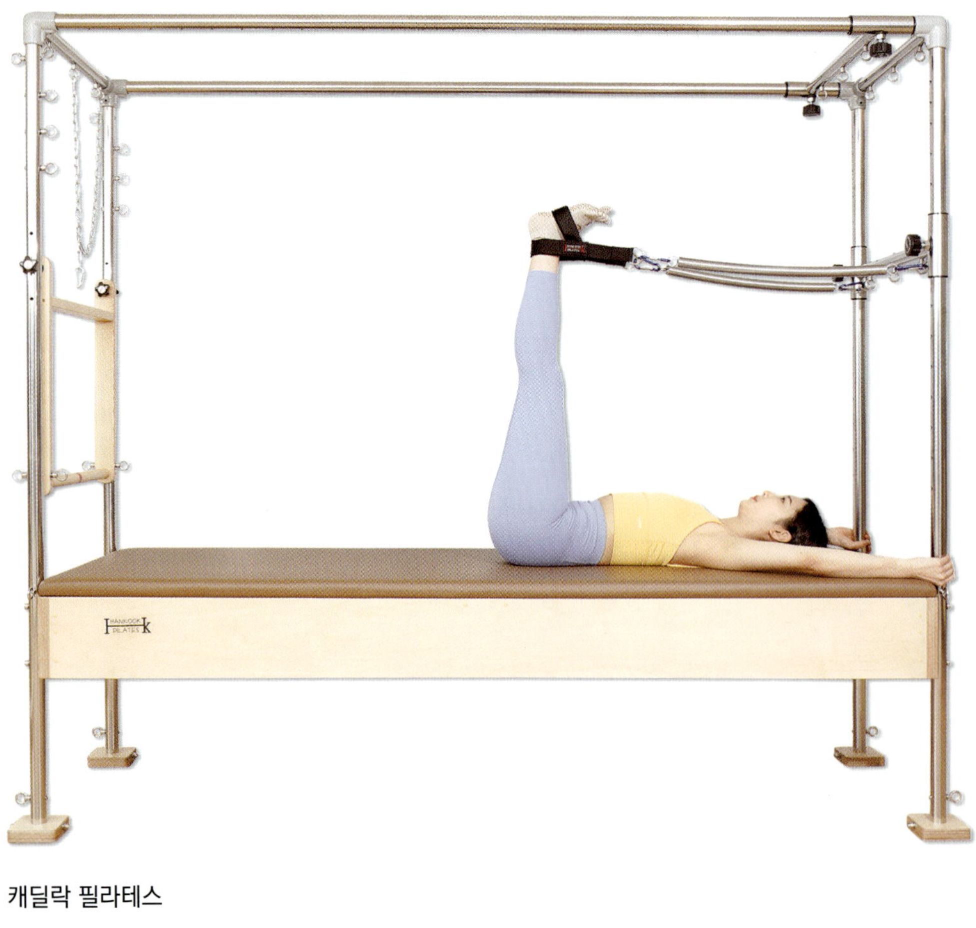

반대 1

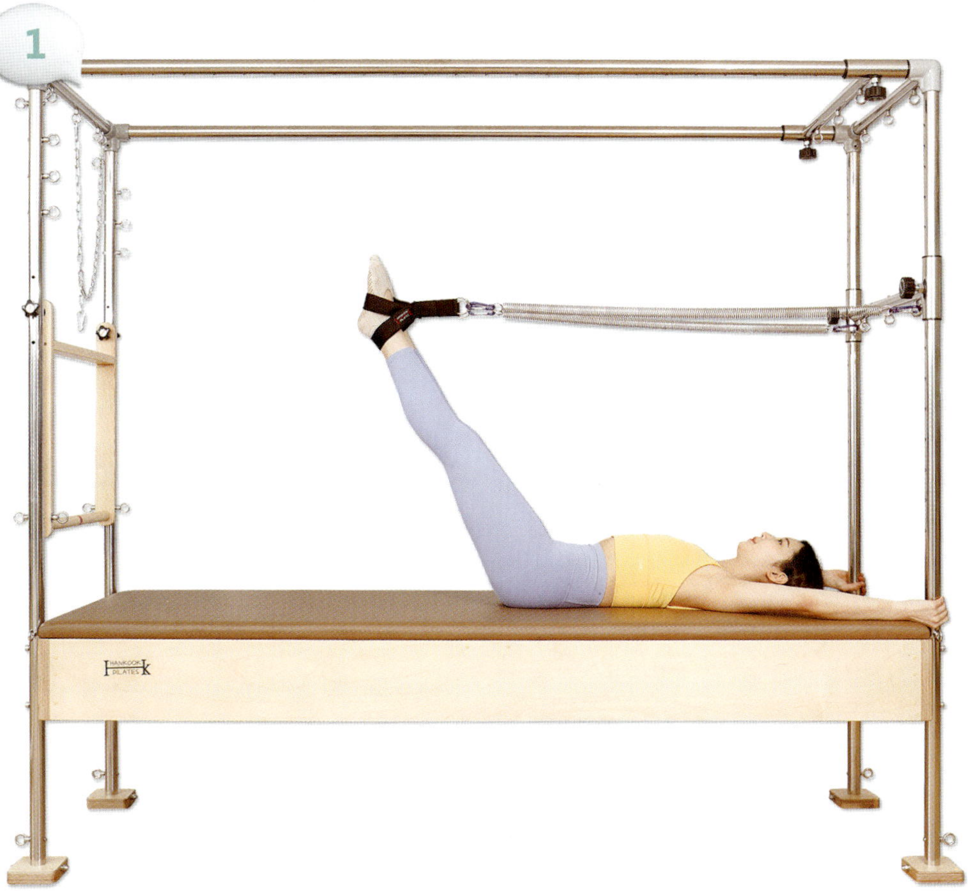

반대 2

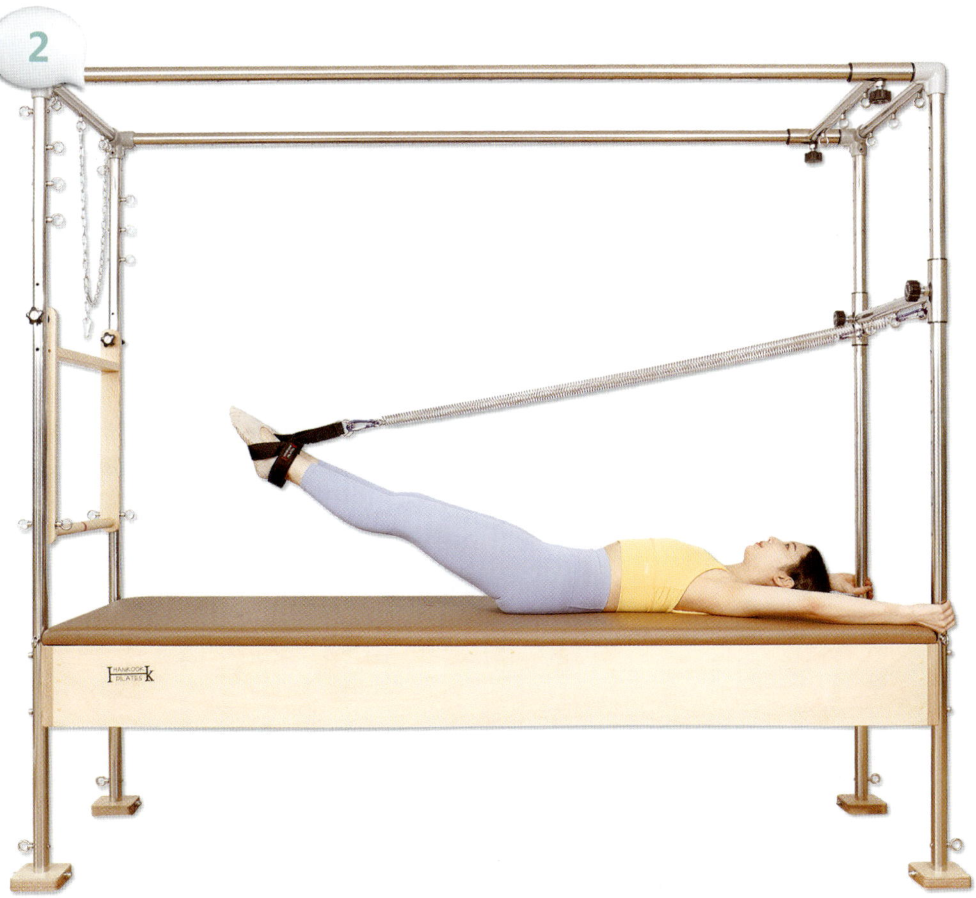

반대 3

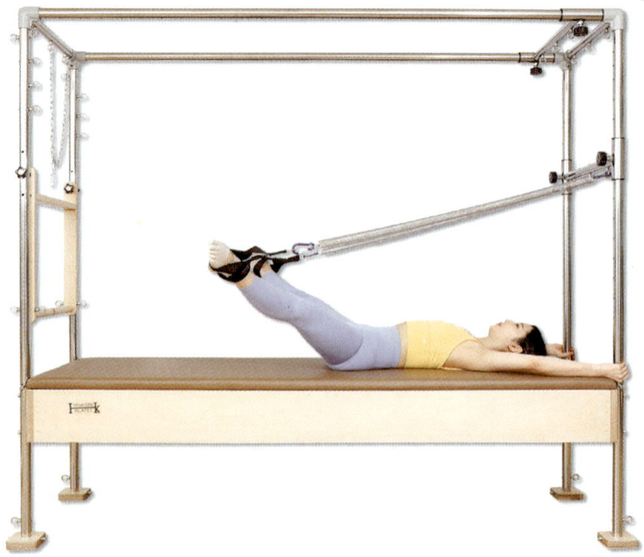

반대 4

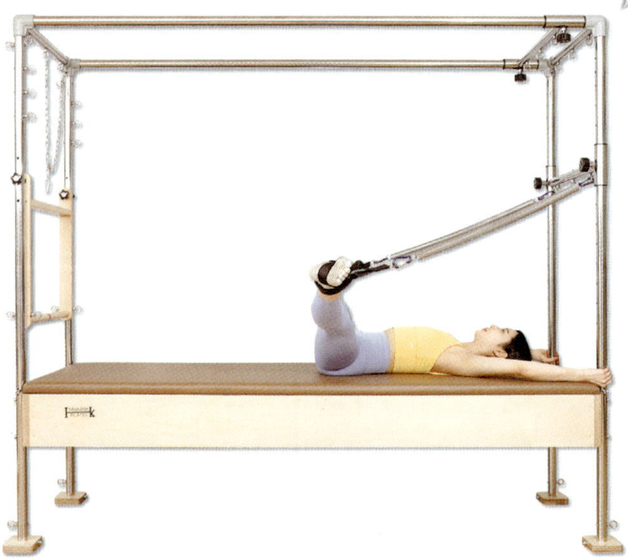

반대 5

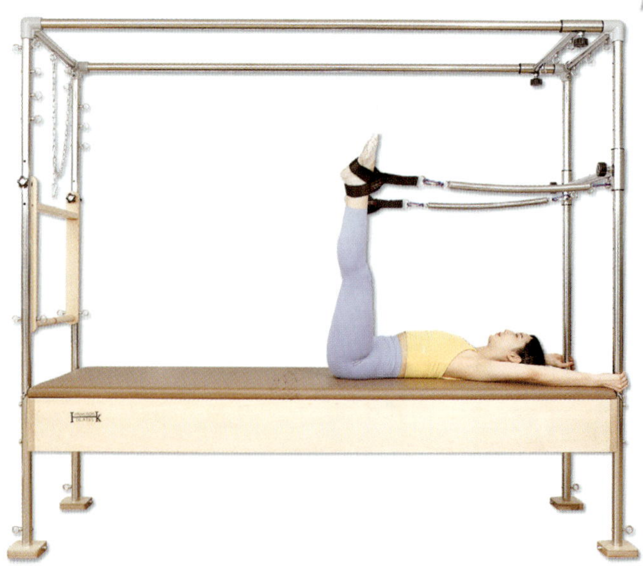

06 레그 오프닝 Leg openings

시작 자세

- 누운 자세를 취한다.
- 두 다리에 스트랩을 끼워 90°로 올린다(중립 골반을 유지한다).

운동 방법

- 들숨: 숨을 들이마시며 자세를 준비한다.
- 날숨: 할 수 있는 만큼 다리를 벌림하고 동시에 등을 밀착한다.
- 들숨: 양다리를 시작위치로 되돌린다.

6회 반복한다.

대상 근육

- 동작분석: 엉덩관절 벌림/모음

주동근 엉덩관절 벌림: 넙다리빗근, 넙다리근막긴장근, 궁둥구멍근, 큰볼기근, 중간볼기근, 작은볼기근

길항근 엉덩관절 모음: 두덩근, 짧은모음근, 긴모음근, 두덩정강근, 큰모음근, 큰볼기근, 위쌍둥이근, 아래쌍둥이근, 속폐쇄근, 바깥폐쇄근, 넙다리네모근

주의 사항

- 베드에서 엉치뼈 부분이 떨어지지 않도록 유지한다.
- 골반의 중립을 유지한다.
- 다리를 벌릴 때는 벌림근육에 집중하고, 다리를 모을 때는 모음근육에 집중하여 동작한다.

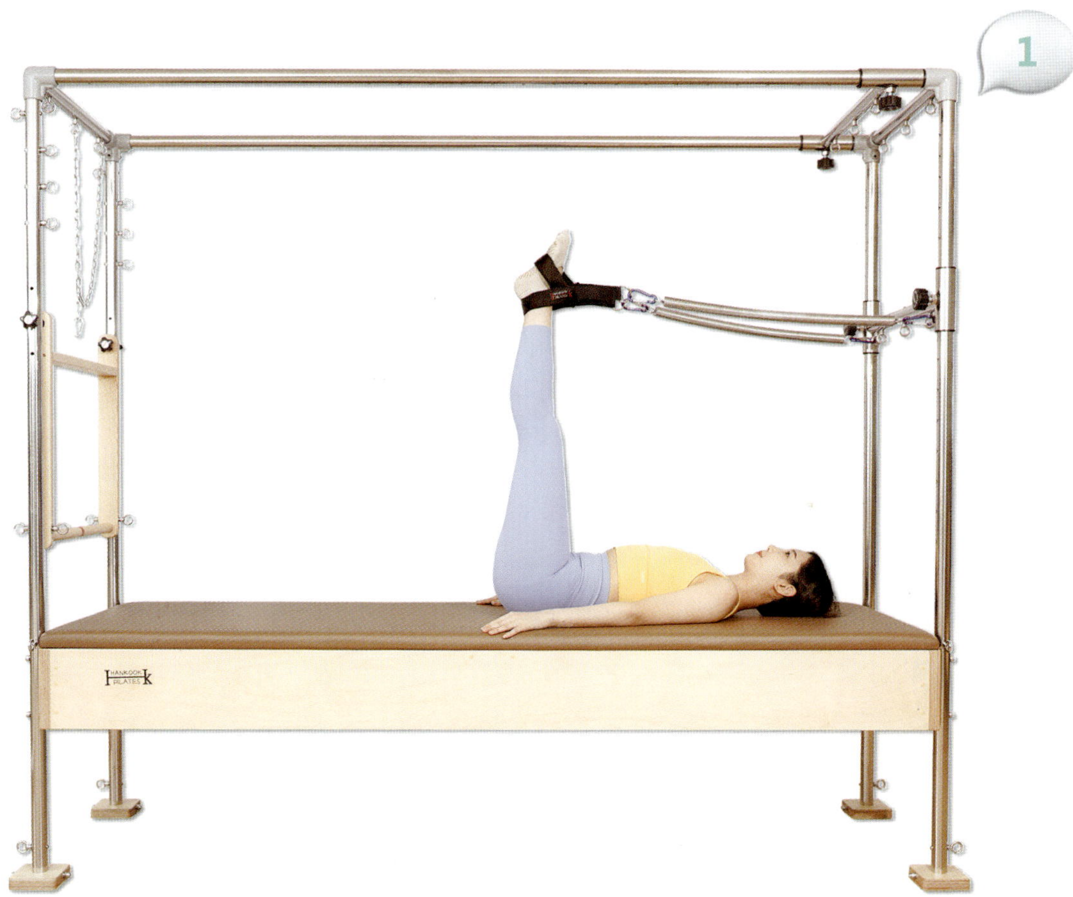

2

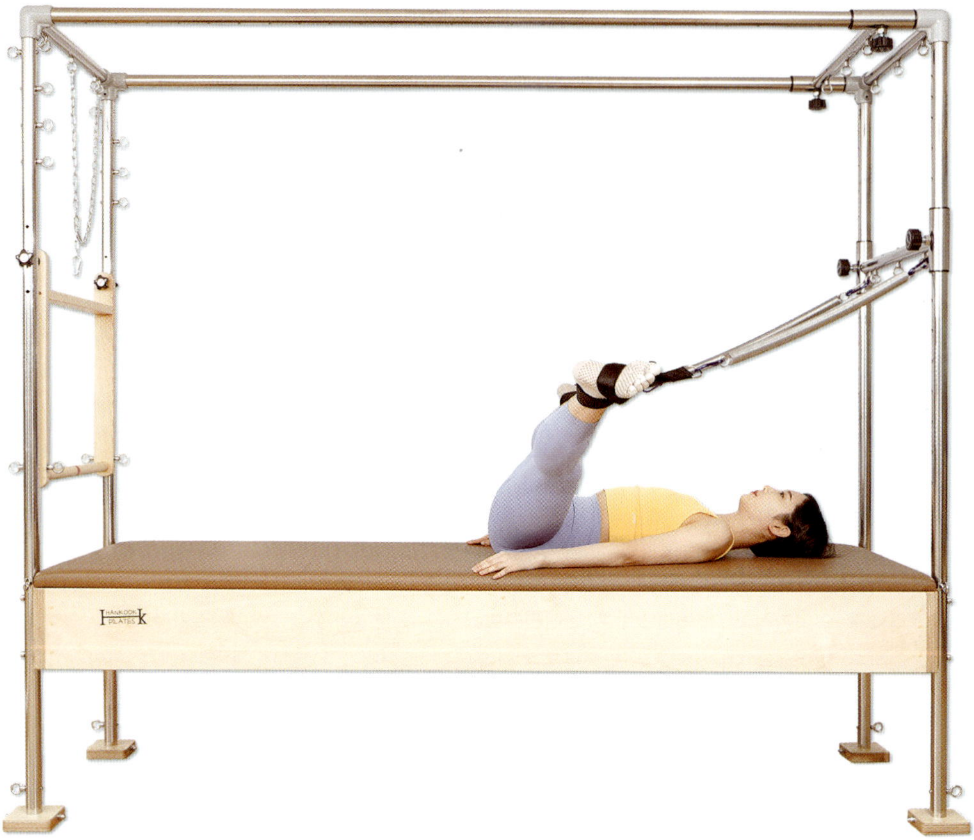

3

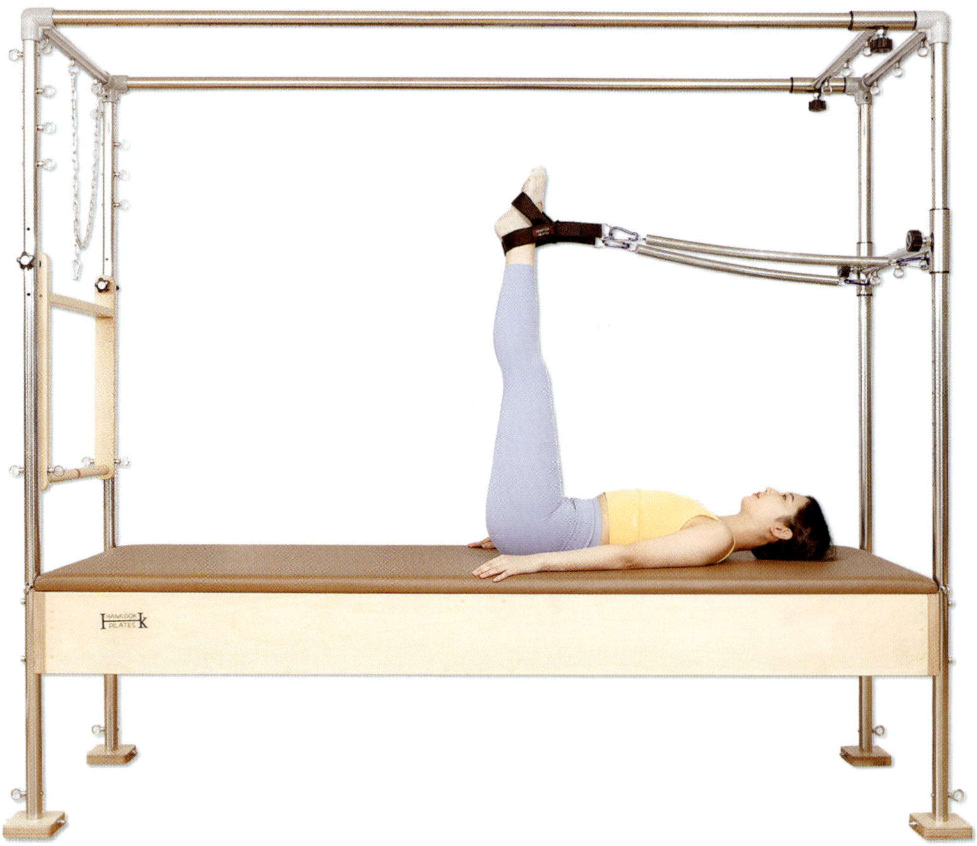

CHAPTER 14

ARM SPRINGS SITTING

01 엘보우 플렉션 Elbow flexion

02 에어플레인 Airplane

03 바이셉스 컬스 Biceps curls

04 트라이셉스 Triceps

05 롤 다운 Roll down

06 롤 다운 위드 바이셉스 컬스 Roll down with biceps curls

07 롤 다운 위드 오블리큐스 Roll down with obliques

08 스트레이트 포워드 Straight forward

09 오퍼링 Offering

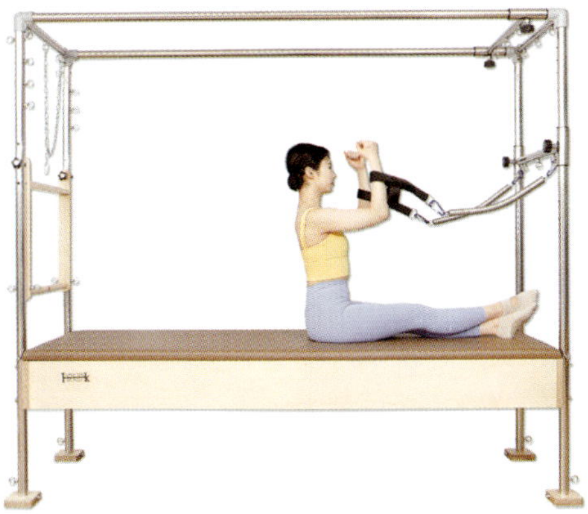

01 엘보우 플렉션 Elbow flexion

시작 자세

• 팔꿈치를 굽혀 스트랩을 걸고 앉은 자세를 취한다.

운동 방법

• 들숨: 숨을 들이마시며 자세를 준비한다.
• 날숨: 어깨뼈의 안정을 유지하며 팔꿈치를 옆으로 뻗는다(수평벌림).
• 들숨: 어깨뼈의 안정을 유지하며 팔꿈치를 앞으로 뻗고, 스프링을 조절하며 되돌린다(수평모음).
5~10회 반복한다.

대상 근육

• 동작분석: 어깨관절 수평벌림/수평모음
주동근 어깨관절 수평벌림: 어깨세모근, 가시아래근, 넓은등근, 작은원근
길항근 어깨관절 수평모음: 큰가슴근, 어깨세모근

주의 사항

• 골반과 척추의 중립을 유지한다.

1

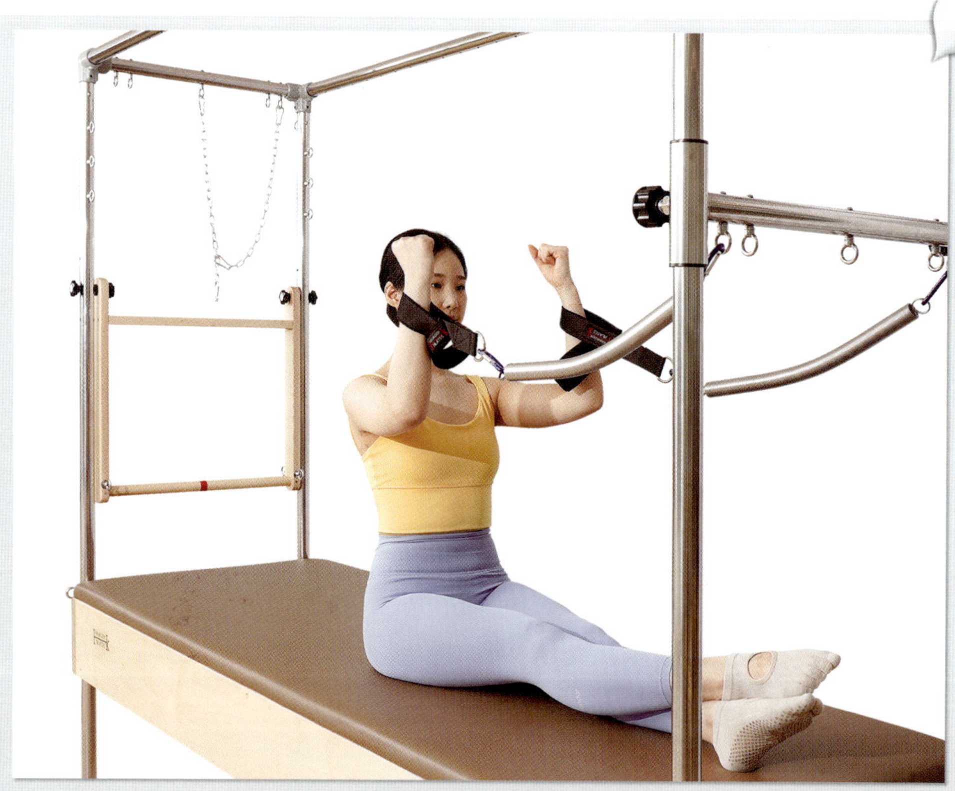

2

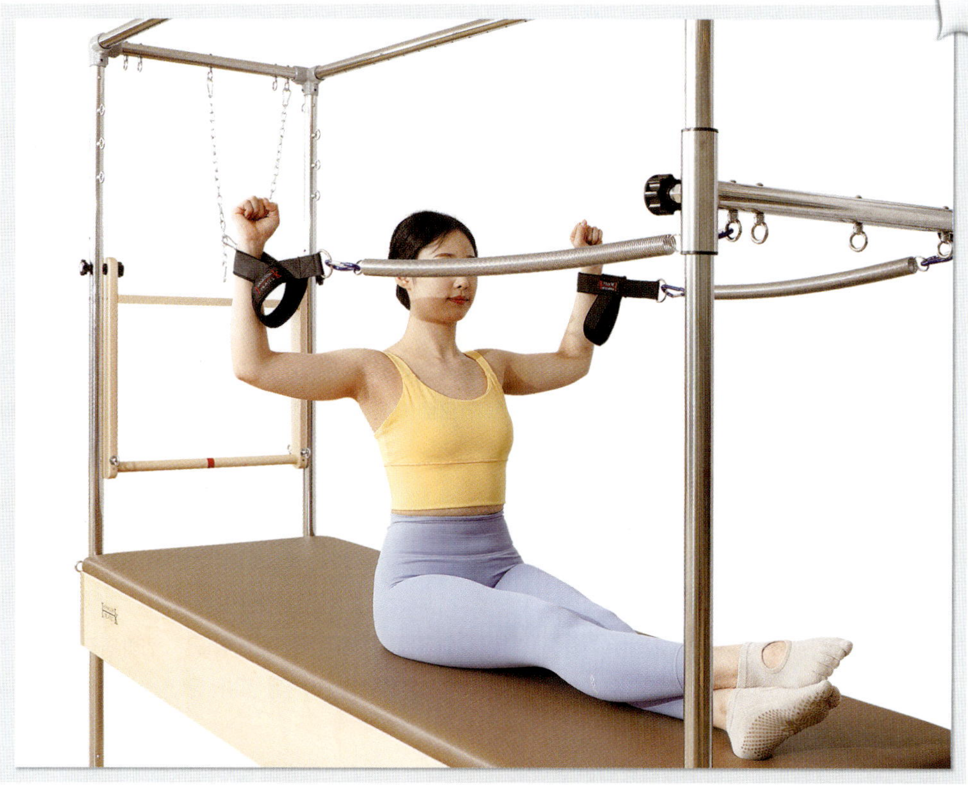

3

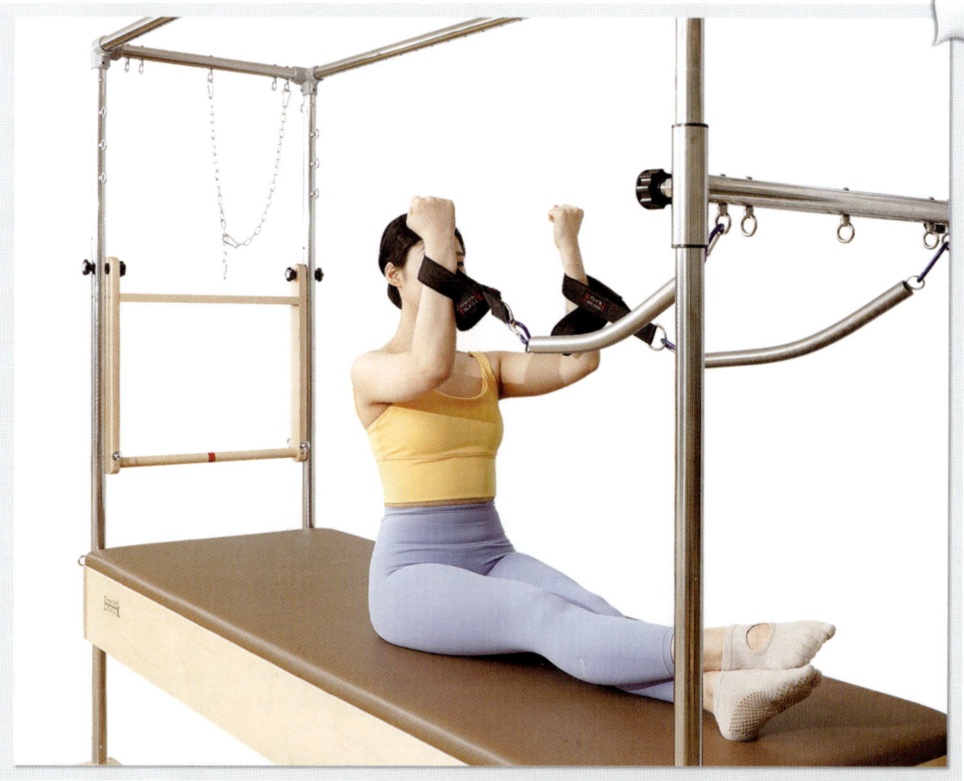

02 에어플레인 Airplane

시작 자세
- 손이나 손목에 스트랩을 걸고 앉은 자세를 취한다.
- 팔을 어깨 높이보다 아래에서 45°를 유지한다.

운동 방법
- 들숨: 숨을 들이마시며 자세를 준비한다.
- 날숨: 어깨뼈의 안정을 유지하며 손을 밖으로 그리고 뒤로 누르고, 어깨를 뻗지만 일정한 높이를 유지한다.
- 들숨: 어깨뼈의 안정을 유지하며 양팔을 앞으로 뻗고, 스프링을 조절하며 시작 자세로 돌아온다.

5~10회 반복한다.

대상 근육
- 동작분석: 어깨관절 벌림/모음, 어깨관절 폄/굽힘

주동근 어깨관절 벌림: 어깨세모근, 가시위근, 큰가슴근
어깨관절 폄: 어깨세모근, 넓은등근, 큰원근, 큰가슴근, 위팔세갈래근

길항근 어깨관절 모음: 큰가슴근, 넓은등근, 큰원근, 작은원근, 부리위팔근, 위팔두갈래근
어깨관절 굽힘: 어깨세모근, 큰가슴근, 부리위팔근, 위팔두갈래근

주의 사항
- 운동하는 동안 위팔뼈를 같은 높이로 유지한다.
- 골반과 척추의 중립을 유지한다.

1

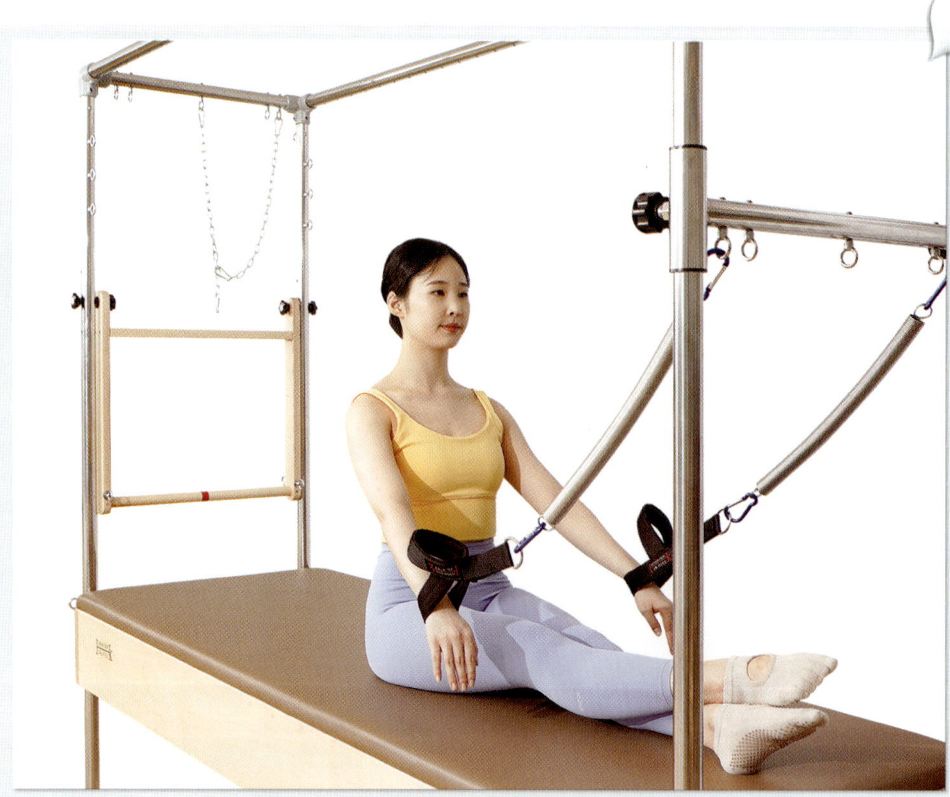

2

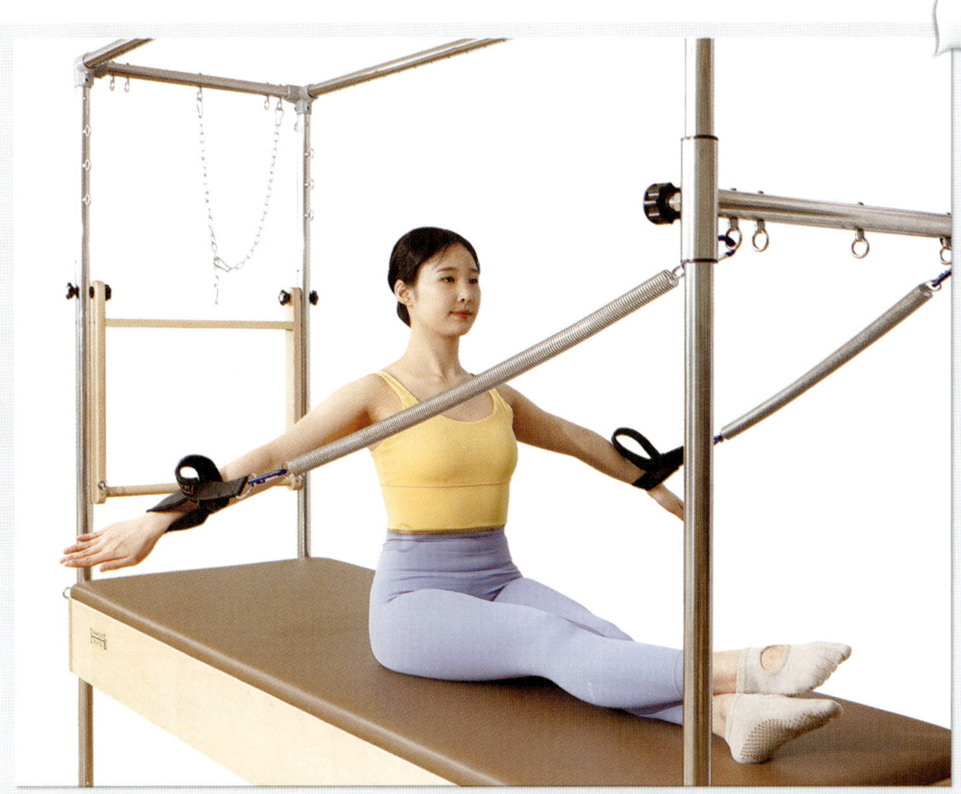

3

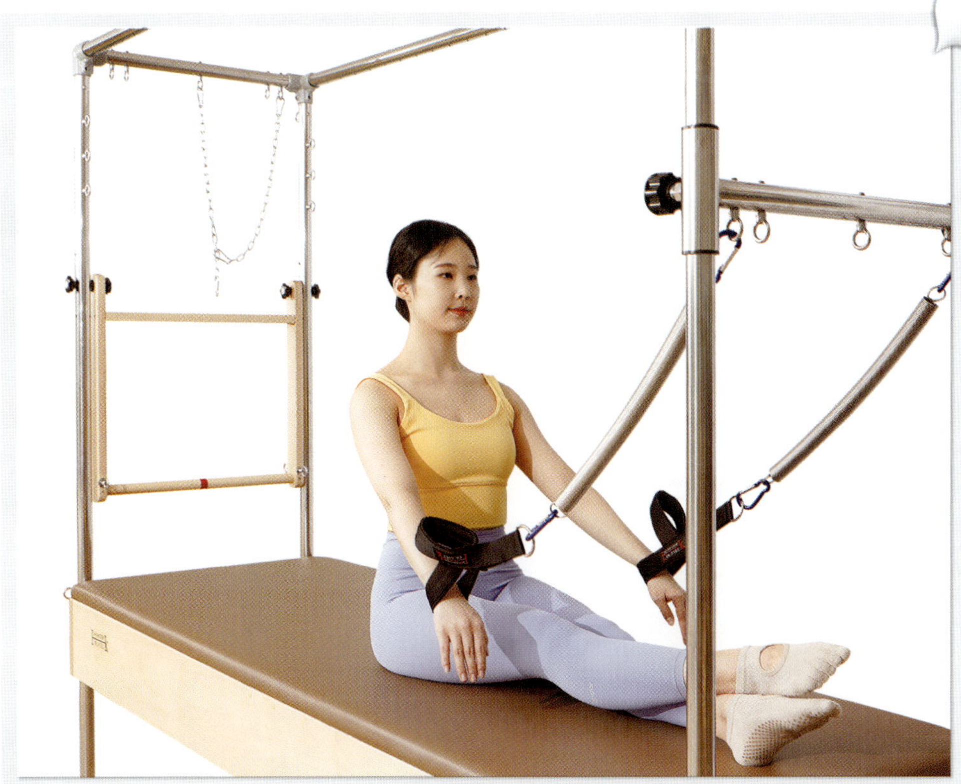

03 바이셉스 컬스 Biceps curls

시작 자세

- 손이나 손목에 스트랩을 앉은 자세를 취한다.
- 양팔을 곧게 펴 어깨 높이로 유지한다.

운동 방법

- 들숨: 숨을 들이마시며 자세를 준비한다.
- 날숨: 어깨뼈의 안정을 유지하며 위팔뼈를 공중에 가만히 유지하고 팔꿈치를 굽혀 손을 귀 쪽으로 끌어온다.
- 들숨: 어깨뼈의 안정을 유지하며 위팔뼈를 공중에 가만히 유지하고, 스프링을 조절하며 시작 자세로 돌아온다.

5~10회 반복한다.

대상 근육

- 동작분석: 팔꿉관절 굽힘/폄

주동근 팔꿉관절 굽힘: 위팔두갈래근, 위팔근, 위팔노근, 노쪽손목굽힘근, 긴손바닥근, 자쪽손목굽힘근, 원엎침근, 긴노쪽손목폄근, 짧은노쪽손목폄근

길항근 팔꿉관절 폄: 위팔세갈래근, 팔꿈치근, 뒤침근, 자쪽손목폄근, 손가락폄근, 새끼손가락폄근

주의 사항

- 팔꿈치를 굽히고 펴는 동안 위팔뼈를 일정한 높이에 유지한다.
- 골반과 척추의 중립을 유지한다.

1

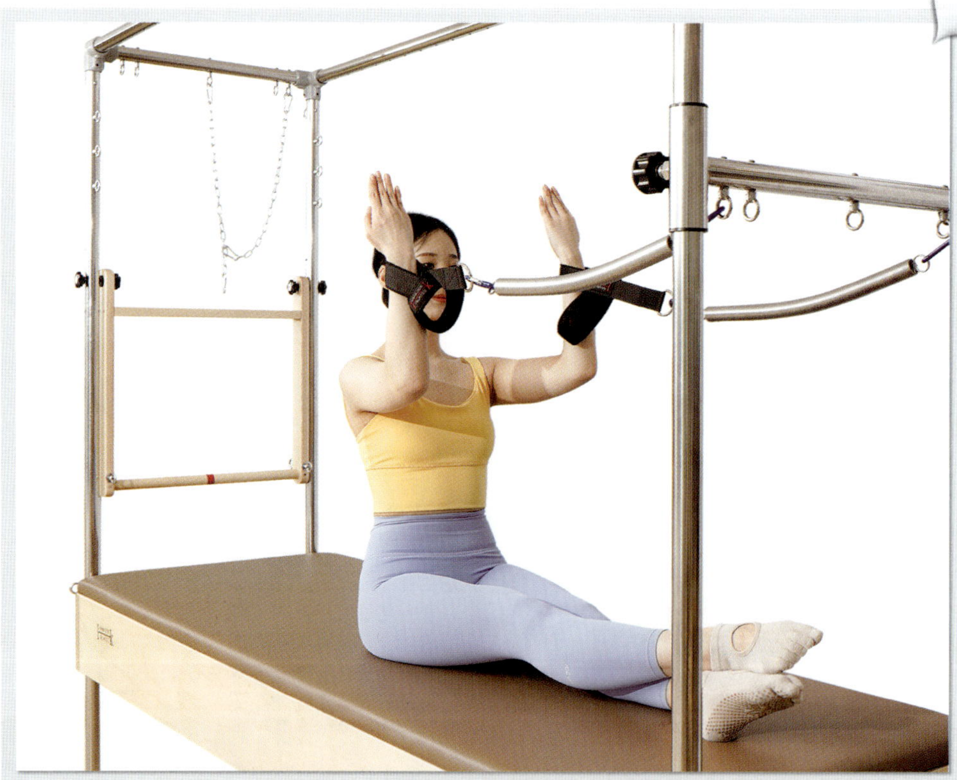

2

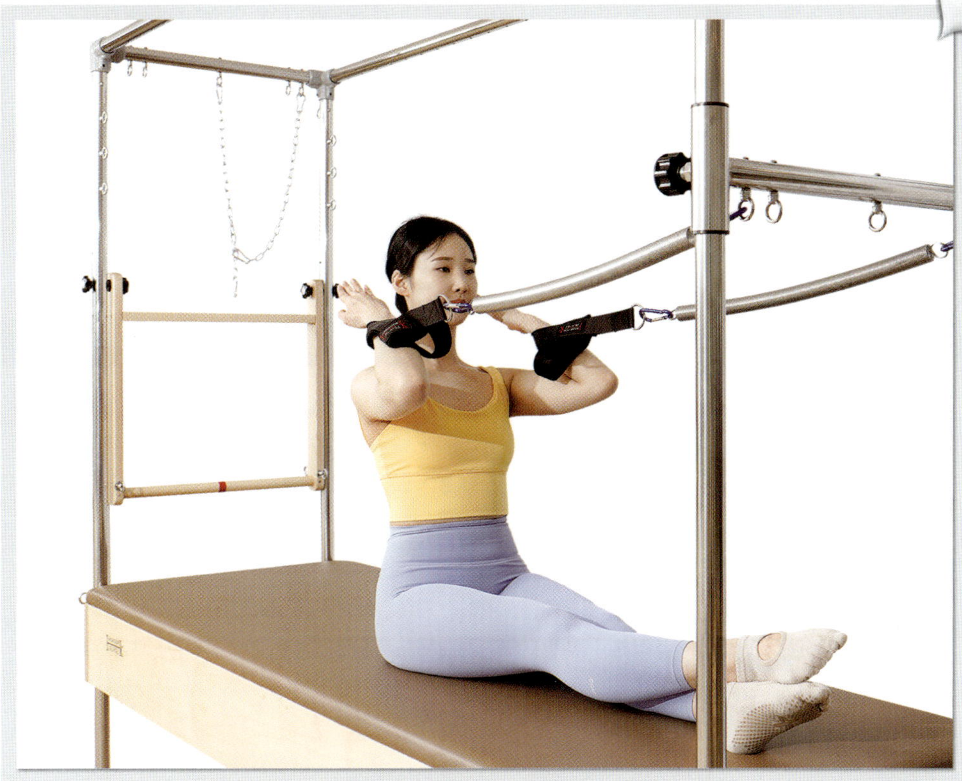

3

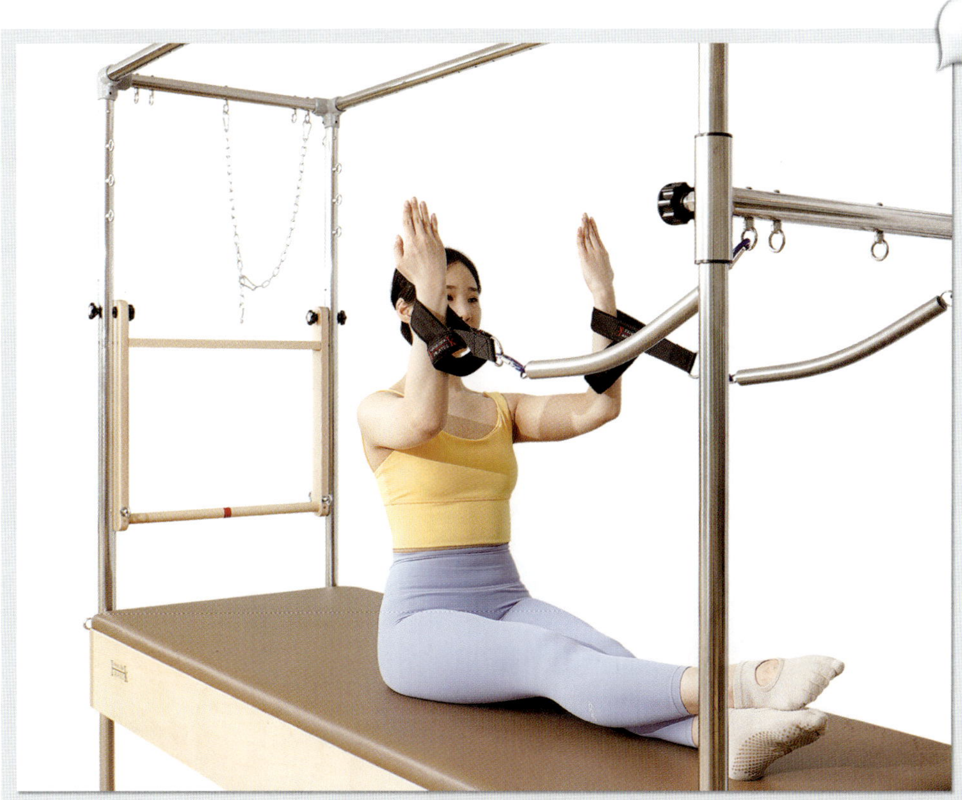

04 트라이셉스 Triceps

시작 자세

- 스트랩을 잡고 앉은 자세를 취한다.
- 양팔을 몸통에 붙여 팔꿈치를 90°로 굽힌다.

운동 방법

- 들숨: 숨을 들이마시며 자세를 준비한다.
- 날숨: 어깨뼈의 안정을 유지하며 팔꿈치를 편다.
- 들숨: 어깨뼈의 안정을 유지하며 팔꿈치를 굽히며 스프링을 조절하며 시작 자세로 돌아온다.

5~10회 반복한다.

변형

- 들숨: 스트랩을 잡고 팔꿈치를 펴 앉은 자세를 취한다.
- 날숨: 팔꿈치를 편 상태를 유지하며 팔을 뒤로 뻗는다.
- 들숨: 스프링을 조절하며 시작 자세로 돌아온다.

대상 근육

- 동작분석: 팔꿉관절 폄/굽힘

주동근 팔꿉관절 폄: 위팔세갈래근, 팔꿈치근, 뒤침근, 자쪽손목폄근, 손가락폄근, 새끼손가락폄근

길항근 팔꿉관절 굽힘: 위팔두갈래근, 위팔근, 위팔노근, 노쪽손목굽힘근, 긴손바닥근, 자쪽손목굽힘근, 원엎침근, 긴노쪽손목폄근, 짧은노쪽손목폄근

주의 사항

- 골반과 척추의 중립을 유지한다.
- 어깨뼈의 안정을 유지한다.
- 위팔세갈래근에 집중한다.

1

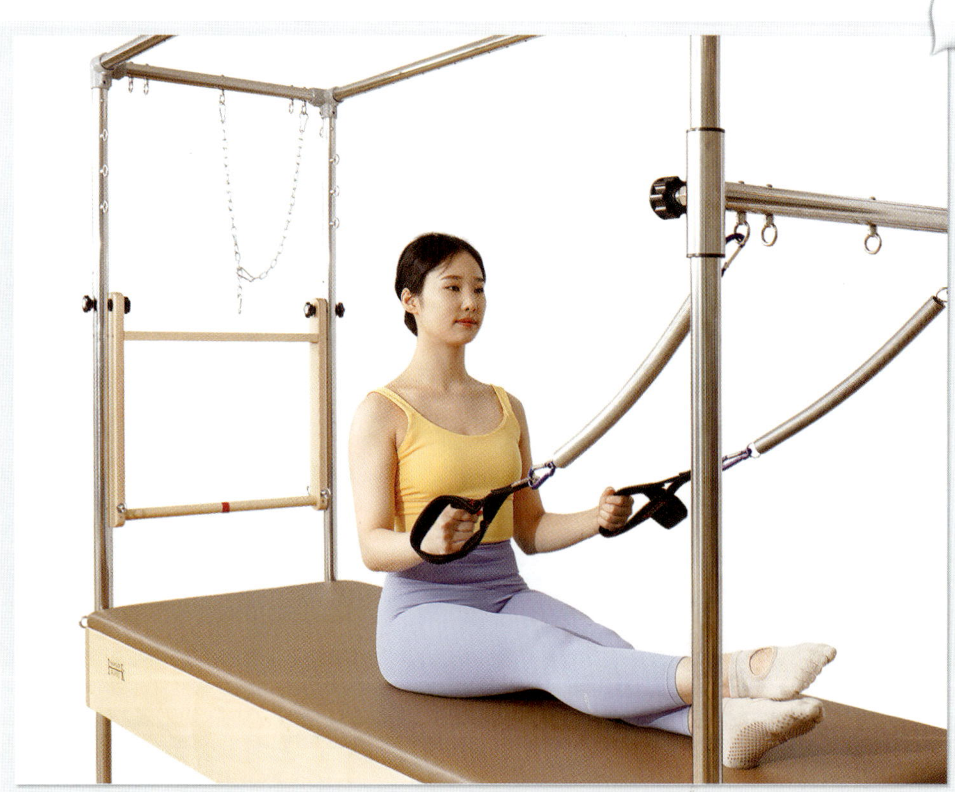

2

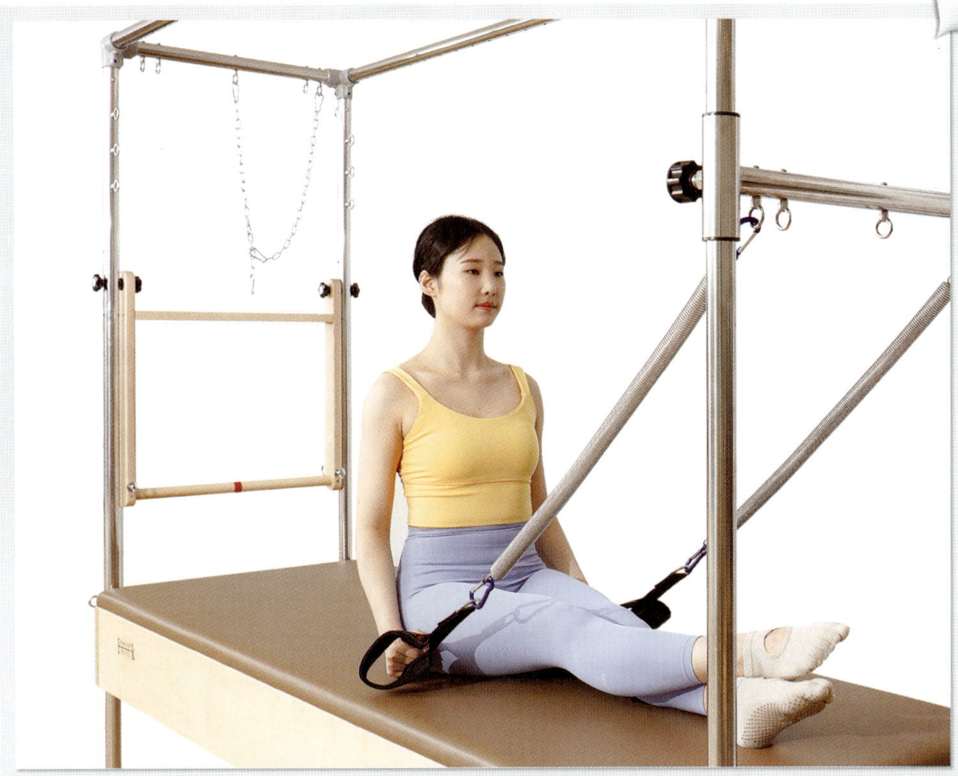

3

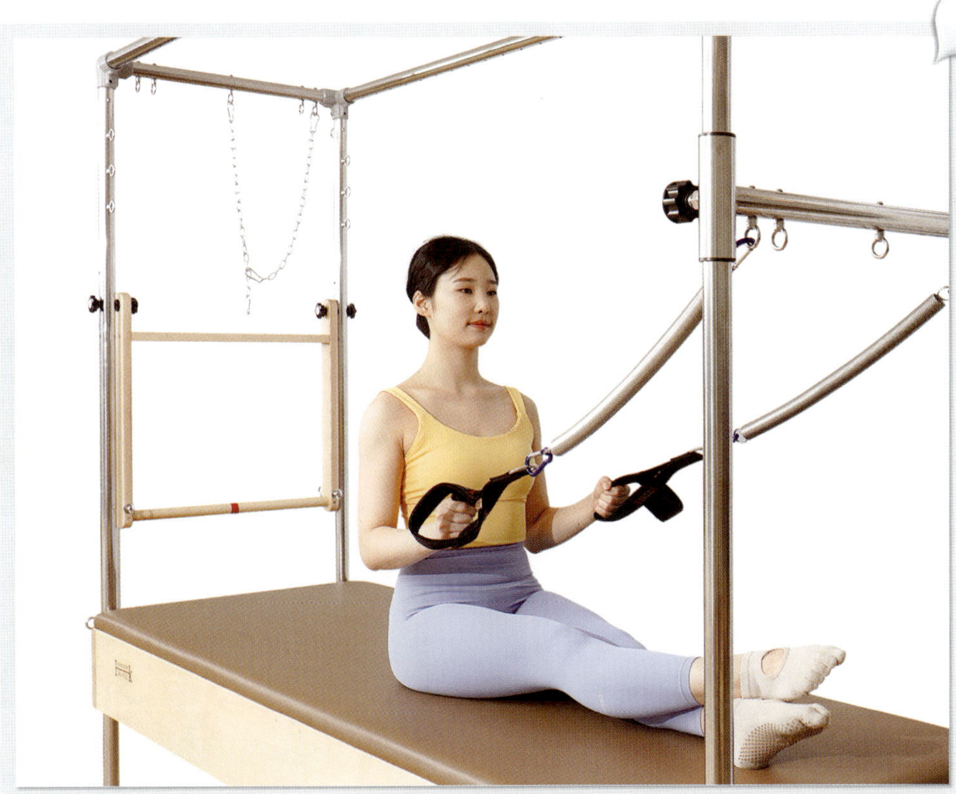

변형 1

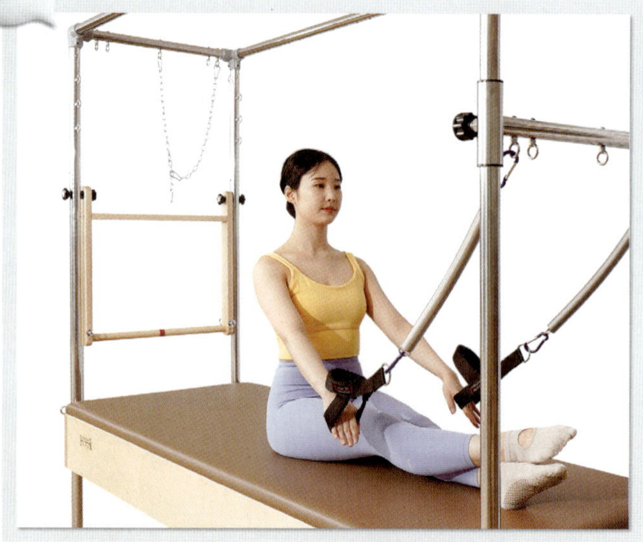

변형 2

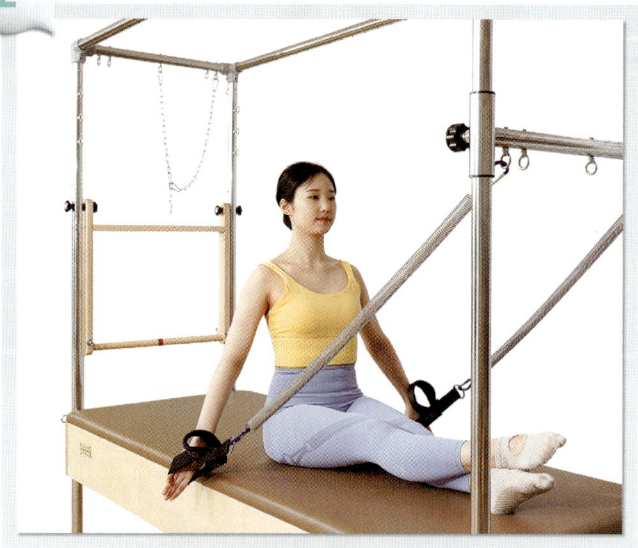

변형 3

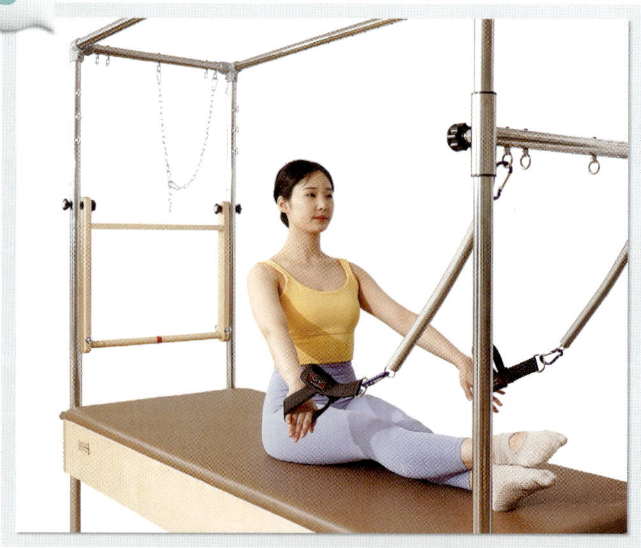

05 롤 다운 Roll down

시작 자세

- 스트랩을 잡고 앉은 자세를 취한다.

운동 방법

- 들숨: 숨을 들이마시며 자세를 준비한다.
- 날숨: 머리부터 척추를 하나씩 분절하여 내려간다(롤 다운). 동시에, 어깨뼈의 안정을 유지하며, 팔꿈치를 굽히고, 손을 복장뼈 쪽으로 당긴다.
- 들숨: C-곡선을 유지하고 가슴우리의 측면으로 숨을 쉰다.
- 날숨: 배근육을 사용하여 몸통을 다리 위로 앞으로 굽히며, 몸무게를 궁둥뼈결절 위에 싣는다. 양손을 복장뼈 쪽으로 안으로 유지하고, 앉은 자세를 취하여 꼬리뼈부터 척추를 하나씩 분절하여 시작 자세로 돌아온다.

5~10회 반복한다.

대상 근육

- 동작분석: 어깨관절 돌림, 몸통 굽힘/폄

주동근 어깨관절 안쪽돌림: 어깨세모근, 큰가슴근, 넓은등근, 큰원근, 어깨밑근
몸통 굽힘: 배곧은근, 배바깥빗근, 배속빗근

길항근 어깨관절 가쪽돌림: 어깨세모근, 가시아래근, 작은원근
몸통 폄: 엉덩갈비근, 가장긴근, 가시근, 허리네모근, 반가시근, 돌림근, 뭇갈래근, 가시사이근

주의 사항

- 골반과 척추의 중립을 유지한다.

1

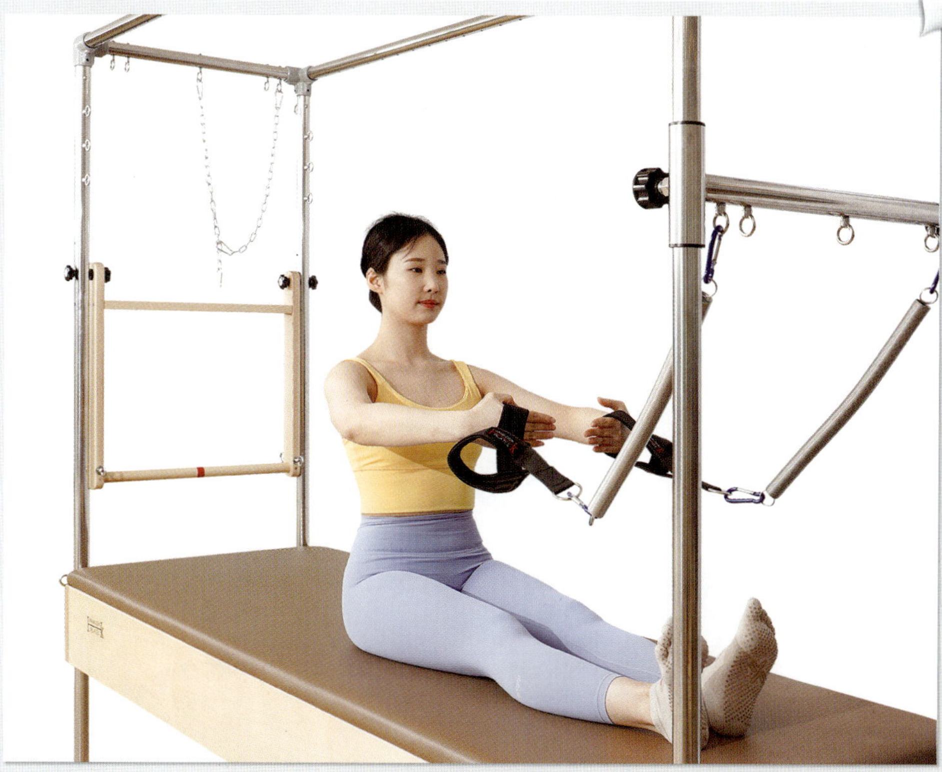

2

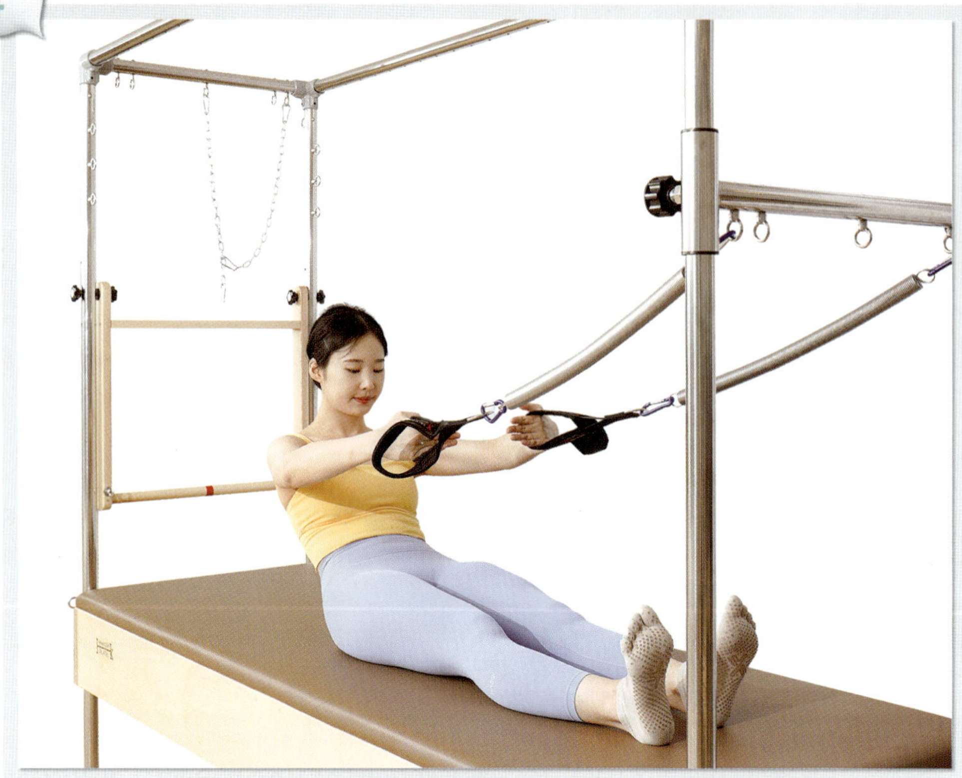

3

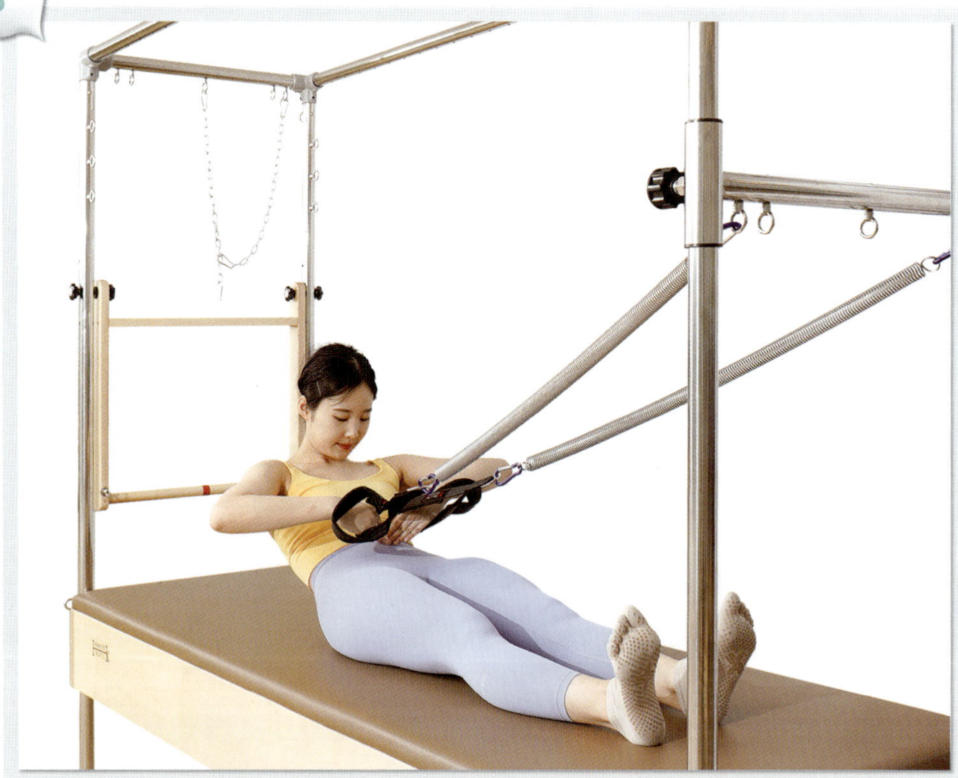

4

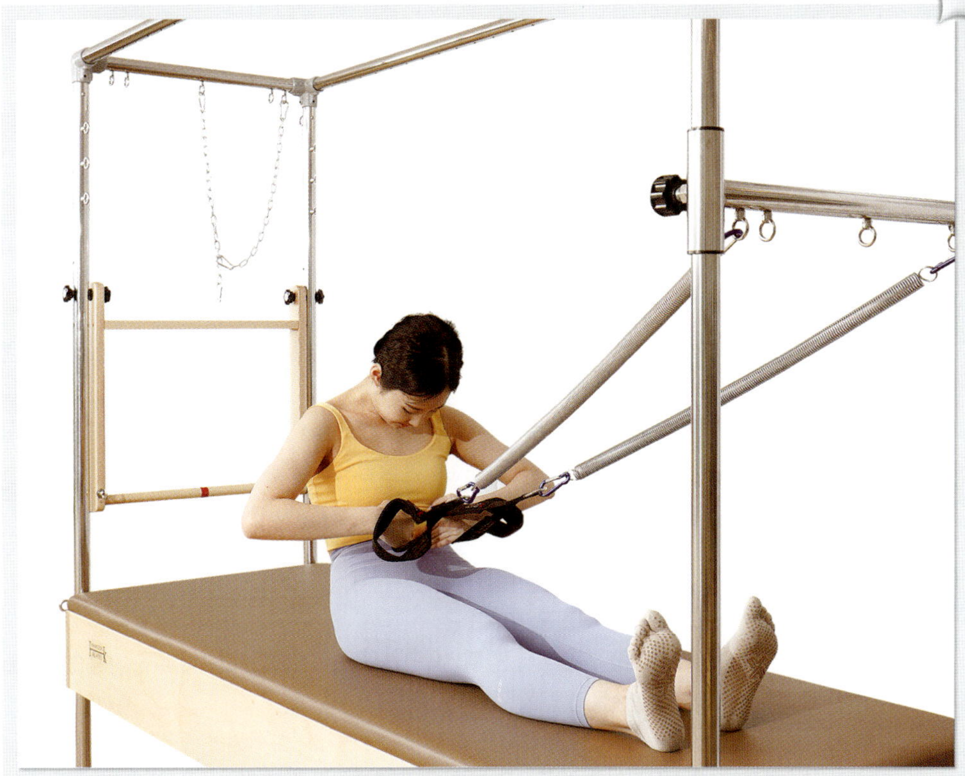

5

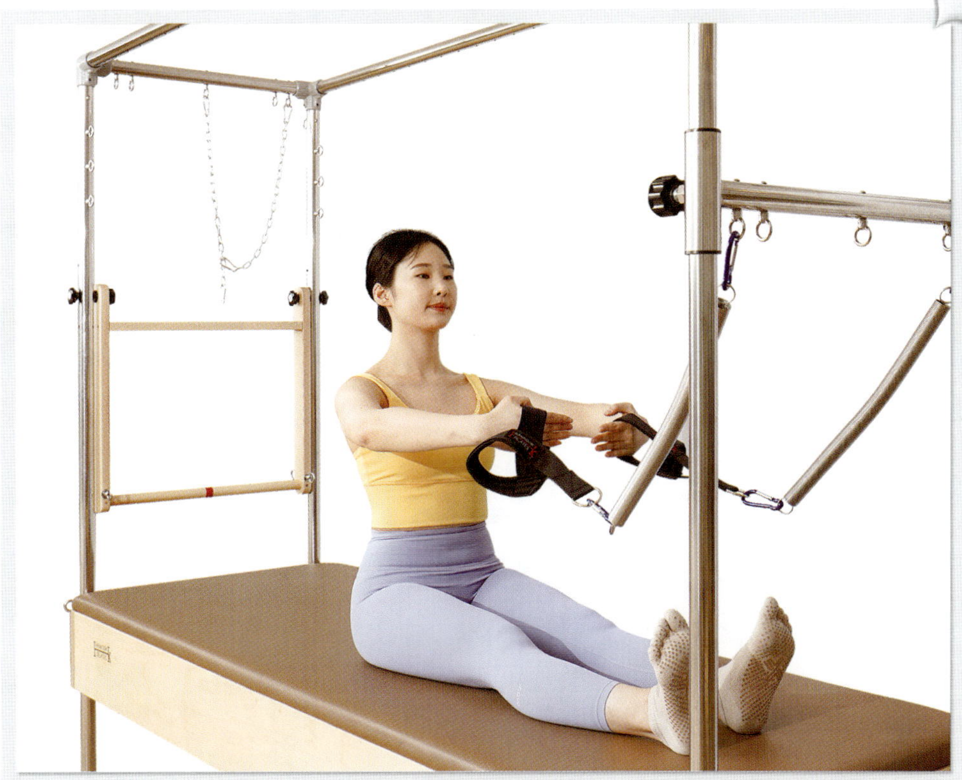

06 롤 다운 위드 바이셉스 컬스
Roll down with biceps curls

시작 자세

- 스트랩을 잡고 앉은 자세를 취한다.

운동 방법

- 들숨: 숨을 들이마시며 자세를 준비한다.
- 날숨: 골반을 뒤로 척추분절하면서 굴려 내려간다(롤 다운). 동시에 팔꿈치를 굽히고, 굴림을 유지하며 손을 귀 쪽으로 당긴다.
- 들숨: 굽힘을 유지하고 가슴우리의 측면으로 숨을 들이마신다.
- 날숨: 배근육을 사용하여 몸통을 다리 위로 앞으로 굽히며, 스프링을 조절하며 되돌리고 양손을 배 쪽으로 가져온다.
- 들숨: 척추를 꼬리뼈부터 머리까지 연속적으로 분절하여 중립으로 되돌아온다.

5~10회 반복한다.

대상 근육

- 동작분석: 몸통 굽힘/폄, 팔꿉관절 굽힘/폄

주동근 몸통 굽힘: 배곧은근, 배바깥빗근, 배속빗근
팔꿉관절 굽힘: 위팔두갈래근, 위팔근, 위팔노근, 노쪽손목굽힘근, 긴손바닥근, 자쪽손목굽힘근, 원엎침근, 긴노쪽손목폄근, 짧은노쪽손목폄근

길항근 몸통 폄: 엉덩갈비근, 가장긴근, 가시근, 허리네모근, 반가시근, 돌림근, 뭇갈래근, 가시사이근
팔꿉관절 폄: 위팔세갈래근, 팔꿈치근, 뒤침근, 자쪽손목폄근, 손가락폄근, 새끼손가락폄근

주의 사항

- 어깨뼈의 안정을 유지한다.
- 턱을 가슴 쪽으로 밀어 넣지 않도록 한다.

1

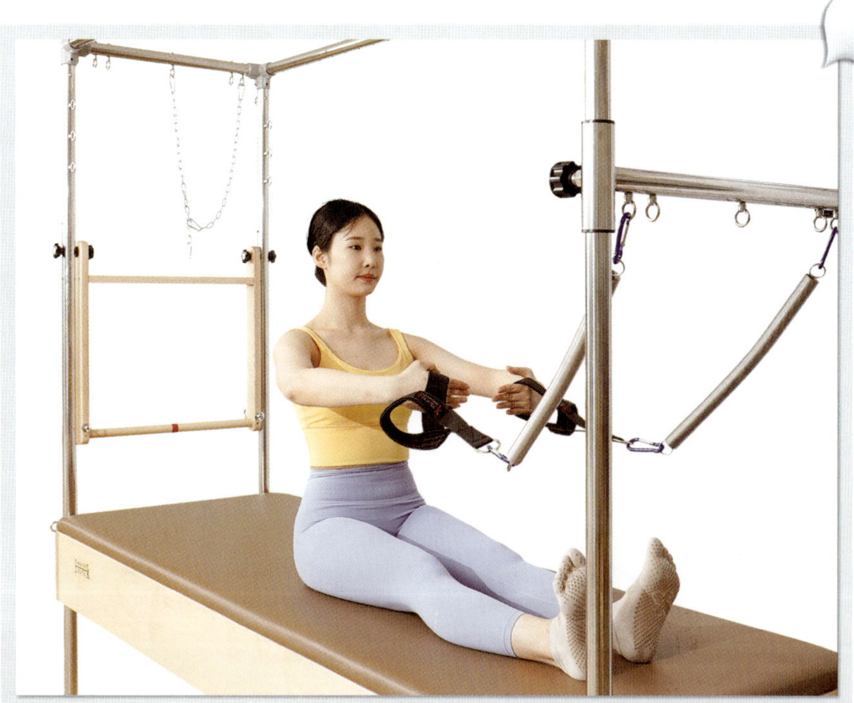

2

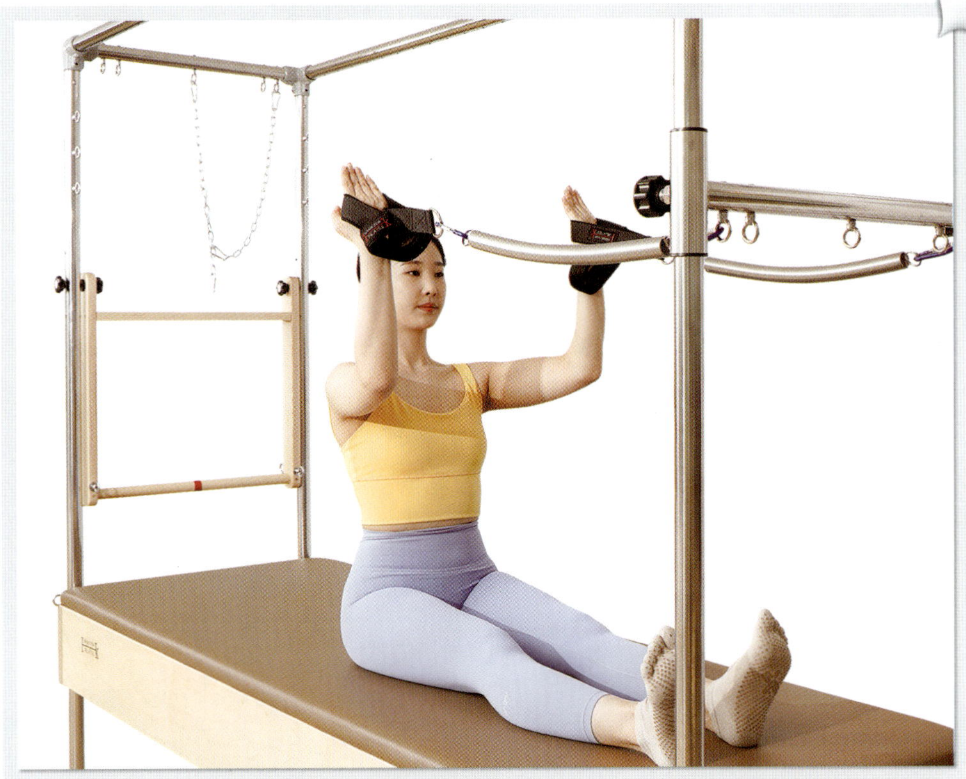

3

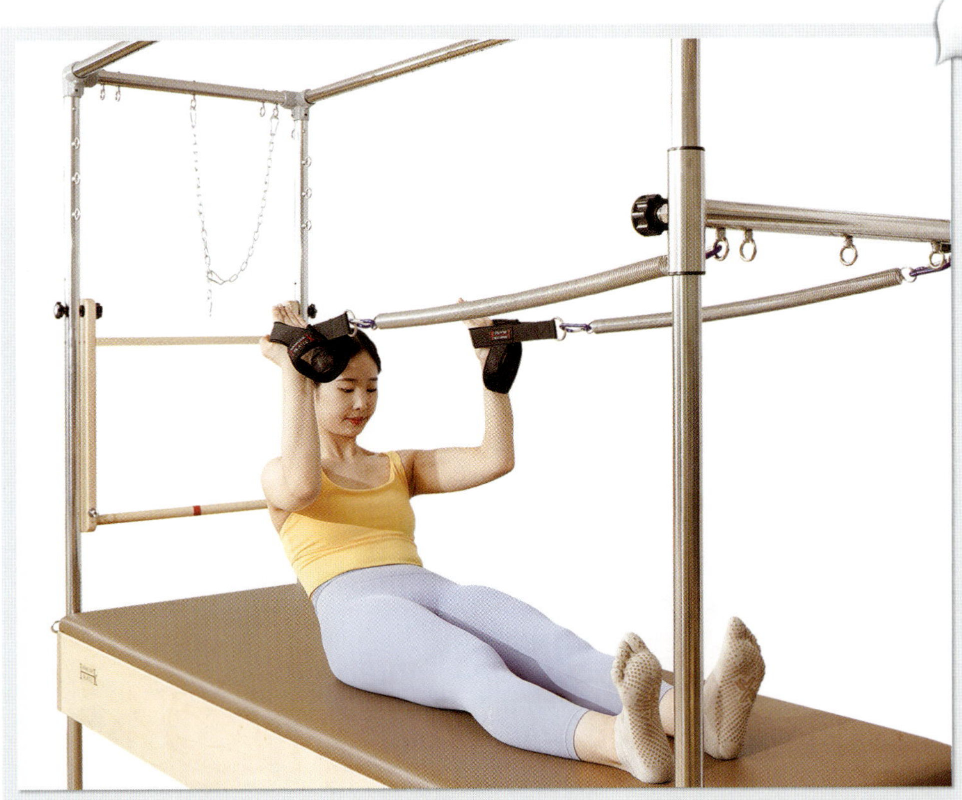

4

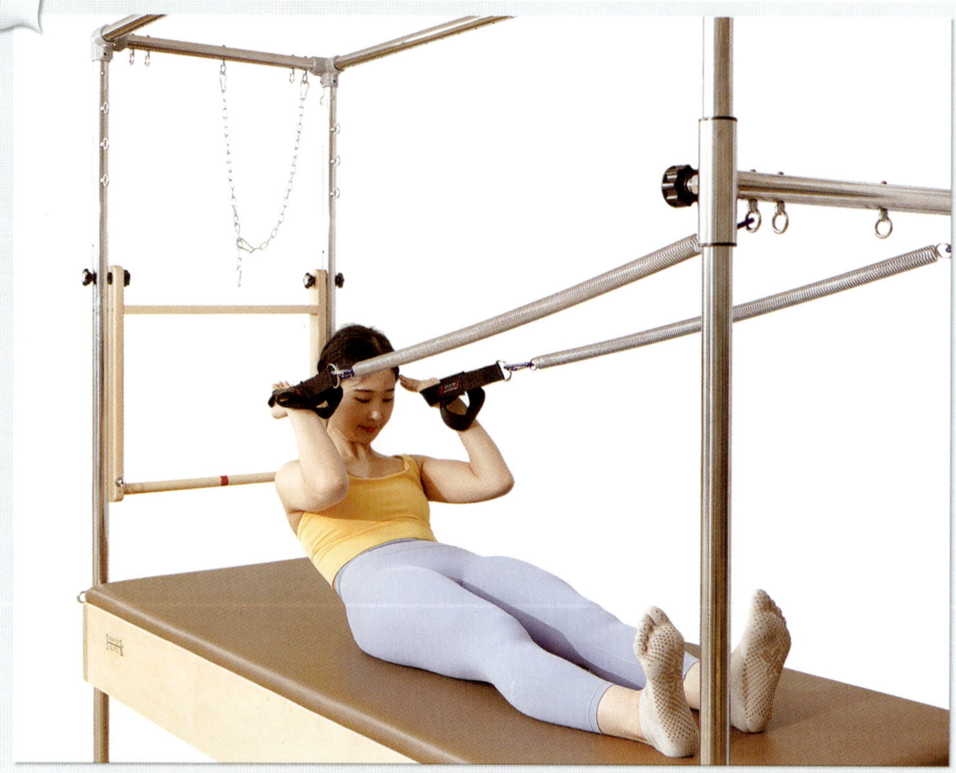

5

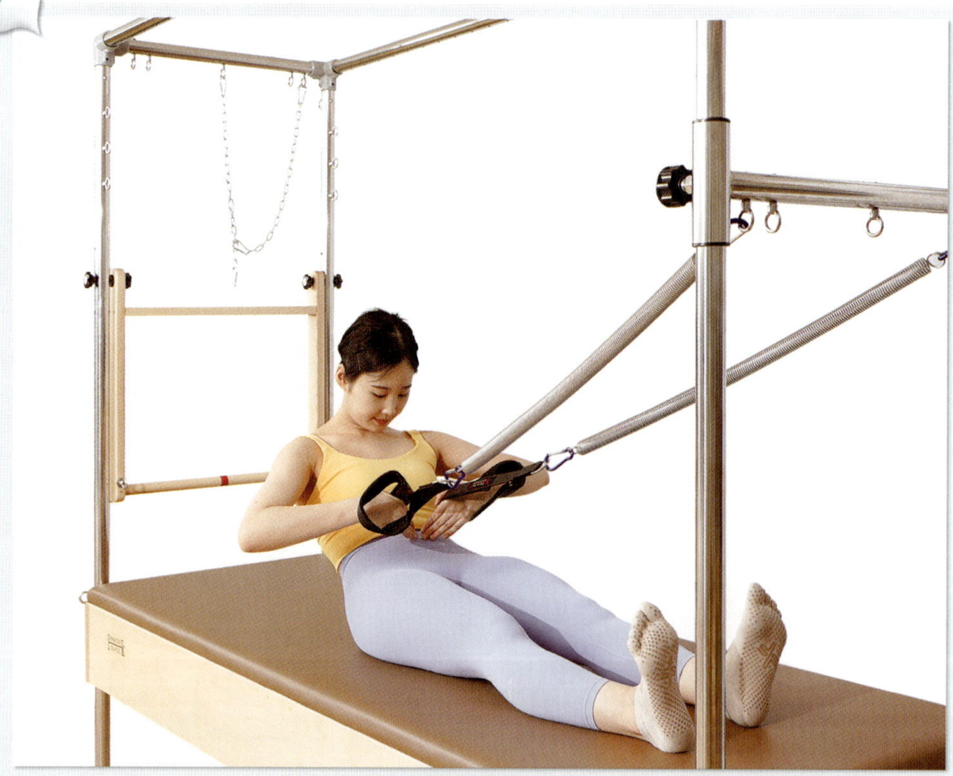

6

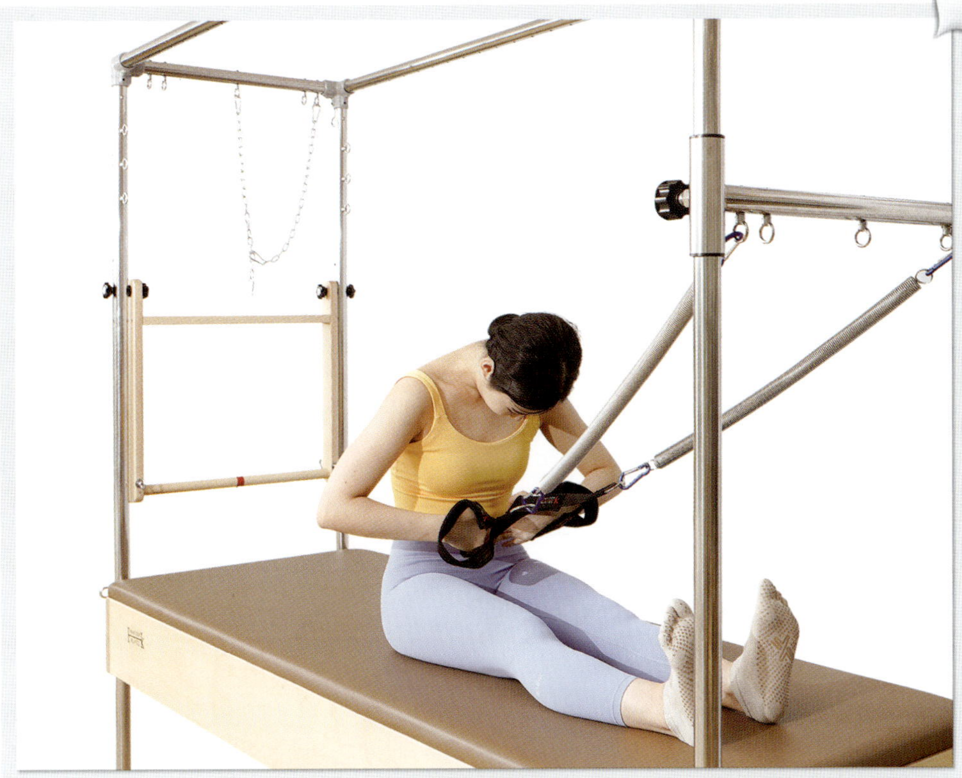

7

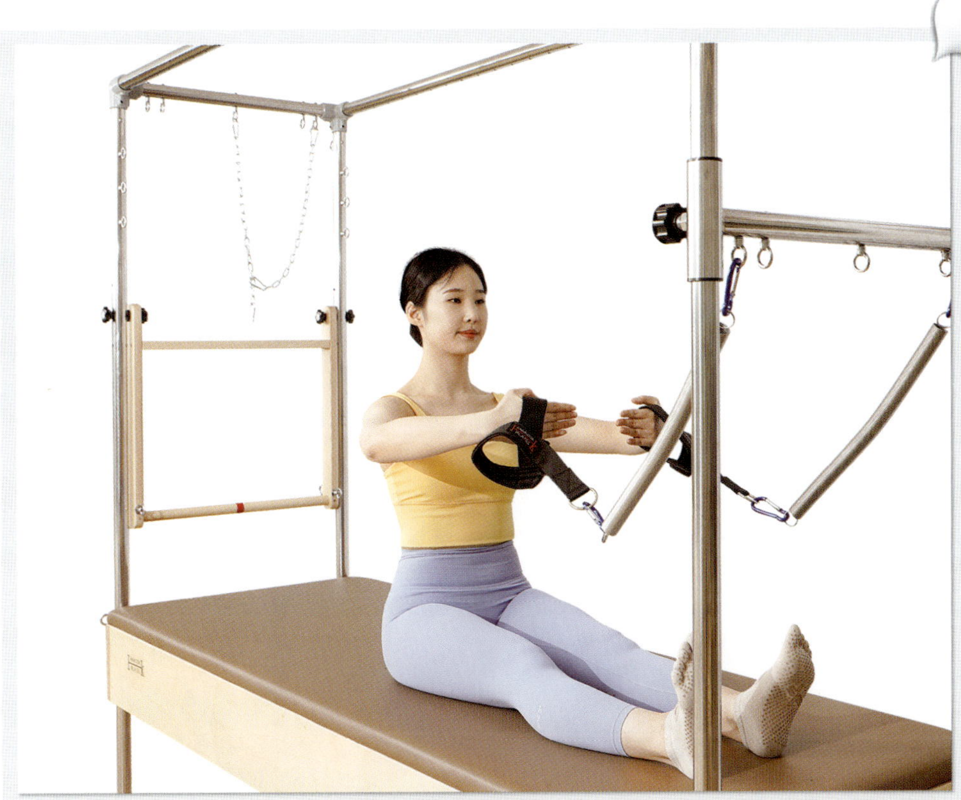

07 롤 다운 위드 오블리큐스 Roll down with obliques

시작 자세

• 스트랩을 잡고 앉은 자세를 취한다.

운동 방법

• 들숨: 숨을 들이마시며 자세를 준비한다.
• 날숨: 머리부터 척추뼈 하나씩 분절하면서 굴려 내려간다(롤 다운).
• 들숨: 굽힘을 유지하고 가슴우리의 측면으로 숨을 들이마신다.
• 날숨: 몸통을 사선 방향으로 돌림한다.
• 들숨: 몸통을 정면으로 돌림한다.
• 날숨: 반대 방향으로 몸통을 사선으로 돌림한다.
• 들숨: 몸통을 정면으로 돌림한다.
• 날숨: 척추를 분절하면서 시작 자세로 돌아온다.

5회 반복한다.

대상 근육

• 동작분석: 몸통 돌림

주동근 몸통 오른쪽 돌림: 오른쪽 배바깥빗근, 왼쪽 배속빗근, 왼쪽 반가시근, 왼쪽 뭇갈래근, 왼쪽 돌림근

길항근 몸통 왼쪽 돌림: 왼쪽 배바깥빗근, 오른쪽 배속빗근, 오른쪽 반가시근, 오른쪽 뭇갈래근, 오른쪽 돌림근

주의 사항

• 어깨뼈의 안정을 유지한다.
• 턱을 가슴 쪽으로 밀어 넣지 않도록 한다.

1

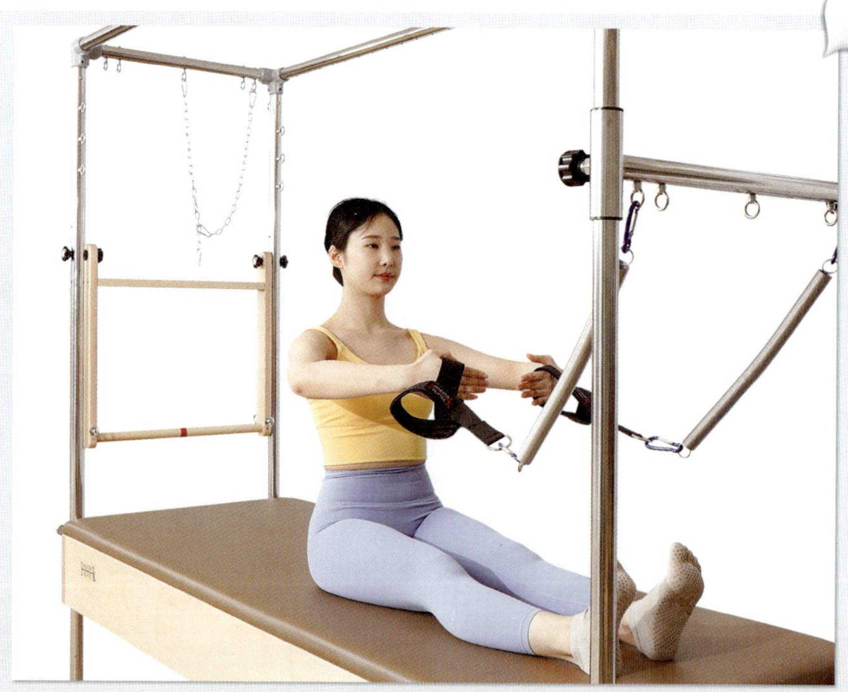

2

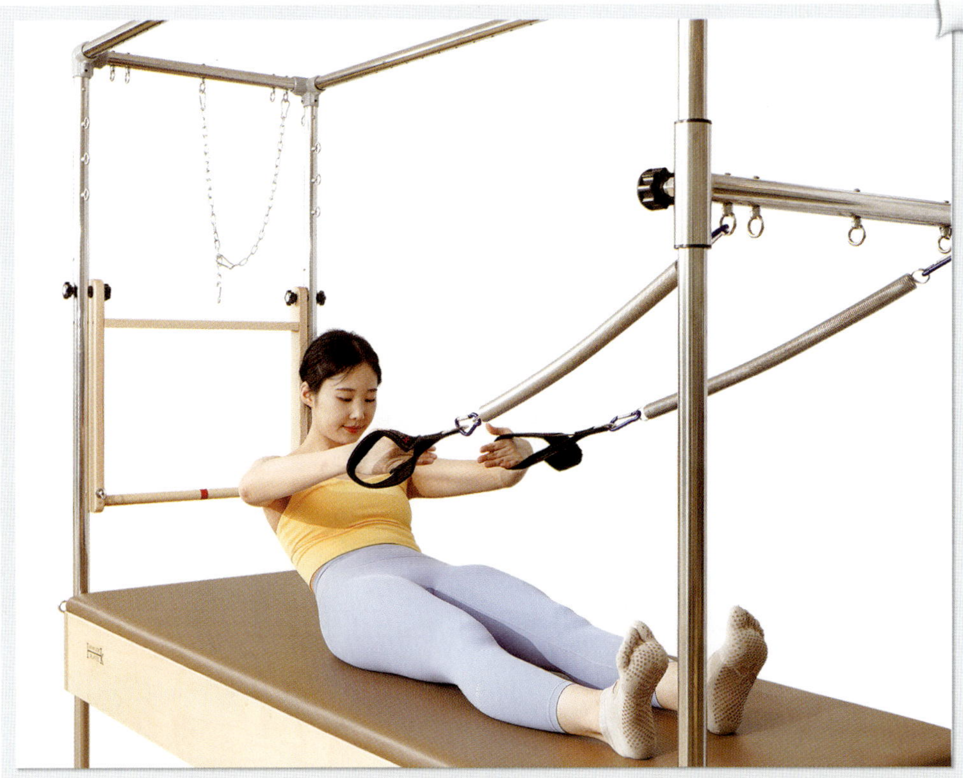

3

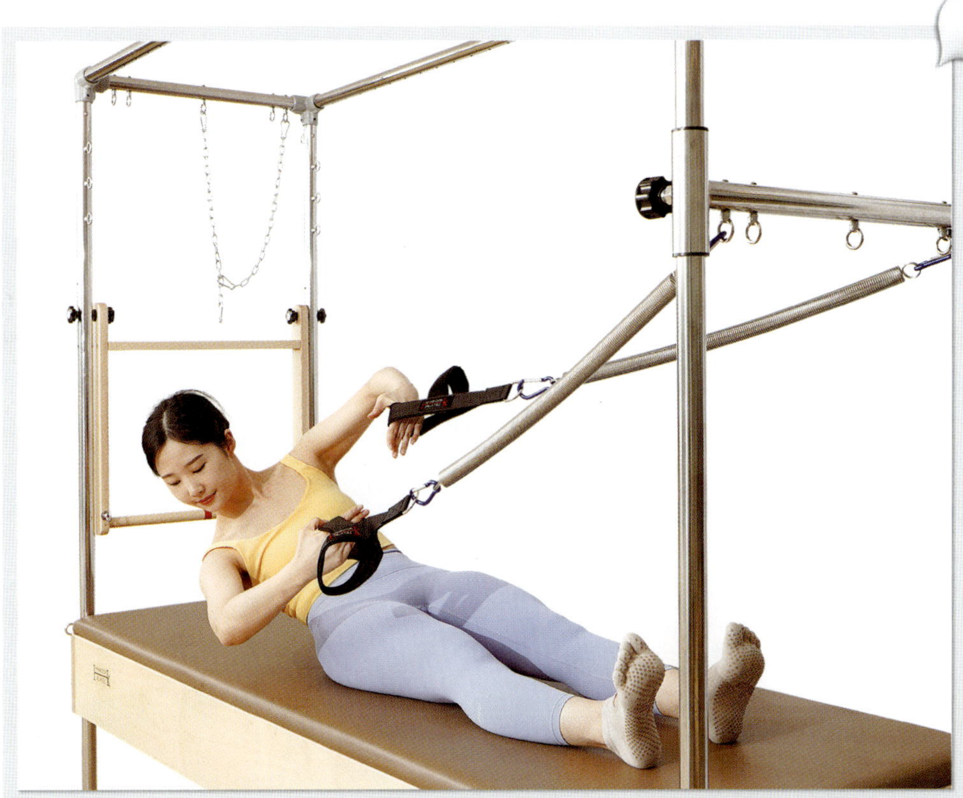

4

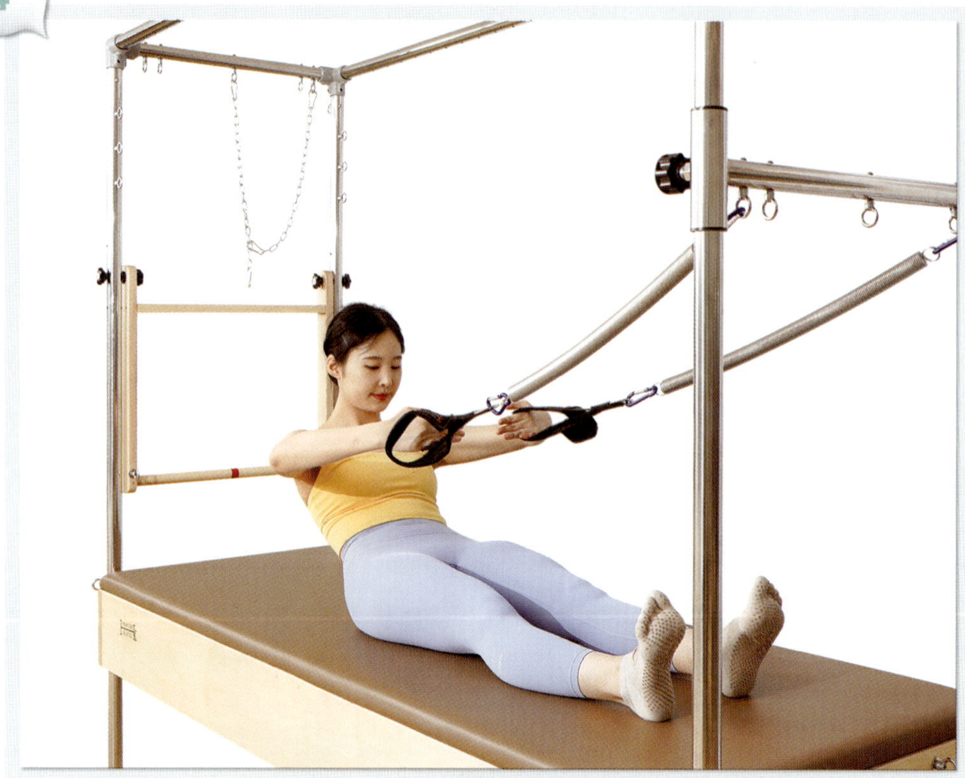

5

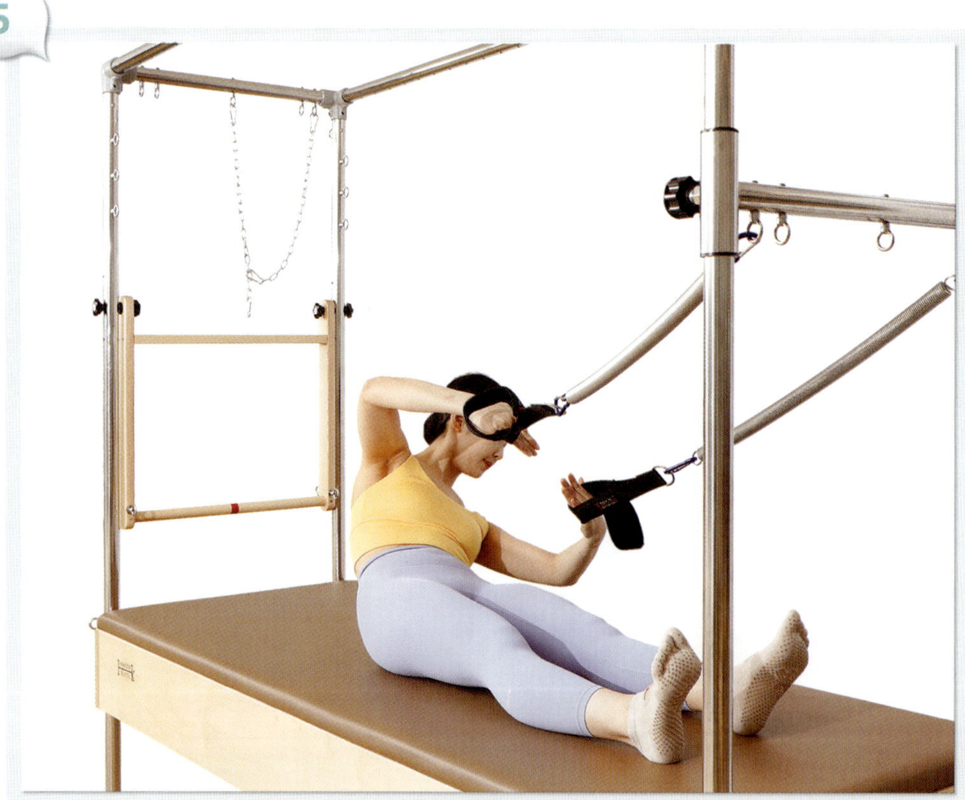

6

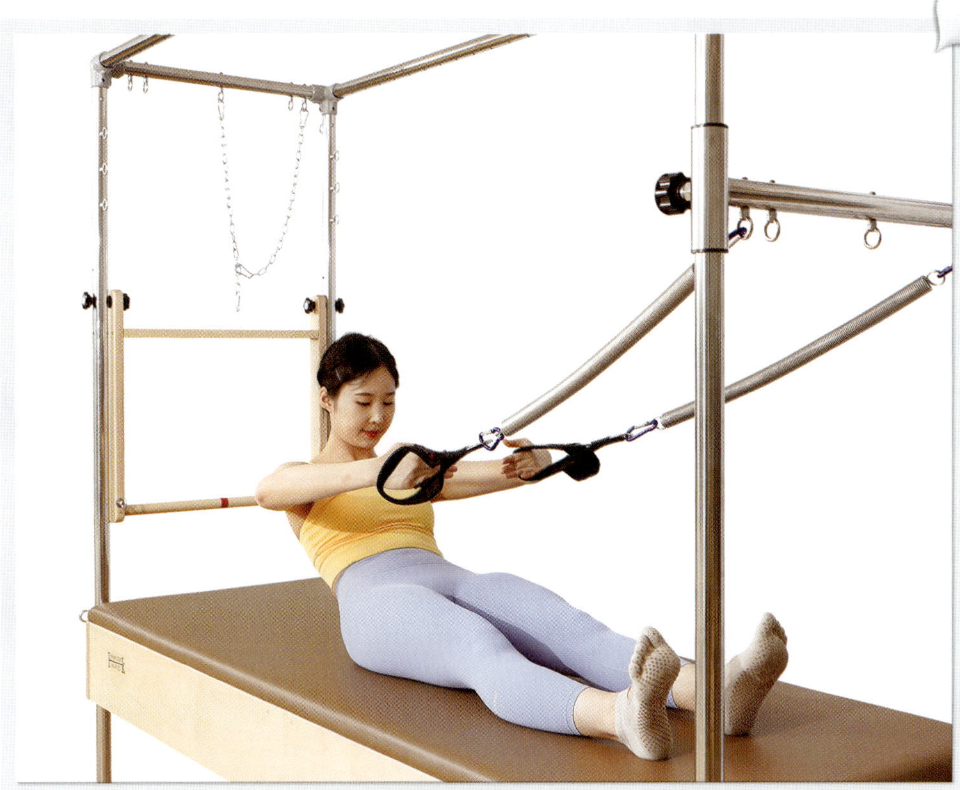

7

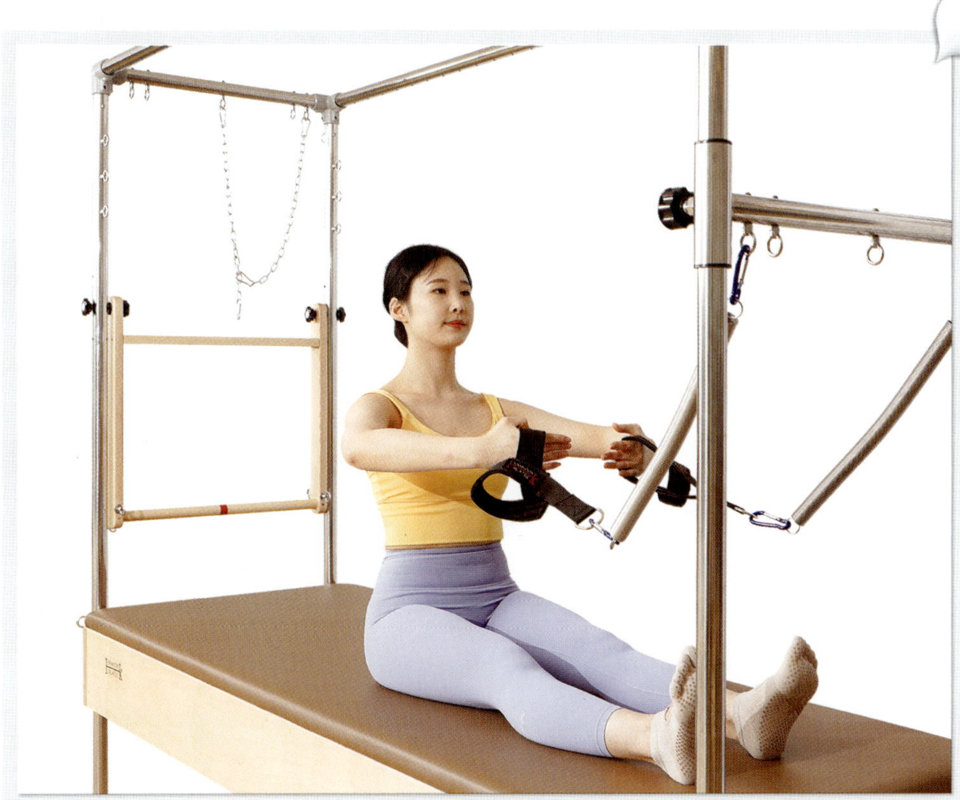

08 스트레이트 포워드 Straight forward

시작 자세

- 스트랩을 잡고 앉은 자세를 취한다.

운동 방법

- 들숨: 숨을 들이마시며 자세를 준비한다.
- 날숨: 어깨뼈의 안정을 유지하며, 어깨를 굽혀 팔을 바로 앞으로 그리고 위로 (눈높이까지) 올린다.
- 들숨: 스프링을 조절하며 시작 자세로 돌아온다.

5회 반복한다.

대상 근육

- 동작분석: 어깨관절 굽힘/폄
  주동근 어깨관절 굽힘: 어깨세모근, 큰가슴근, 부리위팔근, 위팔두갈래근
  길항근 어깨관절 폄: 어깨세모근, 넓은등근, 큰원근, 큰가슴근, 위팔세갈래근

주의 사항

- 중립 자세를 유지한다.

1

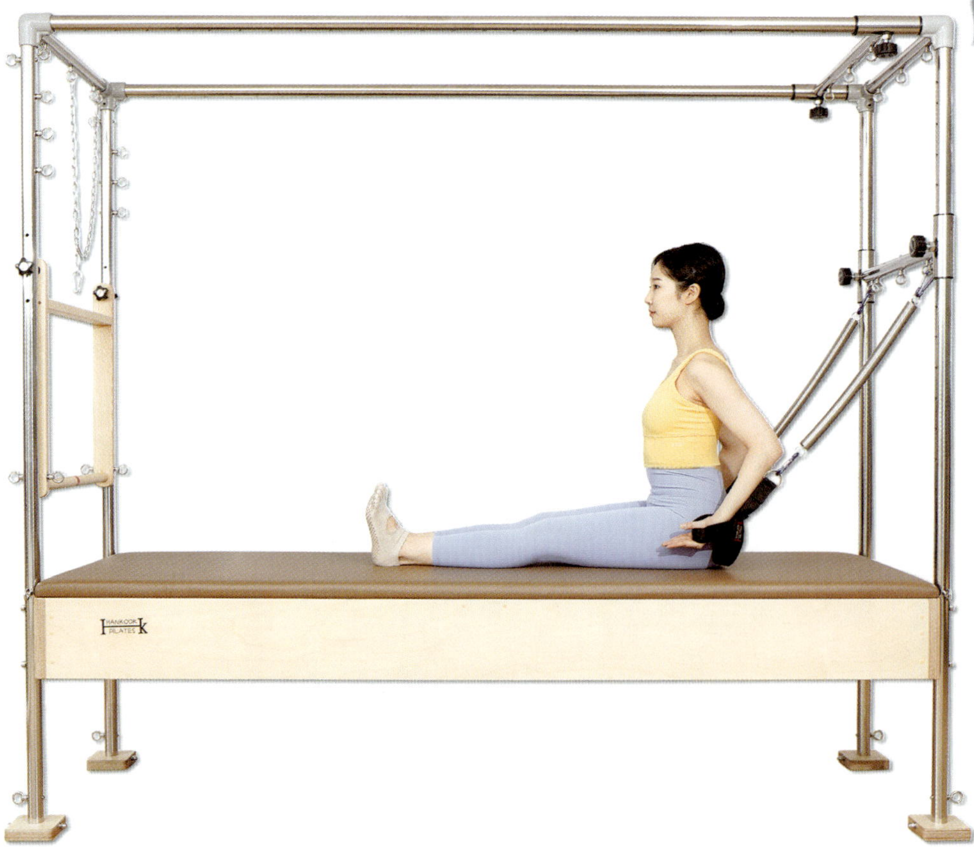

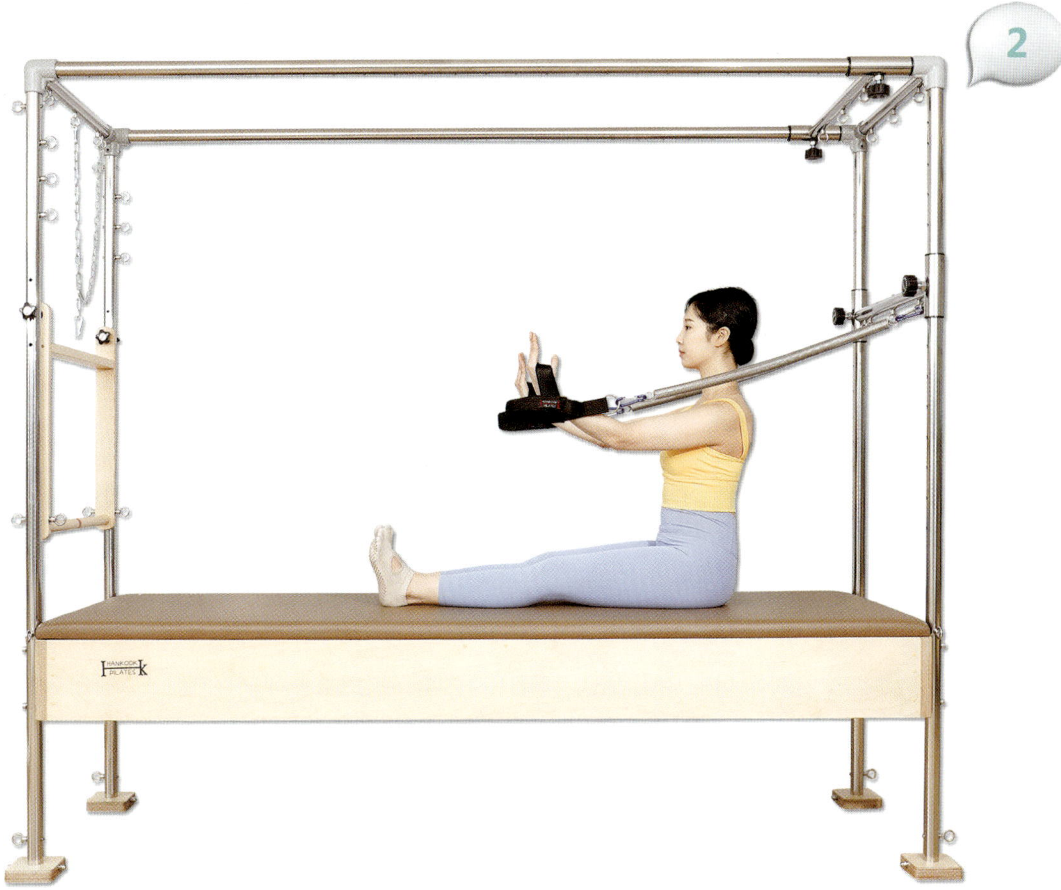
2

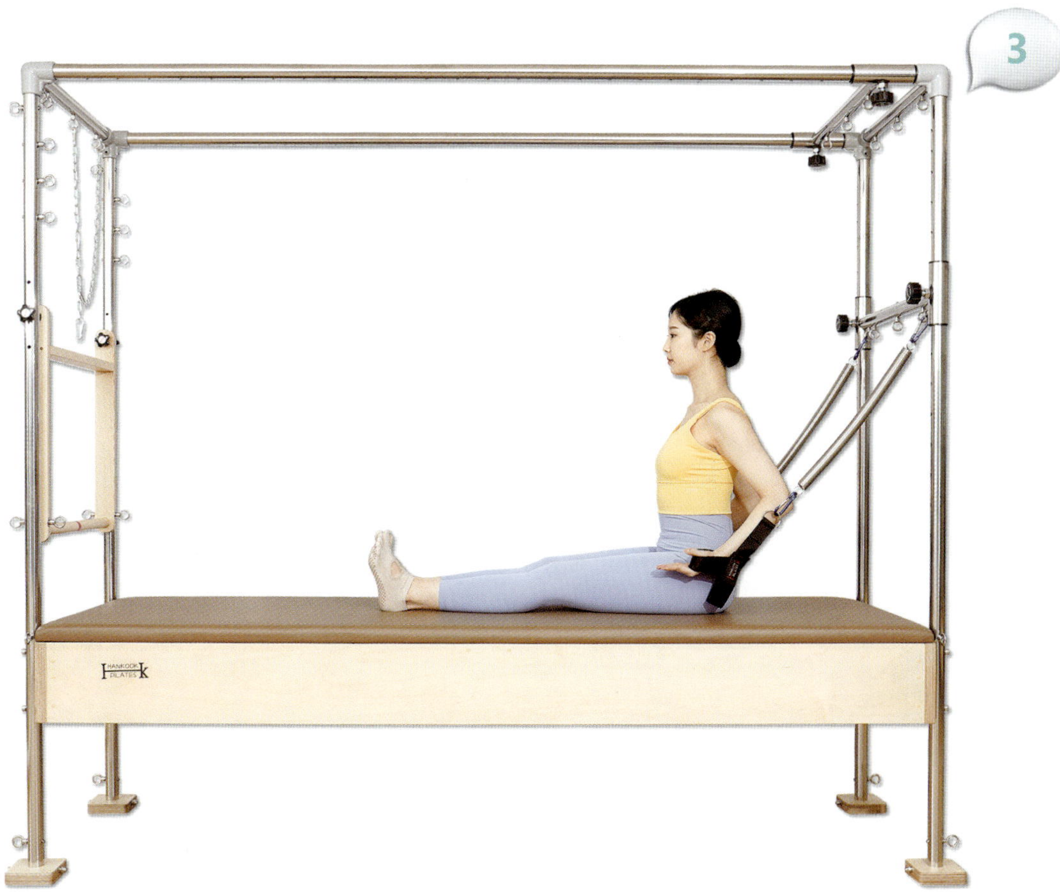
3

09 오퍼링 Offering

시작 자세

- 스트랩을 잡고 앉은 자세를 취한다.

운동 방법

- 들숨: 숨을 들이마시며 자세를 준비한다.
- 날숨: 어깨뼈의 안정을 유지하며 팔꿈치를 펴고, 팔을 어깨 높이까지 올린다.
- 들숨: 양팔을 곧게 유지하고 손바닥이 아래를 향하도록 하여 팔을 수평으로 벌림한다.
- 날숨: 양팔을 곧게 유지하고 팔을 수평으로 모음한다.
- 들숨: 어깨뼈를 안정시키고, 팔꿈치를 굽히며 시작 자세로 돌아온다.

5회 반복한다.

대상 근육

- 동작분석: 어깨관절 굽힘/폄, 어깨관절 수평벌림/수평모음

주동근 어깨관절 굽힘: 어깨세모근, 큰가슴근, 부리위팔근, 위팔두갈래근
어깨관절 수평벌림: 어깨세모근, 가시아래근, 넓은등근, 작은원근

길항근 어깨관절 폄: 어깨세모근, 넓은등근, 큰원근, 큰가슴근, 위팔세갈래근
어깨관절 수평모음: 큰가슴근, 어깨세모근

주의 사항

- 중립적인 앉은 자세를 유지한다.
- 가슴우리를 들어 올리거나 앞으로 밀지 않도록 한다.

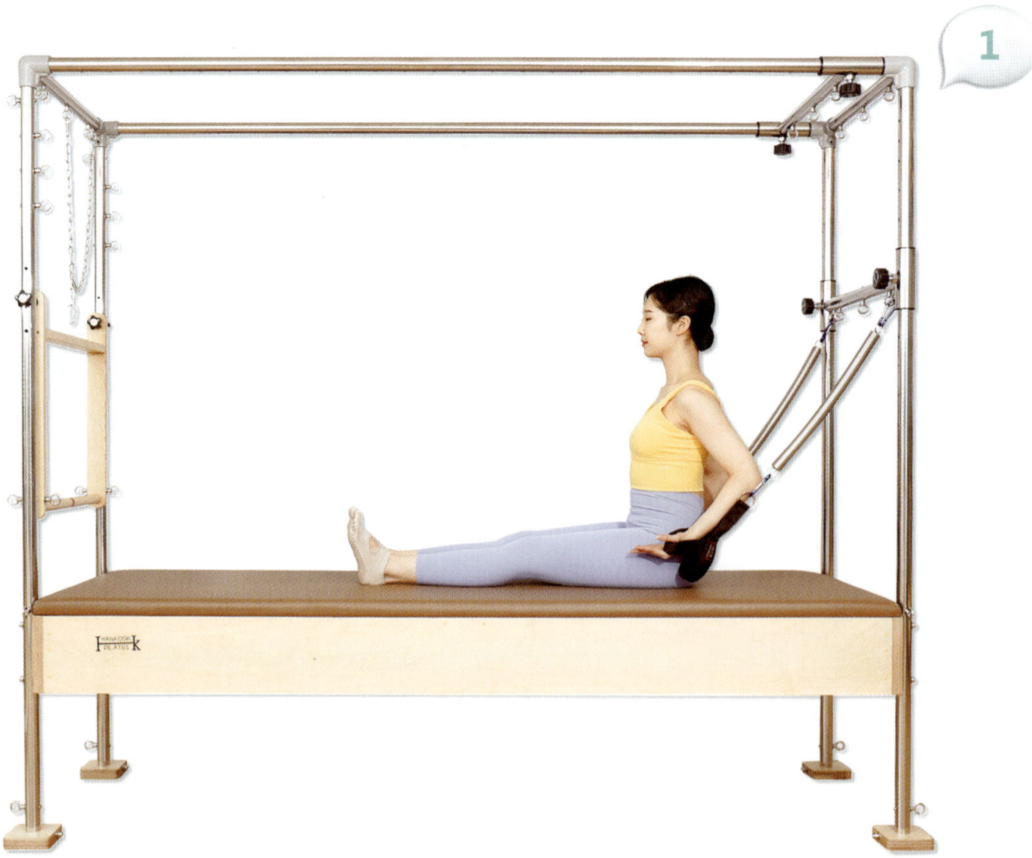

2

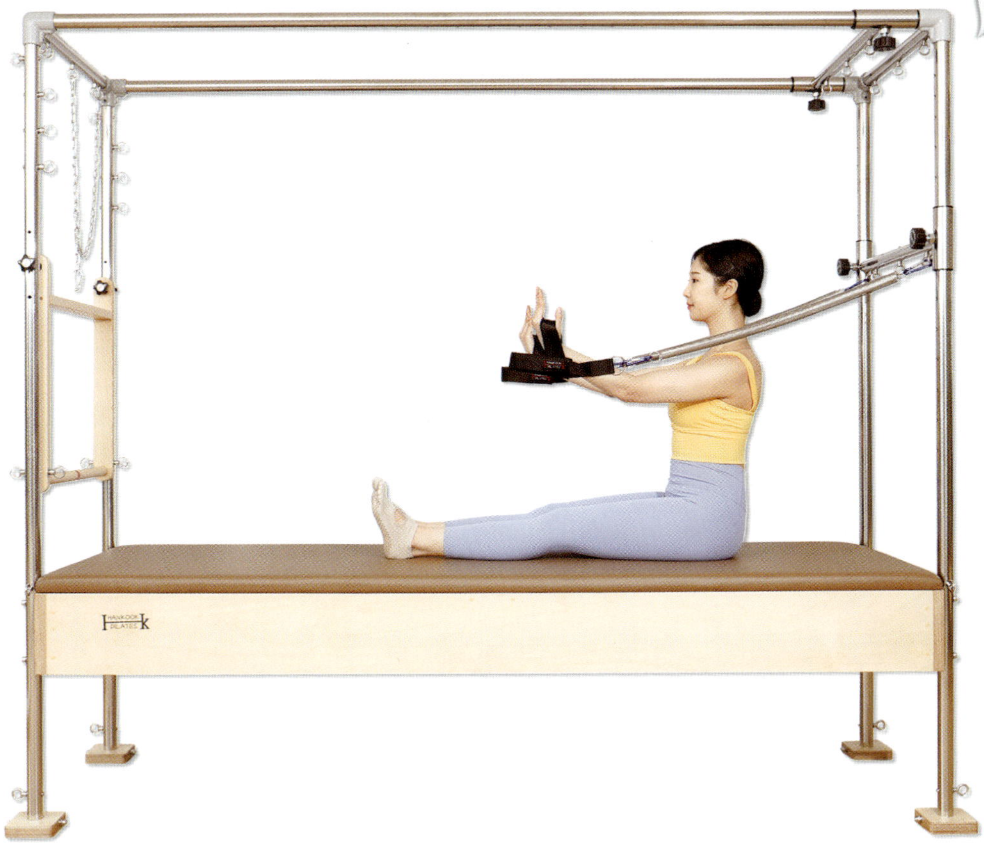

3

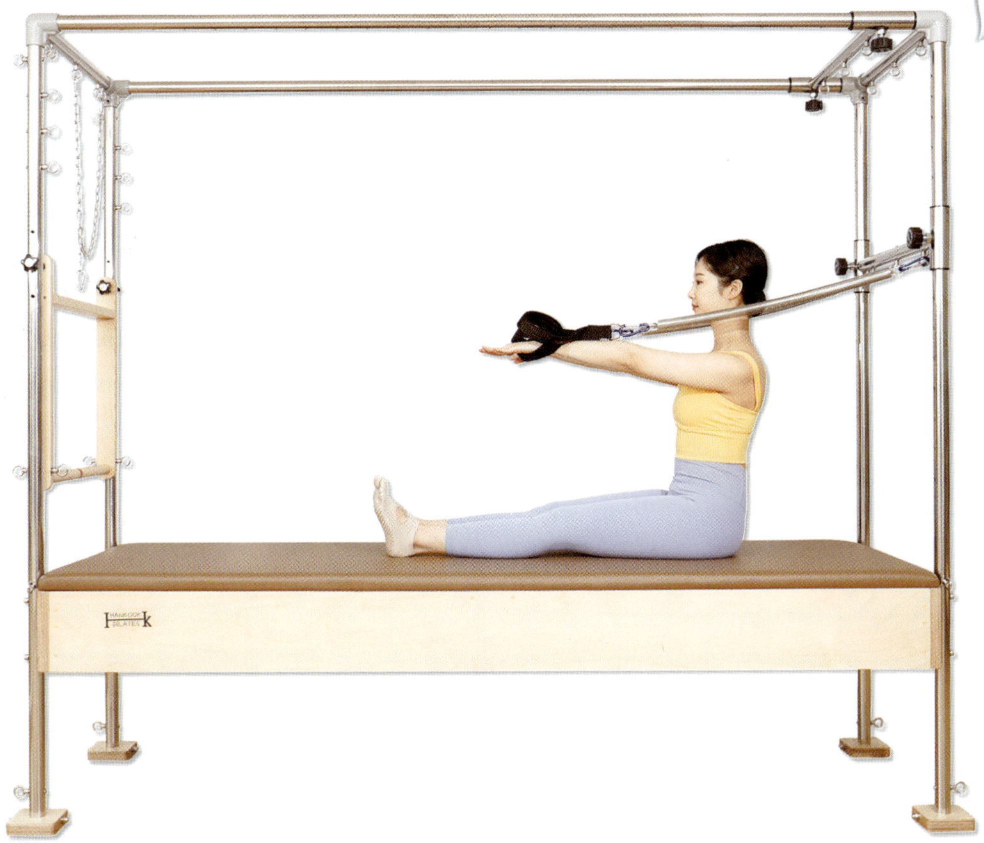

4

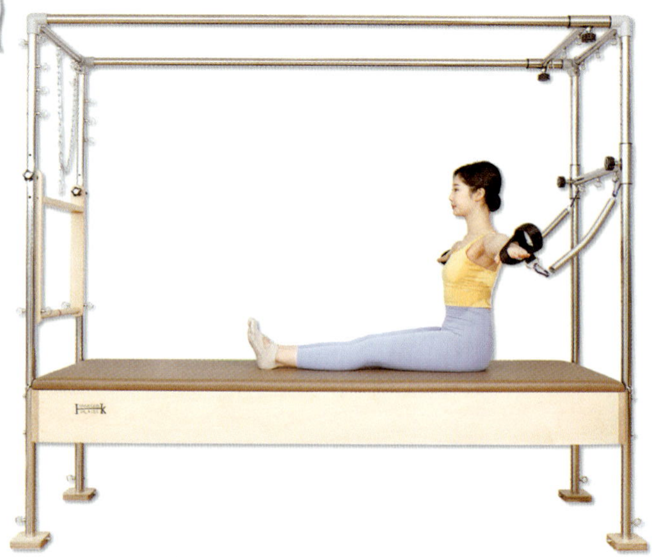

5

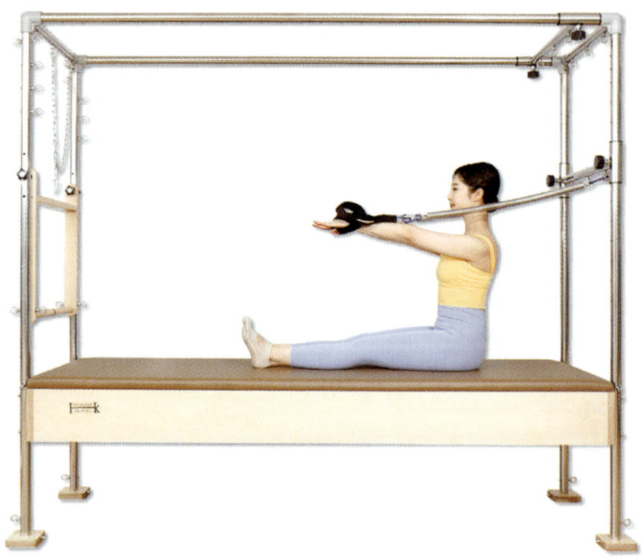

6

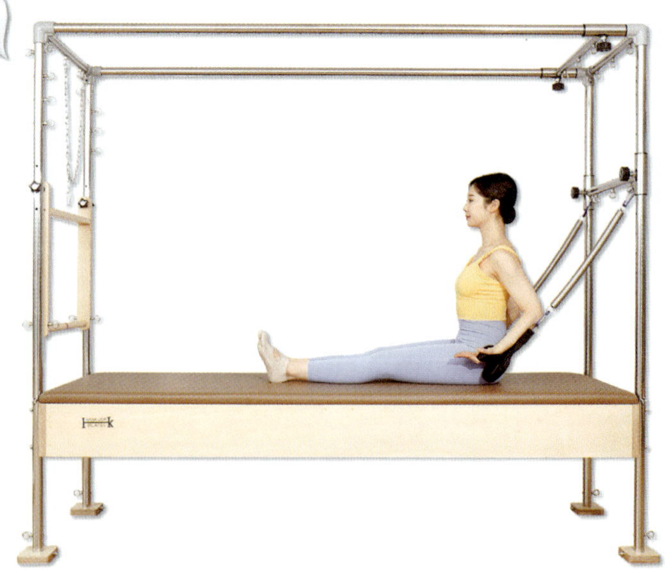

CHAPTER 15

ARM SPRINGS STANDING

01 러티스머스 돌시이 프레스 Latissimus dorsi press

02 풀 다운 프레스 위드 트라이셉스 Pull down press with triceps

03 로워, 미들, 어퍼 트랩 스트렝쓰너 Lower, middle, upper trap strengthener

04 사이드 암 워크 Side arm work

05 암즈 스프링즈 스탠딩 풀 다운 Arms springs standing pull down

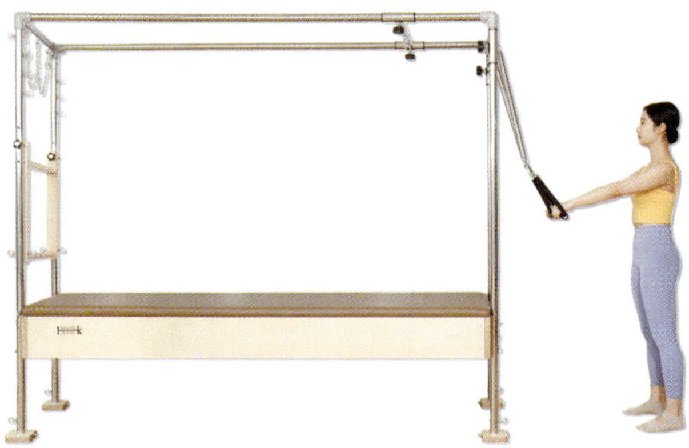

01 러티스머스 돌시이 프레스
Latissimus dorsi press

시작 자세

- 스트랩을 잡고 선 자세를 취한다.

운동 방법

- 들숨: 숨을 들이마시며 자세를 준비한다.
- 날숨: 팔을 곧게 펴서 스프링을 밑으로 당겨 골반 옆에 팔을 붙인다.
- 들숨: 시작 자세로 스프링을 되돌린다.

8~10회 반복한다.

대상 근육

- 동작분석: 어깨관절 폄/굽힘
  주동근 어깨관절 폄: 어깨세모근, 넓은등근, 큰원근, 큰가슴근, 위팔세갈래근
  길항근 어깨관절 굽힘: 어깨세모근, 큰가슴근, 부리위팔근, 위팔두갈래근

주의 사항

- 몸무게를 양발에 균등하게 배분하여 운동한다.
- 골반과 척추의 중립을 유지한다.
- 어깨뼈의 안정성을 유지한다.

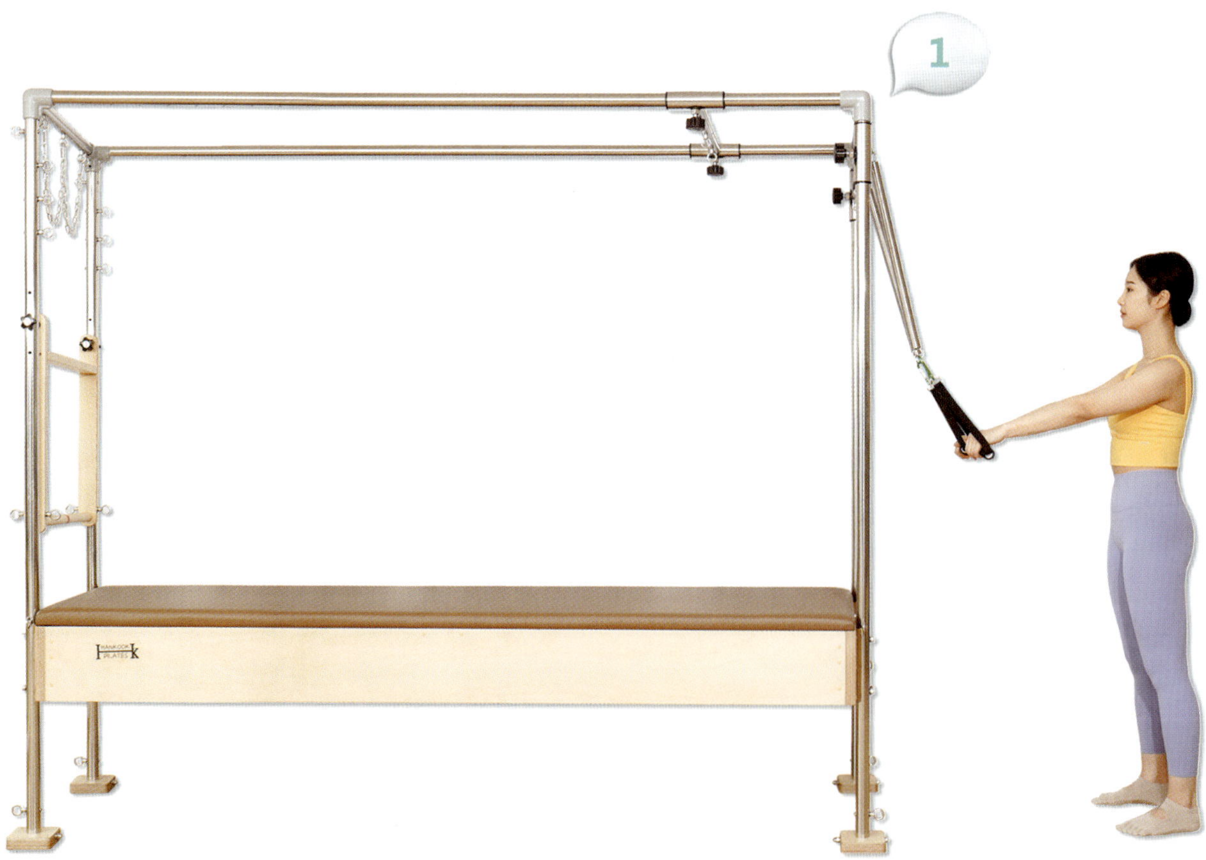

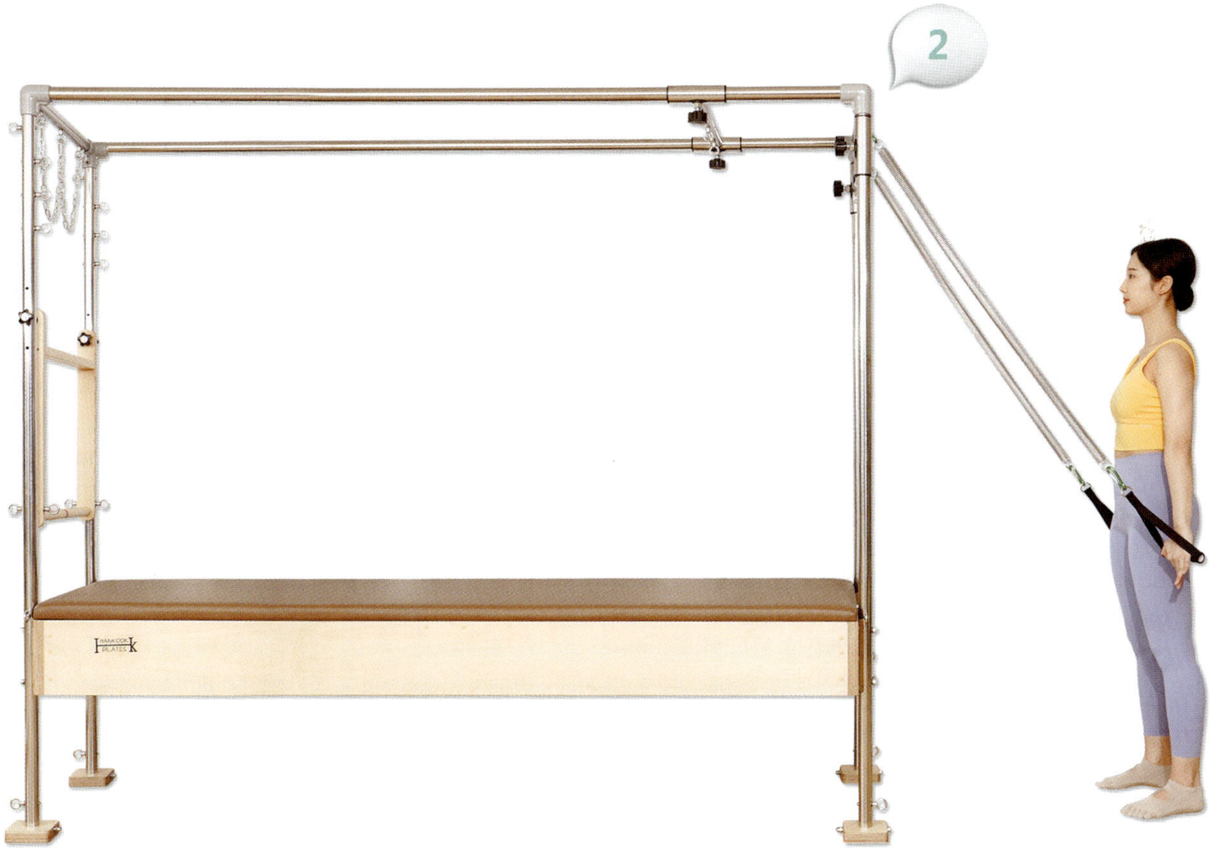
2

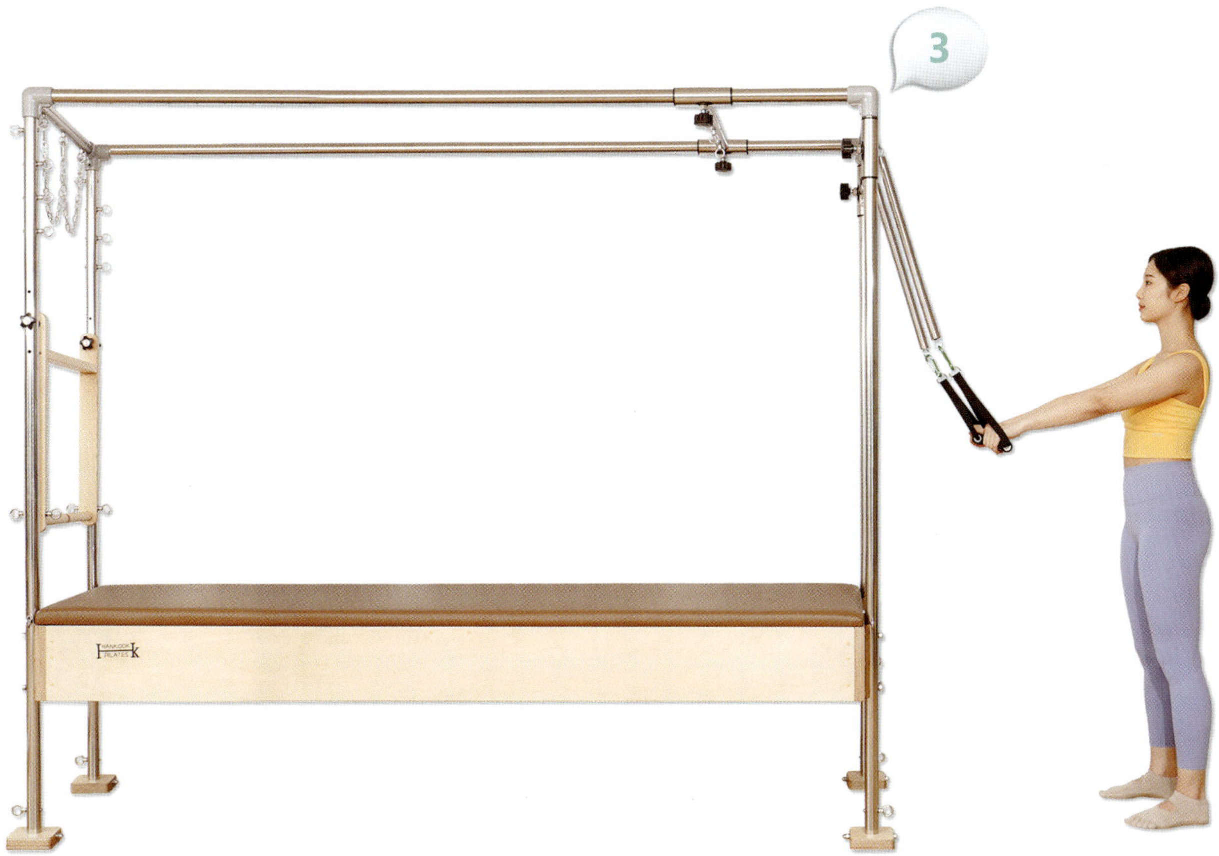
3

02 풀 다운 프레스 위드 트라이셉스

Pull down press with triceps

시작 자세

- 스트랩을 잡고 기둥을 향해 가까이 선다.

운동 방법

- 들숨: 몸통, 어깨뼈, 골반의 안정을 유지하고 팔꿈치를 굽혀 몸의 양옆에 붙인다.
- 날숨: 스프링을 바닥 쪽으로 눌러 내리기 위해 팔꿈치를 편다.
- 들숨: 자세를 유지한다.
- 날숨: 양팔을 굽혀 시작 자세로 돌아온다.

8~10회 반복한다.

대상 근육

- 동작분석: 팔꿉관절 폄/굽힘

주동근 팔꿉관절 폄: 위팔세갈래근, 팔꿈치근, 뒤침근, 자쪽손목폄근, 손가락폄근, 새끼손가락폄근

길항근 팔꿉관절 굽힘: 위팔두갈래근, 위팔근, 위팔노근, 노쪽손목굽힘근, 긴손바닥근, 자쪽손목굽힘근, 원엎침근, 긴노쪽손목폄근, 짧은노쪽손목폄근

주의 사항

- 어깨뼈의 안정을 유지한다.
- 골반과 척추의 중립을 유지한다.

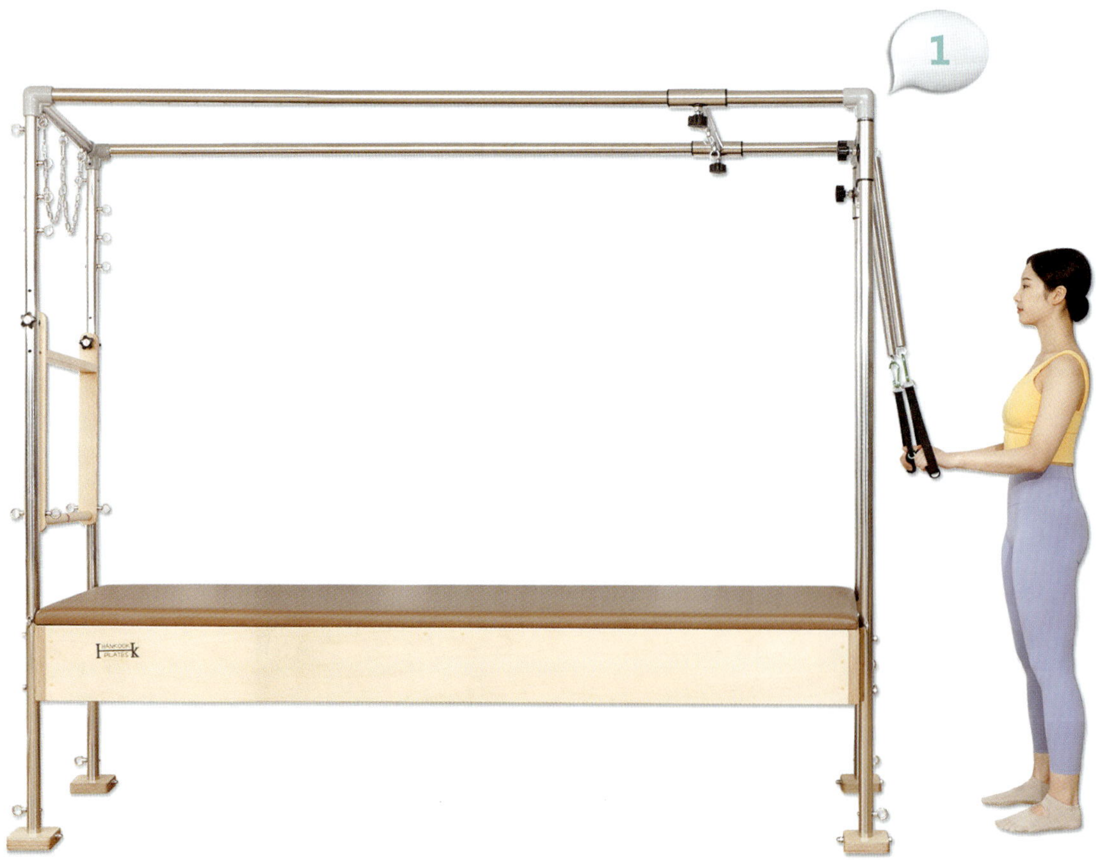

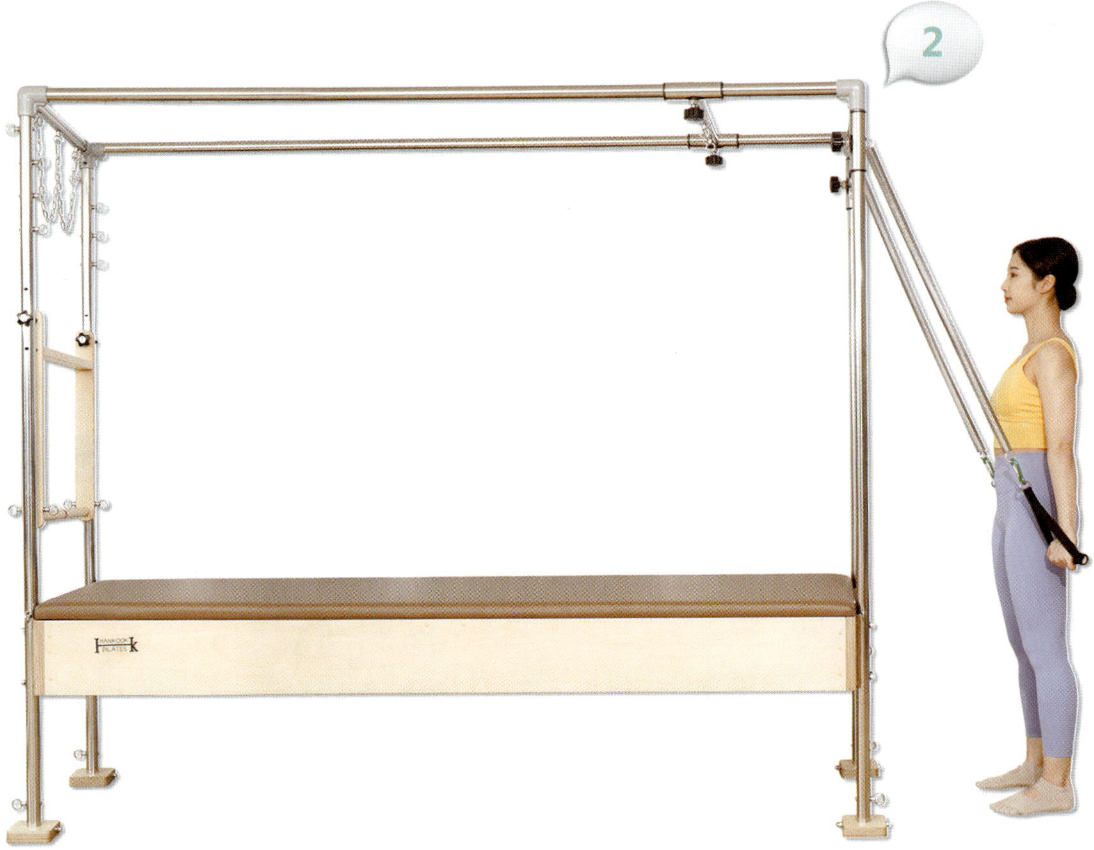
2

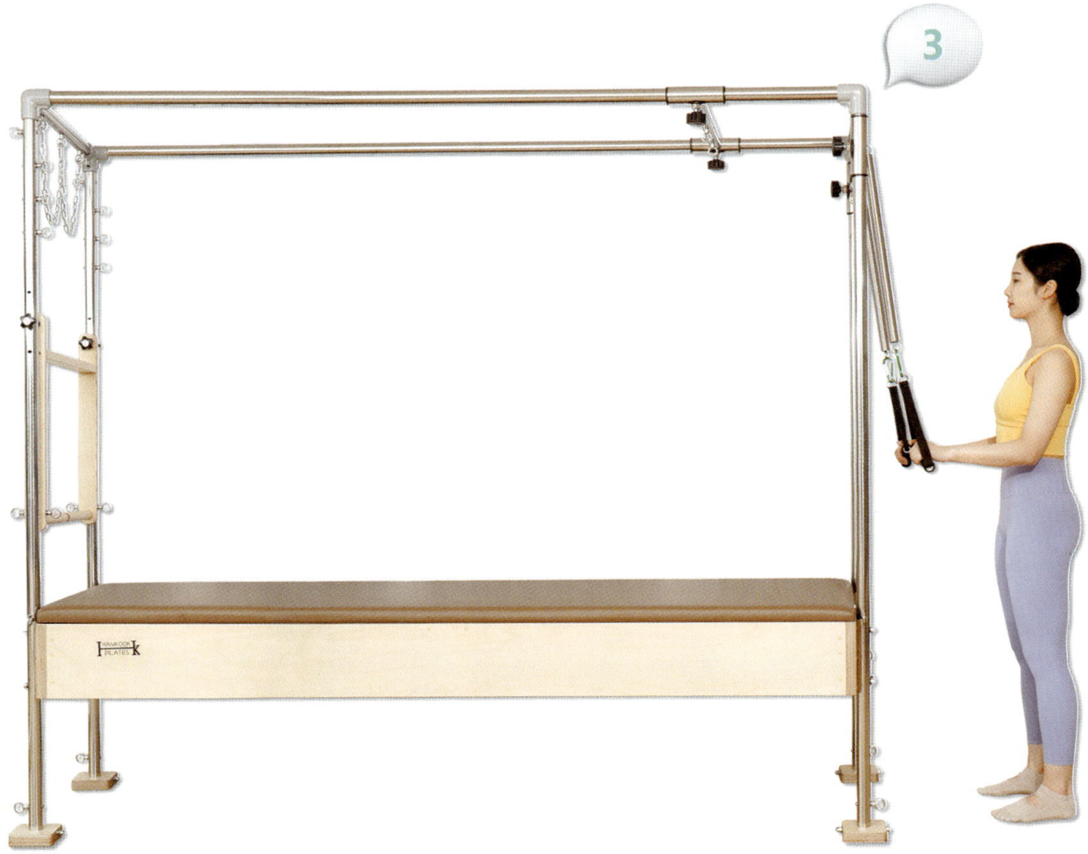
3

03 로워, 미들, 어퍼 트랩 스트렝쓰너

Lower, middle, upper trap strengthener

시작 자세

- 선 자세를 취한다.

운동 방법

Lower trap

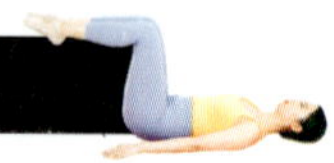

- 들숨: 숨을 들이마시며 자세를 준비한다.
- 날숨: 어깨뼈의 안정을 유지하고 팔꿈치를 굽혀 가슴 쪽으로 당긴다.
- 들숨: 팔꿈치를 펴고, 스프링을 조절하며 시작 자세로 되돌린다.

10회 반복한다.

Middle trap

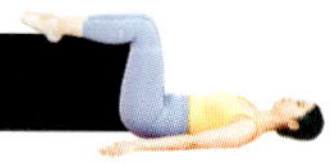

- 들숨: 숨을 들이마시며 자세를 준비한다.
- 날숨: 어깨뼈의 안정을 유지하고 팔꿈치를 굽혀 가슴 쪽으로 당긴다.
- 들숨: 팔꿈치를 펴고, 스프링을 조절하며 시작 자세로 되돌린다.

10회 반복한다.

Upper trap

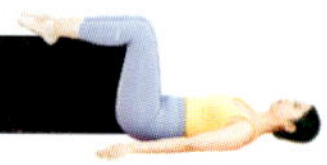

- 들숨: 숨을 들이마시며 자세를 준비한다.
- 날숨: 어깨뼈의 안정을 유지하고 팔꿈치를 굽혀 가슴 쪽으로 당긴다.
- 들숨: 팔꿈치를 펴고, 스프링을 조절하며 시작 자세로 되돌린다.

10회 반복한다.

대상 근육

- 동작분석: 팔꿉관절 굽힘/폄, 어깨관절 폄/굽힘

주동근 팔꿉관절 굽힘: 위팔두갈래근, 위팔근, 위팔노근, 노쪽손목굽힘근, 긴손바닥근, 자쪽손목굽힘근, 원엎침근, 긴노쪽손목폄근, 짧은노쪽손목폄근

어깨관절 폄: 어깨세모근, 넓은등근, 큰원근, 큰가슴근, 위팔세갈래근

길항근 팔꿉관절 폄: 위팔세갈래근, 팔꿈치근, 뒤침근, 자쪽손목폄근, 손가락폄근, 새끼손가락폄근

어깨관절 굽힘: 어깨세모근, 큰가슴근, 부리위팔근, 위팔두갈래근

주의 사항

- 코어근육을 이용하여 몸통을 유지한다.

Lower trap 1

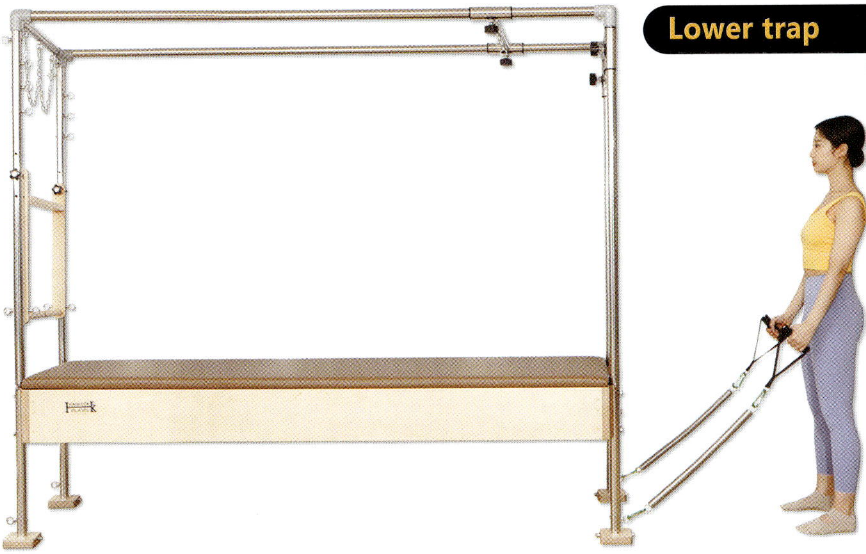

Lower trap 2

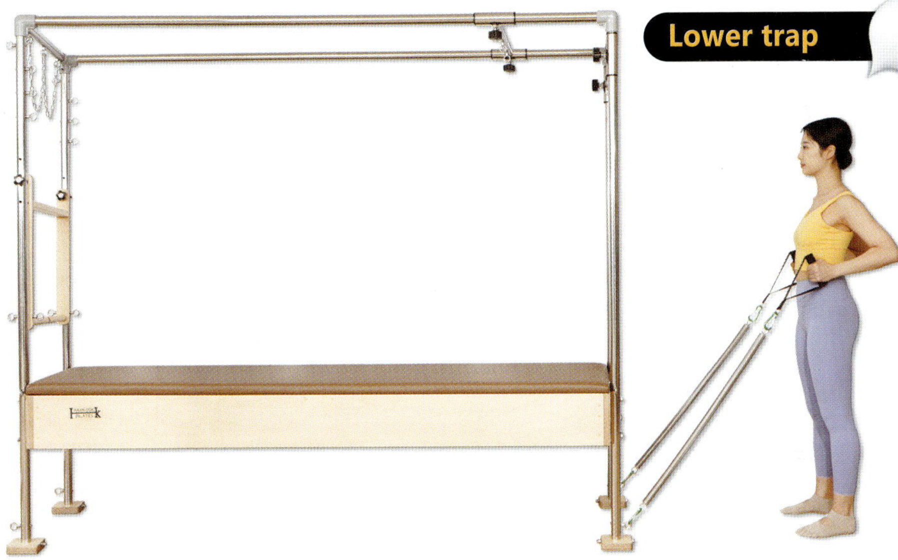

Lower trap 3

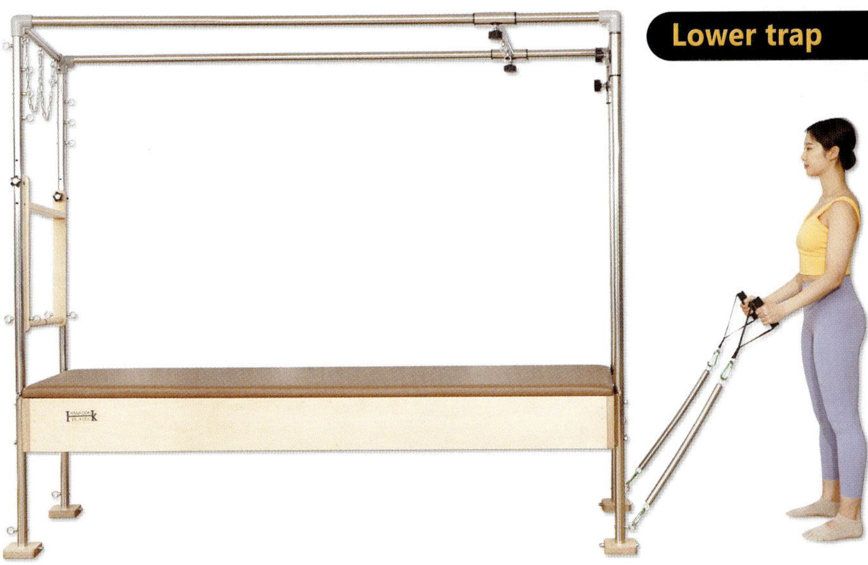

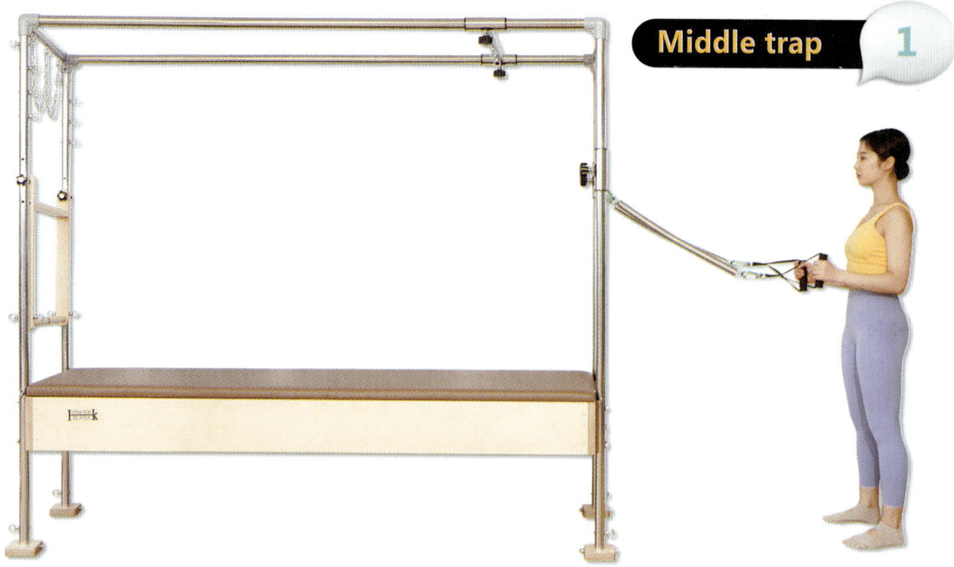
Middle trap 1

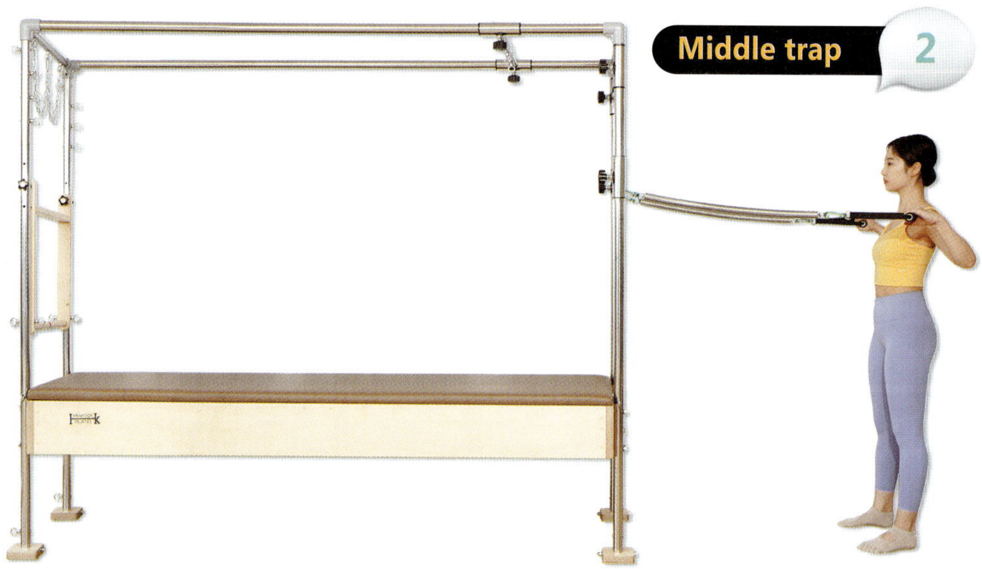
Middle trap 2

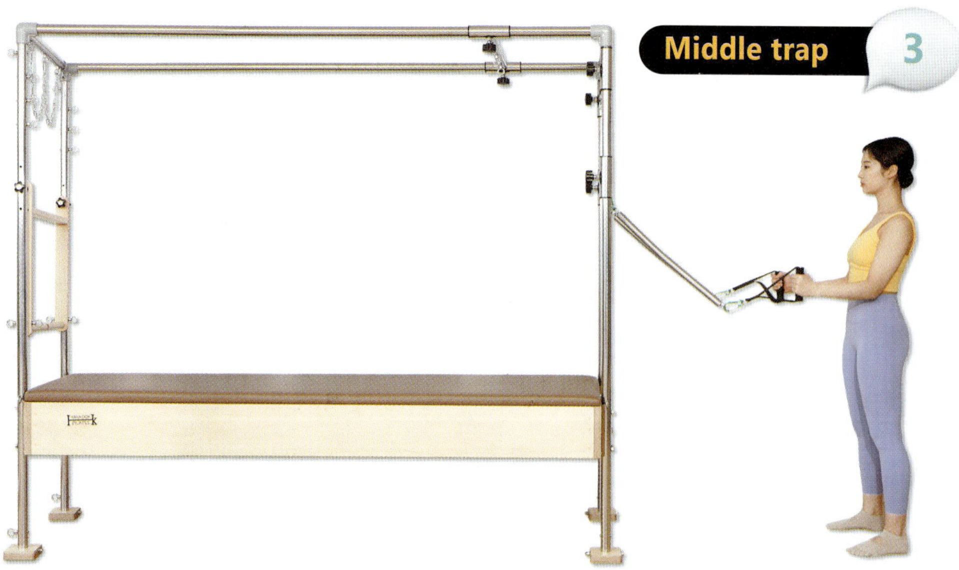
Middle trap 3

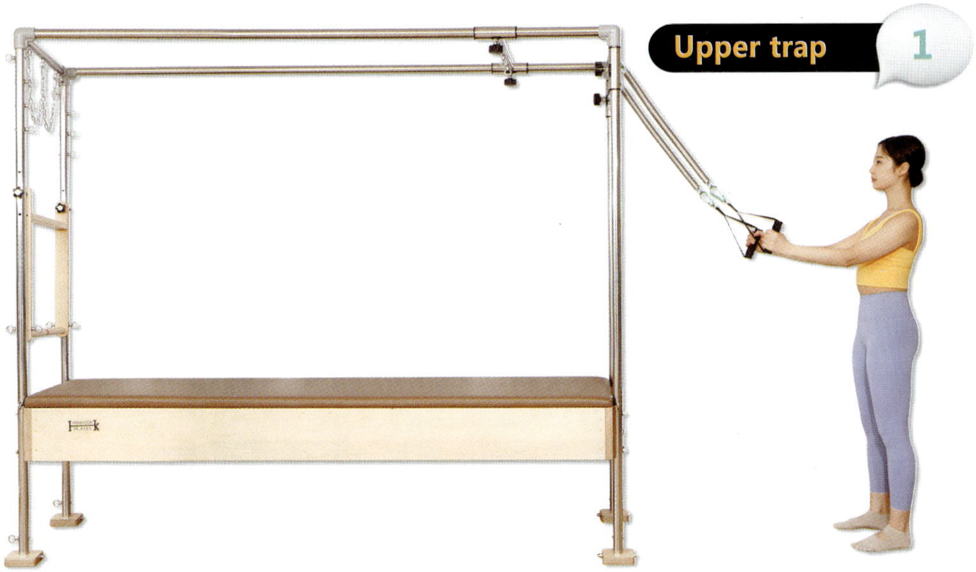
Upper trap
1

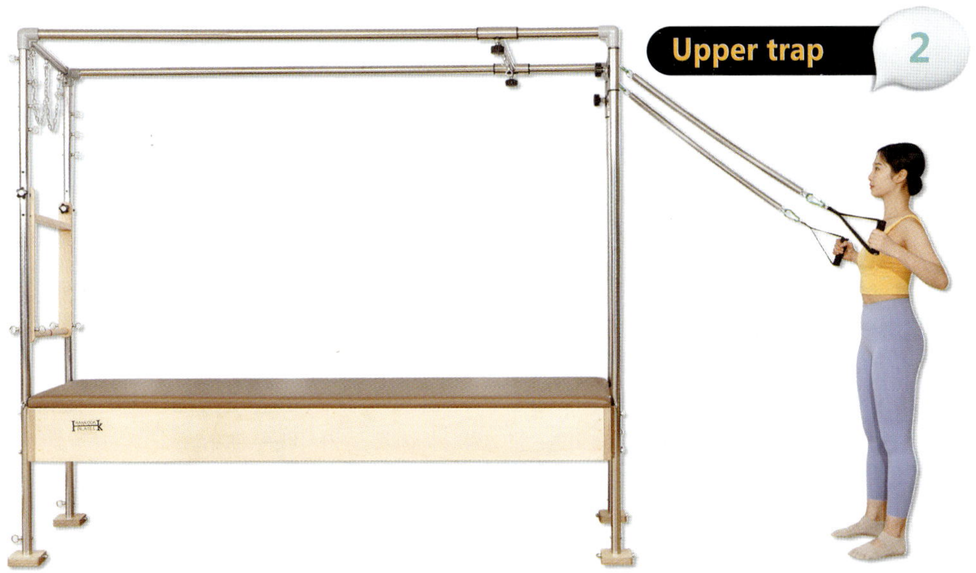
Upper trap
2

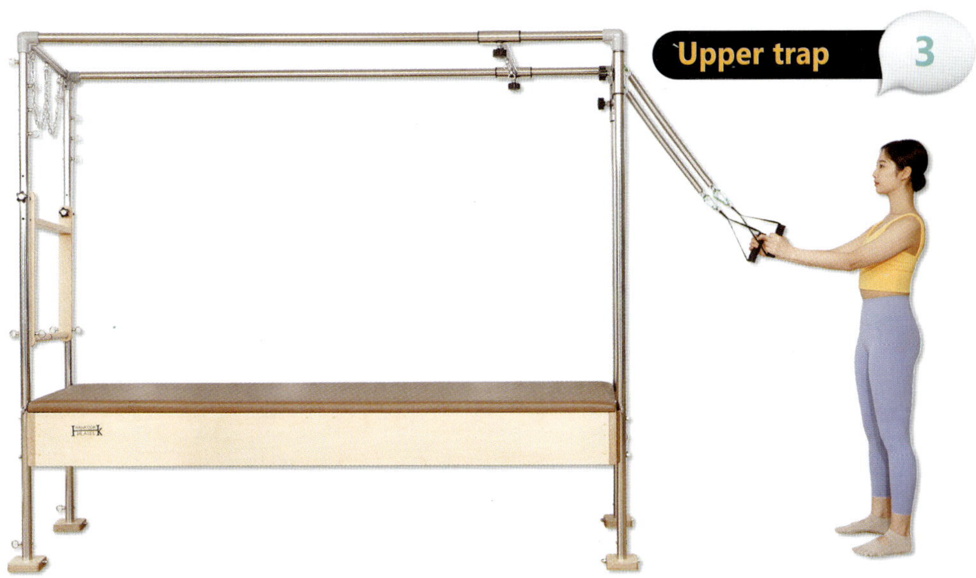
Upper trap
3

04 사이드 암 워크 Side arm work

시작 자세

- 한 손으로 스트랩을 잡고 팔꿈치를 굽혀 옆으로 선 자세를 취한다.

운동 방법

Internal rotation

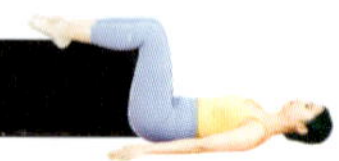

- 들숨: 숨을 들이마시며 자세를 준비한다.
- 날숨: 어깨뼈를 안정되게 유지하고, 위팔을 몸통에 고정시키고 어깨관절에서 안으로 돌림시킨다.
- 들숨: 위팔을 몸통에 고정시키고, 스프링을 조절하며 시작 자세로 돌아온다.

5~10회 반복한다.

External rotation

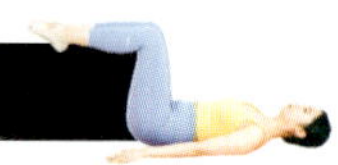

- 들숨: 숨을 들이마시며 자세를 준비한다.
- 날숨: 어깨뼈를 안정되게 유지하고, 위팔을 몸통에 고정시키고 어깨관절에서 밖으로 돌림시킨다.
- 들숨: 위팔을 몸통에 고정시키고, 스프링을 조절하며 시작 자세로 돌아온다.

5~10회 반복한다.

대상 근육

- 동작분석: 어깨관절 돌림, 어깨관절 벌림/모음

주동근 어깨관절 안쪽돌림: 어깨세모근, 큰가슴근, 넓은등근, 큰원근, 어깨밑근
어깨관절 벌림: 어깨세모근, 가시위근, 큰가슴근

길항근 어깨관절 가쪽돌림: 어깨세모근, 가시아래근, 작은원근
어깨관절 모음: 큰가슴근, 넓은등근, 큰원근, 작은원근, 부리위팔근, 위팔두갈래근

주의 사항

- 골반과 척추의 중립을 유지한다.

Internal rotation 1

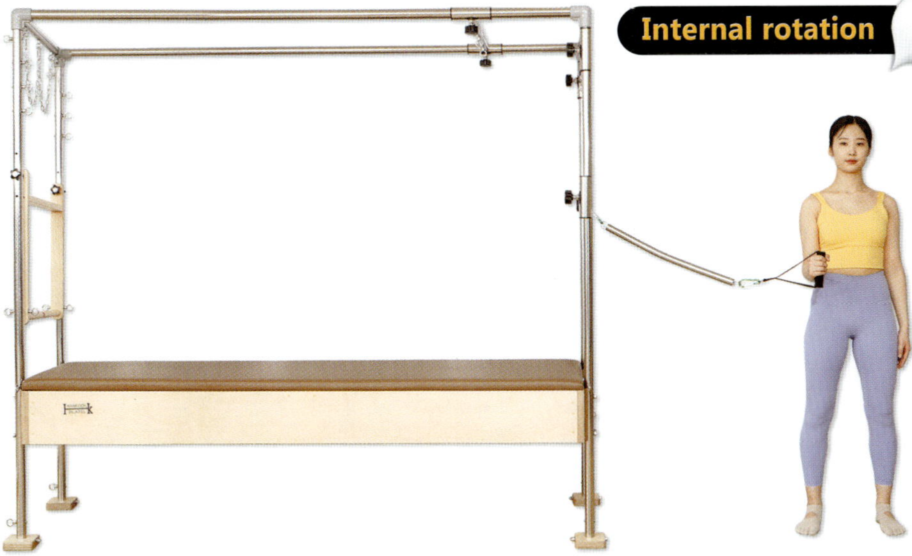

Internal rotation 2

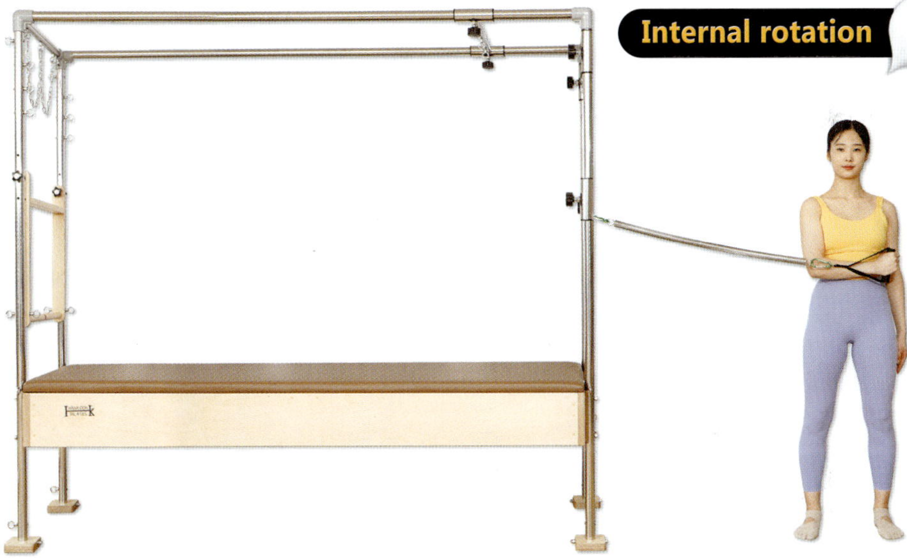

Internal rotation 3

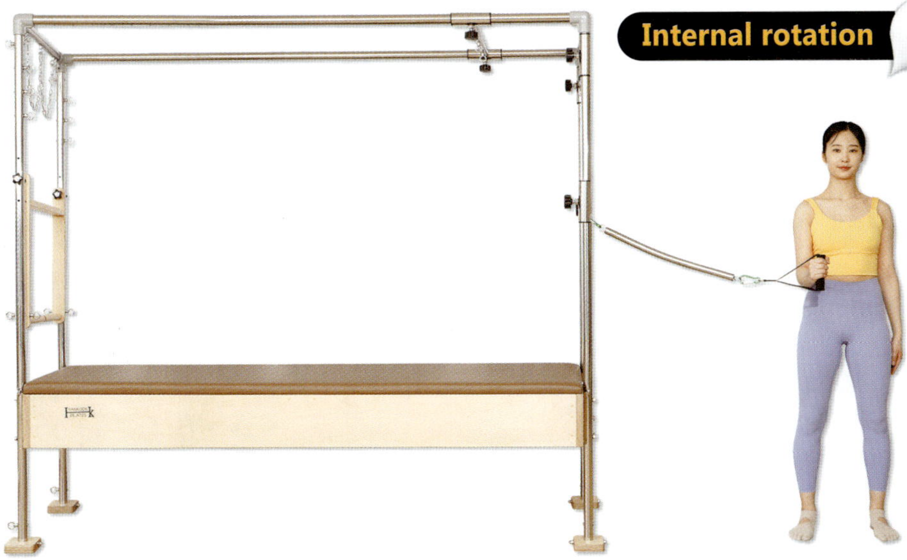

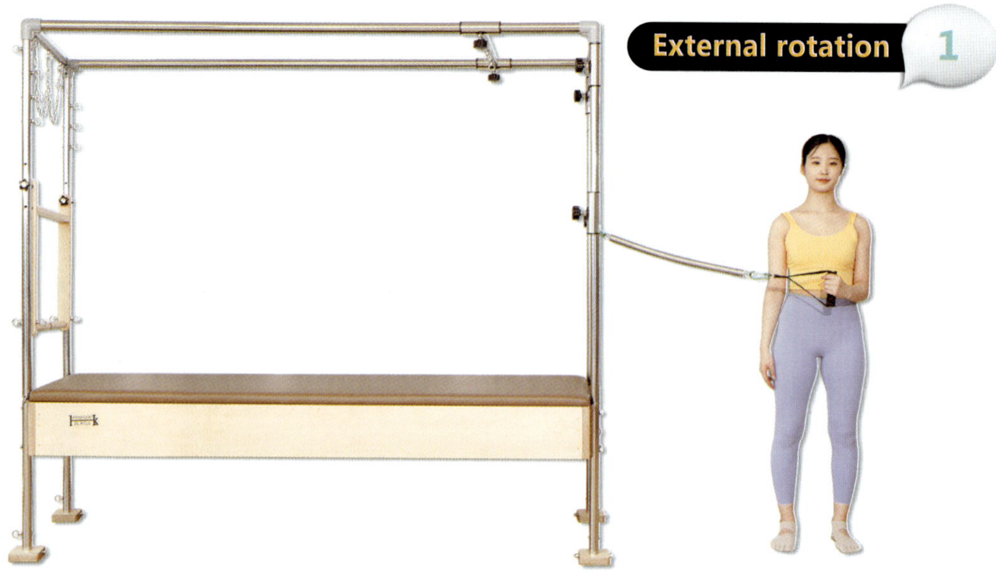
External rotation
1

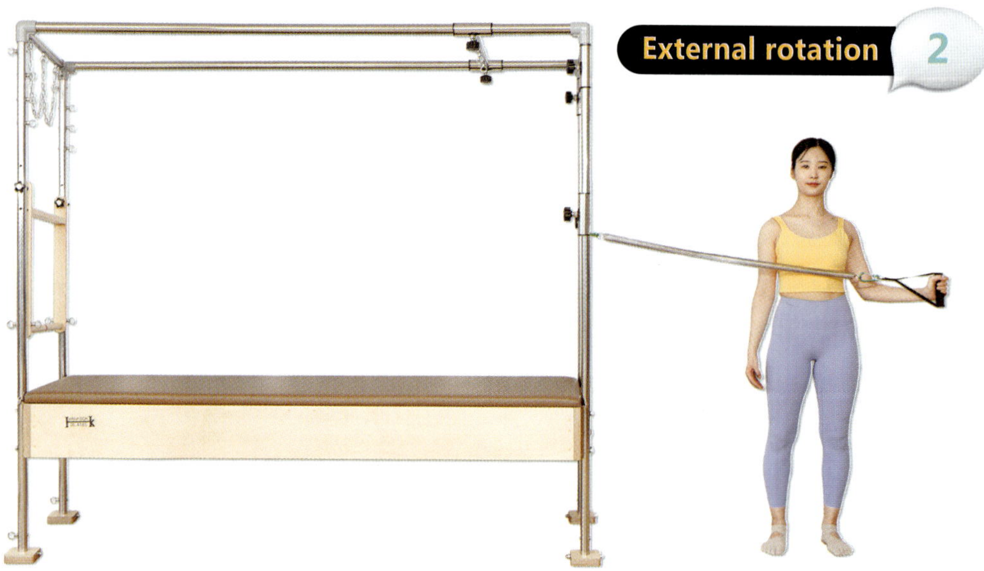
External rotation
2

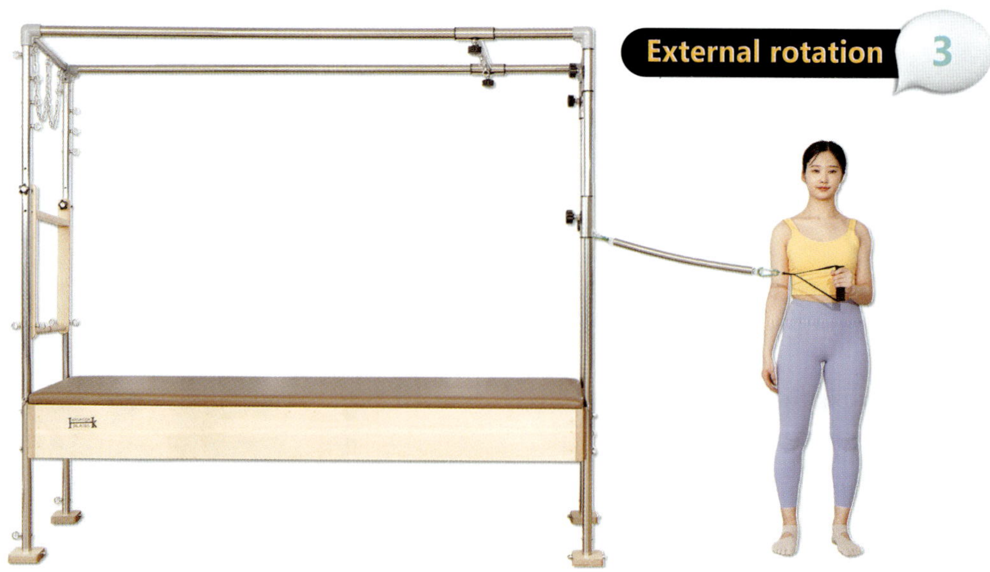
External rotation
3

05 암즈 스프링즈 스탠딩 풀 다운

Arms springs standing pull down

시작 자세

- 스트랩을 잡고 양팔을 올려 선 자세를 취한다.

운동 방법

- 들숨: 숨을 들이마시며 자세를 준비한다.
- 날숨: 어깨뼈의 안정을 유지하며 팔을 엉덩이 옆으로 곧게 당겨 내린다.
- 들숨: 스프링을 조절하며 팔을 시작 자세로 되돌린다.

5~10회 반복한다.

대상 근육

- 동작분석: 어깨관절 폄/굽힘

주동근 어깨관절 폄: 어깨세모근, 넓은등근, 큰원근, 큰가슴근, 위팔세갈래근

길항근 어깨관절 굽힘: 어깨세모근, 큰가슴근, 부리위팔근, 위팔두갈래근

주의 사항

- 골반의 중립을 유지한다.

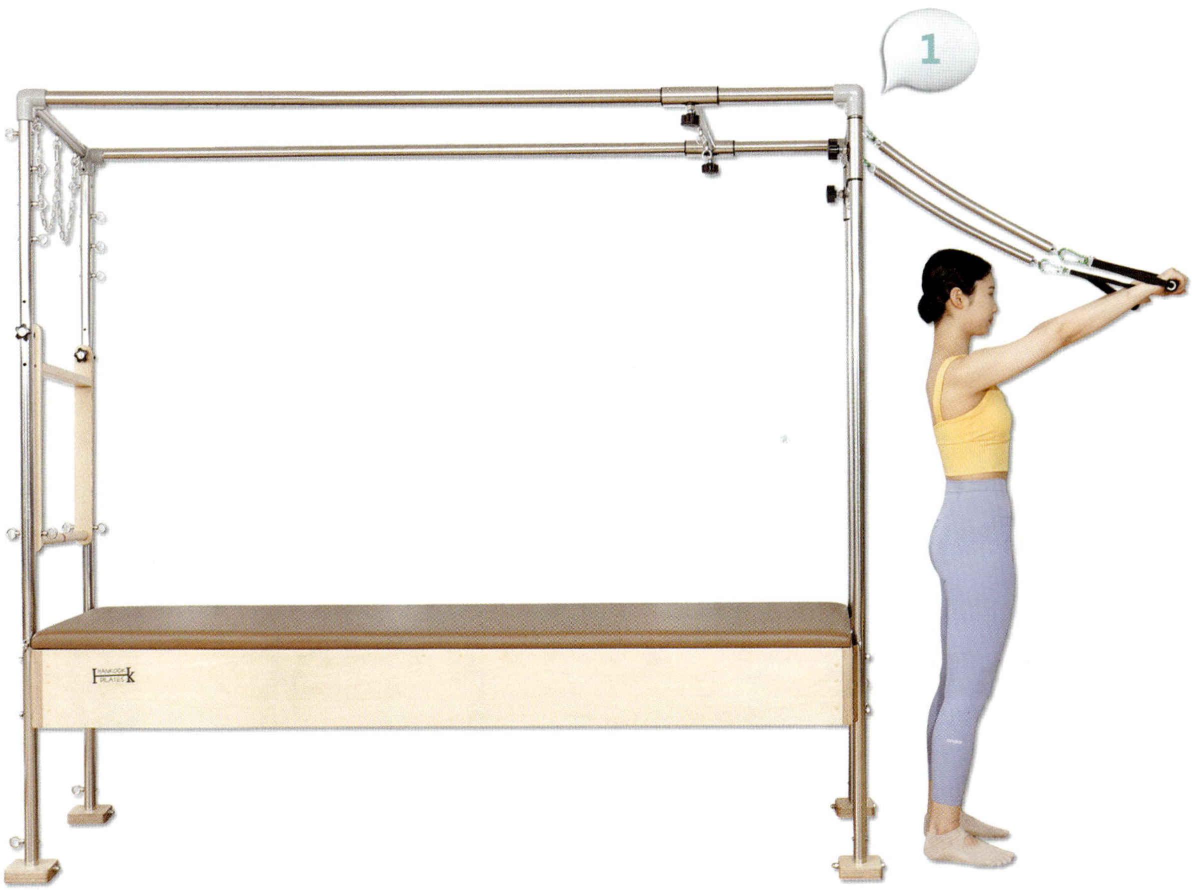

2

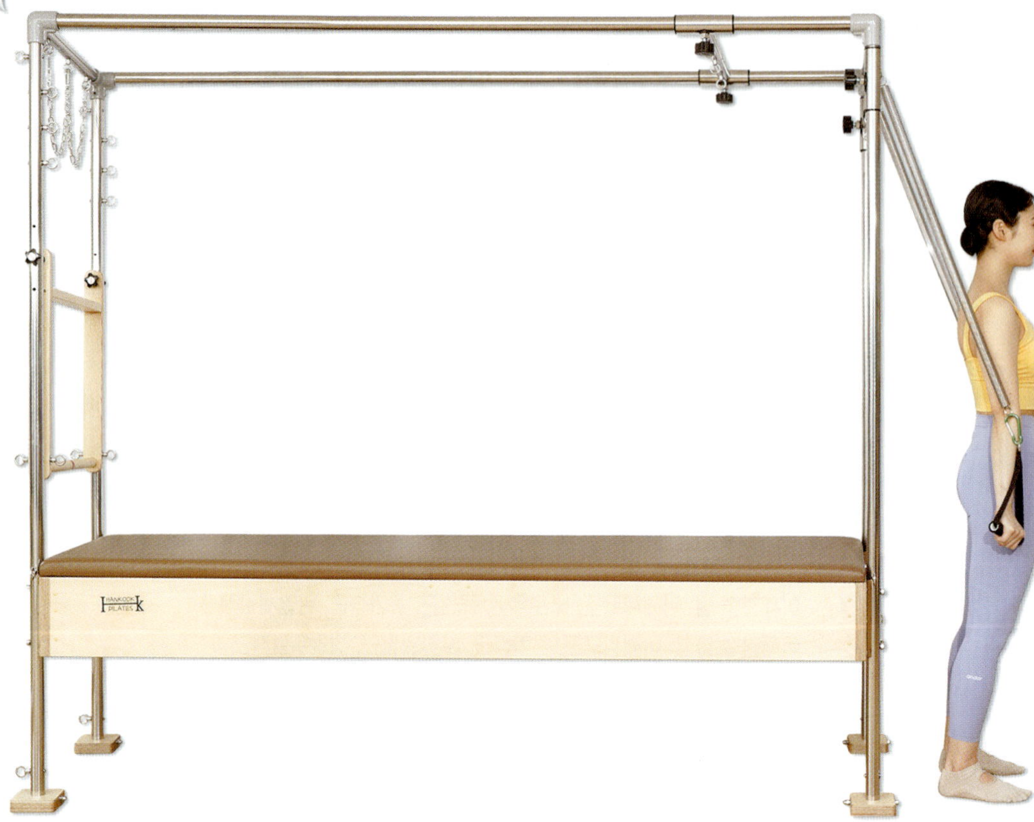

3

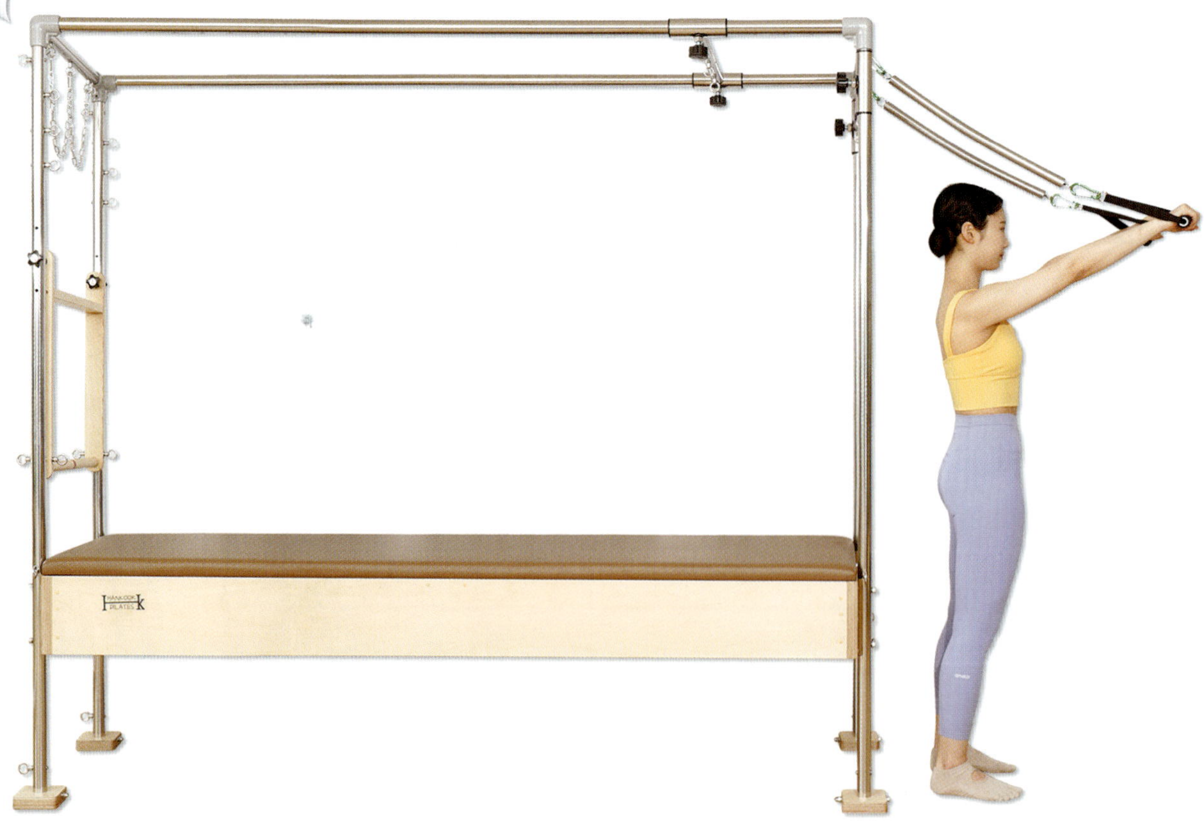

CHAPTER 16

PUSH THRU BAR STANDING

01 스탠딩 푸쉬 스루 바 Standing push thru bar

02 스탠딩 푸쉬 스루 Standing push thru

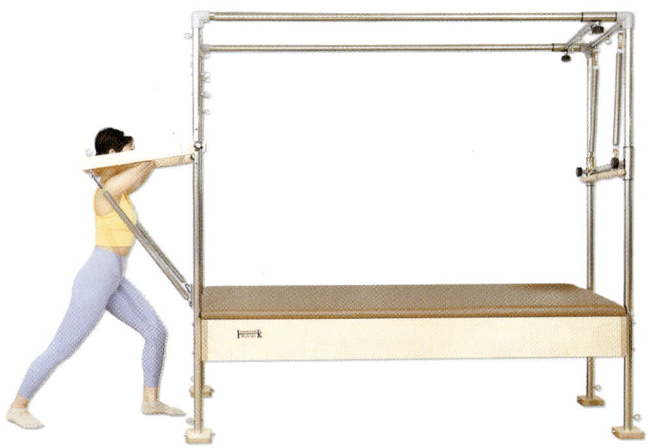

01 스탠딩 푸쉬 스루 바 Standing push thru bar

시작 자세

• 푸쉬 스루 바를 잡고 팔꿈치를 굽혀 런지 자세를 취한다.

운동 방법

• 들숨: 숨을 들이마시며 자세를 준비한다.
• 날숨: 어깨뼈의 안정을 유지하며 팔꿈치를 펴면서 푸쉬 스루 바를 위로 올린다.
• 들숨: 팔꿈치를 굽히고, 푸쉬 스루 바를 조절하며 시작 자세로 돌아온다.

10회 반복한다.

대상 근육

• 동작분석: 팔꿉관절 폄/굽힘

주동근 팔꿉관절 폄: 위팔세갈래근, 팔꿈치근, 뒤침근, 자쪽손목폄근, 손가락폄근, 새끼손가락폄근

길항근 팔꿉관절 굽힘: 위팔두갈래근, 위팔근, 위팔노근, 노쪽손목굽힘근, 긴손바닥근, 자쪽손목굽힘근, 원엎침근, 긴노쪽손목폄근, 짧은노쪽손목폄근

주의 사항

• 골반의 중립을 유지한다.
• 다리의 정렬을 유지한다.

1

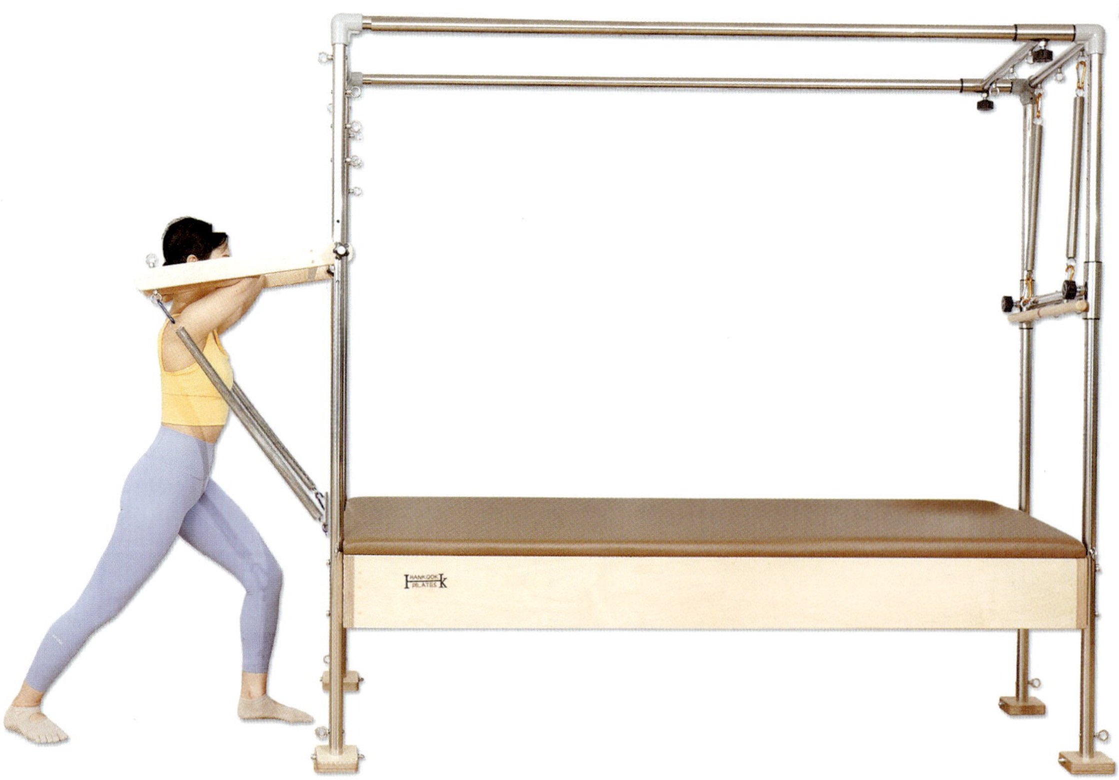

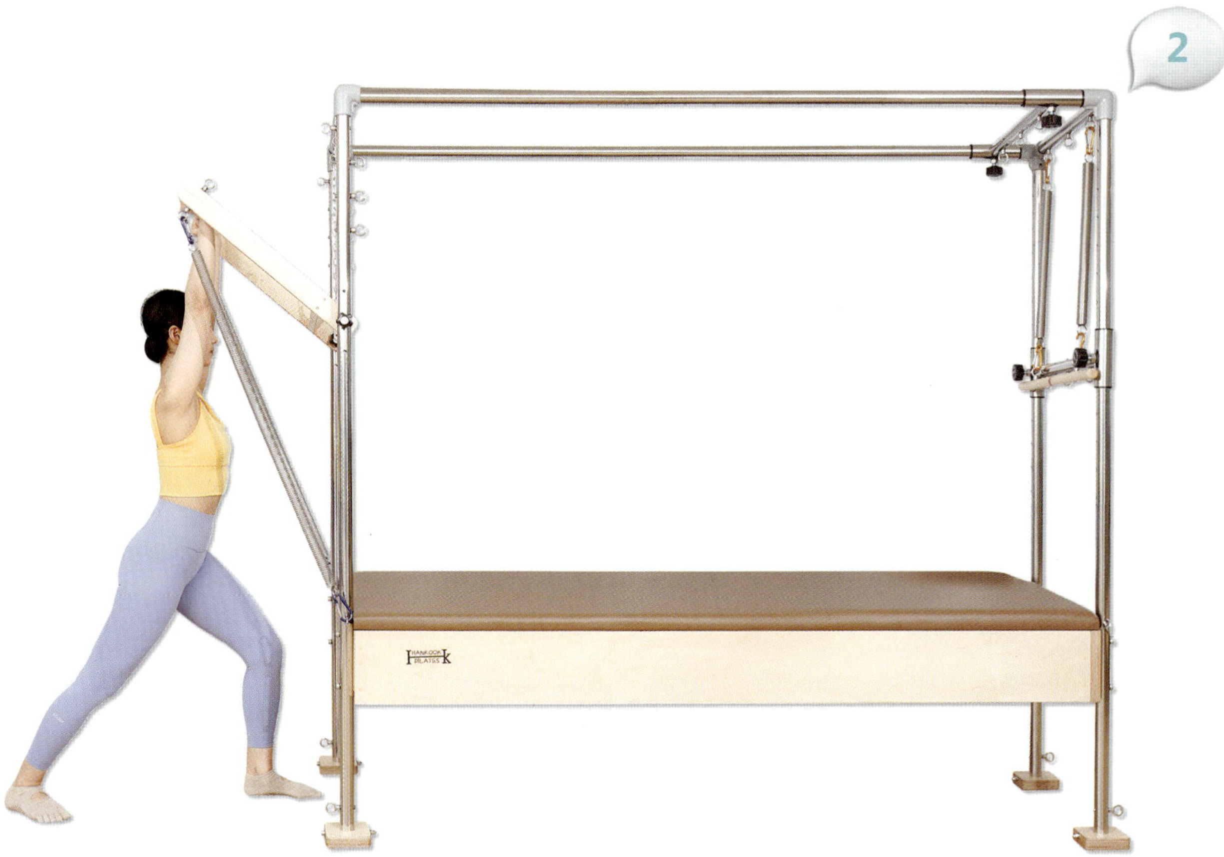
2

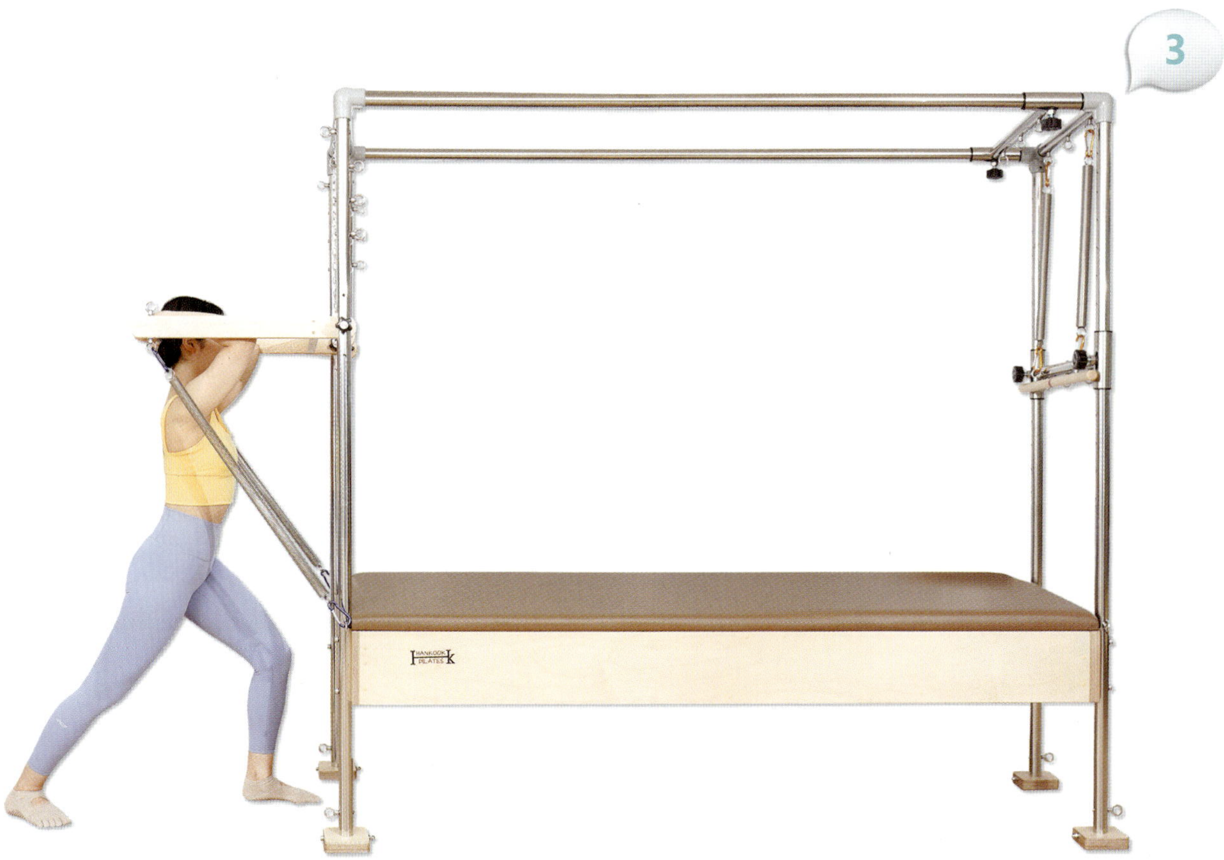
3

02 스탠딩 푸쉬 스루 Standing push thru

시작 자세

- 푸쉬 스루 바를 잡고 선 자세를 취한다.

운동 방법

- 들숨: 어깨뼈의 안정을 유지하며 팔꿈치를 굽혀 푸쉬 스루 바를 몸통 앞쪽 아래로 당긴다.
- 날숨: 머리부터 시작해서 연속적으로 말아 내려 굽히고, 동시에 푸쉬 스루 바를 아래로 그리고 기둥 쪽으로 민다. 바닥과 평행이 되었을 때 척추를 중립으로 유지하며 어깨뼈의 안정이 유지되는 한 가장 멀리 푸쉬 스루 바를 민다.
- 들숨: 꼬리부터 시작하여 척추를 연속적으로 말아 굽혀 서고, 동시에 팔꿈치를 굽히고 푸쉬 스루 바를 어깨 높이로 조절한다.

3회 반복한다.

대상 근육

- 동작분석: 몸통 굽힘/폄

  주동근 몸통 굽힘: 배곧은근, 배바깥빗근, 배속빗근

  길항근 몸통 폄: 엉덩갈비근, 가장긴근, 가시근, 허리네모근, 반가시근, 돌림근, 뭇갈래근, 가시사이근

1

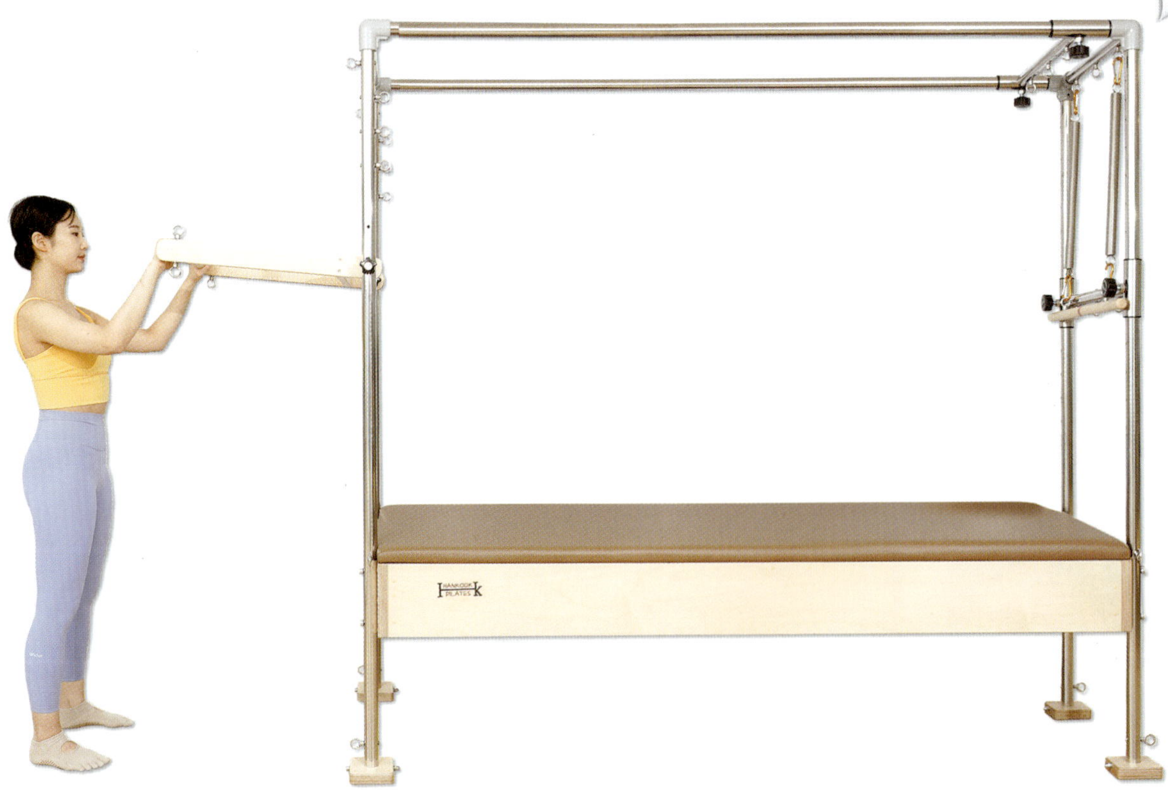

2

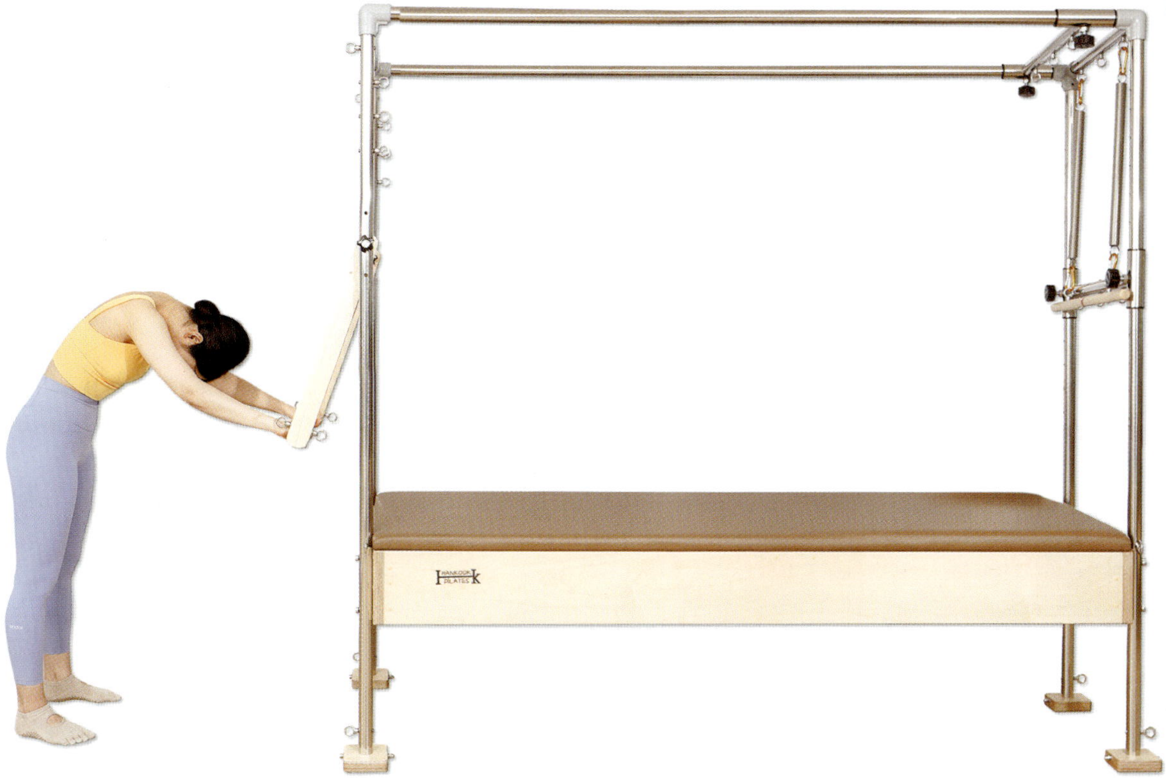

3

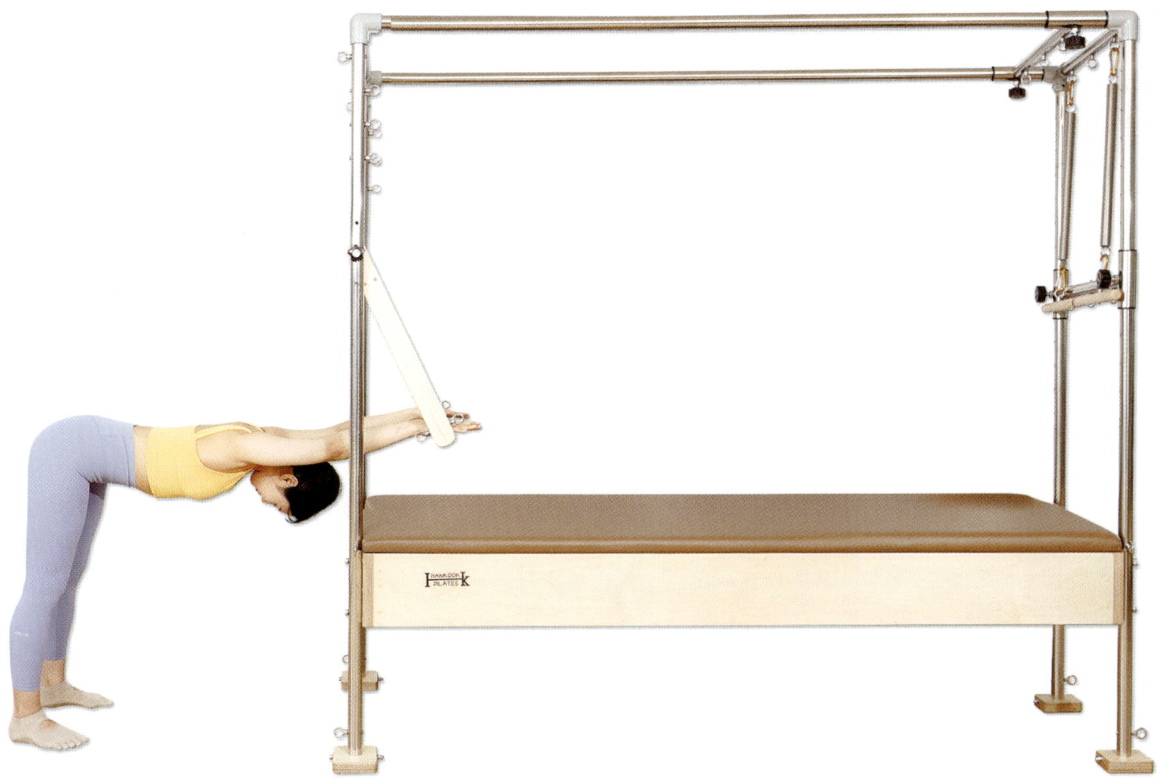

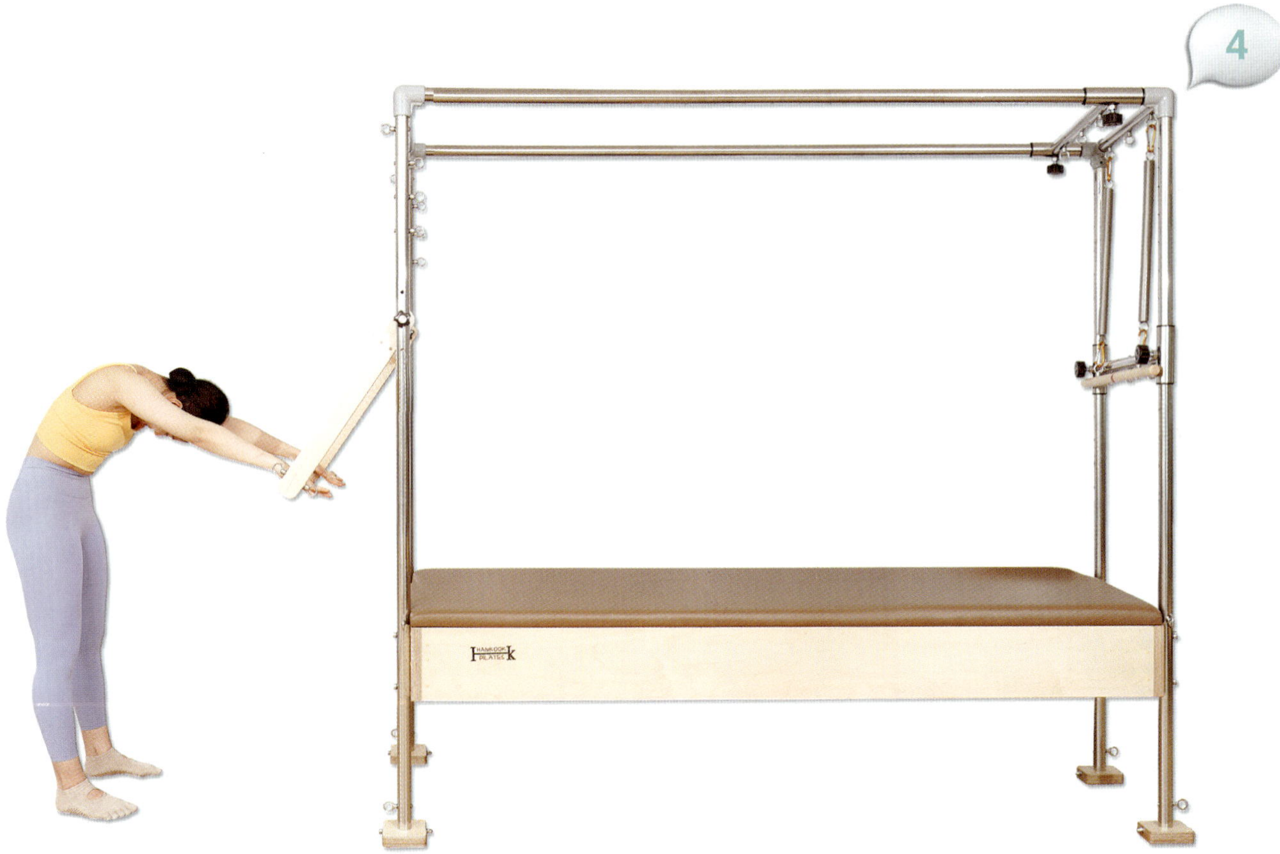
4

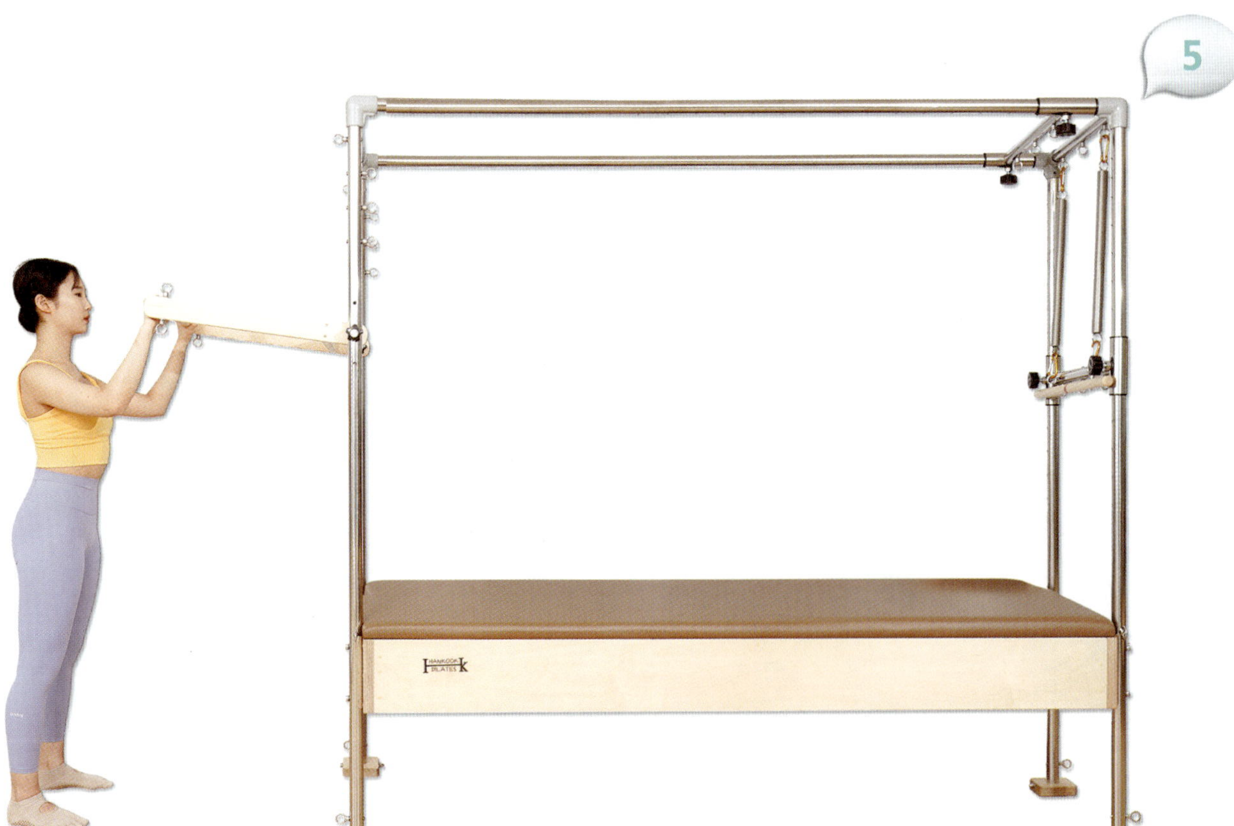
5

참고문헌

Chair

Anthony L, Kenyi D. The Pilates Wunda Chair. LettsStretch Publications, 2019.

Blandine CG, Bertrand R. No-Risk Pilates: 8 Techniques for a Safe Full-Body Workout. Healing Arts, 2012.

Catherine W. P-i-l-a-t-e-s Instructor Manual Wounda Chair Levels 1 and 2. Gardners Books, 2011.

Catherine W. P-i-l-a-t-e-s Instructor Manual Wounda Chair Levels 3-5. Gardners Books, 2011.

Deborah L. The PMA Pilates Certification Exam Study Guide. Pilates Method Alliance, 2014.

Ellie H. Ellie Herman's Pilates Wunda Chair. Ellie Herman Books, 2008.

Lynne R, Helge F, Jacqueline K, Gordon T. The Official Body Control Pilates Manual. Pan Macmillan, 2002.

Moria M, Beth E. Stott Pilates Complete Stability Chair. Merrithew International Incorporated, 2017.

Cadillac

Blandine CG, Bertrand R. No-Risk Pilates: 8 Techniques for a Safe Full-Body Workout. Healing Arts, 2012.

Catherine W. P-i-l-a-t-e-s Instructor Manual Cadillac Levels 1 and 2. Gardners Books, 2016.

Catherine W. P-i-l-a-t-e-s Instructor Manual Cadillac Levels 3 to 5. Gardners Books, 2016.

Deborah L. The PMA Pilates Certification Exam Study Guide. Pilates Method Alliance, 2014.

Ellie H, Lisa G. Ellie Herman's Pilates Cadillac. Ellie Herman Books, 2017.

Lynne R, Helge F, Jacqueline K, Gordon T. The Official Body Control Pilates Manual. Pan Macmillan, 2002.

Moria M, Alison H, Beth E. Stott Pilates Intermediate & Advanced Cadillac. Merrithew International Incorporated, 2017.